Urschrei

ein Schrei in der Nacht
nicht wie das angstvolle Pfeifen eines Hasen
oder das Klagen eines verwundeten Rehs
ein Ruf so alt wie die Zeit
das wilde Grollen einer Bärin in ihrer Höhle
wie lauter Donner zwischen den Bergen
ungehemmt wie die stürmische See
ein Blitz, als berührte der Himmel die Erde
dann Stille
und in der Stille
das leise Weinen eines Neugeborenen

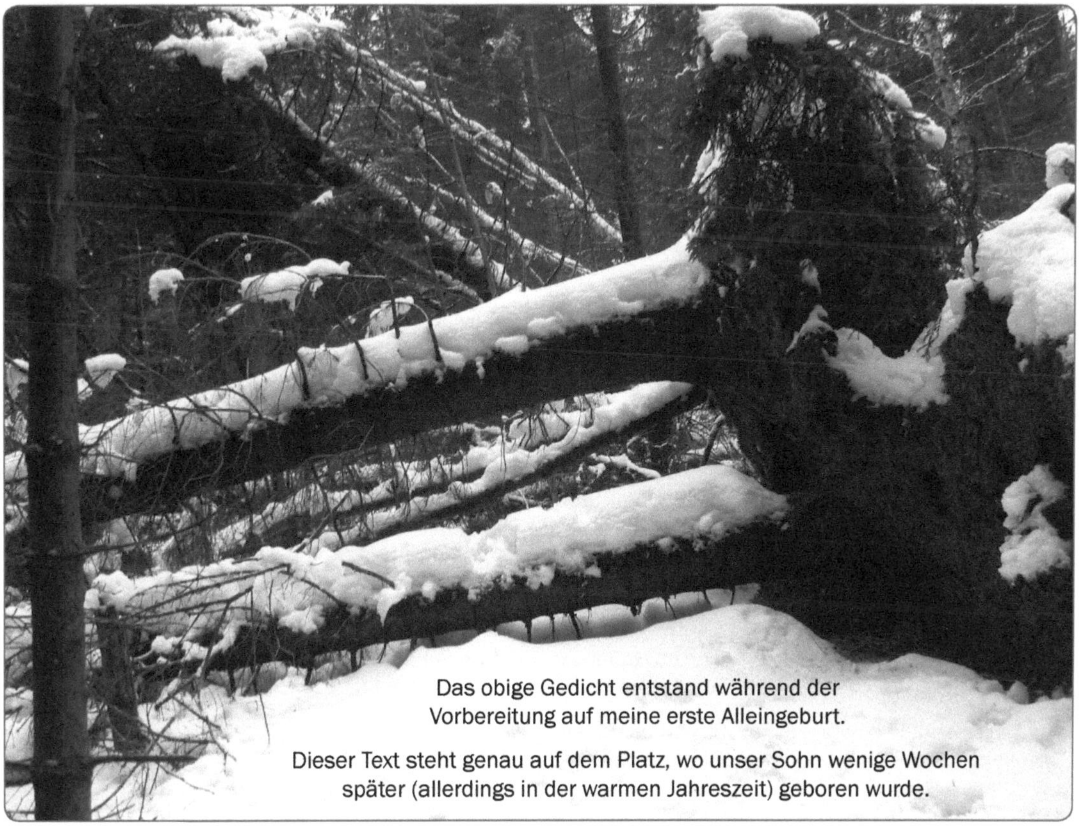

Das obige Gedicht entstand während der Vorbereitung auf meine erste Alleingeburt.

Dieser Text steht genau auf dem Platz, wo unser Sohn wenige Wochen später (allerdings in der warmen Jahreszeit) geboren wurde.

Bibliografische Information der Deutschen Nationalbibliothek

Die Deutsche Nationalbibliothek verzeichnet diese Publikation in der Deutschen Nationalbibliografie; detaillierte bibliografische Daten sind im Internet über http://dnb.d-nb.de abrufbar.

Geschlechtsneutrale Schreibweise
Das vorliegende Buch verwendet meistens eine geschlechtsneutrale Schreibweise. Wenn z.B. vom „Arzt" die Rede ist, wird hierunter auch die „Ärztin" verstanden.

Besonderer Hinweis
Das Werk einschließlich aller seiner Teile ist urheberrechtlich geschützt. Jede Verwertung außerhalb der Bestimmungen des Urheberrechtsgesetzes ist ohne schriftliche Zustimmung des Verlags unzulässig und strafbar. Dies gilt insbesondere für Vervielfältigungen, Übersetzungen, Mikroverfilmungen und die Einspeicherung und Verarbeitung in elektronischen Systemen.

Haftungsausschluss
Die persönliche Betreuung in Gesundheitsfragen und während einer Schwangerschaft oder Geburt sollte immer durch entsprechendes Fachpersonal geleistet werden. Die Hinweise und Vorschläge in diesem Buch sind kein Ersatz für medizinischen Rat. Im Zweifelsfall befragen Sie bitte Hebamme, GynäkologIn, Arzt/Ärztin oder ApothekerIn. Teile des vorliegenden Buches basieren (unter anderem) auf zahlreichen persönlichen Angaben, die zur Wahrung der authentischen Wiedergabe inhaltlich von uns nicht modifiziert wurden.
Weder AutorInnen, Lektoren, GastautorInnen noch Verlag können für eventuelle Nachteile oder Schäden, die aus den im Buch vorgestellten Informationen resultieren, eine Haftung übernehmen. Alle Angaben erfolgen ohne Gewähr. Eine Haftung der Autorin bzw. des Verlags und seiner Beauftragten für Personen-, Sach- und Vermögensschäden ist ebenfalls ausgeschlossen.
Sollten sich trotz sorgfältiger Korrektur Fehler eingeschlichen haben, erbitten wir weiterführende Hinweise darauf. Wenden Sie sich in diesem Fall bitte schriftlich an den Verlag.

Markenschutz
Dieses Buch enthält eingetragene Warenzeichen, Handelsnamen und Gebrauchsmarken. Wenn diese nicht als solche gekennzeichnet sein sollten, so gelten trotzdem die entsprechenden Bestimmungen.

Originalausgabe, Juli 2014

© 2014	edition riedenburg
Anschrift	edition riedenburg, Anton-Hochmuth-Straße 8, 5020 Salzburg, Österreich
E-Mail	verlag@editionriedenburg.at
Internet	editionriedenburg.at
Lektorat	Dr. Heike Wolter, Regensburg; Anna Rockel-Loenhoff, Unna
Abbildungsnachweise	Cover: Welle © EpicStockMedia - Fotolia.com; Abbildung auf S. 38: © ngaga35 - Fotolia.com; Wellen-Grafiken zu Kapitelbeginn: © lukeruk - Fotolia.com; S. 240: Blumenkörbchen und Blätter © notkoo2008 - Fotolia.com; Notizblatt: © picsfive - Fotolia.com;
	Körper-Zeichnungen: © Sarah Schmid
	Fotografien im Haupttext: © Sarah Schmid mit Ausnahme der Plazentabilder (rechts oben und unten) auf S. 104 © Caroline Oblasser

Umschlaggestaltung, Satz und Layout: edition riedenburg
Herstellung: Books on Demand GmbH, Norderstedt

ISBN 978-3-902943-33-0

Sarah Schmid

Alleingeburt

Schwangerschaft und Geburt in Eigenregie

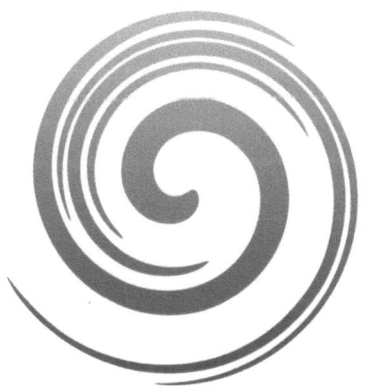

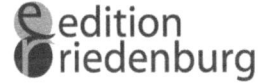

Inhaltsverzeichnis

Einleitung   9

Am Anfang ...   10
Mein Weg zur Alleingeburt   11
Was dich erwartet   17

Über Verantwortung, Angst und Sicherheit   19

Verantwortung und die Ängste der anderen   20
Mit der eigenen Angst umgehen   21
Die Frage nach der Sicherheit   23

Ernährung als Schlüssel für eine gute Schwangerschaft und Geburt   29

Das Erfolgsrezept der Urvölker   30
Regel 1: Wenig und wenn, dann natürlicher Zucker   30
Regel 2: Sorgfältig zubereitetes Getreide   31
Regel 3: Das ganze Tier ist essbar   31
Regel 4: Fett ist das Beste   31
Regel 5: „Dreck reinigt den Magen!"   32
Regel 6: Heilmittel Sauerkraut   33
Regel 7: Rohmilch als tägliches Lebensmittel   33
Regel 8: Besondere Lebensmittel in Vorbereitung auf die Schwangerschaft   33

Wichtige Vitamine und Mineralstoffe für Schwangerschaft und Stillzeit   34
Kalzium und Vitamin D   34
Magnesium   34
Eisen   34
Zink   35
Vitamin B6   35
Vitamin B12   35
Folsäure   35

Schwangerschaft praktisch 37

Schwanger?	38
Was passiert in welcher Schwangerschaftswoche?	38
Über Launen und Empfindlichkeiten	39
Die beste Vorsorge	39
Eine gute Hebamme finden	40
Doula, Freundin, Ehemann – verschiedene Möglichkeiten der Geburtsbegleitung	42
Wenn man einen guten Frauenarzt braucht	42
Was steht im Mutterpass?	43
Der errechnete Entbindungstermin	43
Anamnese, allgemeine Befunde und Befunde im Schwangerschaftsverlauf	43
Screening auf sexuell übertragbare Krankheiten – Syphilis, HIV, Hepatitis B, Chlamydien	44
Screening auf Gestationsdiabetes – Glukosetoleranztest, Urintest	44
Röteln-Titer	45
Screening auf Gestose – Urintest, Blutdruckmessung, Gewichtskontrolle	45
Der Hb-Wert	46
Bestimmung der Blutgruppe und des Rhesusfaktors	46
Screening auf Chromosomen-Anomalien, Erbkrankheiten und Fehlbildungen	48
B-Streptokokken	48
Urintest auf weiße und rote Blutkörperchen	49
Gravidogramm: Kindslage, Fundusstand, Herztöne und weitere aktuelle Befunde	49
Ultraschall	51
Mögliche Begleitungsmodelle	53
Die lieben Wehwehchen	53
Übelkeit	53
Ischiasbeschwerden	54
Krampfadern	54
Symphyse und andere Fugen	55
Schwangerschaftsstreifen	56
Verstopfung	56
Muskelkrämpfe	56
Karies	57
Die Schwangerschaft in Eigenregie	57
Wie liegt das Baby?	57
Beckenendlage	61
Querlage und Schräglage	63
Weitere Orientierungshilfen zur Bestimmung der Kindslage	63
Wo liegt die Plazenta?	65
Geht es dem Baby gut?	66

Alleingeburt beim ersten Kind?	66
Sind es Zwillinge?	67
Blutungen	68
Wenn die Schwangerschaft früh endet	69
Vorbereitung auf die Geburt	70
Was brauche ich für eine Geburt in Eigenregie?	70
Dammmassage?	71
Traumatische und unschöne Erlebnisse bei früheren Geburten	72
Trockenübungen in Gedanken	72

Geburt praktisch — 75

Ein Wort zu Beginn: Bessere und schlechtere Geburten?	76
Die ganz normale Geburt	77
Eröffnungsphase	78
Übergangsphase	79
Austreibungsphase	79
Nachgeburtsphase	80
Latenzphase(n)	80
Geburt an Land	80
Geburt im Wasser	82
Was wäre, wenn …	82
… ich über den Termin gehe, aber das Baby einfach nicht kommt?	82
… das Kind zu groß wächst?	84
… die Blase springt, aber keine Wehen einsetzen?	84
… die Geburt zu früh beginnt?	85
… die Wehen schmerzhaft sind, aber die Geburt nicht vorangeht?	85
… die Nabelschnur vorfällt?	87
… ich eine vordere Muttermundslippe habe, wie bei einer früheren Geburt?	88
… die Herztöne schlecht werden, ohne dass ich es merke?	89
… das Fruchtwasser grün ist?	89
… die Schultern stecken bleiben?	90
… die Nabelschnur um den Hals gewickelt ist?	90
… das Baby nicht atmet?	91
… das Baby Fruchtwasser einatmet?	92
… die Nachgeburt auf sich warten lässt?	93
… ich nach der Geburt stark blute?	94
Geburt und Schmerz	98
Dammschutz, Dammschnitt und Dammriss	99

Die Nabelschnur durchtrennen – wie, wann und womit?	101
Die Plazenta untersuchen	104
Freie Geburt unter erschwerten Umständen	105
Wenn dich niemand unterstützt	105
Selbstbestimmte Geburt bei Beckenendlage	106
Selbstbestimmte Geburt nach Kaiserschnitt	108
Wenn es das Krankenhaus sein muss	110
Plan B – Der Notfallplan	113
Die rechtliche Seite	113

Ein Kapitel von Männern für Männer — 115

Unser gemeinsamer Weg zur Alleingeburt	116
„Angstfrei zu sein gelang mir nicht."	117
Wenn die Hebamme Fehler macht – ein Interview	120

Wenn das Baby da ist — 123

Die erste Stunde mit dem Neugeborenen	124
Stillen und Familienbett	125
Tragen, Pucken und Beruhigen	128
Schub lass' nach!	130
Pipi und Kacka	130
Die alte und die neue Form	132
Der Wochenfluss	134
Hormone und Gefühle	135
Die wohlgemeinten Ratschläge der anderen	135
Behördenkram: Die Anmeldung des Kindes	136
Muttersein in Eigenregie	136
Und wann kommt das nächste?	137

Alleingeburt – Mütter erzählen — 139

Der Aufruf — 140
Die ungeplante Alleingeburt: Wenn das Kind schneller ist — 140
Die halb geplante Alleingeburt: Wenn es allein doch schöner ist — 141
Die geplante Alleingeburt: Die eigene Freiheit und Gebärkraft feiern — 141
Schwangerenvorsorge — 142
Besonderheiten und Komplikationen — 143
Alleingeburten mit Hindernissen — 144
Kleine und stille Alleingeburten — 144

Die Mütter aus diesem Buch — 145
Ungeplante, halb geplante und geplante Alleingeburten — 147
Alleingeburten mit Hindernissen — 209
Kleine und stille Alleingeburten — 217

Anhang — 231

Empfohlene Literatur — 232
Weiterführende Webseiten und Blogs — 233
Quellenverzeichnis — 233
Dank — 239

Einleitung

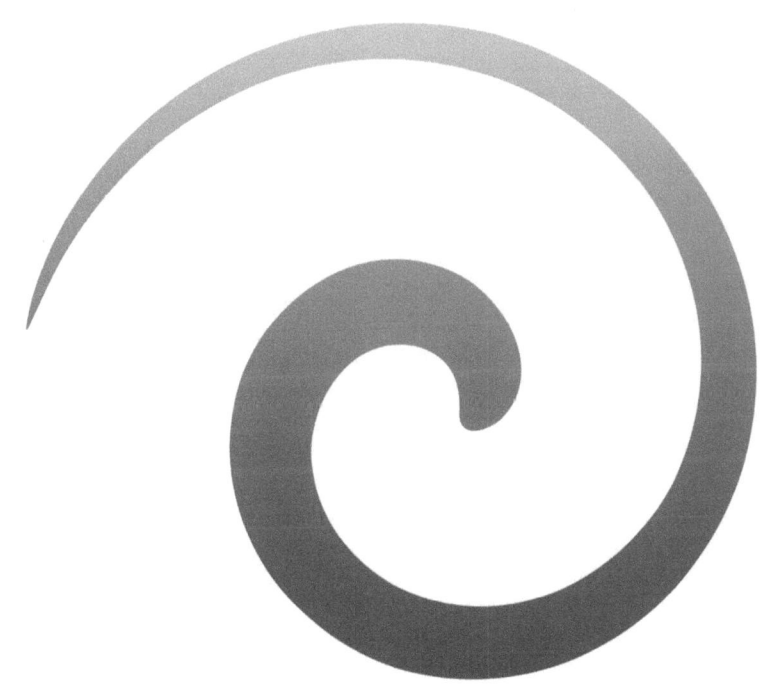

Am Anfang ...

Unser Leben auf dieser Welt beginnt mit der Geburt und endet mit dem Tod. Wir alle werden geboren und wir alle sterben irgendwann. Es gibt wohl kein Ereignis, das uns stärker in unserem Sein berührt als Geburt und Sterben, als der Anfang und das Ende unseres Lebens.

Um dem Erschütternden die Bedrohlichkeit zu nehmen, hat unsere Gesellschaft Rituale, Traditionen und Tabus eingeführt. Standardprozeduren, die uns Halt geben, wenn es eigentlich keinen Halt gibt. In diesem Buch soll es um das Gebären gehen und um die Zeit, in der wir Frauen „guter Hoffnung" sind. Um diese Zeit, in der wir uns in Erwartung des Neuen vielleicht allzu gern im Meer des Lebens treiben ließen, wären da nicht all die Warnhinweise und guten Ratschläge, die wohlmeinende Menschen am Ufer aufgestellt haben.

Wenn Leute hören, dass eine Frau ihr Kind einfach so zur Welt gebracht hat – ohne Krankenhaus, ohne Hebamme, ohne fremde Hilfe, und das Ganze vielleicht auch noch mit voller Absicht –, dann staunen sie meist ungläubig.

Dass sich jemand so etwas traut! Ist das nicht kreuzgefährlich, geradezu verantwortungslos? Wie weiß die Frau denn überhaupt, was zu tun ist? Und was macht sie mit der Nabelschnur?

Weniger dramatisch, ja, erstaunlich banal, fällt die Reaktion des Gegenübers aus, wenn man obige Geschichte über die eigene Katze erzählt. Dabei hat sie genau dasselbe getan: ohne Krankenhaus, ohne Hebamme, ohne fremde Hilfe. Ganz allein. Und meist brachte sie dabei nicht nur ein Junges zur Welt, sondern gleich vier oder fünf auf einmal. In einer staubigen oder zumindest nicht keimfreien Ecke des Hauses. Sie hat nacheinander bei jedem ihrer Jungen die Fruchtblase aufgebissen und gefressen, die Nabelschnur durchgebissen und jedes Junge ordentlich abgeschleckt. Nach dieser herzlichen Begrüßung hat sich ein Junges nach dem anderen in Mamas warmem Fell verkrochen und schnell eine Zitze gefunden, an der es von nun an viele kuschelige Stunden verbringen wird.

Hat sie das nicht großartig gemacht, die Katzenmama? Sie hatte nie einen Mutterpass oder Entbindungstermin. Niemand hat jemals die Herztöne ihrer Babys abgehört oder ihre Wehen aufgezeichnet. Keiner hat kontrolliert, wie weit sie eröffnet ist. Keiner hat ihr gesagt, wann sie pressen muss. Niemand hat ihren Damm gehalten oder mit Kaffeeumschlägen gewärmt. Sie hat auch nicht vorher wochenlang ihren Damm massiert. Und sie wurde auch nie darin ausgebildet, wie man einen ganzen Schwung frisch geborener Katzenbabys versorgt. Trotzdem tut sie ganz instinktiv genau das Richtige. Und was hat sie dafür gebraucht? – Nichts. Außer ein ruhiges, trockenes Eckchen.

Nicht nur Katzen pflanzen sich auf diese Weise fort. Auch Vögel, Kaninchen, Mäuse, Füchse, Rehe, Affen, und Elefanten suchen für die Geburt ihres Nachwuchses einen geschützten Platz auf: ein Nest in einem Baum, eine Höhle, eine Felsnische, eine Mulde im Gras, oder aber sie sind umgeben von anderen Mitgliedern des Rudels oder der Herde. Dort gebären sie, vor Feinden und Störungen geschützt, ganz unspektakulär ohne technische Überwachung und ärztliche Hilfe ihre Jungen aus eigener Kraft. Die Alleingeburt ist also ein in der Tierwelt bewährtes Prinzip.

Nur wir Menschen fallen beim selbstständigen Gebären irgendwie aus dem Rahmen, und der moderne Mensch ganz besonders. Liegt es daran, dass uns der aufrechte Gang und die wachsende Intelligenz immer größere Köpfe beschert hat und unsere Geburten deshalb viel mühsamer sind?

Aber wie sind dann die unzähligen Berichte aus verschiedenen Naturvölkern (zu einer Zeit, als diese von der westlichen Zivilisation noch nahezu unberührt waren) zu erklären, die durchweg von schnellen, unauffälligen Geburten handeln und damit alle damaligen westlichen Beobachter verwunderten? Geburten allein in einer abgeschiedenen Hütte, Geburten allein nachts, Geburten nebenbei auf dem Acker, Geburten in Anwesenheit einer vertrauten, weisen Frau ... Leichte Geburten schienen die Regel, nicht die Ausnahme gewesen zu sein.

Aber warum das damals offenbar möglich war und heute nicht mehr, ist nicht Gegenstand der modernen Forschung. Es glaubt sowieso kaum noch einer, dass eine leichte, schnelle, freudige Geburt überhaupt möglich ist. Lieber propagiert man eine schnelle Schmerzlinderung per PDA (Periduralanästhesie = Schmerzmittelgabe in Rückenmarksnähe), um Frauen ihrem Unterleib gegenüber bewusst gefühllos zu machen.

Leichte Geburten, so gewinnt man den Eindruck, sind heutzutage selten. Gut geboren zu haben ist „Glückssache", und vielleicht auch gar nicht so wichtig. „Hauptsache, das Kind ist gesund", so ein oft gehörter Spruch.

Ist es der modernen Gesellschaft egal geworden, wie wir Frauen unsere Geburten erleben? Im Namen der Sicherheit und der Verantwortung für unser Kind gewährt man Frauen vielfach kein Recht mehr auf ein schönes, selbstbestimmtes Geburtserlebnis. Warum etwas riskieren und Mutter Natur vertrauen, wenn man mit teurer Technik, erfahrenen Ärzten und engmaschiger Überwachung alles viel besser in den Griff bekommt?

Mein Weg zur Alleingeburt

Meine erste Begegnung mit der modernen Geburtsmedizin hatte ich bereits, bevor ich das erste Mal schwanger wurde. Im Medizinstudium galt es nämlich, diverse Praktika im Krankenhaus (sogenannte Famulaturen) und später das Praktische Jahr zu absolvieren.

Da ich einmal Kinder haben wollte, nutzte ich die Gelegenheit und famulierte vier Wochen lang in der Gynäkologie/Geburtshilfe eines kirchlichen Krankenhauses. Ich war unvoreingenommen, neugierig und wartete mit Spannung auf jede Geburt, bei der ich dabei sein durfte. Einmal gab es sogar eine Zwillingsgeburt! Und einmal, aber auch nur einmal, war ich bei einer Geburt dabei, die aufrecht und nicht in (halber) Rückenlage stattfand. Ich sah mir an, wie die Säuglingsstation organisiert war, und assistierte bei Kaiserschnitten. Dabei musste ich mit dem Sauger das Fruchtwasser auffangen, sobald die Fruchtblase eröffnet wurde.

Die Ärzte dort waren alle recht nett. Unter den Hebammen gab es ganz verschiedene Typen. Eine junge Hebamme ist mir bis heute im Gedächtnis geblieben, und bei ihr fand übrigens auch die eine aufrechte Geburt im Knien statt, bei der ich dabei sein durfte. Sie bekam immer ganz rote Wangen, wenn die Geburt kurz bevorstand, und musste den Muttermund gar nicht tasten, um zu wissen, dass die Frau vollständig eröffnet war. Dieses Gespür hat mir – inmitten aller Technik und Überwachung – imponiert.

Meine nächste Begegnung mit der Geburtshilfe hatte ich im Praktischen Jahr. Ich war inzwischen verheiratet, frisch schwanger mit unserem ersten Kind und durfte deshalb fast gar nichts Praktisches mehr machen, wie zum Beispiel Blut abnehmen. Zugucken war aber erlaubt, und das tat ich dafür umso genauer.

Diesmal führte mich mein Praktikum ins größte Krankenhaus der Stadt. Zwei Monate lang verbrachte ich auf genau der Geburtsstation, wo ich selbst einmal geboren worden war. Die Hebammen waren solche vom alten DDR-Schlag und im Kreißsaal herrschte nicht selten ein Feldwebelton. Die Frauen wurden angeschrien und beleidigt, wenn sie nicht so taten, wie die Hebammen verlangten. Ein ordentlicher Dammschnitt war Routine und oft sehr wohl schmerzhaft, obwohl den Frauen vorher etwas anderes erzählt worden war. Die Hebammenschülerinnen übertrumpften sich damit, wer von ihnen schon die meisten Dammschnitte gemacht hatte.

Es gab einige Szenen, die ich ganz schrecklich fand, und so fiel die Entscheidung zur Hausgeburt nicht schwer. Das Risiko, so gebären zu müssen wie im städtischen Krankenhaus, wollte ich nicht eingehen. Mein Mann war mit meiner Entscheidung einverstanden, da die Klinik von unserem Haus am Waldrand ohnehin nur fünf Minuten mit dem Auto entfernt lag und im Notfall prompt zu erreichen gewesen wäre.

Auf Empfehlung fand ich eine ältere, erfahrene Hebamme. Ich hatte mit ihr ein gutes Gefühl und dachte, dass nun ja nichts mehr schief gehen könne. Das PJ, wie Mediziner das Praktische Jahr nennen, war stressig. Mein erstes Tertial von vier Monaten absolvierte ich in der Notaufnahme. Es verlief zwar spannend und lehrreich, aber ich konnte kaum auf die Toilette gehen.

Für dieses Problem gab es zum Glück ein wunderbares Heilmittel, das zuverlässig und oft schon nach einer Viertelstunde wirkte: den Wald. Sobald ich dort spazieren ging, kam sozusagen alles in Bewegung. Und während ich durch den Wald streifte und sich in mir Entspannung breit machte, dachte ich immer wieder: Hier müsstest du gebären. Du verkriechst dich einfach, ohne dass einer weiß, wo du bist, und dann kommst du mit dem Baby zurück. Kein Trubel, kein Stress, keiner, der etwas von dir erwartet, verlangt oder auf die Uhr guckt. Das muss doch herrlich sein! Wenn ich hier so schön meine Verstopfung lösen kann, muss das doch auch ein hervorragender Ort sein, um das Baby herauszubekommen.

Während ich überlegte, kam ich zum Entschluss, dass mein Vorhaben in diesem Wald nicht umsetzbar war. Zu viele Jogger und Hundespaziergänger waren hier unterwegs, und es gab letztlich kein ruhiges, ungestörtes Örtchen. Trotzdem war der Gedanke so schön, dass ich ihm gern nachhing.

Unser erstes Kind kam also nicht im Wald, sondern in unserer Mietwohnung zur Welt. Ich dachte, ich hätte alles für eine befriedigende Geburt getan, und war guter Dinge. Als ich über den errechneten Termin ging, weigerte ich mich standhaft, alle zwei Tage zum CTG (einem Gerät, das Wehen und kindliche Herztöne aufzeichnet) aufzukreuzen.

Meine Hebamme meinte, ich wäre der Typ, dem sie zutraut, die Geburt auch allein durchzuziehen und sie zu spät zu rufen. Ich hatte mir insgeheim auch offen gehalten, genau das zu tun. Aber weil wir nett sein wollten, riefen wir am Morgen, als die Wehen begannen, schon mal an, um Bescheid zu sagen, dass es heute was werden würde. Dann trafen zwei Dinge ein, die sich nicht im Voraus hatten berechnen lassen: Meine eigentliche Hebamme war bei einer anderen Geburt und eine Vertretungshebamme aus dem Geburtshaus kam vorbei, obwohl wir extra gesagt hatten, dass noch keiner zu kommen bräuchte.

Da war sie also, die Vertretungshebamme. Ich fühlte mich mit ihr nicht wohl und wollte eigentlich, dass sie so schnell wie möglich wieder verschwindet. Sie war schon auf dem Weg nach draußen, wir hatten ihre Nummer, unter der wir sie erreichen konnten, und ... plötzlich setzten bei mir die Wehen heftig ein! Sie blieb. Leider hatte ich nicht den Mut und die Nerven, sie rauszuschmeißen und dachte: Augen zu und durch.

Aber diese Rechnung ging nicht auf, wie sich schnell herausstellte. Ich war zwar bald vollständig eröffnet, eine zweite Hebamme wurde dazugerufen, wie das bei Hausgeburten oft üblich ist, wenn die Geburt kurz bevorsteht. Aber dann ging stundenlang nichts vorwärts. Nur Wehen und Schmerzen. SCHMERZEN! Dann irgendwann nach genauerem Tasten die Erkenntnis: hoher Geradstand!

Nun schwebte also auch noch das Damoklesschwert „Kaiserschnitt im Krankenhaus" über mir. Inzwischen hatte ich die Geburt innerlich an die Hebammen abgegeben. Erst als ich merkte, dass sie auch nicht weiterwussten und ICH hier etwas tun musste, wenn ich nicht im Krankenhaus auf dem OP-Tisch landen wollte, nahm ich die Geburt wieder an mich. Wenn mein Körper wusste, wie er das Kind herausbekommen konnte, dann musste ich auf ihn hören und nicht auf die Hebammen mit ihren sich so wirkungslos anfühlenden Schaukellagerungen.

Ich lauschte also in meinen Körper hinein und fand es ganz angenehm, das Becken im Stehen hin und her zu bewegen und dabei meine Tochter aufzufordern, sich zu drehen. Glücklicherweise kam dann auch endlich MEINE Hebamme. Sie massierte eine angeschwollene Muttermundkante weg (sehr schmerzhaft, aber effektiv). Der Kopf des Babys hatte sich nun gedreht, und kurze Zeit später hielt ich sie im Arm. Völlig fertig, aber sehr, sehr froh!

Nach dem ersten Glücksrausch begann ich, die Geburt zu analysieren. Was war schief gelaufen? Wie hätte ich die vielen schmerzhaften Stunden vermeiden können? Woran lag es, dass das, was bis zum Eintreffen der Hebamme so unkompliziert verlaufen war, danach so schwierig wurde?

Ich las mich durch das Internet, informierte mich über Alleingeburten und der Aha-Effekt ließ nicht lange auf sich warten. Offenbar war ich nicht die Einzige, die sich von der Anwesenheit bestimmter Leute derart aus dem Takt bringen ließ, dass eine ungestörte Geburt nicht mehr möglich war. Fremde zu seiner Geburt einzuladen war wohl nicht selten ein Risiko an sich.

Gleichzeitig fragte ich mich: Wenn ich noch ein Kind bekäme, wie könnte ich meine Geburt dann wirklich gut machen? Wie konnte ich sicher sein, niemanden dabei zu haben, der mich hemmte, meinem Körper misstraute und mir mit seiner Angst die emotionale Kraft aussaugte, die ich zum Gebären brauchte?

Langsam wuchs in mir der Entschluss, dass das nächste Kind nur in Anwesenheit jener Menschen geboren werden sollte, die keine Angst vor dem Ereignis Geburt hatten. Ob ich so jemanden finden würde?

Kurz nach der Geburt unserer großen Tochter zogen wir nach Schweden um. Ein menschenleerer Wald begann nun direkt hinter unserem Haus und ich brauchte nur vor die Haustür zu gehen, um jede Verstopfung aufzulösen. Eines Tages, bei einem meiner

Waldspaziergänge, fand ich ihn: den Platz, an dem unser Sohn später geboren werden sollte. Der Boden dort bestand aus weichem Moos, das von umgefallenen Fichten wie mit Wänden umgeben wurde. Daneben gab es ein plätscherndes Bächlein. Hier war der Wald noch wild, und kein Wanderer, Pilzsammler oder Jogger würde sich jemals hierher verirren. Ich war begeistert! Von nun an pilgerte ich immer öfter zu diesem Platz und malte mir aus, wie es wohl sein würde, hier zu gebären …

Als mein Mann endlich davon überzeugt war, dass die Wildnis ein guter Geburtsort sein könnte, führte ich auch ihn an diesen Platz.

Wie anders verlief diese zweite Schwangerschaft im Vergleich zu meiner ersten! Ich war einfach nur schwanger.

Die Vorsorgeuntersuchungen bei der Großen, vor allem aber der häufige Ultraschall, hatten mich oft verunsichert und irritiert. Jetzt aber war ich vollkommen frei und gestaltete selbst meine eigene Vorsorge. Ein unglaubliches, befreiendes Gefühl! Wenngleich mich angesichts des neuen, unbekannten Weges auch manchmal eine gewisse Unsicherheit überkam. Wo würde mich meine Entscheidung, mich um mich selbst zu kümmern, hinführen?

Aber mir ging es gut, und mein Baby bewegte sich in mir. Und so folgte ich freudig weiter dem eingeschlagenen Weg. Zuerst dachte ich noch daran, ab der und der Woche zur klassischen Vorsorge zu gehen. Aber als dann die besagte Woche kam, sträubte sich alles in mir. Ich hatte das Gefühl, meine selige Blase der guten Hoffnung könnte zerstört werden, wenn ich mich von jemand Fremdem vermessen und beurteilen lassen würde. Irgendwann ließ ich den Vorsorgeplan fallen und war glücklich darüber, dass ich den Vorsorgestress einfach boykottierte.

Die für mich perfekte Hausgeburtshebamme zu suchen hatte ich noch früher aufgegeben. Erstens gibt es in Schweden fast keine Hausgeburtshebammen, weswegen eine Hebamme von sehr weit anreisen hätte müssen, und zweitens hätte ich die rund 2.000 Euro an Kosten für die Geburt selbst tragen müssen. Und das auf die Gefahr hin, dass die Hebamme es zur Geburt gar nicht rechtzeitig schaffen würde. Der dritte Punkt freilich war der, dass ich die Hebamme auch noch von meinen Waldplänen hätte überzeugen müssen.

Also erlebte ich Schwangerschaft und Geburt ohne Hebamme. Und weil mir das so gut gefiel, entschied ich mich auch beim dritten und vierten Kind für genau diesen selbstbestimmten Weg.

Das Medizinstudium hat bei der Entscheidung, meine Schwangerschaften und Geburten in die eigenen Hände zu nehmen, eine untergeordnete Rolle gespielt. Meine Ausbildung hat mir aber vor allem dabei geholfen, die Geburtsmedizin in ihren Begrenzungen zu sehen und keine falschen oder überhöhten Erwartungen an sie zu stellen.

Tatsächlich sind längst nicht alle Geheimnisse über das Leben gelüftet. Weder hat man bisher vollständig verstanden, wie komplexe Prozesse im Körper wie beispielsweise das Immunsystem funktionieren, noch ist man gegenwärtig in der Lage, weit verbreitete Krankheiten wie Krebs oder Allergien garantiert zu heilen oder auszurotten.

Auch was die Geburt betrifft, scheint die Medizin noch einigen Nachholbedarf zu haben. Zwar wird versucht, das mangelhafte Verständnis des echten Geburtsprozesses durch ein Arsenal an Überwachungstechnik und Eingriffen wettzumachen, dabei wird der natürliche Geburtsprozess aber gleichzeitig erschwert oder verhindert. Und das nicht etwa, weil das Gebären so kompliziert ist, sondern weil der Geburtsprozess unberechenbar erscheint und deshalb selbst erfahrenen Geburtshelfern oft ihr Leben lang Angst macht – Angst, die mit allerlei Maßnahmen gedämpft werden muss.

Zum Glück kenne ich jemanden, der genau weiß, wie eine Geburt bei mir ablaufen muss: meinen Körper. Das hat er mir inzwischen schon viermal bewiesen.

Und deshalb werde ich mich für eine schöne, sichere Geburt immer zuerst auf mich selbst und meinen Körper verlassen. Ich will nicht, dass Fremde zweitklassige Entscheidungen für mich treffen, wenn ich selbst einen besseren Entschluss treffen kann.

Lies auf den folgenden Seiten, wie ich die Alleingeburten meines zweiten, dritten und vierten Kindes erlebt habe.

Meine erste Alleingeburt (zweites Kind)

Ein gutes Jahr nach der Geburt unserer Großen war ich wieder schwanger. Wir wohnten inzwischen in Schweden und in mir reifte der Wunsch, diese Geburt ohne Begleitung zu machen. Meinen Mann zu überzeugen war eine andere Sache. Er hatte seine Bedenken bis zum Schluss.

Am 1.7. war der von mir berechnete Termin. Nach einem Fehlalarm kurz vor Termin kamen erst eine Woche später wieder ein paar Wehen auf. Abends im Bett, am 8.7. gegen 11 Uhr, machte es dann in meinem Bauch „plopp".

Ich klemmte mir ein Handtuch zwischen die Beine, schrieb zu Ende Tagebuch und dachte: Interessant, dass es diesmal so anfängt! Ich erzählte meinem Mann davon, und weil ich fühlte, wie immer mehr Fruchtwasser auslief, sprang ich schließlich in die Dusche, wo alles herausfloss.

Wir kicherten wie aufgeregte Teenager, aber da sonst nichts passierte, beschlossen wir, erst einmal ins Bett zu gehen und zu schlafen.

Schlafen konnte ich dann doch nicht mehr. Das Bauchbaby war wach und turnte, und die Wehen kamen alle 5 Minuten. Veratmen musste ich zwar nicht, aber Liegen war unangenehm. Ich wanderte durchs Haus.

Weil alle schliefen und ich niemanden wecken wollte, konnte ich dabei aber nicht recht entspannen. Gegen Mitternacht ging ich in den Garten. Dort war es still, duftete nach Blumen und unsere beiden Katzen schlichen um mich herum.

Ich besang die stärker werdenden Wehen, wanderte herum, besuchte meine Kaninchen oder saß auf dem Rand der Terrasse. Bald spürte ich an der zunehmenden Wehenstärke, dass es Zeit wurde, den Geburtsplatz aufzusuchen.

Mit dem Korb, der alles enthielt, was ich dachte zu benötigen, wanderte ich den 5-Minuten-Weg durch den Wald dorthin. Mit den umgefallenen Bäumen, runden Steinen und dem weichen Moos war mir dieser Ort schon vor Monaten für die Geburt wie gemacht erschienen.

Ich breitete die Picknickdecke aus, lauschte der Stille des Waldes und dachte mir, wie unwirklich sich dieser Moment anfühlte.

Die Wehen der Übergangsphase kamen bald und mein anfängliches Frösteln verflog. Keine Wehe konnte ich in derselben Stellung aushalten. Nach einer heftigen Übergangsphase und wenigen Presswehen wurde der Kopf geboren. Das Baby tat einen kräftigen Strampler in mir, ich spürte, wie die Schultern sich drehten und – flutsch – war er draußen.

Es war 3.19 Uhr auf meiner Uhr, so viel konnte ich an diesem frühen schwedischen Sommermorgen erkennen.

Ein Junge! Ich nahm ihn hoch, spürte sein Herz schlagen, rubbelte ihn ein bisschen. Er schrie nicht, sondern schaute interessiert um sich. Ich wickelte ihn in ein Handtuch, machte ein Foto und rief meinen Mann auf dem Handy an. Er kam kurz darauf und erriet bereits am Gesicht, dass wir einen Sohn hatten.

Wir wanderten zurück zum Haus. Nach nur wenigen Schritten kam die Plazenta, die ich hockend auf den Waldboden gebar.

Zu Hause duschte ich, dann kuschelten wir uns ins Bett und schliefen die restlichen Stunden bis zum Morgen.

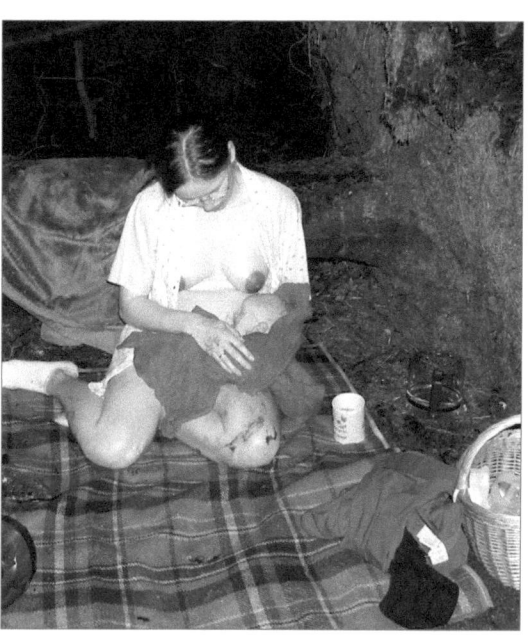

Meine zweite Alleingeburt (drittes Kind)

Meine dritte Schwangerschaft, etwas über ein Jahr später, verlief wieder unauffällig und ich verzichtete, wie gehabt, auf die offizielle Vorsorge. Der rechnerische Termin war der 31. Mai.

Ich ging aber davon aus, wie zuvor deutlich über den Termin zu gehen. Deswegen maß ich den harmlosen Wehen, die ich am 30. und 31. tagsüber regelmäßig hatte, keine große Bedeutung bei. Falscher Alarm kurz vor Termin war mir von der zweiten Schwangerschaft her noch zu gut im Gedächtnis. Allerdings wurden die Wehen abends am 31. schon heftiger als noch am Vortag.

Als ich um 21 Uhr die Kinder ins Bett brachte, musste ich schon konzentriert atmen. Mein Mann übernahm die Kinder nach einer Viertelstunde. Ich beantwortete noch E-Mails und erzählte im Hausgeburtsforum von meinen harmlosen, aber regelmäßigen Wehen. Kurz nach 22 Uhr kam mein Mann runter. Er schlug vor, dass wir erstmal wie gewöhnlich duschen und ins Bett gehen und gucken, was in der Zwischenzeit passiert.

Im Bad fror und schwitzte ich gleichzeitig, meine Beine zitterten. Mein Mann war besorgt, ob das normal sei. Ich sagte: Ja, in der Übergangsphase ist das normal.

Der rationale Teil in mir hatte analysiert: Übergangsphase. Aber begriffen hatte ich es irgendwie trotzdem nicht. Das war doch viel zu früh. Die Wehen waren viel zu harmlos. Außerdem wollten wir noch Bauchfotos machen und am nächsten Tag hatte ich eine Einkaufstour geplant.

Wir beschlossen, schnell noch die Bauchfotos zu machen. Wir schafften drei Fotos, wobei ich noch wiederholte, dass mir eine Geburt heute, hier und jetzt eigentlich gar nicht passt. Beim letzten Foto rollte die erste Presswehe über mich. Ich merkte, dass ich gleich Stuhlgang haben würde, und sprang zur Toilette. An der Badtür die nächste Presswehe, die Fruchtblase platzte.

Jetzt hatte ich begriffen. Und ich wollte doch im Tipi gebären! Wir hatten es extra aufgebaut. Also lief ich los und griff unterwegs die Tasche mit den Geburtsutensilien, die ich erst im Laufe des Tages bereitgestellt hatte.

Ein paar Meter in den Garten rein die nächste Presswehe. Ein paar Schritte weiter die nächsten Wehe, bei der ich schon den Kopf fühlte. Das Tipi war kaum 15 Meter entfernt, aber ich konnte mich nicht mehr vom Fleck bewegen.

Endlich kam mein Mann. Er hatte Kohlen und Anzünder geholt, damit wir es im Tipi warm haben, und zum Glück hatte er in der Eile auch an die Videokamera gedacht. Schon war der Kopf geboren und mit der nächste Wehe der ganze kleine Mann. Ich ging in die Hocke und ließ ihn ins Gras gleiten. Es war 22.56 Uhr.

Ich nahm ihn auf und er guckte mich mit großen Augen an. Wir deckten ihn zu, als er sich über die Kälte zu beschweren begann. Dann saßen wir im Gras und staunten. Alles war so unwirklich schnell gegangen.

Schließlich gingen wir zum Haus zurück. Die Plazenta gebar ich noch auf dem Rasen. Dann duschte ich und wir kuschelten uns alle drei ins Bett.

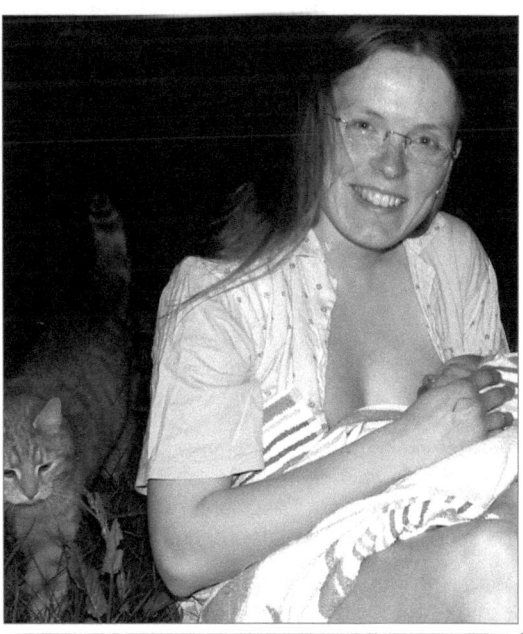

Meine dritte Alleingeburt (viertes Kind)

Meine vierte Schwangerschaft, wieder gut ein Jahr später, verlief wieder problemlos und ohne offizielle Vorsorge.

Fünf Tage über Termin hatte ich ab dem Nachmittag immer mal eine deutliche Wehe, wie auch schon einmal ein paar Tage zuvor. Nachts nahmen die Wehen an Intensität zu, so dass ich sie beatmen musste. Die Abstände waren aber mit 15 bis 30 Minuten zu groß für eine baldige Geburt.

Ich zwang mich, im Bett liegen zu bleiben und zwischendurch zu schlafen. Gegen 2 Uhr nachts glaubte ich, dass ich es im Liegen nicht mehr aushalte. Ich begann, das Wohnzimmer vorzubereiten – für eine Draußengeburt war es jetzt, Ende April, noch deutlich zu kalt. Aber während ich räumte, kam keine einzige Wehe mehr. Also ging ich wieder ins Bett, wo die Wehen wie gehabt in großen Abständen aber kräftig wiederkamen.

Am Vormittag dasselbe. Ab und zu eine kräftige Wehe. Bald wurde es schwerer, die Kinder mit ihren vielen Forderungen zu bedienen und gleichzeitig meine Wehen zu beatmen. Ich ging immer wieder schnell ins Bad, schloss zu, beatmete die Wehe, und kam wieder raus, um den davor wartenden Jungs eine Banane zu geben, den Popo zu putzen und was sonst so minütlich mit kleinen Kindern anfällt. Jetzt kamen die Wehen dichter und wollten vertönt werden. Die Jungs begannen mich zu stören.

Dummerweise war die Oma ausgerechnet heute recht weit weg unterwegs. Bei einer Nachbarin, die sich angeboten hatte, einzuspringen, ging keiner ans Telefon.

Also schlug mein Mann vor, die Kinder zu nehmen und einfach wegzufahren, damit ich in Ruhe gebären konnte. So ein Vorschlag von meinem Mann! Ich war platt.

Aber wer sollte dann die Fotos machen und filmen? Unserer Großen hatte ich versprochen, dass sie bei der Geburt dabei sein durfte, aber jetzt reizte sie mich mit ständigen Diskussionen so sehr, dass ich sie mit den Jungs ausquartieren wollte.

Mein Mann erreichte schließlich eine andere Nachbarin. Gegen halb 12 brachte er die Jungs dorthin.

Die Große versprach, lieb zu sein, und durfte im letzten Moment bleiben.

Endlich kehrte Ruhe im Haus ein. Ich wanderte wehend im Wohnzimmer auf und ab. Mein Mann war schnell wieder da und setzte sich mit der Großen und einem Buch hin. Bald zog es mich nach nebenan ins Spielzimmer. Ich wollte während der heftigen Übergangswehen unbeobachtet sein. Ich versuchte zu singen, was mir sonst immer so gut geholfen hatte, aber das ging diesmal gar nicht.

Dann die erste Wehe, die sich am Schluss schon nach Pressen anfühlte. Endlich!

„Jetzt kannst du filmen", sagte ich zu meinem Mann. Abgestützt stehend ließen sich die Presswehen am besten bewältigen. Es war heftig, gewaltig und nicht ganz schmerzfrei.

Dann spürte ich den Kopf kommen und im nächsten Moment glitt unser Baby in meine Hände. Ein Mädchen! Die Kleine wurde ausführlich bewundert, nicht zuletzt von ihrer stolzen, großen Schwester.

Dann kam auch die Oma. Sie holte die Jungs von der Nachbarin, die ihre kleine Schwester eine Stunde nach der Geburt ebenfalls begrüßten.

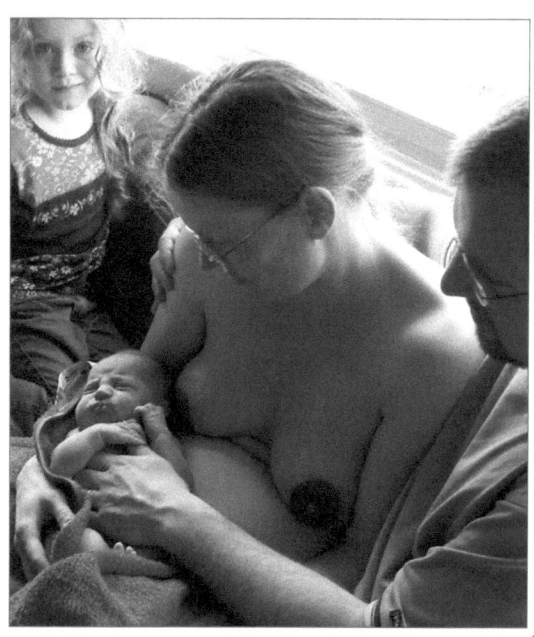

Was dich erwartet

Dies ist ein persönliches Buch. Ich werde dir von meinen Gedanken und Erfahrungen erzählen, und du wirst Einblick in die Gedanken und Erfahrungen anderer Alleingeburtsmütter und Alleingeburtsväter bekommen.

In diesem Buch findest du all jenes Wissen, das ich in Vorbereitung auf meine selbstbestimmten Geburten, aber auch auf der Suche nach Antworten auf die Fragen anderer Frauen aus verschiedenen Wissensquellen zusammengetragen habe.

Das, worüber ich schreibe, basiert unter anderem auf den Erfahrungen unzähliger Frauen, die ihre Geburtsberichte im Internet geteilt haben. Aber auch das niedergeschriebene Wissen und der Erfahrungsschatz von Hebammen und Ärzten, die es gewagt haben, in der Geburtshilfe sowie in anderen Bereichen neue Wege zu gehen, finden in dieses Buch Einlass. Hier sind, allen voran, Alfred Rockenschaub, Michel Odent, Weston Price, Gregory White, Grantly Dick-Read und Ina May Gaskin gemeint, um nur ein paar von ihnen zu nennen.

Erwarte dir von diesem Buch kein Rezept für eine Traumgeburt! Es ist vielmehr ein Buch, das dich zum Selberdenken, zum Neudenken, zum Querdenken und zum nicht-konformen Denken ermutigen will. Und dazu, gut informierte Entscheidungen zu treffen, die aus deinem Herzen kommen und sich nicht von Angst einschüchtern und verdrehen lassen.

Es soll dir helfen, deinem Körper und deiner Intuition über allen Stimmen, die von außen auf dich einstürmen, zu vertrauen.

Sei beruhigt: Es ist für eine Geburt in Eigenregie nicht notwendig, dass du den Inhalt dieses Buches auswendig lernst. Viele Details sind eingeflossen, damit du zu aufkommenden Fragen einfach nachschlagen kannst.

In diesem Buch will ich dich dazu ermutigen, die besten Entscheidungen für dich und dein Baby zu treffen – egal, wie sie aussehen mögen.

Dabei werde ich die moderne Medizin nicht komplett ausklammern, denn wir wollen sie dann nutzen, wenn wir sie brauchen oder ihre Hilfe explizit wünschen.

Je mehr Frauen gut informiert ihre Rechte einfordern, desto eher wird die Geburtshilfe eines Tages den Platz einnehmen, der ihr zusteht: als demütige Dienerin an Frau und Kind, und nicht als besserwissender Vormund.

In den vorliegenden Kapiteln beschränke ich mich auf die häufigsten Fragen zum Thema Schwangerschaft und Geburt in Eigenregie.

Sollten für dich nach der Lektüre noch Fragen offen sein, so zögere nicht, deine eigenen gründlichen Recherchen anzustellen, bis alle Fragen beantwortet sind und du ein sicheres Fundament hast, selbstbestimmte Entscheidungen zu treffen.

Über Verantwortung,
Angst und Sicherheit

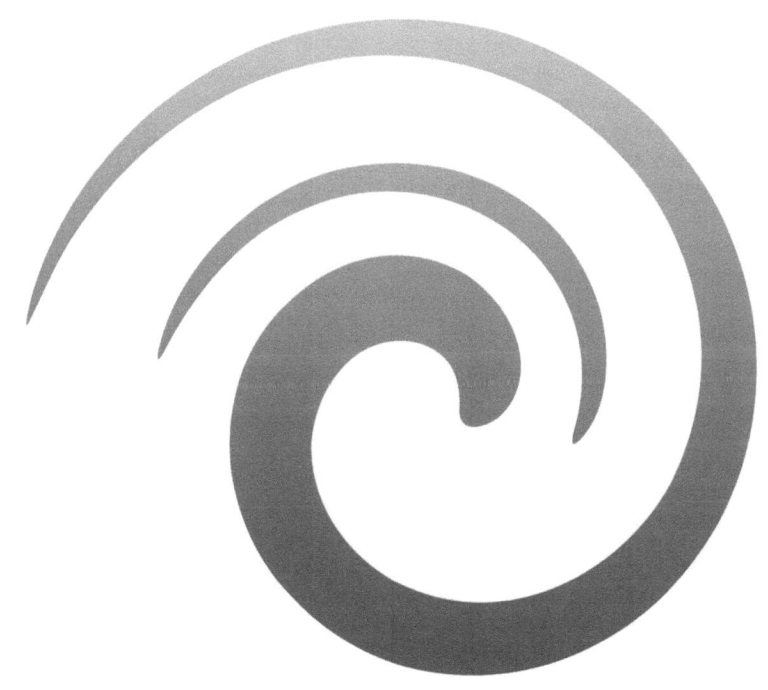

Verantwortung und die Ängste der anderen

Als ich vor über acht Jahren meinen ersten positiven Schwangerschaftstest in den Händen hielt, gab es für mich keine Frage, was nun als Nächstes zu tun sei: Selbstverständlich machte ich einen Termin bei der Frauenärztin aus! Ich fragte mich nicht, warum ich das tat und ob ich das brauchte, sondern ich tat es, weil ich gelernt hatte, dass man es eben tut.

„Das kann ich aber nicht verantworten!"

Bei diesem Satz meiner Frauenärztin wurde mir die Veränderung, die für mich mit dem bloßen Eintritt der Schwangerschaft stattgefunden hatte, das erste Mal so richtig bewusst. Ich saß der Gynäkologin gegenüber und hatte ihr eben mitgeteilt, dass ich die weitere Schwangerschaftsvorsorge bei einer Hebamme machen wollte. Die ärztlichen Besuche waren mir von Anfang an unangenehm gewesen und ich hatte diese Frauenärztin einfach deshalb ausgewählt, weil sie meinem damaligen Wohnort am nächsten war. Aber nun fühlte ich mich von ihrer Art bevormundet und hatte die Nase voll. Eine Hebamme versprach mehr Einfühlungsvermögen, auch wenn ich in dem Moment noch gar keine Hebamme hatte. Ich musste einfach weg von dieser Frau.

Der Satz „Das kann ich aber nicht verantworten!" überraschte mich und sollte mir noch lange in den Ohren klingen. Wieso fühlte sie sich für die von mir getroffene Wahl verantwortlich? War nicht ich, ob schwanger oder nicht, verantwortlich für meine eigenen Entscheidungen?

Offenbar wussten plötzlich andere Menschen ganz genau, was gut für mich war: Ich sollte keine Kisten mit mehr als fünf Kilogramm Gewicht heben. Ich sollte kein rohes Fleisch, keine rohen Eier, keine Rohmilchprodukte und keinen Ostseefisch essen. Ich sollte im Krankenhaus kein Blut mehr abnehmen und auch sonst am besten keinem Patienten zu nahe kommen. Ich sollte zu bestimmten Terminen einen Arzt aufsuchen, mein Blut untersuchen lassen und meinen Bauch mit Ultraschall beschallen lassen. Die Liste war in Wahrheit noch viel länger.

Es stand nicht in Frage, ob ich das alles auch wollte oder sinnvoll fand, sondern man hatte in weiser Voraussicht bereits beschlossen, was für mich als Schwangere gut und notwendig war. Von mir erwartete man nur noch, dass ich mich dankbar fügte. Solange ich das tat, war alles gut. Doch sobald ich auch nur eine kleine Blutabnahme verweigerte oder mein Interesse an einer Hausgeburt andeutete, gab es Stress. Augenscheinlich war offiziell nicht mehr ich für meine Schwangerschaft verantwortlich, sondern andere: allen voran meine Frauenärztin, und später meine Hebamme. Verantwortlich sein bedeutet, dass der, der die Verantwortung trägt, am Ende dafür geradesteht, wenn etwas schiefgeht. Und am möglichen Unglück einer werdenden Mutter und ihres Kindes wollte niemand schuld sein.

Ich tat also, was von mir erwartet wurde: Trug keine schweren Kisten (außer, es guckte niemand zu), nahm kein Blut ab, achtete auf meine keimfreie Ernährung, ging brav zu jedem Arzt- und Hebammentermin und sprach nur vorsichtig und im geschützten Umfeld über meine Hausgeburtspläne. Man will ja niemandem einen Schrecken einjagen.

Und da sind wir beim Thema Angst. Noch mehr bei den Frauenärzten als bei den Hebammen ist der Fokus der Vorsorge auf die Suche nach Krankhaftem gerichtet. Damit geht als unvermeidliche Begleiterin die Angst einher. Schlägt das Herz noch? Weist die Nackenfaltenmessung auf einen Chromosomendefekt hin? Sind die Laborwerte und allerlei Tests in Ordnung? Sind die Organe angelegt? Ist genug Fruchtwasser da? Ist das Kind zeitgerecht entwickelt?

Die immer ausgefeiltere Technik gibt Antworten auf Fragen, die sich unseren Großmüttern so nie gestellt haben. Sie suggeriert uns Sicherheit und Kontrolle über eine Sache, die zu einem bestimmten Grad immer ungewiss sein wird und sich über weite Strecken unserem Einflussbereich entzieht.

Die Ängste der anderen beeinflussen jede Schwangerschaft auf die eine oder andere Weise. Am tückischsten allerdings sind die Ängste des geburtshilflichen Personals. Leute dieser Sorte tarnen sich gern mit diversen Ratschlägen, die manchmal in geschmackloser Manipulation oder Drohungen münden, wenn eine Frau gegen bestimmte Maßnahmen Widerstand leistet. Sie wird dann bisweilen als verantwortungslos und ihr Kind gefährdend hingestellt, und es wird auch mal zu Hause hinterher telefoniert, nur weil sie, ein paar Tage über dem errechneten Entbindungstermin, die Einleitung verweigert oder den geplanten Kaiserschnitt bei Beckenendlage ablehnt.

Angst wird in der Geburtshilfe gern gegen uns Frauen eingesetzt, damit wir uns den vorgegebenen Normen anpassen und so die Ängste der Gesellschaft und nicht zuletzt der Geburtshelfer lindern. Sitzt man einem Angst-Arzt gegenüber und bekommt eine beunruhigende Diagnose präsentiert, sollte man sich nie zu vorschnellen Entscheidungen drängen lassen oder bei Drohungen klein beigeben.

Besser ist es, im Fall des Falles eine Nacht darüber zu schlafen und mit einer erfahrenen Hebamme zu sprechen. So kann man sein Gemüt abkühlen lassen und noch einmal in Ruhe nachdenken, was in der entsprechenden Situation wirklich das Beste für einen selbst und das Kind ist. Hängt man als Schwangere erst einmal am Wehentropf oder liegt auf dem OP-Tisch, ist es zu spät, um zurückzurudern.

Niemand zwingt eine Schwangere, während der Zeit der guten Hoffnung auch nur ein einziges Mal zum Arzt oder zur Hebamme zu gehen oder ein bestimmtes Krankenhaus für die Geburt aufzusuchen. Jede Frau ist frei, darüber zu entscheiden, wenngleich in manchen Ländern (z.B. in Österreich) finanzielle Einbußen mit der absoluten Selbstbestimmung in Schwangerschaftsfragen verbunden sind.

Mit der eigenen Angst umgehen

Wenn man als Frau das erste Mal schwanger wird, beginnt man nicht bei null. Das Bild vom Kinderkriegen wurde schon lange vorher geprägt. Durch unsere eigene Geburt, die Erzählungen unserer Eltern, Freunde, Leute um uns herum und nicht zuletzt durch die Medien meinen wir zu wissen, wie eine Geburt abzulaufen hat. Automatisch sind dabei auch die Ängste unserer Umgebung irgendwie zu unseren eigenen Ängsten geworden.

Wie viel Vertrauen eine Frau in ihren weiblichen Körper und seine Fähigkeit zu gebären mitbringt, kann sehr verschieden sein. Wer selbst zu Hause geboren wurde und vermittelt bekommen hat, dass die Geburt etwas Schönes ist, das man aus eigener Kraft erreichen kann, der wird womöglich mit einem ganz anderen Mut an die Sache herangehen als eine Frau, deren Mutter keine weiteren Kinder mehr wollte, weil ihre erste Geburt so traumatisch verlief.

Wenn wir uns mit den Ängsten der anderen beschäftigen, kommen wir nicht umhin, unseren eigenen Ängsten zu begegnen. Von Natur aus neigen wir dazu, diesen Schritt zu vermeiden. Wir fürchten uns davor, unseren Ängsten ins Gesicht zu sehen. Wir wollen am liebsten nicht hinsehen und lieber bei jemandem Unterschlupf suchen, der uns verspricht, die Gefahr von uns fernzuhalten. Deshalb sind die Versprechungen und Angebote der Geburtsmedizin auch so verlockend.

Es ist bequem, die Verantwortung einfach abzugeben. Doch wer eine selbstbestimmte Geburt will, muss sich seinen Ängsten stellen. Das bedeutet, sie nicht einfach zu ignorieren oder zu verleugnen, sondern sie anzuschauen. Dabei lohnt es, auf folgende Fragen eine Antwort zu finden: Was genau macht mir Angst? Warum macht mir gerade das Angst? Wie wahrscheinlich wird das eintreten, was ich fürchte? Was tue ich, wenn das, was ich fürchte, tatsächlich eintritt? Diesen Weg zu gehen lohnt sich, und am Ende stellt man womöglich fest, dass alles weit weniger gefährlich war als angenommen.

Wer sich seiner Sache sicher ist, der wird in der Regel auch weniger von den Ängsten anderer berührt. Zum Beispiel würde heute keiner mehr Angst davor haben, bei einer Segeltour am Ende der Welt abzustürzen – selbst wenn einer daherkäme und genau das behauptete. Das liegt daran, dass wir inzwischen ohne Zweifel wissen, dass die Erde eine Kugel und keine Scheibe ist.

Um möglichst viele falsche Vorstellungen und Unsicherheiten zu beseitigen, werde ich in einem späteren Kapitel ausführlich auf die ganz spezifischen Sorgen und Ängste eingehen, die sich beim Gedanken an eine selbstverantwortete Schwangerschaft und vor allem Geburt auftun.

Zum Beispiel: Woran merke ich konkret, dass es meinem Kind gut geht, wenn es mir kein Arzt/keine Hebamme bestätigt? Was ist, wenn das Baby bei der Geburt die Nabelschnur um den Hals hat? Und was mache ich nach der Geburt mit der Nabelschnur und mit der Plazenta? Was ist, wenn das Baby bei der Geburt stecken bleibt oder ein anderer plötzlicher Notfall eintritt? Für mich persönlich hat allein durch die Beantwortung dieser und ähnlicher Fragen die Geburt ihre Unwägbarkeit und Unabsehbarkeit fast vollständig verloren.

Im ersten und letzten Drittel der Schwangerschaft sind Frauen bedingt durch die hormonalen Veränderungen besonders empfänglich für alle möglichen konkreten und diffusen Ängste. Auch dann, wenn intellektuell gesehen alle Fragen bereits zufriedenstellend beantwortet wurden. Sogar in meiner vierten Schwangerschaft überkamen mich an manchen Tagen heftige Ängste, ohne dass es dafür einen offensichtlichen Anlass gab.

Allen, denen es ähnlich geht, möchte ich sagen: Diese Ängste sind zwar lästig, aber ziemlich normal und ganz einfach ein Teil des Mutterwerdens. Man darf diesen Ängsten gelassen ins Gesicht sehen und sagen: „Ich kenne euch schon. Ihr seid haltlos und verschwindet wieder. Und bis dahin kann ich euch aushalten."

Das Aushalten ist nicht immer leicht, und ich kann verstehen, dass viele Frauen Sicherheit darin suchen, dass ihnen ihr Arzt oder ihre Hebamme bestätigt, dass alles in Ordnung ist. Gleichzeitig werden wir so aber Getriebene unserer Angst und gelangen schnell in eine Abhängigkeit von der Bestätigung anderer, die wir eigentlich gar nicht wollen. Auch im Hinblick auf eine selbstbestimmte Geburt ist es hilfreich, wenn wir lernen, mit den Ängsten in uns besonnen umzugehen.

In solchen Phasen der Schwangerschaft, in denen ich selbst innerlich nicht stabil war, vermied ich es, meine Ängste mit jemandem zu teilen, von dem ich annahm, dass er diese Ängste ebenfalls hegte. Alles, was er oder sie sagen würde, hätte meine Unsicherheit nur verstärkt.

Hier gelangen wir an ein Thema, das bis ins Herz unserer Existenz hineinreicht. Es ist gut, wenn man sich dann in dieser Welt geliebt, gewollt und beschützt weiß – egal, was Menschen sagen oder denken. Wenn man einen verlässlichen inneren Anker hat, fällt es leichter, mit den tiefsten Unsicherheiten und Ängsten des Menschseins zu leben, ohne davon kopflos umhergetrieben zu werden.

Angst ist eine schlechte Ratgeberin, heißt es. Wenn irgend möglich sollten wir daher keine wichtigen Entscheidungen treffen, solange wir blind von Angst und Panik getrieben werden. Was auch immer uns aufwühlt: Es ist besser, erst einmal zur Ruhe kommen und so nüchtern wie möglich zu betrachten, wovor wir da eigentlich Angst haben. Für gewöhnlich sieht die Situation dann schon nicht mehr so schlimm aus und es findet sich meist ein Weg, den wir bei der ersten panischen Flucht gar nicht gesehen haben.

Angst ist nicht per se schlecht. Sie kann auch als Warnsignal in besonderen Situationen und vor drohenden Gefahren dienen. Deshalb ist es wichtig, seine Ängste anschauen, bewerten und unterscheiden zu können. Droht wirklich Gefahr? Handelt es sich um irrationale Ängste? Was, außer meiner Angst, deutet darauf hin, dass etwas nicht stimmt?

Unter der Geburt, kurz vor der Austreibungsphase, spielt die Angst eine natürliche Rolle. Die in diesem Moment freiwerdenden Hormone sorgen für einen Ausnahmezustand, der auch als Angst erlebt werden kann. Hier ist zwar keine Gefahr im Verzug, aber die Angst ist häufig Teil des natürlichen Prozesses, der es möglich macht, dass eine Frau ihr Kind loslassen und gebären kann. Diese Phase ist allerdings in der Regel kurz und mit Einsetzen der Presswehen verwandelt sich die Angst in Mut und Entschlossenheit, das Kind jetzt zur Welt zu bringen.

In manchen Fällen, wenn also wirklich etwas nicht stimmt, wie zum Beispiel bei einer sehr seltenen Narbenruptur nach vorangegangenem Kaiserschnitt, erlebt die Frau nicht nur die häufig vorkommende kurze, wache Angst der Übergangsphase, sondern Angst und Unruhe dauern an, gepaart mit anderen, vom normalen Geburtsverlauf abweichenden Symptomen.

Um eventuell aufkommende Angst während der Geburt richtig einschätzen zu können, ist es also von Vorteil, die Aspekte eines normalen Geburtsverlaufs zu kennen.

Die Frage nach der Sicherheit

„Ein Frauenarzt/eine Hebamme hat nicht umsonst lange gelernt. Sein/Ihr Wissen und seine/ihre Erfahrung kannst du dir gar nicht mal schnell anlesen. Er/Sie ist darauf spezialisiert, Geburten zu begleiten, da kann man doch erwarten, dass er/sie seinen Job auch gut macht. Warum willst du es also mühevoll und risikoreich selbst versuchen?"

So, oder so ähnlich, könnte es eine Schwangere zu hören bekommen, die während Schwangerschaft und Geburt keine medizinische Begleitung wünscht. Ein Medizinstudium dauert gut sechs Jahre. Die Facharztausbildung für Gynäkologie und Geburtshilfe gibt noch einmal fünf Jahre hinzu.

Auch eine Hebamme durchläuft eine Ausbildung von drei bis vier Jahren (je nach Land) und hat mit dem Abschluss ihrer Ausbildung bereits vielen Babys auf die Welt geholfen.

Wie kann sich dann also jemand, der doch vollkommen ahnungslos ist, anmaßen, sein eigenes Baby ohne professionelle Hilfe auf die Welt zu bringen?

Mein Glück war, dass ich durch das Medizinstudium bereits vor meiner ersten eigenen Geburt die Möglichkeit hatte, bei einigen Geburten im Krankenhaus dabei zu sein. Nicht, dass ich dabei die besten Techniken und Griffe gelernt hätte, aber ich konnte beobachten, wie Babys heutzutage auf die Welt gebracht werden.

Dabei erlebte ich auch, wie Frauen zu Einleitungen und Kaiserschnitten gedrängt wurden und wie man ihnen, ohne sie darüber zu informieren, während der Geburt Medikamente verabreichte. Ich begegnete Hebammen vom alten Schlag, die auch nicht davor zurückschreckten, die Frau mit physischer Gewalt zum Liegen zu zwingen (Hauptsache, das CTG schreibt fehlerlos), sie zu beleidigen („Reingekommen ist es doch auch!") oder gegen ihren im gleichen Moment geäußerten Willen einen Dammschnitt zu verpassen. Es kam nicht selten vor, dass man einer Gebärenden in der Pressphase die Ellenbogen schmerzhaft und mit aller Kraft in den Bauch drückte.

Seitdem sind keine zehn Jahre vergangen. Trotzdem hoffe ich sehr, dass einige der Szenen, die ich in meiner Ausbildung beobachten musste, heute, wenn noch nicht ausgestorben, dann wenigstens selten sind. Insgesamt hat sich die Situation für die Frauen seit Beginn der klinischen Geburtshilfe sicherlich deutlich verbessert und man geht heute in der Regel respektvoller mit Gebärenden um, als es noch vor beispielsweise 50 Jahren der Fall war.

Nichtsdestotrotz basieren auch heute noch die wenigsten der aktuell üblichen geburtshilflichen Routinemaßnahmen auf wissenschaftlichen Untersuchungen, die den Sinn und Nutzen derselben belegen würden. Im Gegenteil.

Inzwischen wissen hoffentlich alle Mediziner und Hebammen, dass eine aufrechte Position die Geburt erleichtert und vereinfacht. Trotzdem findet der Großteil der Klinikgeburten immer noch in einer Position statt, die für den Geburtsverlauf schlichtweg hinderlich ist. Viele Saugglockenentbindungen und auch Kaiserschnitte könnte man sich wohl sparen, würde man die Frau während der Geburt „umdrehen" und ihrem Steißbein nach hinten Raum geben, damit das Baby durchgelassen werden kann.

Stattdessen wird die Gebärende auf ihren Steiß gesetzt bzw. gelegt. (Die halbsitzende Position verspricht ja eine halbwegs aufrechte Haltung und lässt sich auf modernen Gebärbetten doch recht zügig in die klassische Steinschnittlage (Rückenlage mit den Beinen in der Luft bzw. in je einer Halterung) verwandeln.) Wenn sich das Baby dann aufgrund der physiologisch ungünstigen Position wie erwartet schwertut, dann helfen Saugglocke, Wehentropf und Kristellern. Kristellern (nach dem Gynäkologen Samuel Kristeller [1820–1900] benannt, der die Methode 1867 beschrieb) bedeutet übrigens, dass ein Geburtshelfer auf dem Höhepunkt der Wehe von oben auf die Gebärmutter drückt, um das Kind herunterschieben zu helfen.

Ursprünglich wurde die Methode angewandt, um bei Vielgebärenden mit schlaffer Bauchdecke und einer Rektusdiastase (Auseinanderweichen der geraden Bauchmuskeln) der Gebärmutter unter der Wehe einen Widerstand zu bieten, der durch das Fehlen der Muskulatur an dieser Stelle nicht mehr ausreichend gegeben war.

Diesen Handgriff zwischen den Wehen anzuwenden, galt zu Zeiten Kristellers als Kunstfehler. (Rockenschaub 2005) Heutzutage gibt es kaum noch Frauen mit einer ausgeprägten Rektusdiastase, da diese sich im fraglichen Umfang normalerweise erst durch mehrere Schwangerschaften ausbildet. Obwohl Studien keinen messbaren Nutzen des Handgriffs zeigen, wird fleißig kristellert, sobald den Geburtshelfern die Austreibungsphase nicht schnell genug geht. (Schulz-Lobmeyr 1995)

Um bei einer Wehe die Muskeln der Bauchdecke zu überwinden, braucht es eine gewisse Gewalt, die auch bedenkenlos eingesetzt wird. Oder man drückt von außen, ganz gegen die einstigen Regeln, auch zwischen den Wehen, wenn die Bauchmuskeln entspannt sind. Alfred Rockenschaub, langjähriger Geburtshelfer und ehemaliger Leiter der Ignaz-Semmelweis-Frauenklinik in Wien, Lehrer und Dozent, bringt unverblümt auf den Punkt, was er von einem solchen Vorgehen hält:

„Was sich hierbei [beim Kristellern] heute vielerorts immer noch abspielt, ist eher dem Kapitel Gewalt gegen Frauen als dem Kapitel Geburtshilfe zuzuordnen." (Rockenschaub 2005)

Betrachtet man auf die Weise eine geburtshilfliche Routine-Maßnahme nach der anderen, bleibt kaum etwas übrig, das wissenschaftlich begründet wirklich sinnvoll ist. Wie viel echte Ahnung haben also die hochgelobten Geburtshilfeprofis? Oder rechtfertigen allein die reifen Erstgebärenden mit schweren und großen Kindern die steigenden Kaiserschnittraten und viele andere Interventionen?

Eine Geburtsmedizin mit einer Kaiserschnittrate von über 30 Prozent kann man doch nur als Desaster oder Dilettantismus bezeichnen. Das hieße nämlich im Umkehrschluss, dass früher 30 Prozent aller Babys und/oder Mütter bei der Geburt gestorben sein müssten. Aber war das so?

Vor noch nicht allzu fernen Zeiten, genauer gesagt im Jahre 1993, als die Kaiserschnittrate in Deutschland noch bei 16,9 Prozent lag, betrug die Müttersterblichkeit (die als ein wichtiges Maß für die Qualität der Geburtshilfe gilt) 5,5 pro 100.000 Geburten. Für das Jahr 2010 ergeben sich, trotz einer Kaiserschnittrate von inzwischen 31,9 Prozent, keine augenscheinlichen Veränderungen: Die Müttersterblichkeit lag laut Statistischem Bundesamt in diesem Jahr bei 5,5 pro 100.000 Geburten.

Die Erfassung der Müttersterblichkeit ist, darüber muss man sich allerdings im Klaren sein, kein leichtes Unterfangen (aufgrund unterschiedlicher Definitionen und Abgrenzungen und lückenhafter Erfassung) und die in den Statistiken angegebenen Zahlen sind in der Regel zu niedrig angesetzt. (Welsch 2010)

Beunruhigend ist auch, dass sich in einigen Industrieländern (USA, Kanada, Dänemark) wieder ein Anstieg der Müttersterblichkeit verzeichnen lässt. So ist die Müttersterblichkeit in den USA zwischen 1990 und 2008 um 42 Prozent gestiegen, trotz oder sogar wegen der hohen Kaiserschnittrate. (Hogan 2010)

Sind unsere ausgeklügelten Vorsorgeprogramme und die hoch ausgebildeten Profis bei über 30 Prozent aller Frauen nicht in der Lage, eine natürliche Geburt zu erreichen? Bekommen wir mit immer mehr Technik-Einsatz und aktiver Geburtsleitung gleichzeitig immer weniger natürliche Geburten? Ist es möglich, dass dadurch sogar wieder mehr Mütter sterben? Offenbar ja.

Beispielsweise ist die Müttersterblichkeit durch Fruchtwasserembolien in den letzten Jahren deutlich angestiegen. Das ist nicht verwunderlich, da Fruchtwasserembolien gehäuft nach Kaiserschnitten und Einleitungen auftreten. Im Jahr 2011 wurden beispielsweise 8 von 12 direkten mütterlichen Sterbefällen durch Fruchtwasserembolien verursacht. (Rath 2014)

Dabei muss ein Blick in die Tierwelt geradezu schockieren. Abgesehen von ein paar überzüchteten Rassehaustieren kommt dort nie Ultraschall oder CTG zum Einsatz. Aber nicht nur die Technik und externe Geburtsleitung bleiben außen vor, wenn Katze, Kuh und Reh gebären. Aus hygienischer Sicht sind solche Geburten die reinste Katastrophe.

Da bekommt Mieze ihre Jungen in einer staubigen Ecke unter dem Sofa auf einer alten Zeitung und das Kälbchen fällt direkt in den Mist. Steril abnabeln? Fehlanzeige. Nabelschnüre werden abgebissen oder reißen ab und kurze, blutige Nabelstümpfe hängen offen in die „bakterienverseuchte" Umgebung. Kaum ein Junges dürfte das überleben, wenn man von klinischen Gesichtspunkten ausgeht.

Umso erstaunlicher ist, dass Todesfälle oder Fälle schwerer geburtsbedingter Tierbehinderungen dennoch selten sind. Ich bin mit Kaninchen und Katzen aufgewachsen. Jedes Jahr gab es mindestens einen Wurf Kaninchen und einen Wurf Kätzchen. Oft auch mehr. Kaninchenbabys starben, wenn überhaupt, dann aufgrund von unerfahrenen Müttern, die ihre Jungen nicht ins warme Nest zu packen wussten oder im Übereifer nicht nur die Nachgeburt fraßen, sondern Teile ihrer Jungen gleich mit.

Im Normalfall aber überlebten Mutter und Babys die Geburt schadfrei. Und das, obwohl kein Profi anwesend war und der Mutter eine entsprechende Ausbildung fehlte. Rein intuitiv tat die Tiermutter alles, um ihren bis zu zwölf Jungen sicher und rasch auf die Welt zu helfen und sie danach in einem kuscheligen Nest zu platzieren. Dies alles geschah in der Regel nachts, und am nächsten Morgen entdeckten wir Menschen dann die Überraschung.

Es stellt sich also die folgende Frage: Wenn Tiere über dieses angeborene Wissen verfügen, warum sollten wir Menschen dieses Wissen dann nicht auch besitzen? Könnte intuitives Verhalten nicht auch für uns Menschen eine sichere Geburt ohne den üblichen technisch-(pseudo)wissenschaftlichen Überbau ermöglichen?

Ließen sich beide Fragen mit „ja" beantworten, bleibt allerdings offen, was mit diesem angeborenen Wissen in uns passiert ist. Haben wir es im Laufe der Menschheitsgeschichte vielleicht verloren? Und ist es uns verstandes- und angstgesteuerten Menschen überhaupt noch möglich, auf dieses Wissen zuzugreifen und uns von der echten, eigenen Intuition leiten zu lassen?

Intuitiv zu handeln bedeutet, ohne formelle Bildung oder angestrengtes Nachdenken auch in komplexen Situationen richtig handeln zu können. Aus dem sprichwörtlichen Bauch heraus. Und ganz offensichtlich ist sie auch in uns modernen Menschen immer noch angelegt, die Intuition, also das angeborene beziehungsweise ohne unser bewusstes Zutun erworbene Wissen.

Hier ist eine der typischen Geschichten, die ich in dieser oder ähnlicher Form immer wieder zu hören bekomme, und die unser Problem mit der Intuition gut auf den Punkt bringt:

„Eigentlich wollte ich schon die erste Geburt zu Hause machen – tief innen habe ich gespürt, dass ich in mein Badezimmer gehen und alleine dort bleiben möchte. Doch dann war das, was von außen kam, stärker, und der allgemeine Glaube, ins Krankenhaus zu gehen, wurde übermächtig. Aus der gefühlten Alleingeburt wurde leider ein Kaiserschnitt, weil ich – wie ich zu spät feststellte – vor Publikum nicht gebären kann. Nach vorzeitigem Blasensprung und einem im Krankenhaus durchgeführten Einleitungsexperiment mittels Wehentropf bekam ich starke Darmkrämpfe und die Geburt ging nicht weiter. Anstatt mich in Ruhe zu lassen, dachte man, die Aktion mit dem Wehentropf würde eine Reaktion bewirken – bei mir aber nur jene, dass das Kind eben nicht geboren werden wollte. In der damaligen Situation fühlte ich mich absolut unsicher und meiner Kräfte beraubt, und es dauerte Jahre, bis ich den Kaiserschnitt annehmen und mir meine Fehler eingestehen konnte. Zum Glück habe ich bei den folgenden beiden Geburten meiner Intuition getraut und bin zu Hause geblieben. Beim zweiten Kind stand mir meine Hebamme bei, beim dritten Kind dann wollte ich alles selber in die Hand nehmen und plante die Geburt von vornherein als Privatgeburt mit dem Baby und mir." (Caroline, 37, Mutter von drei Töchtern)

Es kann schnell passieren, dass die leise Stimme der Intuition ignoriert wird, wenn die Stimmen von außen lauter und eindringlicher sind. Manchmal zwingen uns diese fremden Stimmen auch ihren Willen auf, indem sie uns Angst einjagen.

Angst davor, dass etwas Schlimmes passieren könnte, wenn wir unserer inneren Stimme vertrauen würden, Angst davor, aus den sozialen Normen zu fallen und geächtet zu werden. Angst davor, andere zu enttäuschen. Angst, aufgrund unserer abweichenden Wahl nicht mehr geliebt zu werden. Angst, wir könnten uns grundlegend irren und schmerzhaft auf die Nase fallen – und das mit Kind im Bauch, also einem potentiell großen Opfer. Dabei ist die Intuition, dieses innere Wissen, von dem wir nicht genau wissen, wo wir es herhaben, ein äußerst kraftvolles Werkzeug. In der Schule, an Universitäten, über Bücher, das Internet und zahlreiche andere Quellen eignen wir uns rationales Wissen an, um über die für uns notwendigen Dinge im Leben Bescheid zu wissen.

Aber erst die Intuition hilft uns, einzuschätzen, welches Wissen in welcher Situation wirklich relevant ist. Sie hilft uns, zu entscheiden, was wir in einer bestimmten Situation tun sollten und ob etwas für einen selbst richtig oder falsch ist. Im Idealfall arbeitet die Intuition mit dem Wissen, das wir uns angeeignet haben oder das vorbewusst ist, Hand in Hand. Es lässt uns schneller und sicherer entscheiden, als wenn wir lange nachdenken würden.

Damit unsere Intuition eine verlässliche Quelle für unser Handeln bei der Geburt sein kann, müssen wir sie allerdings trainieren. Wir müssen gelernt haben, ihre Stimme zu erkennen und ihr zu vertrauen. Und welche Zeit in unserem Leben eignet sich dafür besser als die neun Monate der Schwangerschaft?

Während der Zeit der Schwangerschaft kann jede Frau ganz praktisch üben, in sich hineinzuhören:

- Was brauche ich?
- Was will ich?
- Womit fühle ich mich wohl oder unwohl?
- Bewegt sich mein Baby wirklich weniger oder geht es ihm gut und schläft es nur?
- Sind das harmlose Übungswehen oder muss ich mir Sorgen machen?

Zu warten und Unsicherheit auszuhalten ist keine leichte Übung. Aber am Ende können wir mit einiger Bestimmtheit das tun, was wir wirklich wollen.

In meiner ersten unbegleiteten Schwangerschaft war ich mir beispielsweise nicht sicher, ob und wann ich vielleicht doch zur Hebamme gehen sollte. Zuerst setzte ich mir eine bestimmte Schwangerschaftswoche als Grenze, aber ich verschob die Grenze jedes Mal weiter nach hinten, weil ich mich mit dem Gedanken, mich vermessen und beurteilen zu lassen, einfach nicht wohl fühlte.

Gleichzeitig war ich unsicher, weil ich einen Weg gewählt hatte, der niemand anderem in den Sinn zu kommen schien. War ich verrückt und würde ich bald für meinen Leichtsinn bezahlen? Betrog mich mein gutes Gefühl für mich selbst und das vitale Baby in mir vielleicht doch?

Hätte ich einen Termin vereinbart, wäre dieses Gefühl der Unsicherheit erst einmal beseitigt gewesen. Dafür hätte ich mich aber in eine Situation hineinmanövriert, in die ich absolut nicht hineinwollte. Ich habe die Unsicherheit schließlich ausgehalten, in dem Wissen, dass die meisten Frauen der Menschheitsgeschichte, genau wie ich, einfach schwanger gewesen sind und gesunde Babys geboren haben.

„Aber halt mal!", werden mich hier manche unterbrechen. „Waren früher die Mütter- und Säuglingssterblichkeit nicht ungleich höher? Sterben in Afrika nicht noch immer ungleich mehr Mütter und Kinder? Wir sollten froh und dankbar sein für den Segen der modernen Medizin sein!"

In manchen Aspekten ist die moderne Medizin bestimmt ein Segen. Aber es gibt Dinge, die im Hinblick auf die Sicherheit von Geburten noch wichtiger sind als eine medizinische Versorgung: sauberes Trinkwasser, genug zu essen, die Abwesenheit von Krieg und Unruhen und eine warme, trockene Wohnung. Je mehr es in einem Land an diesen Dingen mangelt, umso häufiger enden auch Geburten in Komplikationen und Tod, und umso mehr wird vielleicht auch – neben vielem anderen – die moderne Medizin benötigt, um den Schaden in Grenzen zu halten.

Um die Qualität der Geburtshilfe zwischen den einzelnen Ländern vergleichen zu können, kann, wie bereits erwähnt, die Müttersterblichkeit herangezogen werden. Diese wird von der WHO folgendermaßen definiert:

„Tod einer Frau während der Schwangerschaft oder 42 Tage nach Schwangerschaftsende, unabhängig von der Dauer der Schwangerschaft oder dem Ort, an dem sie stattfindet oder die Maßnahmen, die in Bezug auf sie getroffen wurden, jedoch nicht, wenn die Todesfälle auf Zufälle oder Versagen (um welches oder wessen Versagen es sich dabei handelt, wird hier nicht formuliert, Anm. der Autorin) zurückzuführen sind." (Weltgesundheitsorganisation WHO)

Die Ursachen für mütterliche Todesfälle weltweit sind vielfältig, meist aber eine direkte Folge von Armut, Krieg, Mangelernährung und aufgrund dessen dringend benötigter, aber meist fehlender medizinischer Versorgung. Viele Frauen verbluten außerdem als Folge von unsachgemäß durchgeführten Abtreibungen, was sich teilweise gravierend auf die Geburtsstatistiken auswirkt.

Je ärmer das Land und je schlechter die Lebensbedingungen, desto höher die Mütter- und Säuglingssterblichkeit. Während in den Industrienationen eine von 3.800 Frauen bei der Geburt stirbt, ist es in den afrikanischen Ländern südlich der Sahara eine von 39. 99 Prozent aller mütterlichen Todesfälle ereignen sich derzeit in Entwicklungsländern. (Deutsche Stiftung für Weltbevölkerung 2012)

Aus dem Mittelalter bis ins frühe 20. Jahrhundert sind in Europa ebenfalls hohe Sterblichkeitsraten von Neugeborenen und frisch entbundenen Müttern zu verzeichnen. Besonders hohe Zahlen erreichten auch die deutschen Gebärhäuser des 19. Jahrhunderts, wo Ärzte und Medizinstudenten an mittellosen Frauen die praktische Geburtshilfe üben durften. Geschah dies als Nebenbeschäftigung zum Präparieren von Leichen, endete das Wochenbett für die Mutter nicht selten tödlich. Erst die Erkenntnisse über Bakterien, moderne Hygienevorschriften und Antibiotika haben ein Gebären im Krankenhaus möglich gemacht, ohne dass Mutter und Kind dabei in Lebensgefahr geraten.

Aus weiter zurückliegenden Epochen und anderen Kulturen fehlen leider verwertbare Zahlen, was historische Geburtshilfe angeht. Es gibt allerdings viele Berichte von Forschern und Ethnologen (vorwiegend aus der ersten Hälfte des 20. Jahrhunderts), die übereinstimmend von schnellen, unkomplizierten Geburten bei primitiven Völkern berichten.

Heute ist die Müttersterblichkeit bei uns im Vergleich zu früher sehr niedrig, was wir vor allem auf gute Lebensbedingungen, aber auch auf modernes Wissen und die Medizin zurückführen können. Dabei spielt es bei uns keine Rolle, ob die Geburt im Krankenhaus stattfindet oder zu Hause.

Studien über die Sicherheit bezüglich der von Hebammen geleiteten Hausgeburten kommen bei komplikationslos verlaufenden Schwangerschaften zu dem Ergebnis, dass Hausgeburten genauso sicher sind wie Klinikgeburten (4,3 schwere Komplikationen auf 1.000 Geburten unabhängig vom Geburtsort), mit dem gleichzeitigen Vorteil von weniger geburtshilflichen Eingriffen und weniger Geburtsverletzungen. (Brocklehurst 2011) Durch die Befragung von Frauen zu ihrer Hausgeburt wissen wir außerdem, dass die subjektive Zufriedenheit nach Hausgeburten besonders hoch ist. (Eirich 2012)

Wie steht es jedoch um Hausgeburten, die ohne Hebamme stattfinden? Eine vorwiegend prospektive Studie über 400 geplante Alleingeburten, die auch zwei Zwillingsgeburten einschließt, kommt zu folgendem Ergebnis: 88 Prozent aller Geburten fanden erfolgreich im Alleingang statt. In 12 Prozent der Fälle wurde die geplante Alleingeburt abgebrochen. Dabei fand in knapp 10,8 Prozent ein Krankenhaustransfer statt, in knapp 1,3 Prozent der Fälle wurde eine Hebamme dazugerufen. 3,3 Prozent der Geburten endeten in einem Kaiserschnitt. Im Zusammenhang mit der Geburt gab es keinen kindlichen oder mütterlichen Todesfall. (Hessel 2008)

Diese Studie stammt aus den USA, wo Hebammenbetreuung seltener ist. Wäre diese Studie im deutschen Sprachraum durchgeführt worden, wäre die Krankenhaustransferrate vermutlich niedriger ausgefallen, zugunsten einer höheren Zahl zur Geburt hinzu gerufener Hebammen. Und dennoch gilt auch für diese Studie: Sie kann nur den Durchschnitt abbilden. Wie genau die Geburt einer einzelnen Frau verlaufen ist, darüber gibt sie keine Auskunft – obwohl genau das letztendlich das Einzige ist, was zählt.

Glücklicherweise sind wir nicht Opfer des Zufalls, der uns in irgendwelche Statistiken einsortiert, sondern können gezielt sehr viel dafür tun, um eine Geburt auch ohne Krankenhaus und Überwachung und sogar ohne Hebamme gesund und unversehrt zu durchschreiten.

Eine Erstgebärende hat, es sei denn, sie ist selbst Hebamme, zwar nicht die Erfahrung einer solchen, aber das kann auch ein Vorteil sein. Und zwar dann, wenn eine Hebamme zur Geburt bestimmte Ängste mitbringt, die beispielsweise dazu führen, dass sie schneller verlegt, als die gut auf eine Alleingeburt vorbereitete Mutter es tun würde.

Soll die Geburt ohne Hebamme stattfinden, ist es gut, sich doppelt abzusichern. Geburtshilfliches Grundwissen gepaart mit Intuition gibt uns sozusagen eine zweifache Kontrolle. Gehen wir davon aus, dass nicht nur Tierweibchen, sondern auch wir Frauen mit dem intuitiven Wissen für eine Geburt ausgestattet sind, werden wir deshalb, mit dem notwendigen Kopfwissen ausgestattet, genauso und unter Umständen besser als eine Hebamme wissen, was in bestimmten Situationen zu tun ist.

Ob es sich nun um die günstigste Gebärposition, den richtigen Zeitpunkt fürs Pressen, die Stimulation eines schlappen Neugeborenen oder die Entscheidung für die Verlegung in die Klinik handelt: Die Erfahrungen vieler Frauen bestätigen, dass eine sorgsam vorbereitete Geburt in Eigenregie ein erfolgversprechendes Unterfangen ist.

„Du hattest doch nur Glück!", wird mir nicht selten vorgeworfen. Gewöhnlich schwingt in dieser Aussage fast Bedauern mit, dass alles gut gegangen ist und ich „verantwortungslose" Frau keine Lektion erhalten habe. Wie sich unschwer erkennen lässt, bestand mein Glück aus einer umfassenden Vorbereitung. Nicht nur intellektuell, sondern auch auf körperlicher

(Ernährung, Bewegung) und seelischer (Ängste bearbeiten, mich mit Schönem umgeben, die Geburt gedanklich durchspielen) Ebene.

Wenn eine Schwangere die bevorstehende Geburt in ihre eigenen Hände nimmt, handelt sie nicht einfach gedankenlos und hofft auf eine glückliche Fügung des Schicksals. Was für manche wie Glück aussehen mag, ist vielmehr das Ergebnis eines völlig natürlichen, seit jeher in uns Frauen angelegten Prozesses, der mit guter Vorbereitung – und oft genug auch ohne jegliche Vorbereitung, wie unzählige ungeplante, unfreiwillige Alleingeburten zeigen – ohne Angst und Störung von außen einfach passieren durfte.

Wie den Erfahrungsberichten im zweiten Teil dieses Buches zu entnehmen ist, gibt es jedoch auch geplante Alleingeburten, die ins Krankenhaus verlegt werden, und solche, die im Kaiserschnitt enden. Allerdings scheint es sich dabei, betrachtet man die eingesendeten Berichte ebenso wie die Gesamtheit der Erzählungen, die ich bisher gelesen habe, um eine erstaunlich kleine Zahl der Alleingebärenden zu handeln.

Können wir also guten Gewissens davon ausgehen, dass alles gut ausgeht? Das Prinzip Geburt ist jedenfalls so angelegt, wie die Masse der Erdbewohner zeigt. Ob man nun an die Evolution oder die Schöpfungsgeschichte glaubt, es wäre unlogisch, wenn ausgerechnet die Geburt ein Prinzip wäre, das nicht so angelegt ist, ein optimales Ergebnis zu gewährleisten. Es stellt sich daher eigentlich nur die Frage, was wir tun können, um die Geburt – diesen perfekten, sorgfältig auf die jeweilige Frau und das jeweilige Kind abgestimmten Ablauf – nicht zu stören.

Doch was, wenn Babys bei der Geburt sterben? Es wird immer Fälle geben, die wir betrauern müssen. Das können selbst die beste Technik und die engste Überwachung in der Klinik nicht verhindern. Wenn man die moderne Geburtsmedizin heutzutage betrachtet, bekommt man aber den Eindruck, dass sie in ihrem Eifer, eine theoretische Sicherheitsquote von 100 Prozent zu erlangen, weit über das Ziel hinausschießt und in vielen Fällen mehr Schaden als Nutzen anrichtet.

Warum ist das so? Zum einen, weil sich medizinisches Wissen, so wie alles Wissen, stetig verändert – in unserer Zeit schneller als je zuvor. Es ist weit davon entfernt, absolut und für alle Ewigkeit in Stein gemeißelt zu sein. Auch unsere Interpretation der Geschichte ist subjektiv und wird von unserem Erleben und Denken beeinflusst. In dieser Hinsicht ist die Kluft zwischen Wissen und Intuition gar nicht so groß. Irrtümer und relative Wahrheiten gibt es auf beiden Seiten und das beste Ergebnis erzielen wir deshalb meist dann, wenn wir beide Seiten zusammenbringen.

Zwar verdienen das Wissen und die Erfahrung von ausgebildeten Ärzten Respekt, dennoch sollte man stets im Hinterkopf behalten, dass auch Ärzte durch ihre Ängste und Erfahrungen geprägt werden. Selbst wenn ein ärztlicher Geburtshelfer bereits zahlreiche Geburten in der Klinik begleitet hat, wird er sie in der Regel im Kontext der krankenhäuslichen Routinen und den in diesem Zusammenhang gemachten Erfahrungen sehen. Es fehlt ihm das Wissen um die vollständige Intuition der Mutter und den physiologischen Ablauf einer vollkommen ungestörten, natürlichen Geburt. Der ärztliche Rat im Krankenhaus kann den aktuellen Leitlinien und neuesten Erkenntnissen entsprechen und muss trotzdem nicht das Richtige für die Gebärende sein. Man sollte daher keine Aussage als absolute Wahrheit auffassen, sondern nach Möglichkeit seine eigene innere Reaktion darauf abwarten und die Zweitmeinung einer vertrauenswürdigen Person einholen.

Ist also die Hebammenbegleitung eine ideale Alternative zu ärztlichem Handeln? Das Wissen und die Erfahrung einer langjährigen Hausgeburtshebamme können uns zumindest dann eine große Hilfe sein, wenn die Chemie zwischen Frau und Hebamme stimmt. Vor allem, wenn eine Frau das erste Kind erwartet, kann die häusliche Hebamme – mit ihrer hoffentlich ausgesprochenen Zuversicht und ihrem Vertrauen – eventuell vorhandene Unsicherheiten aus dem Weg räumen. Jedoch sollte einer Schwangeren auch hier bewusst sein, dass vielleicht nicht jeder Rat der Hebamme gut für sie ist und dass auch die Hebamme, wie bereits erwähnt, Ängste mitbringen kann, die man nicht ungeprüft zu seinen eigenen Ängsten machen darf.

Wenngleich das Wort Alleingeburt suggeriert, die Gebärende sei vollkommen auf sich alleine gestellt, so ist es im häuslichen Umfeld doch sehr häufig der Fall, dass zumindest der eigene Partner anwesend ist. Die Texte ab Seite 115 zeigen, welche Rollenaspekte auf den familiären Geburtsbegleiter zukommen können und wie es gelingt, die Autorität der Gebärenden vor die eigene Angst zu stellen.

Ernährung als Schlüssel für eine gute Schwangerschaft und Geburt

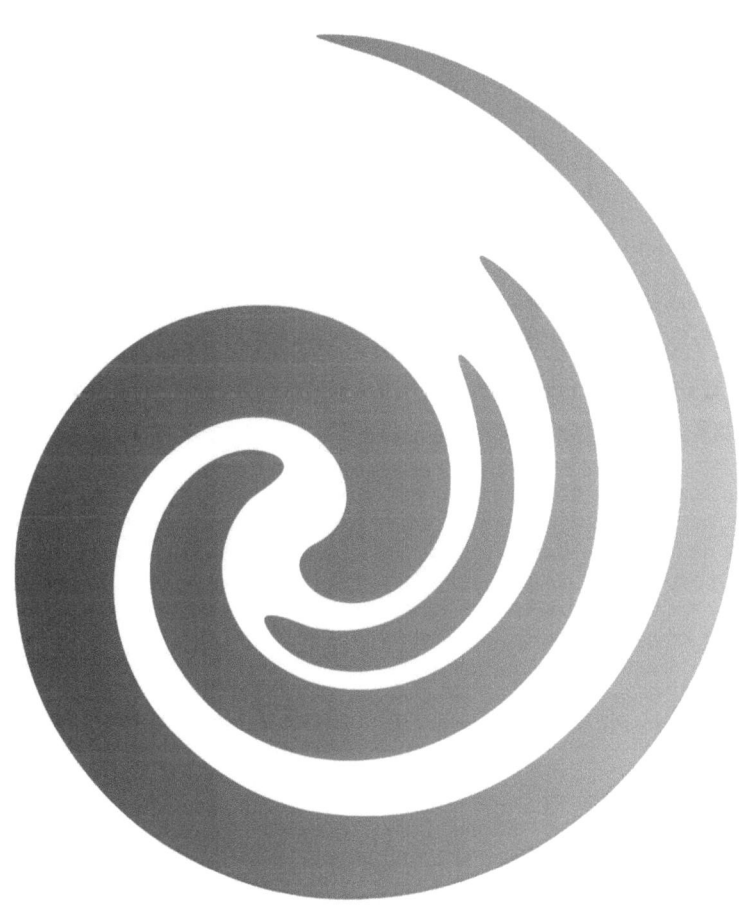

Das Erfolgsrezept der Urvölker

Ernährung ist einer der Schlüssel, mit dem man sich die Voraussetzungen für eine gesunde Schwangerschaft und Geburt schaffen kann, bei der jeder Arzt überflüssig wird.

Heutzutage ist es allerdings nicht leicht zu wissen, was eine gesunde Ernährung genau ist. Die Meinungen der Wissenschaftler variieren stark und sich widersprechende Ernährungsempfehlungen gibt es wie Sand am Meer.

Ohne unser heutiges Wissen und alle modernen Studien haben allerdings viele Völker dieser Erde über Jahrhunderte bei erstaunlich guter Gesundheit gelebt. Zwar war die durchschnittliche Lebenserwartung aufgrund rauer Lebensbedingungen nicht immer hoch, aber auch wenn damals mehr Menschen als bei uns heute durch Unfälle und kriegerische Auseinandersetzungen jung starben, erreichten viele andere bei guter Gesundheit ein hohes Alter von im Schnitt 70 Jahren. (Gurven 2007)

Ein sichtbarer gesundheitlicher Verfall begann erst mit der Übernahme westlicher Ernährung und Gewohnheiten. (Price 2010) Deshalb, und weil es die Erfahrung bestätigt, halte ich den Ansatz, der sich an der Ernährung und Gesundheit der Urvölker orientiert, für am stichhaltigsten.

Bis in die erste Hälfte des 20. Jahrhunderts hinein bereisten westliche Forscher verschiedene Urvölker, von denen es damals noch viele gab, die größtenteils unberührt von der westlichen Zivilisation lebten. Die Forscher staunten darüber, dass diesen Völkern unsere modernen Krankheiten so gut wie unbekannt waren. Dazu zählen: Krebs, Rheuma, Asthma, Karies, Zahnengstand, Kurzsichtigkeit und die ganze Palette der degenerativ-entzündlichen Erkrankungen. (Berglas 1957) Außerdem war man überrascht, wie leicht und schnell die Frauen ihre Babys zur Welt brachten. (Price 2010)

Einer dieser Forscher war der amerikanische Zahnarzt und Ernährungswissenschaftler Weston Price (1870–1948). Er untersuchte Gesundheitszustand sowie Vitamin- und Mineralstoffgehalt in der Kost mehrerer Urvölker und stellte fest, dass diese sehr gesunden Urvölker mindestens viermal so viel Kalzium und andere Mineralstoffe mit ihrer Nahrung zu sich nahmen und mindestens zehnmal so viele fettlösliche Vitamine wie in der amerikanischen Durchschnittskost enthalten waren.

Auf Basis der Forschungsergebnisse des Weston Price und seiner Zeitgenossen lassen sich auch für uns heute wertvolle Ernährungsempfehlungen ableiten, die nicht nur für Schwangere günstig sind, sondern sich auch im Allgemeinen bewährt haben.

Regel 1: Wenig und wenn, dann natürlicher Zucker

Süßes war in vorindustrieller Zeit begehrt, aber rar. Bei unzähligen modernen Krankheiten wie Karies, den meisten Arten von Krebs (Quillin 2005) und Diabetes spielt unser extrem hoher Zuckerkonsum eine wichtige, wenn nicht gar entscheidende Rolle, genauso wie bei der Entstehung von Übergewicht. Denn es ist nicht, wie gemeinhin behauptet, das Fett, das uns fett und krank macht, sondern vor allem die ständigen Blutzuckerspitzen durch dauernden Zuckerkonsum.

Um den Blutzuckerspiegel konstant zu halten, muss der Körper unter diesen Umständen ständig Zucker in die Zellen schaufeln, wo er als Fett gespeichert wird. Ein hoher Zuckerkonsum verändert die Bakterienbesiedlung des Darms und macht anfälliger für Pilzerkrankungen und Scheideninfektionen, die wiederum ein erhöhtes Frühgeburtsrisiko mit sich bringen.

Die durch einen hohen Zuckerkonsum veränderte Bakterienflora führt außerdem dazu, dass wir nicht mehr optimal verdauen, unser Immunsystem aus dem Ruder läuft und Autoimmunkrankheiten und chronisch-entzündliche Erkrankungen entstehen. (Brown 2012)

Die Nahrungsmittelindustrie packt Zucker in so gut wie jedes Lebensmittel, und viele bekommen Entzugserscheinungen, wenn sie den Zucker einen Tag lang weglassen. Aber ein Ausstieg aus der Zuckersucht ist möglich.

Dabei gilt es, Fertigprodukte zu meiden, neue Gewohnheiten zu etablieren und Zucker durch hochwertige Fette und Eiweiße zu ersetzen. Verlangt dein Körper auch nach den ein bis zwei Wochen, die ein Zuckerentzug dauert, weiter dringend nach Zucker, fehlt ihm vielleicht in Wahrheit ein anderer wichtiger Nährstoff.

Regel 2: Sorgfältig zubereitetes Getreide

Kulturen, die Getreide zu ihren Grundnahrungsmitteln zählten, verwendeten viel Zeit und Aufwand darauf, das Getreide oft zuerst keimen und anschließend wieder trocknen zu lassen, es vor der Zubereitung frisch zu mahlen, die Kleie auszusieben und das restliche Getreide dann zu säuern. Erst so erhielten sie ein Produkt, das der Gesundheit auch bei regelmäßigem Verzehr zuträglich wurde.

In unserer modernen Gesellschaft ist uns leider die Zeit für und das Wissen um solche Praktiken zum großen Teil verloren gegangen. Leute, die sich gesund ernähren wollen, schwören nicht selten auf frisches Vollkorn und Ballaststoffe.

Sie übersehen dabei aber die Tatsache, dass die allermeisten Vitamine der äußeren Kornschicht für den Körper gar nicht ohne Vorbehandlung verfügbar sind, weil sie an Phytinsäure (einen sogenannten Antinährstoff) gebunden sind.

Vor allem die äußere Kornschicht enthält Antinährstoffe, die den Keim vor Schimmel und Schadinsekten schützen, sich im Körper aber negativ auf die Nährstoffaufnahme auswirken können.

Optimal bei der Verwendung von Getreide als Nahrungsmittel ist deshalb ein Mittelweg, wie er auch in traditionellen Kulturen gegangen wird. Die äußere Kornschicht wird entfernt, allerdings nicht so gründlich, dass dabei weißes Mehl entsteht. So bleibt ein Teil der Nährstoffe erhalten. Durch den Zubereitungsprozess, zu dem die Säuerung gehört, wird ein Großteil der Antinährstoffe entfernt. (Urbano 2000)

Eine Ernährung reich an fettlöslichen Vitaminen schützt zusätzlich vor eventuell negativen Auswirkungen noch verbliebener Antinährstoffe. (Mellanby 1949) Unser Sauerteigbrot ist ein Beispiel traditioneller Mehlverarbeitung, das sich bis in unsere Zeit erhalten hat.

Regel 3: Das ganze Tier ist essbar

Geht man bei uns in den Laden, liegen vom Huhn die Brustfiletstücke und vielleicht noch Beine und Flügel in der Kühltheke. Aber wo sind die anderen Teile: Hals, Kopf, Füße, Knochen, Blut und Innereien?

Gerade die Innereien sind sehr reichhaltig an Mineralstoffen und Vitaminen. Blut enthält viel Eisen. Aus Knochen kann man nahrhafte Brühen kochen, die geschmacklich und qualitativ jeden Markenbrühwürfel (bestehend aus Salz, Geschmacksverstärker, Pflanzenfett und Zucker) um Längen in den Schatten stellen.

Traditionelle Kulturen schätzen jedes Teil vom Tier – selbst der Darm, zum Teil mitsamt seinem Inhalt, findet hier noch Verwendung. Mit zunehmendem Wohlstand wurden solche Gerichte als Arme-Leute-Essen abgelehnt und sind bei uns in Vergessenheit geraten. So verschmähen wir oft gerade die Stücke, die besonders vitamin- und mineralstoffreich sind. Aber weil es inzwischen schon Tradition ist, so zu essen, bemerken wir gar nicht, dass an unserer Essweise etwas faul ist.

Dabei findet gar kein Fleisch oder gar keine tierischen Lebensmittel zu essen genauso wenig Rückhalt in der bisherigen Menschheitsgeschichte. Außer vereinzelt aus religiösen Gründen verzichtete kein Volk ohne Not auf Fleisch, Fett, Innereien, Milch und Co.

Regel 4: Fett ist das Beste

Nicht Muskelfleisch galt früher als das beste Stück am Tier. Die Indianer Nordamerikas schossen lieber einen alten, fetten Büffel als einen mageren, jungen, und ihre Ernährung bestand nicht selten zu fast 80 Prozent aus Fett. (Stefansson 1960)

Das Beste war traditionell in allen Kulturen das Fett. Zwar kannten die Menschen damals die wissenschaftlichen Hintergründe nicht, aber – weil es gut schmeckte und satt machte – bevorzugten sie tierisches Fett. Und erhielten sich damit gleichzeitig bei guter Gesundheit, denn: In tierischem Fett finden sich die so wichtigen und in unserer fettvermeidenden Ernährung häufig mangelnden fettlöslichen Vitamine (Vitamin D, A, K, E). Als Folge leiden wir unter Karies, Depressionen, Osteoporose oder Haut- und Bindegewebserkrankungen – um nur ein paar zu nennen.

Inzwischen gibt es genug Studien, die zeigen, dass gesättigte Fette in keinem direkten Zusammenhang mit unseren Wohlstandskrankheiten stehen (Ravnskov 2010). Das wäre auch paradox, denn in traditionellen Kulturen wurden und werden sehr viel mehr gesättigte Fette verzehrt als bei uns, ohne dass die Menschen dort an unseren Krankheiten gelitten hätten oder leiden. Außerdem ist bekannt, dass der Körper den Großteil des Cholesterins im Körper selbst herstellt. Isst man also weniger Cholesterin, wird eben mehr selbst hergestellt.

Inzwischen ist die Fettforschung so weit, dass sie von der einfachen These „Gesättigte Fette machen fett und krank" längst abgerückt ist. Um in den Gefäßen Plaque entstehen zu lassen, braucht es eine Entzündungsreaktion. (Tousoulis 2006) Woher diese aber kommt, das ist eine vielschichtige, wissenschaftlich noch nicht endgültig geklärte Frage.

In diesem Zusammenhang sei zu erwähnen, dass industriell raffinierte Pflanzenfette wie Rapsöl und Sonnenblumenöl in keiner traditionellen Kultur vorkommen und aufgrund ihres Herstellungsprozesses als gesundheitlich bedenklich eingestuft werden müssen. Die darin enthaltenen mehrfach ungesättigten Fettsäuren sind hitzelabil und verändern sich im Herstellungsprozess, bei dem das Erhitzen nur einer von vielen Schritten ist.

Genau diese veränderten Fettsäuren (Trans-Fette) sind es jedoch, von denen, neben einem hohen Zuckerkonsum, vermutet wird, dass sie im Körper zu einer erhöhten Entzündlichkeit führen, die wiederum unsere modernen Krankheiten triggert. (Mozaffarian 2004 & 2006, Karbowska 2011)

Unbedenklich dagegen sind kaltgepresste Pflanzenöle sowie Öle aus vorwiegend gesättigten und einfach ungesättigten Fettsäuren wie Olivenöl oder Kokosfett. Sie verändern ihre Struktur auch beim Kochen und Braten nicht so schnell.

Regel 5: „Dreck reinigt den Magen!"

… so sagt der Volksmund, und in gewisser Weise ist da was dran.

Man hat festgestellt, dass ein Mensch seltener an Allergien und Asthma leidet, wenn er in der Kindheit Dreck und Bakterien, wie sie auf einem Bauernhof vorkommen, ausgesetzt war. (Lauener 2002)

Besuchen wir Länder wie Indien, werden wir angehalten, keine frisch zubereiteten Lebensmittel auf der Straße zu kaufen und Obst und Gemüse gründlich abzuwaschen. „Montezumas Rache", sprich: schlimmer Durchfall, könnte uns sonst treffen. Interessanterweise trifft der Dauer-Dünnpfiff aber nicht die Einheimischen. Ihr Immunsystem ist offenbar an die vielen Keime und Parasiten gewöhnt. Allergien haben diese Menschen dafür normalerweise nicht.

In unserer westlichen Welt legen wir sehr viel Wert auf Hygiene. Man hat uns beigebracht, dass Keimfreiheit Gesundheit bedeutet. Folglich wird geputzt, erhitzt und pasteurisiert, was das Zeug hält.

Dabei werden neben den Bakterien alle lebendigen Zellen und ein Großteil der in Lebensmitteln enthaltenen Vitamine und Enzyme zerstört. Am Ende fragen wir uns dann, warum wir so viele dieser abgetöteten Produkte nicht vertragen und unser Immunsystem Amok läuft.

Bakterien, die früher natürlicherweise zur menschlichen Nahrung dazugehörten, kommen heute kaum noch darin vor. Früher wurde Obst und Gemüse beispielsweise mit Gülle und nicht mit Chemikalien, wie heutzutage üblich, gedüngt. Es wurde Rohmilch getrunken und Sauermilchprodukte wurden nicht nur mit einem industriell hergestellten Keim beimpft, sondern enthielten eine ganze Palette guter Bakterien. So landeten viele dieser nützlichen Keime auf den Tellern und in den Mägen.

Inzwischen weiß man: Je vielfältiger die Bakterien der Darmflora, desto reibungsloser funktioniert neben der Verdauung auch das Immunsystem des Menschen. Eine nicht optimale Zusammensetzung der Darmbakterienpopulation begünstigt nicht nur das Entstehen von Nahrungsmittelunverträglichkeiten, Allergien und Autoimmunkrankheiten, sondern beeinflusst auch unser Befinden und die Entstehung von Depressionen und anderen psychischen Erkrankungen. (Bercik 2011)

Bei aller Angst vor Listerien, Toxoplasmose und Co., bei allem Meiden roher Lebensmittel in der Schwangerschaft vergessen wir nicht nur, wie selten diese Erkrankungen sind, sondern auch, dass es dabei eine noch wichtigere Komponente gibt: nämlich unser Immunsystem.

Ein robustes Immunsystem schwächelt auch in der Schwangerschaft nicht so schnell und es lohnt sich, seine Grenzen vor der Schwangerschaft zu testen und es an eine gesunde Dosis Mikroorganismen zu gewöhnen.

Regel 6: Heilmittel Sauerkraut

Da man früher keinen Kühlschrank kannte und auch keine Einmachgläser, musste man Lebensmittel mit anderen Methoden haltbar machen. Eigentlich in allen Kulturen war die Fermentierung, auch Säuerung oder Milchsäuregärung genannt, eine beliebte Methode, Lebensmittel haltbar und gleichzeitig leichter bekömmlich zu machen.

 Sauerkraut ist unser bekanntestes gesäuertes Lebensmittel. Isst man es frisch und nicht aus der Dose vom Supermarkt, dann enthält es jede Menge guter Bakterien und Vitamine. Die enthaltenen Bakterien und Stoffe helfen der Verdauung auf Trab.

Andere durch Säuerung hergestellte Lebensmittel sind Joghurt, Quark, Buttermilch, Kefir, Sauerteig, sauer eingelegtes Gemüse, Kombucha (vergorener grüner Tee) oder das koreanische Kimchi.

Regel 7: Rohmilch als tägliches Lebensmittel

Traditionell wurde Milch nicht abgekocht. Bis vor noch nicht einmal hundert Jahren tranken Menschen auf der ganzen Welt unbehandelte Milch. Wenn sie irgendwann sauer wurde, aß man eben Sauermilch – oder machte Quark und Käse daraus.

Mit der Industrialisierung allerdings wurde die Milch zum Gesundheitsproblem. Kühe wurden erstmals in riesigen Anlagen zusammengepfercht und bekamen ein Futter, das weit von ihrer natürlichen Nahrung – Gras – entfernt war. Nicht nur die Qualität der Milch sank, sondern sie machte häufig auch krank.

Aber das Fortschreiten der Wissenschaft hatte bald eine Lösung parat: Pasteurisieren! Freilich litt der Geschmack darunter, aber im Namen der Gesundheit wurde das Pasteurisieren Gesetz und ist es bis heute geblieben.

 Der gute Ruf der Milch ist inzwischen verblasst und wird immer mehr von Stimmen übertönt, die der Milch eine Mitschuld an verschiedenen Erkrankungen unserer modernen Welt geben. In Anbetracht der Tatsache, dass unsere Gesundheitsprobleme relativ neu sind, genauso wie unsere Art, Milch zu behandeln, liegt der Schluss nahe, dass Milch – roh und von Gras fressenden Kühen – nicht das Problem sein kann. Aber möglicherweise gibt es ein Problem mit unserer pasteurisierten, homogenisierten und jetzt noch länger haltbar gemachten Milch. Heutige Rohmilch ist aufgrund moderner Hygienestandards und besserer Fütterung nicht mit der Milch vom Anfang des 20. Jahrhunderts zu vergleichen, als Milch zur Verbreitung von Krankheiten wie Tuberkulose beitrug.

Natürlich ist die heutige Fütterung mit Maissilage längst nicht artgerecht, aber damals war die Tierfütterung tatsächlich noch viel schlechter. Weitverbreitet war beispielsweise, den Milchkühen pflanzliche Reste aus dem Brauprozess, verarbeitetes Sägemehl und verschiedene andere Industrieabfälle zu füttern. (Sherrard 1920, Reif 1996)

Eine aktuelle Übersicht verschiedener Studien kommt zu dem Ergebnis, dass Rohmilch heutzutage kein Gesundheitsrisiko mehr darstellt. (Ijaz 2013) Aber bis sich solche Erkenntnisse in unseren offiziellen Empfehlungen niederschlagen, braucht es wohl noch einige Zeit.

Wer Rohmilch aus einer guten Quelle beziehen kann (optimalerweise aus vorwiegender Heufütterung oder von Tieren, die auf die Weide dürfen) und über ein halbwegs robustes Immunsystem verfügt, der braucht mit unbehandelter Milch auch in der Schwangerschaft keine Bedenken zu haben.

 Unbehandelte Milch hat neben einem Mehr an Vitaminen und gesunden Bakterien auch den Vorteil, dass viele Menschen, die die herkömmliche Ladenmilch nicht vertragen, solche Milch problemlos trinken können.

Regel 8: Besondere Lebensmittel in Vorbereitung auf die Schwangerschaft

Weston Price berichtet in seinem Buch „Nutrition and Physical Degeneration", wie Schwangerschaften in primitiven Völkern sorgfältig geplant und vorbereitet wurden.

Nicht nur, dass Geburten so geplant wurden, dass sie zu einer bestimmten, jahreszeitlich günstigen Zeit im Jahr stattfanden und ein ausreichender Abstand zum vorigen Kind gewährt war. (Price 2010)

Man gab den werdenden Müttern in Vorbereitung auf die und während der Schwangerschaft auch besondere Lebensmittel wie Fischeier, bestimmte Krabben oder die Asche bestimmter Pflanzen zu essen, um gesunden, gut entwickelten Nachwuchs zu sichern. (Price 2010)

Bei uns ist solch traditionelles Wissen kaum noch vorhanden. Es wurde großflächig durch die Erkenntnisse der modernen Medizin ersetzt, die uns die Einnahme von Jod- und Folsäure-Tabletten und den Verzehr von viel Obst und Gemüse empfiehlt. Dies scheint jedoch kein gleichwertiger Ersatz für die reichhaltigen Inhaltsstoffe aus den besonderen Lebensmitteln der Urvölker zu sein.

Wichtige Vitamine und Mineralstoffe für Schwangerschaft und Stillzeit

Wenn du einen Mangel eines oder mehrerer der folgenden Stoffe bei dir vermutest, versuche wenn möglich, auf natürliche Lebensmittel oder Nahrungsergänzungsmittel, die aus selbigen hergestellt wurden, zurückzugreifen. Künstliche Präparate kann der Körper meist nicht so gut aufnehmen und oft ist die Wirkung solcher Produkte zweifelhaft bis potentiell schädlich.

Kalzium und Vitamin D

Beide zusammen sind für die Knochen- und Zahnentwicklung des wachsenden Kindes notwendig. Mithilfe von Vitamin D kann der Körper Kalzium erst richtig nutzen.

Ein ausgeglichener Kalzium- und Vitamin D-Haushalt schützt die werdende Mutter vor hohem Blutdruck und Schwangerschaftsvergiftung (Präeklampsie) (Ramos 2006), und begünstigt manchen Autoren zufolge eine schnelle, schmerzarme Geburt. (Davis 1972, Kitzinger 2002)

Ein Kalzium-Mangel kann sich in trockener Haut, Karies, brüchigen Knochen, Kribbeln in Händen und Füßen und Muskelkrämpfen äußern. Oxalsäure (z.B. in Spinat) und Phytinsäure (in ungesäuertem Getreide, Bohnen, Nüssen und Samen) hemmen die Kalziumaufnahme.

Zu den Lebensmitteln, die reichhaltig an Kalzium sind, zählen Milch und Milchprodukte, Knochenbrühe, grünes Blattgemüse und Kräuter (Brennnessel, Löwenzahn etc.). Vitamin D findet sich in Lebertran, fettigem Fisch, Eigelb, tierischem Fett und Vollmilch.

Magnesium

Ein Magnesiummangel kann sich in der Schwangerschaft auf folgende Weise äußern: Morgen-Übelkeit und Erbrechen im ersten Trimester der Schwangerschaft (Latva-Pukkila 2010), Wadenkrämpfe (Dahle 1995, Supakatisant 2012), wiederkehrende Fehlgeburten (Seelig 1980), vorzeitige Wehen und niedriges Geburtsgewicht (Makrides 2012), Präeklampsie (Standley 1997, Witlin 1998, Azria 2004).

Reich an Magnesium sind: Kakao, Knochenbrühe, Vollkornprodukte (bitte aus Sauerteig, da Magnesium sonst an Phytinsäure gebunden und für den Körper kaum absorbierbar ist), geröstete Kürbiskerne, Sonnenblumenkerne, Cashew-Nüsse und Mandeln, Bohnen, Spinat und andere grüne Gemüse, Heilbutt und Makrele, Mineralwasser. Damit der Körper Magnesium aufnehmen kann, braucht er Vitamin B6, Vitamin B12 und Kalzium.

Eisen

Es ist normal, dass der Eisenwert in der Schwangerschaft oft leicht erniedrigt ist. Interessanterweise scheint ein erniedrigter Eisenwert einen gewissen Schutz vor Infektionen zu bieten. (Weiss 2009)

Eisenpräparate sollte man nur einnehmen, wenn man einen diagnostizierten Eisenmangel mit den dazugehörigen Symptomen (Müdigkeit, Haarausfall, Blässe, Kopfschmerzen) hat. In diesem Zusammenhang vielleicht wichtig zu wissen ist, dass ein Eisenmangel häufig auch mit einem Mangel an Folsäure und Vitamin B12 einhergeht.

Gute Eisenlieferanten sind Leber (Schwein, Rind), Blutwurst, Linsen, Austern, Pfifferlinge. Viele Frauen haben auch mit Kräuterblutsaft gute Erfahrungen gemacht.

Zink

Ein Zinkmangel kann sich in der Schwangerschaft in Infektanfälligkeit, Anfälligkeit für Pilzerkrankungen und Dehnungsstreifen äußern. (Watts 1988, Stamm 2009)

Auch starke Schwangerschaftsübelkeit wird mit einem niedrigen Zinkspiegel in Verbindung gebracht. (Latva-Pukkila 2010)

Gute Zink-Quellen sind unter anderem Austern, Leber von Rind, Schwein und Kalb, Käse und Rindfleisch, Nüsse und Bohnen.

Ein Zinkmangel kann auch durch einen zu hohen Kupferspiegel (z.B. durch Wasserrohre aus Kupfer) und einen zu hohen Eisenspiegel (z.B. durch Eisentabletten) entstehen, da Zink, Kupfer und Eisen Konkurrenten um die gleichen Transportmittel im Blut sind.

Vitamin B6

Ein Vitamin B6-Mangel steht im Zusammenhang mit erhöhter Insulinresistenz und oxidativem Stress (Shen 2010), mit starker Übelkeit in der Schwangerschaft, herabgesetzter Fruchtbarkeit und erhöhter Fehlgeburtenrate. (Matthews 2010, Ronnenberg 2007)

Ein gravierender Mangel kann sich außerdem in Hautausschlägen auf dem Kopf äußern, sowie in Blutarmut, Taubheitsgefühlen und Schmerzen in Händen und Füßen.

Besonders reichhaltig an Vitamin B6 sind beispielsweise Innereien wie Rinderleber und -niere, Fleisch von Rind, Schwein und Geflügel, Makrelen, Sardinen, Kartoffeln, Kohl, Avocado und Bananen.

Auch Vollkorngetreide und weitere pflanzliche Quellen enthalten Vitamin B6, das Vitamin ist aus tierischen Quellen für den Körper aber leichter absorbierbar.

Vitamin B12

Ein Mangel an Vitamin B12 kann sich in Blutarmut, Schlafstörungen, Depressionen und neurologischen Erkrankungen äußern.

Eine mangelhafte Versorgung der Schwangeren mit Vitamin B12 steht auch im Zusammenhang mit häufigeren Fehlbildungen im Bereich der Wirbelsäule (Neuralrohrdefekte). Dazu gehören verschiedene Formen des offenen Rückens und die Anenzephalie (= fehlende Entwicklung des Gehirns), außerdem typisch motorische und psychische Entwicklungsverzögerungen im Mutterleib und Säuglingsalter sowie Störungen des Blutbildes. (Molloy 2009, Kühne 1991, Dror 2008)

Generell sind Vitamin B12-Mangelsymptome eher unspezifisch. Ein Mangel lässt sich kaum durch einen einfachen B12-Blutserum-Test entdecken. Verlässlicher ist die Bestimmung der Methylmalonsäure und des Holotranscobalamins. (Hermann 2008)

Vitamin B12 findet sich so gut wie ausschließlich in tierischen Lebensmitteln. Bei Erwachsenen reichen die Vitamin B12-Speicher normalerweise über mehrere Jahre, so dass ein Mangel nach Aufnahme einer ungünstigen Ernährungsform erst spät zu Tage tritt. Kinder hingegen hatten noch keine Zeit, größere Vorräte anzulegen, und verfügen über nur geringe Speicherkapazitäten.

Vor allem Veganer sollten für eine ausreichende Versorgung, besonders in der Schwangerschaft, ihre Ernährung mit Vitamin B12-Tabletten ergänzen. (Koebnick 2004)

Folsäure

Auch ein Folsäuremangel steht in Verbindung mit Neuralrohrdefekten, außerdem treten gehäuft angeborene Herzfehler auf. (Czeizel 2013) Ein Zusammenhang mit einer erhöhten Fehlgeburtenrate scheint ebenfalls zu bestehen. (Ronnenberg 2002)

Ein Mangel macht sich unter anderem aufgrund einer daraus resultierenden Blutarmut durch Müdigkeit, Blässe, Müdigkeit, Depression und Herzklopfen bemerkbar. Weitere Symptome können Durchfall und Verdauungsprobleme sein. Diese allesamt eher unspezifischen Anzeichen können verschiedene Ursachen haben (meist liegt ein Mangel an mehreren Vitaminen gleichzeitig vor), die man aber unbedingt ernst nehmen sollte.

Gute Folsäurequellen sind unter anderem: Weizenkeime, rote Bohnen, Grünkohl, Spinat, anderes grünes Blattgemüse, Kalbsleber, natürliche Hefen, Hühnerei.

Schwangerschaft praktisch

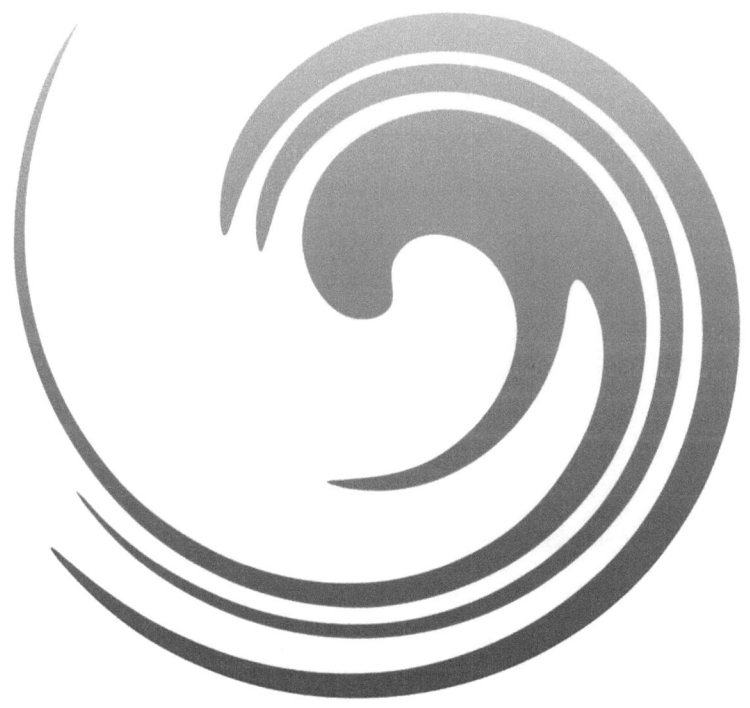

Schwanger?

Herzlichen Glückwunsch! Du bist schwanger!

Ein winzig kleiner Punkt hat begonnen, in dir zu wachsen. In atemberaubender Geschwindigkeit wird daraus ein kleines Baby werden, das du im Arm halten und an deiner Brust nähren kannst. Was für ein Wunder!

Alle Gelehrten der Welt mit all ihrer Technik können nicht vollbringen, was in deinem Bauch gerade ganz nebenbei passiert. Egal ob du wach bist oder schläfst: Dein Kind wächst und formt sich ganz von selbst.

Die nachfolgende Abbildung zeigt dir, wie das Baby heranwächst und welche Organe sich in welcher Schwangerschaftswoche ausbilden.

Hellgrau kennzeichnet dabei die Zeit, in der die entsprechenden Organe angelegt werden.

Dunkelgrau kennzeichnet die Periode, innerhalb der die Entwicklung der entsprechenden Organe abgeschlossen wird. Danach findet nur noch Größenwachstum statt.

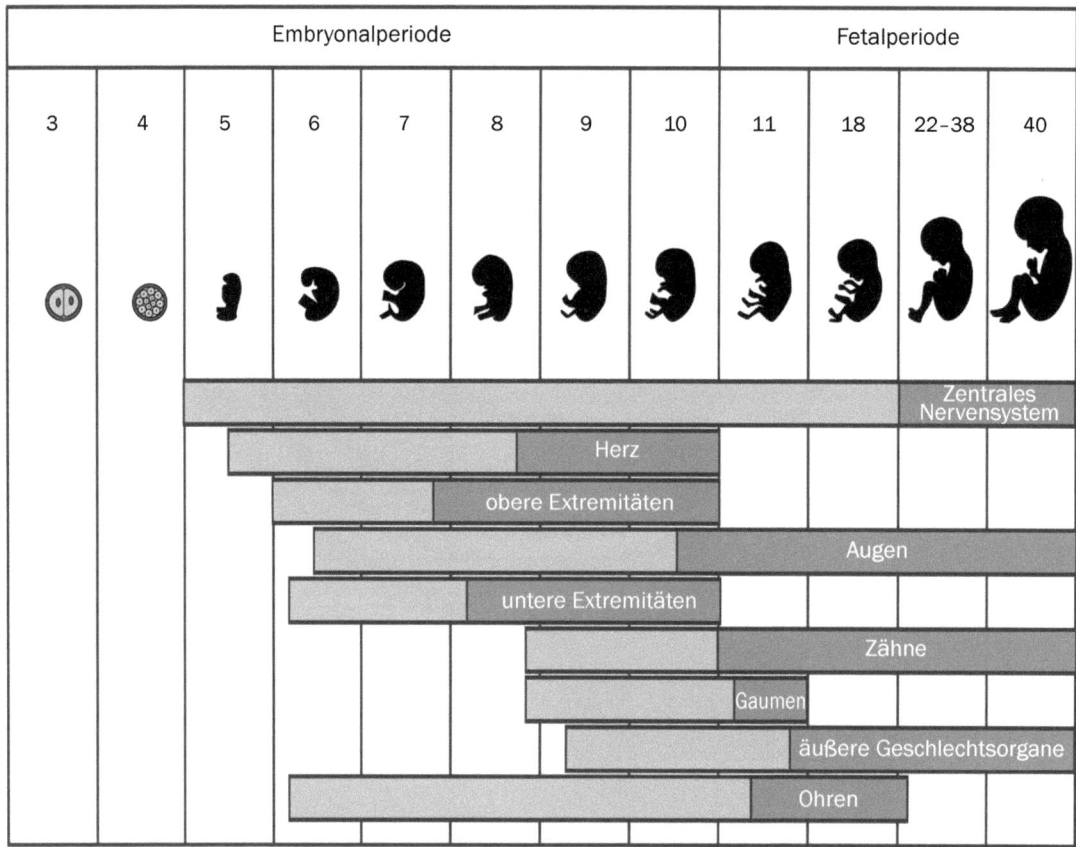

Was passiert in welcher Schwangerschaftswoche?

Über Launen und Empfindlichkeiten

Von nun an wirst du in Gedanken viel Zeit bei dem kleinen Wesen verbringen, und das ist auch genau so, wie es sein soll.

Vielleicht ist dieses Baby nach langen Versuchen in dir entstanden. Vielleicht hattest du die Hoffnung schon fast aufgegeben. Möglicherweise passt es dir aber gerade auch gar nicht in deine Pläne. Vielleicht hast du vorher bereits ein Baby verloren oder eine Schwangerschaft abgebrochen. Vielleicht umgibt dich schon eine lärmende Kinderschar und du hast Zweifel, ob du das alles bewältigen kannst.

Welche Gefühle auch immer dich jetzt begleiten: Dein Baby ist ein Geschenk! Selbst wenn du jetzt nicht vor Begeisterung jubelst, wirst du einmal große Freude an ihm haben.

Nun weißt du also, dass du schwanger bist. Du weißt sicher auch schon, was unsere Gesellschaft als nächste Handlung von dir erwartet. Aber du bist noch unsicher, was du in dieser Schwangerschaft für dich selbst willst und was gut und notwendig ist. Oder weißt du das schon ganz genau, nur noch nicht, wie du es bekommst? Schon bist du mitten drin in der Planung. Wie soll es heißen, wie geboren werden, wie wird es sein mit einem neuen Baby im Haus?

Schwanger zu sein bringt eine große Umstellung mit sich – körperlich wie seelisch. Deine veränderte Hormonlage ist daran schuld, und du kannst nicht viel dagegen tun. Plötzlich musst du dich übergeben, wenn du die Nase in den Gewürzschrank steckst. Dir ist vielleicht so übel, dass du kaum etwas herunterbekommst. Du verspürst plötzlich Vorliebe für ungewöhnliche Lebensmittelkombinationen oder dir fallen mitten am Tag vor lauter Müdigkeit die Augen zu.

Und du könntest jedes Mal losheulen, wenn es irgendwo um Babys geht. Plötzlich geht dir der ruppige Ton anderer Menschen zu Herzen und du willst dich am liebsten von allem Bösen in der Welt abkapseln. Dabei warst du bisher ein lebenslustiger Mensch, der nicht wegen jeder Kleinigkeit mimosenhaft zusammengezuckt ist.

Dein Partner erscheint dir auf einmal so schrecklich unsensibel und ihr bekommt euch dauernd in die Haare. Du fühlst dich völlig im Recht, und wenn dein Partner Kommentare wie „schwanger bist du unausstehlich" oder Ähnliches abgibt, bist du erst recht sauer und fühlst dich nicht ernst genommen. Hoffentlich hat er Verständnis für deinen Zustand, denn der wird nun eine Weile anhalten.

Es ist nicht unwahrscheinlich, dass du jetzt auch ganz andere Gefühle im Hinblick auf die Schwangerenvorsorge entwickelst. Vielleicht wolltest du ganz selbstverständlich alle angebotenen Termine beim Arzt und/oder bei der Hebamme wahrnehmen, aber plötzlich quälen dich Unlustgefühle und es sträubt sich in dir, andere in deine Blase der guten Hoffnung eindringen zu lassen.

Vielleicht hattest du auch vor, auf Ultraschall zu verzichten, aber in den Wochen des Wartens auf die ersten Kindsbewegungen bist du so unruhig und besorgt, dass du schließlich doch das Babyfernsehen einschalten lässt.

Du wirst merken, dass deine Gefühle vor allem zu Beginn und zum Ende der Schwangerschaft hin nicht so stabil sind wie gewöhnlich. Lass diese Veränderung zu, sei nachsichtig mit dir selbst und schaffe dir eine Umgebung, die dir gut tut. Stresst die erweiterte Familie, sprich es an oder reduziere den Kontakt. Nervt der Frauenarzt, geh zu einem anderen, zu einer Hebamme oder zu keinem von beiden.

Tu, was dir gut tut. Gönne dir regelmäßig ein Mittagsschläfchen, fröne deinen Gelüsten (jedoch Vorsicht mit zu viel Süßem!), umgib dich mit Schönem und genieße (trotz eventueller Wehwehchen) dein größer werdendes Bäuchlein. Sprich mit deinem ungeborenen Baby! Diese Gespräche schaffen ein Band zwischen euch und auf einer gewissen Ebene versteht dich dein Kind schon von Anfang an.

Liebe Mama, du bist schön mit deinem Bauch und deinen weichen Rundungen. Was in dir passiert, ist zwar so gewöhnlich, wie es nur sein kann, aber trotzdem ein einmaliges Wunder. In dir wächst Leben heran und du wirst einem kleinen Menschen das Leben schenken. Genieße es! Du trägst ein Wunder in dir und bist selbst wundervoll.

Die beste Vorsorge

Die etablierte Schwangerenvorsorge, die Frauenärzte anbieten, basiert in Deutschland auf den vom Bundesausschuss der Ärzte und Krankenkassen ausgearbeiteten „Mutterschafts-Richtlinien". Darin wird genau festgelegt, welche Untersuchungen und Maßnahmen an jeder Frau während der Schwangerschaft durchgeführt werden sollen. Dabei geht es nicht vorrangig um individuelle Betreuung, sondern darum, gesundheitliche Risiken für Mutter und Kind in der Schwangerschaft frühzeitig zu erkennen und zu behandeln – dass dies zeit- und kosteneffektiv passieren soll, versteht sich von selbst.

Die Frage, ob eine Frau mit den damit verbundenen Maßnahmen einverstanden ist oder ob die durchgeführten Maßnahmen für genau diese Frau sinnvoll sind, stellt sich jedoch nicht, und solange sich eine Schwangere nicht in irgendeiner Form verweigert, durchläuft sie beim Frauenarzt automatisch das vorgeschriebene Programm.

Eine Hebamme hat zumeist mehr Zeit und Möglichkeiten, um individuelle Wünsche und Bedürfnisse zu berücksichtigen. Aber auch sie ist angehalten, sich an den bestehenden Richtlinien zu orientieren, und letztlich muss auch sie zeit- und kosteneffizient arbeiten und bei Gesprächsterminen auf die Uhr blicken.

Um zu wissen, welche Schwangerschaftsvorsorge Dritter, wenn überhaupt, für dich am besten ist, solltest du dich zunächst fragen, was du dir daraus erwartest:

- Willst du Laborergebnisse, die dich über bestimmte Werte beruhigen?
- Gibt es bei dir eine zugrundeliegende Erkrankung, die eine besondere Beobachtung notwendig macht?
- Wünschst du dir Ultraschallbilder für die werdenden Großeltern, den Papa und das Fotoalbum?
- Oder brauchst du bloß jemanden zum Reden, der dich in deinen Ängsten beruhigt?

Während der Frauenarzt auf der Seite der Laborergebnisse und Krankheitserkennung steht, ist die Hebamme eher in der Mitte angesiedelt. Am anderen Rand zum unbeschwerten Reden, Beruhigen und freudigen Erwarten findet sich die Freundin, die selbst Kinder hat, oder eine Doula.

Wie viel jeder von allem braucht und möchte, ist individuell. Aber ist es auch möglich, auf alles Messen und Vermessen zu verzichten und trotzdem sicher zu sein, dass alles in Ordnung ist?

Die Antwort lautet: Ja, das ist grundsätzlich möglich und nicht verboten. Viele Frauen, die in Eigenregie gebären, bevorzugen auch eine selbstverantwortete Schwangerschaft.

Bei meinen letzten drei Schwangerschaften war ich bei keinem Arzt, bei keiner Hebamme und habe keine einzige Untersuchung an mir und meinen ungeborenen Kindern durchführen lassen. Es war für mich der beste Weg.

Für mich stand fest: Solange ich nur schwanger und nicht krank bin, möchte ich nicht vermessen werden.

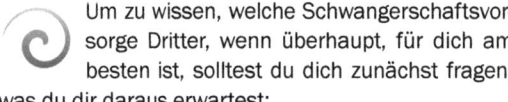

Andere Frauen nehmen die eine oder andere Untersuchung wahr, halten sich aber nicht an das vorgegebene Schema. Alles in allem gilt: Wer nicht der Masse folgt, hat sehr viele Freiheiten und kann die Schwangerschaft nach seinen Vorstellungen gestalten.

Natürlich braucht ein Baby keine der üblichen Untersuchungen, um ans Wachsen erinnert zu werden. Aber viele Frauen finden es beruhigend, ab und zu Babys Herzschlag zu lauschen. Manche Frauen, die die Vorsorge selbst machen, wiegen sich regelmäßig und kontrollieren ihren Blutdruck, wie es der Arzt oder die Hebamme tun würden. Man kann auch regelmäßig den Scheiden-pH-Wert kontrollieren, um Anzeichen für Infektionen und ein damit verbundenes Frühgeburtsrisiko zu erkennen.

In meiner ersten selbstverantworteten Schwangerschaft habe ich noch ziemlich viel von der klassischen Vorsorge imitiert. Mit jeder weiteren Schwangerschaft wurde das aber weniger, weil mein Selbstvertrauen wuchs und ich weniger Ängste zu bekämpfen hatte. Auch stieg mein Körpergefühl, sodass ich auch ohne Messungen wusste, dass alles in Ordnung war.

Eine gute Hebamme finden

Erfahrene Hebammen werden – trotz der Möglichkeit des völligen Alleingangs – für die meisten Frauen wohl immer eine wichtige Rolle in der Schwangerschaft und bei der Geburt spielen. Vor allem beim ersten Kind herrscht oft noch eine große Unsicherheit, und viele Frauen erleben die Betreuung durch eine Hebamme als ermutigend und hilfreich.

Viele Alleingebärerinnen finden es beruhigend, eine Hebamme als Backup zu haben, die sie im Zweifelsfall dazurufen können oder die im Wochenbett nach ihnen schaut. Und selbst wenn man eine Alleingeburt ohne alle Betreuung durchzieht, kann es bei der behördlichen Anmeldung des Kindes helfen, wenn eine Hebamme ihre Unterschrift unter ein (formloses) Papier setzt. (Wobei Erfahrungen zeigen, dass die Anmeldung eines Kindes nur durch die Eltern in der Schweiz und in Österreich problemloser zu sein scheint als vor manchen deutschen Behörden.)

Die richtige Hebamme zu finden ist allerdings nicht leicht. Für viele Frauen ist es heutzutage schwierig, überhaupt eine Hebamme zu finden, die eine Hausgeburt betreut oder bereit ist, die Pläne für eine Alleingeburt zu unterstützen. Hier helfen das Internet und die Befragung anderer Frauen, die Haus- oder Alleingeburtserfahrungen haben. Manchmal lohnt es sich auch, in einem größeren Umkreis zu suchen. Wenn man eine Hebamme für eine Hausgeburt oder als Backup für eine Alleingeburt sucht, sollte man frühzeitig mit der Suche beginnen, am besten schon vor der 20.–24. Schwangerschaftswoche.

Doch woran erkenne ich eine gute Hebamme? Sucht man eine Hebamme für die Geburt, sollte man sorgfältig wählen – vorausgesetzt natürlich, man hat überhaupt eine Wahl.

Die Chemie muss stimmen. Allerdings sollte man sich von einem etwas ruppigen Charakter nicht gleich abschrecken lassen. Gerade solche Hebammentypen sind bei der Geburt oft die Ruhe selbst und ein Fels in der Brandung. Manch andere wieder, die stets freundlich erscheinen, ruhen oft nicht ausreichend in sich selbst und bekommen es bei der Geburt schnell mit der Angst zu tun. Möglicherweise verlegen sie Gebärende dann auch schneller in die Klinik.

Damit will ich keinen Charakter anprangern. Ich meine nur, man sollte sich weder blind für eine immer strahlende Hebamme entscheiden noch von einer auf den ersten Blick barschen Hebamme abschrecken lassen. Frag lieber genauer nach, höre genau hin und sprich mit Frauen, die bei den Hebammen geboren haben, die für dich in die engere Wahl kommen. Du hast ein Recht darauf, kritisch zu sein und deine Wünsche zu artikulieren. Bringe außerdem das Folgende in Erfahrung:

- Welche Erfahrungen hat die Hebamme mit Hausgeburten im Allgemeinen und, wenn relevant, in Spezialfällen wie der Geburt nach Kaiserschnitt?
- Unter welchen Umständen verlegt die Hebamme in die Klinik?
- Begleitet sie auch Beckenendlagengeburten?
- Wie lange über dem errechneten Geburtstermin begleitet die Hebamme zu Hause?
- Verlangt sie bestimmte Untersuchungen (z.B. Ultraschall, B-Streptokokken-Test)?
- Wie verhält sie sich bei einem positiven Testergebnis, wie bei grenzwertigem Blutdruck?
- Würde sie auch im Nebenzimmer sitzen, wenn die Frau zur Geburt allein sein will?
- Kann sie auf das Tasten des Muttermundes unter der Geburt verzichten?
- Lässt sie die Frau ihr Baby selbst entgegennehmen?
- Ist sie einer Alleingeburt gegenüber grundsätzlich aufgeschlossen?

Alle wichtigen Fragen sollten möglichst geklärt werden, bevor man sich für seine Hebamme entscheidet. Aber selbst dann ist man nicht immer vor Überraschungen gefeit. Ich weiß von einer Frau, die alles klar gemacht hatte für die Hausgeburt und deren Hebamme dann 12 Tage über dem errechneten Geburtstermin kalte Füße bekommen hat. Die Hebamme sagte, sie habe kein gutes Gefühl mehr bei der Sache, und das war für sie Grund genug, die Frau an das Krankenhaus zu verweisen. Die Frau entschied sich am Schluss anders und brachte ihr Kind allein auf die Welt.

Von einer anderen Frau, die eine Hausgeburt plante, verlangte die Hebamme einen Ultraschall. Dabei sah man eine Veränderung in den Lungen des Babys. Dichte Ultraschallkontrollen folgten, die ganze schulmedizinische Maschinerie wurde in Gang gesetzt und die Hausgeburt war passé. Das Kind kam schließlich im Universitätskrankenhaus zur Welt – putzmunter und gesund.

Die Liste der Überraschungen ließe sich fortführen. Sie zeigt uns, dass Hebammen auch nur Menschen sind. Sie haben unter Umständen sehr viel Erfahrung und ein gutes Gespür, aber auch sie können falsch liegen. Dessen sollte man sich bewusst sein und nie die Verantwortung für sich selbst einfach abgeben – so verlockend das auch sein mag.

Schwangerschaft und Geburt in Eigenregie

Doula, Freundin, Ehemann – verschiedene Möglichkeiten der Geburtsbegleitung

Eine Doula ist eine Frau, die in der Regel selbst schon Kinder geboren hat und der Frau unter der Geburt helfend und stützend zur Seite steht. Doulas kann man heutzutage beispielsweise über das Internet finden.

Vielleicht hast du aber auch eine gute Freundin mit selbstbestimmten Geburten im Freundeskreis, die bereit ist einzuspringen! Eine Doula oder Freundin kann bei einer Geburt zusätzlich zur Hebamme anwesend sein und sich um die Bedürfnisse der werdenden Mutter kümmern.

Einige Frauen verzichten lieber auf die Hebamme und lassen sich nur von ihrer Doula, Freundin oder auch nur von ihrem Ehemann begleiten. Manche Männer sind die geborenen Geburtsbegleiter, andere sollte man lieber ins Kino oder mit den großen Kindern – so solche vorhanden sind – auf den Spielplatz schicken. Wobei ein Mann, der auch im übrigen Leben ruhig, gelassen und entspannt ist, sehr wahrscheinlich eher geeignet ist, auch in unabwägbaren Situationen die Ruhe zu behalten, als einer, der sich auch sonst von jeder Kleinigkeit aus der Fassung bringen lässt.

Da kennt jede Frau ihren Mann selbst am besten und kann in der Schwangerschaft entsprechende Vorbereitungen treffen.

Was die Wahl der richtigen Hebamme und/oder Doula angeht, so sollte man unbedingt auf sein Bauchgefühl hören. Denn eine Geburt lässt sich nicht trainieren und stellt eine Ausnahmesituation dar, in der man alle Kraft für das Gebären braucht und nichts davon für störende Mitmenschen opfern müssen sollte.

Wenn man einen guten Frauenarzt braucht

Eine gesunde Frau mit einer normal verlaufenden Schwangerschaft braucht keinen Arzt – und eigentlich auch sonst niemand Professionelles, der ihr bestätigt, was sie sowieso schon weiß.

Aber nicht jede von uns ist mit einem makellos funktionierenden Körper ausgestattet, und nicht jede Schwangerschaft verläuft gänzlich ohne Probleme.

In solchen Fällen ist ein guter, besonnener Frauenarzt Gold wert. Leider sind die meisten Frauenärzte heutzutage davon überzeugt, dass eine Hausgeburt ein ziemlich verantwortungsloses Unterfangen ist. Meist sind sie bislang nicht wirklich mit dem Thema in Berührung gekommen, außer es handelte sich um die Verlegung einer Hausgeburt ins Krankenhaus.

Frauenärzte sind auch diejenigen, die inzwischen in Deutschland 30 Prozent aller Babys per Kaiserschnitt auf die Welt holen. Sie erleben – oder, wenn sie inzwischen niedergelassen sind, haben erlebt –, dass bei fast allen Geburten in irgendeiner Form eingegriffen wird. Wenn man das tagtäglich sieht, möchte man mitunter glauben, dass nur durch die beherzten Eingriffe unzählige Leben gerettet werden und kaum eine Frau ohne ärztliche Hilfe ein Baby zur Welt bringen kann.

Da viele Frauenärzte Hebammen außerdem immer noch als weniger professionelle Konkurrentinnen betrachten, ist die vorherrschende Meinung über Hausgeburten auf ärztlicher Seite meist keine gute.

Jene Ärzte, die mit Hausgeburtshebammen zusammenarbeiten, sind in der Regel aufgeschlossener. Aber auch hier gilt: Man sollte die Verantwortung nicht blind abgeben.

Hat man kein gutes Gefühl bei einer bestimmten Entscheidung oder Maßnahme, sollte man lieber eine Zweitmeinung einholen. Und auch wenn es bei vielen Ärzten verpönt ist, schadet es oft nicht, als mündige Schwangere zu bestimmten Themen das Internet zu befragen. Auch Ärzte wissen nicht alles. Eher haben sie Angst, eine Patientin könnte zu einem Thema mehr wissen als sie und sie dadurch in Verlegenheit bringen.

Man sollte also, um den Arzt nicht zu verschrecken, mit auf diesem Weg gewonnenem Wissen im Arztgespräch zurückhaltend umgehen, lieber Fragen stellen und sich aus dem, was man liest und hört seine eigene Meinung bilden.

Was steht im Mutterpass?

Der errechnete Entbindungstermin

Nimmt man die Standardvorsorge in irgendeiner Form wahr, bekommt man in Deutschland den Mutterpass ausgehändigt, in Österreich den Mutter-Kind-Pass. In der Schweiz ist die Schwangerenvorsorge nicht einheitlich geregelt, sondern wird regional unterschiedlich dokumentiert.

In den jeweiligen Papieren werden nun alle vom Frauenarzt oder der Hebamme gemachten Untersuchungsergebnisse festgehalten. Besucht man, frisch schwanger und in freudiger Erwartung, den Frauenarzt oder die Hebamme zum ersten Mal, wird neben einer Blutabnahme und der Befragung zu Risikofaktoren auch der statistisch wahrscheinlichste Geburtstermin errechnet. Im Mutterpass heißt dieses verheißungsvolle Datum errechneter Entbindungstermin, auch ET abgekürzt. Ausgehend von der letzten Regelblutung werden 40 Wochen hinzugezählt. Der Tag, den man dann erwischt, ist der ET.

Zu dem Zeitpunkt macht sich eine Schwangere selten Gedanken, dass dieser ziemlich willkürliche Termin später einmal ordentlich Ärger machen kann. Denn hierzulande gilt es als Risiko, den Geburtstermin zu überschreiten, ganz ungeachtet der Tatsache, dass eine normale Schwangerschaft statistisch gesehen 40 Schwangerschaftswochen (kurz: SSW) +/- 2 Wochen dauert, also auch 38 und 42 SSW nicht ungewöhnlich sind. Und selbst 37 und 43 SSW kommen als normale Variation der Schwangerschaftslänge vor. (Jukic 2013)

Eine Geburt auch deutlich nach dem errechneten Entbindungstermin ist also völlig normal, aber ab dem Erreichen dieses Termins tritt unter vielen Ärzten und Hebammen eine gewisse Unruhe – und je mehr Tage vergehen, sogar etwas wie Panik – ein.

Das kommt in engmaschigen CTG-Kontrollen alle 2 Tage und üblicherweise einer Geburtseinleitung ab 7 bis 12 Tage über Termin zum Ausdruck. Grund dafür sind statistische Erhebungen, die auf ein leicht ansteigendes Risiko für das Ungeborene ab Ende der 42. SSW und in der 43. SSW hindeuten.

Ausführlicheres zum Thema Terminüberschreitung und Übertragung findet sich auf Seite 82.

Anamnese, allgemeine Befunde und Befunde im Schwangerschaftsverlauf

Unter der Rubrik „Katalog A und B: Anamnese, allgemeine Befunde und Befunde im Schwangerschaftsverlauf" werden im deutschen Mutterpass, durchnummeriert von 1 bis 52, Merkmale (zum Teil ohne medizinischen Befund und ohne zwangsläufige Krankheitsbedeutung), Krankheiten und Umstände aufgelistet, die für eine Schwangerschaft insgesamt als „Risiko" betrachtet werden.

Risiko bedeutet in der Medizin nicht automatisch, dass eine Gefährdung vorliegt. Risiken werden hier anhand von Wahrscheinlichkeiten bestimmt, zum Beispiel wie viel häufiger bei Vorliegen eines bestimmtes Zustandes oder einer bestimmten Erkrankung ein unerwünschtes Ereignis eintritt, verglichen mit einer Gruppe ohne dieses Merkmal oder diese Erkrankung.

Das heißt übersetzt: Für deinen individuellen Fall sagt eine Risikokonstellation leider überhaupt nichts aus.

Anders ausgedrückt könnte man auch sagen: Je mehr „Risiken" vorliegen, umso sinnvoller ist die Vermeidung von klinischen Interventionen, inklusive schädigenden Informationen und das Sich-Begeben in ein unbekanntes Ambiente. Die Untersuchungen von Marjorie Tew aus den 1980er Jahren belegen das eindrücklich. (Tew 1986)

Wird eine der Fragen von Katalog A (Anamnese, allgemeine Befunde) mit „ja" angekreuzt, ist es bereits möglich, als Risikoschwangere zu gelten.

Dafür reichen schon ein Alter unter 18 oder über 35, wenn man mehr als vier Kinder geboren oder mehr als zwei Fehlgeburten in der Geschichte hat oder wenn es Komplikationen bei früheren Geburten gab.

Außerdem in Katalog A gelistet finden sich als Risiko für eine Schwangerschaft unter anderem eine Blutungs- und Thromboseneigung, Allergien, Adipositas (= Fettsucht), Skelettanomalien (= Knochenfehlbildungen), Zustand nach Frühgeburt, Mangelgeburt, zwei oder mehr Fehlgeburten oder Totgeburt, Zustand nach Kaiserschnitt und eine rasche Schwangerschaftsfolge von unter einem Jahr.

Man muss also unterscheiden, ob es sich um „Risiken" handelt, auf die man sich vorbereiten kann, oder ob es sich um rein statistische Merkmale handelt.

Ob man tatsächlich den Stempel Risikoschwangerschaft oder „Risikogebärende" bekommt, ist allerdings stark vom jeweiligen Arzt abhängig, der in dieser Hinsicht einen breiten Ermessensspielraum hat.

Eine Schwangerschaft darf außerdem bei Vorliegen eines der Befunde in Katalog B als Risikoschwangerschaft eingestuft werden. Dazu gehören unter anderem ein Harnwegsinfekt, zu niedriger und zu hoher Blutdruck, Terminunklarheit, Mehrlinge, Blutungen, vorzeitige Wehen, Placenta praevia, psychische und soziale Belastungen und Schwangerschaftsdiabetes. Auch hier liegt es aber wieder sehr im Ermessensspielraum des Arztes, wie die Schwangerschaft bewertet wird.

Als Risikoschwangere eingestuft zu werden bedeutet in der Praxis engmaschigere Kontrollen beim Frauenarzt – wenn man die reguläre Vorsorge wahrnimmt. Dank des inzwischen sehr umfangreichen Risikokatalogs werden heutzutage aber bereits mehr als 70 Prozent aller Schwangerschaften als Risikoschwangerschaften eingestuft. (BQS-Bundesauswertung 2008)

Man kann sich daher fragen, ob auf mehr als zwei Drittel der schwangeren Frauen eine theoretisch berechnete Wahrscheinlichkeit, „das Risiko" als angebliche Gefährdung lauert, wie die großzügige Verteilung des Risikostempels glauben macht, oder ob man mit dem Risikokatalog einfach ein geeignetes Werkzeug zur Erhöhung der Anzahl der Vorsorgeuntersuchungen kreiert hat.

Im Folgenden möchte ich auf die Standardtests und Untersuchungen eingehen, die in den Mutterschaftsrichtlinien vorgegeben sind, und kurz erklären, was es damit auf sich hat. Das soll als Hilfe dienen, sich zu entscheiden, ob man diese Untersuchung braucht und will oder sie lieber nicht an sich durchführen lassen möchte.

Screening auf sexuell übertragbare Krankheiten – Syphilis, HIV, Hepatitis B, Chlamydien

Dies ist nur dann sinnvoll, wenn man wechselnde Geschlechtspartner hat oder hatte. HIV und Hepatitis B sind außerdem dann möglich und man sollte sich darauf testen lassen, wenn man sich per Spritze Drogen verabreicht hat.

Screening auf Gestationsdiabetes – Glukosetoleranztest, Urintest

Der Urin wird bei jedem Besuch bei der Hebamme oder beim Frauenarzt unter anderem auf Zucker getestet. Zucker gelangt nur in den Urin, wenn der Blutzuckerspiegel hoch ist.

Der Glukosetoleranztest kann den Verdacht auf eine gestörte Blutzuckerregulation des Körpers bestätigen, ist dabei aber nicht sehr genau.

Dafür lässt man die Schwangere zwischen der 24. und 28. Schwangerschaftswoche 50 Gramm Glukose (das entspricht etwa 33 Gummibärchen) in 200 Milliliter Wasser aufgelöst trinken. Sie muss dafür nicht nüchtern sein. Der Blutzuckerwert wird nach einer Stunde gemessen.

Liegt der ermittelte Wert über 7,5 mmol/l, darf die Schwangere zu einem weiteren Zucker-Test antreten. Hier muss sie auf nüchternen Magen ein Glas mit 300 Milliliter Wasser trinken, in dem 75 Gramm Glukose aufgelöst wurden. Jetzt wird der Blutzuckerspiegel vor der Einnahme, sowie 60 und 120 Minuten danach gemessen. Die so entstandenen Werte sollen über eine eventuell gestörte Blutzuckerregulation Auskunft geben.

Diese Zuckerbelastungstests werden von den Schwangeren unterschiedlich gut vertragen. Nicht selten treten nach Einnahme der Lösung Kreislaufprobleme und Übelkeit auf. Mir ist ein Fall bekannt, wo der Körper einer Frau so heftig reagierte, dass die Frau danach eine Frühgeburt erlitt.

Der Test steht auch selbst im Verdacht, Schwangerschaftsdiabetes auszulösen. Als Standardprozedere für jede Schwangere, wie er in Österreich sogar Pflicht ist, halte ich ihn deshalb für übertrieben, kontraproduktiv und nicht gesund.

Besteht der Verdacht auf erhöhte Zuckerwerte, erscheint die Erstellung eines Blutzuckerprofils über mehrere Tage mit Messung des Nüchternwerts am Morgen und jeweils nach den Mahlzeiten schonender und außerdem aussagekräftiger.

Außerdem sollten Schwangere, vor allem aber solche, die stark übergewichtig sind oder aus anderen Gründen ein erhöhtes Risiko für Störungen der Blutzuckerregulation haben, von Anfang an auf eine gemäßigte Kohlenhydratzufuhr achten. Besonders wichtig dabei ist die weitgehende Vermeidung von Zucker (auch versteckte Zucker in Obst und Säften) und Weißmehl.

Fette haben keinen Einfluss auf den Blutzuckerspiegel und auch nicht auf das Dickwerden. Vorausgesetzt natürlich, sie werden nicht exzessiv, sondern nur bis zum Erreichen der Sättigung verzehrt. (Mehr zum Thema Fette siehe S. 31)

Sport in nicht übertriebenem Maß wirkt sich ebenfalls stabilisierend auf den Blutzuckerspiegel aus. Vorbeugende Veränderungen des Lebensstils sind immer besser, als nur zu messen, festzustellen und mit Medikamenten zu behandeln, wenn das Kind in den Brunnen gefallen ist.

Wer Probleme mit dem Blutzucker hat, wird als Risikoschwangere einsortiert. Bei Diabetes wird es schwer, eine Hausgeburtshebamme zu finden. Die Ängste der Geburtshelfer sind in dem Zusammenhang, dass das Kind zu groß werden könnte und dass es nach der Geburt in die Unterzuckerung kommt.

Man sollte einen prophylaktischen Kaiserschnitt, weil das Kind zu groß werden könnte, dankend ablehnen. Auch eine Geburtseinleitung aus diesem Grund muss normalerweise nicht sein.

War der Blutzucker in der Schwangerschaft vorwiegend normal oder bei Medikation mit Insulin gut eingestellt, kann man guten Mutes sein. Auch große Babys können vaginal geboren werden, auch wenn es natürlich meist anstrengender ist und etwas länger dauert.

Es lohnt sich auch ein Versuch, über kohlenhydratarme Ernährung und viel Sport den Blutzucker auf natürliche Weise im normalen Bereich zu halten.

Wer den Blutzucker bei sich selbst gemessen hat, kann das nach der Geburt auch in Abständen oder im Zweifel bei seinem Baby tun. Es ist für Diabetikerinnen und Schwangere mit grenzwertigen Blutzuckerwerten besonders wichtig, dass das Stillen schnell in Gang kommt, damit beim Baby keine Unterzuckerung aufkommen kann.

Röteln-Titer

Erkrankt eine Frau in der Schwangerschaft an Röteln, kann dadurch eine Fehlgeburt ausgelöst werden oder es kommt – fällt die Erkrankung in die ersten 12 Schwangerschaftswochen, in der die Organentwicklung stattfindet – zu typischen Fehlbildungen an Auge, Ohr, Herz und anderen Organen. Eine Erkrankung später in der Schwangerschaft überträgt sich seltener auf das Ungeborene und hat keine oder deutlich weniger dramatische Folgen.

Den Röteln-Titer zu überprüfen, ist sinnvoll, wenn fraglich ist, ob man Röteln überhaupt hatte, oder die letzte Impfung bereits länger her ist. Besser ist allerdings, man lässt seinen Röteln-Titer schon vor der Schwangerschaft überprüfen, denn eine eventuelle Röteln-Impfung ist während der Schwangerschaft kontraindiziert.

Man sollte sich auch bewusst sein, dass ein Titer keine hundertprozentige Aussage über einen bestehenden Schutz liefert und man (in allerdings seltenen Fällen) auch mit Impftiter krank werden kann. Genauso kann man die Röteln (und andere „Kinderkrankheiten") gehabt haben, ohne einen messbaren Titer aufzuweisen, trotzdem aber immun sein.

Im Übrigen: Auch Ringelröteln können in seltenen Fällen das Ungeborene schädigen, und dagegen gibt es leider keine Impfung. Im Fall Röteln und Ringelröteln, wie auch bei vielen anderen Infektionskrankheiten, spielen bei Erregerkontakt allerdings nicht nur gewisse Erreger eine Rolle.

Einen größeren Einfluss auf den Ausbruch beziehungsweise die Folgen einer Erkrankung für das Ungeborene haben die Gesundheit des Immunsystems und die Ernährungssituation der Mutter.

Screening auf Gestose – Urintest, Blutdruckmessung, Gewichtskontrolle

Unter Gestose (früher auch als Schwangerschaftsvergiftung bezeichnet) fasst man schwangerschaftsbedingte Krankheiten zusammen, deren Ursachen sich die Schulmedizin nur schwer erklären kann.

Man unterteilt in Frühgestose (extremes Erbrechen in der Frühschwangerschaft) und Spätgestose. Bei Letzterer treten im letzten Drittel der Schwangerschaft erhöhter Blutdruck, vermehrte Eiweißausscheidung im Urin, Ödeme, Übelkeit und Kopfschmerzen bis hin zu Krampfanfällen auf.

Durch die Kontrolle von Blutdruck, Eiweiß im Urin und Körpergewicht versucht man, die frühen Anzeichen der Erkrankung zu entdecken, um rechtzeitig gegensteuern zu können. Die dabei verwendeten Tests kann man aber auch einfach zu Hause durchführen, wenn man möchte. Man braucht nur eine Waage, ein Blutdruckmessgerät und Urinteststreifen.

Eine Gestose tritt häufiger bei der ersten Schwangerschaft, bei übergewichtigen Frauen, Diabetikerinnen, Zwillingsschwangerschaften und Frauen über 35 auf. Viel deutet also daraufhin, dass diese Erkrankung entsteht, weil der Körper der Frau aus verschiedenen Gründen von den Belastungen der Schwangerschaft überfordert ist.

Hier kann man vorbeugend ansetzen, indem man seinen Körper – am besten schon vor der Schwangerschaft beginnend – gut versorgt und ihm alles gibt, damit er eine Schwangerschaft gut bewältigen kann. Dabei ist vor allem auch auf eine ausreichende Vitamin-D-, Eiweiß- und Salzzufuhr zu achten. Frühere Empfehlungen, salzarm zu essen, um Wassereinlagerungen zu vermeiden, verschärfen das Problem eher noch. Um den Salz- und Mineralstoffbedarf zu decken, kann man ab und zu ein Glas Salzwasser trinken oder noch besser selbst gemachte, nach Geschmack gesalzene Knochenbrühe.

Der Hb-Wert

Hb steht für Hämoglobin, den eisenhaltigen, roten Blutfarbstoff. Der Hb-Wert sinkt in jeder gesunden Schwangerschaft, da der Körper vermehrt Flüssigkeit einlagert. Das ist normal und sollte nicht zu einer prophylaktischen Einnahme von Eisentabletten führen.

In der Regel reguliert der Darm die vermehrte Aufnahme von Eisen auch aus der normalen Nahrung. Liegt tatsächlich ein Eisenmangel vor (feststellbar zum Beispiel durch Zeichen wie besondere Blässe, Schlappheit, helles Zahnfleisch, manchmal Hautjucken oder durch eine Messung des Eisenspeicherwertes Ferritin), sollte man sich neben der Eisenzufuhr auch ansehen, welche Faktoren eventuell eine Eisenaufnahme im Körper hemmen bzw. wie man die Eisenaufnahme steigern kann.

Es ist auf jeden Fall empfehlenswert, Eisen in einer Form zu sich zu nehmen, die der Körper gut aufnehmen kann, also lieber über besonders eisenhaltige Nahrungsmittel als über Tabletten.

Eisentabletten sorgen nämlich gern für ein Problem, das viele Frauen in der Schwangerschaft auch so schon haben: Verstopfung.

Bestimmung der Blutgruppe und des Rhesusfaktors

Beides ist sinnvoll zu wissen, wobei die meisten Frauen ihre Blutgruppe schon längst kennen, wenn sie das erste Mal schwanger werden. Die Blutgruppenmerkmale wie auch der Rhesusfaktor sind Ausdruck bestimmter Proteine auf der Oberfläche der roten Blutkörperchen.

Ist die Mutter Rhesus-negativ, besitzt sie den Rhesusfaktor nicht. (In Mitteleuropa fehlt 17 Prozent der Bewohner dieser Rhesusfaktor.) Wenn das ungeborene Kind dieses Merkmal aber besitzt, ist es Rhesuspositiv.

In dieser Konstellation (Mutter Rhesus-negativ, Kind Rhesus-positiv) ist es möglich, dass der Körper der Mutter in der Schwangerschaft oder unter der Geburt – aber nur, wenn kindliches Blut in den mütterlichen Kreislauf gelangt – Antikörper gegen den Rhesusfaktor bildet.

Dies geschieht während der Schwangerschaft zum Beispiel bei Blutungen im Bereich der Plazenta, wenn deren Unterfläche verletzt wird und dann kindliche Blutkörperchen in die offenen mütterlichen Blutseen (da wo der Nährstoffaustausch zwischen Gebärmutter und Plazenta stattfindet) austreten. Diese Blutungen werden nicht immer nach außen sichtbar, können aber ein punktuelles Druckgefühl und Kontraktionen auslösen. Viel häufiger gelangt kindliches Blut aber in den mütterlichen Kreislauf, wenn unter der Geburt die Plazenta zu früh und mit Gewalt herausgezogen wird.

In einer weiteren Schwangerschaft mit einem Rhesus-positiven Kind passiert es dann, dass die gebildeten Antikörper einen Teil der roten Blutkörperchen des Babys in einer Immunreaktion auflösen. Damit dieses – ohnehin seltene – Ereignis nicht eintritt, verabreicht man einer solchen Frau per Spritze die **Anti-D-Prophylaxe** (Anti-D-Immunglobulin), die eventuell übergetretene kindliche rote Blutkörperchen an sich binden und so „verstecken" können. Allerdings treten diese Antikörper auch durch die Plazenta in die kindlichen Blutgefäße ein.

Sinnvoll ist eine solche Prophylaxe nach einem Unfall mit einem sogenannten „stumpfen Bauchtrauma" oder nach einer Stichverletzung in eine Vorderwandplazenta, bzw. nach einem Kaiserschnitt bei Vorderwandplazenta.

Laut Mutterschutzrichtlinie wird aber möglichst jeder Rhesus-negativen Schwangeren prophylaktisch in der Schwangerschaft (28. SSW) und nach der Geburt eine solche Spritze empfohlen.

Die Anti-D-Prophylaxe enthält Rhesus-Antikörper, die Rhesus-negative Menschen gebildet haben. Die verwendeten Präparate (Rhesogam, Rhesonativ oder Rhophylac) enthalten laut Hersteller heute kein quecksilberhaltiges Thiomersal mehr. Sie enthalten aber natürlich menschliche Blutbestandteile und eine hundertprozentige Sicherheit, dass man sich dadurch nicht mit einer derzeit noch nicht nachweisbaren Krankheit infiziert, gibt es nicht.

Sehr selten sind allergische Reaktionen unterschiedlichen Ausmaßes oder auch Fieber zu beobachten. Der Hersteller von Rhesonativ teilt in seiner Fachinformation mit, dass es durch einen vorübergehenden Anstieg von Antikörpern zu Verfälschungen bei Blutgruppen- und Antikörpertests kommen kann.

Mithilfe des **Antikörpersuchtests** wird in jeder Schwangerschaft zusätzlich routinemäßig überprüft, ob der mütterliche Körper nicht doch Antikörper gegen den Rhesusfaktor (und ein paar andere, weniger wichtige Faktoren) gebildet hat.

Wie geht man als selbstverantwortliche Rhesus-negative Schwangere mit diesem Thema um?

Zuerst sollte man herausfinden, ob der biologische Vater des ungeborenen Kindes Rhesus-positiv ist. Ist er ebenfalls Rhesus-negativ, wird es das Baby automatisch auch sein und man muss sich zu diesem Thema keine weiteren Gedanken machen.

Außerdem ist es heute möglich, ab der 12. Schwangerschaftswoche aus der im mütterlichen Blut befindlichen kindlichen DNA die Blutgruppe des Ungeborenen zu bestimmen.

Das Risiko, dass eine Rhesus-negative Mutter mit einem Rhesus-positiven Kind Antikörper gegen den Rhesusfaktor bildet, liegt ohne Anti-D-Prophylaxe je nach Literatur bei 8 bzw. 16 Prozent. Je gewaltvoller die Geburt abläuft, desto höher die Gefahr der Verletzung der Plazentahaftfläche. Mit einer einmaligen Spritze innerhalb von drei Tagen nach der Geburt sinkt die Rate auf 0,8 bzw. 2 Prozent. Mit der zusätzlichen Spritze in der 28. Schwangerschaftswoche sinkt die Wahrscheinlichkeit weiter auf 0,08 bzw. 0,1 Prozent.

Nach einer Fehlgeburt ist das Risiko einer Sensibilisierung ohne Anti-D-Prophylaxe 2 Prozent, mit anschließender Ausschabung 5 Prozent. (Cunningham 1997)

Kritikpunkt zur Anti-D-Prophylaxe ist allerdings, dass in den vorhandenen Studien nur Blutwerte bestimmt wurden, nicht aber, inwieweit das Neugeborene jeweils wirklich beeinträchtigt war oder vor Beeinträchtigungen geschützt wurde. Einen endgültigen Wirkungsnachweis gibt es also nicht. Die Zulassungsstudien sind außerdem jeweils so klein, dass eine endgültige Beurteilung der Risiken und Nebenwirkungen nicht möglich ist.

Wie wir oben gesehen haben, vermischen sich mütterliches und kindliches Blut in der Schwangerschaft deutlich seltener als unter der Geburt. Viele Alleingebärerinnen lassen sich deshalb die Anti-D-Prophylaxe einmalig nach der Geburt dann geben, wenn das Kind Rhesus-positiv ist. Dies sollte bis 72 Stunden nach der Geburt eines Rhesus-positiven Kindes geschehen.

Manche Mütter verzichten auch darauf, wenn die Geburt sanft und natürlich verlaufen ist und die Wahrscheinlichkeit der Blutvermischung als gering anzunehmen ist – was bei Alleingeburten in der Regel der Fall ist. Zudem reagieren ein Drittel aller Mütter trotz Kontakt mit kindlichem Blut gar nicht mit Antikörperbildung. (Graf 2010)

Auch bedeutet eine Sensibilisierung der Mutter nicht automatisch, dass das Neugeborene bei einer Folgeschwangerschaft schwere Schäden davon tragen muss. Oft ist das einzige, das auffällt, eine etwas stärkere Gelbsucht beim Neugeborenen. Die Gesundheit des mütterlichen Immunsystems spielt auch hier wohl eine entscheidende Rolle dabei, ob der mütterliche Körper die Situation im Griff behält oder unangemessen reagiert.

Interessanterweise stellt es einen gewissen Schutz vor einer Sensibilisierung dar, wenn das Baby eine mit dem mütterlichen Blut inkompatible Blutgruppe hat. Gelangt dieses kindliche Blut in den mütterlichen Kreislauf, wird es dort offenbar so schnell von den Blutgruppenantikörpern unschädlich gemacht, dass eine Rhesus-Antikörperbildung in diesen Fällen ohne jede Spritze nur in 2 Prozent statt 16 Prozent der Fälle stattfindet. (Cunningham 1997)

Screening auf Chromosomen-Anomalien, Erbkrankheiten und Fehlbildungen

Es gibt eine große Palette an invasiven und nicht-invasiven Maßnahmen, um beim Ungeborenen Chromosomenbesonderheiten und Fehlbildungen zu entdecken.

Als nicht-invasive Maßnahmen gelten Ultraschalluntersuchungen und die verschiedenen Blutuntersuchungen, mit denen Hormonkonzentrationen bestimmt werden. Zusammen mit der per Ultraschall gemessenen Nackenfalte wird daraus dann die Wahrscheinlichkeit für Chromosomenbesonderheiten berechnet.

Invasive Maßnahmen, die unter Umständen eine Fehlgeburt auslösen können, sind die Fruchtwasserpunktion (Amniozentese), die Chorionzottenbiopsie und die Nabelschnurpunktion. Dabei gewinnt man Blut oder Gewebe mit der Erbinformation des ungeborenen Kindes, um so seine Chromosomen untersuchen zu können.

Gerade Schwangeren ab 35 legt man pränataldiagnostische Untersuchungen nahe, da in diesem Alter die statistische Wahrscheinlichkeit steigt, zum Beispiel ein Kind mit Trisomie 21 zu bekommen. Neben den ethischen Bedenken, Menschen nur wegen Chromosomenabweichungen auszusortieren, mit denen sie für ihre Eltern als unzumutbar angesehen werden, birgt die Pränataldiagnostik weitere Probleme.

Für die werdenden Eltern, vor allem aber für die Mutter, ist das gesamte Prozedere, die Untersuchung selbst und das Warten auf die Ergebnisse, eine emotionale Achterbahnfahrt. Wird ihr Kind normal sein? Kann sie sich auf es einlassen, wenn sie es doch eventuell abtreiben lassen wird, falls es gravierende Abweichungen von der Norm zeigt?

Die Schwangerschaft wird so unter Umständen eine Zeit voller Sorge, die gute Hoffnung ist tendenziell von Angst überschattet und die Mutter-Kind-Bindung schon zu Beginn mit dem Prädikat „unter Vorbehalt" versehen. Für wen ein Schwangerschaftsabbruch nicht in Frage kommt, der kann getrost auf sämtliche pränataldiagnostischen Angebote verzichten.

B-Streptokokken

B-Streptokokken (eigentlich: beta-hämolysierende Streptokokken der Gruppe B) sind ein normaler Bestandteil der Darmflora.

Eine Besiedelung der Scheide oder des Enddarms findet sich bei 15–25 Prozent aller Schwangeren. In etwa 50 Prozent der Fälle, wo die Mutter diese Bakterien in der Scheide oder im Enddarm trägt, findet unter der Geburt eine Übertragung auf das Neugeborene statt. Aber nur 0,5–1 Prozent der Babys zeigen daraufhin deutliche Zeichen einer Infektion. (Katz&Moos 1994)

Durch eine Antibiotikagabe während der Geburt lässt sich die Infektionsrate um 65 Prozent senken. (Schrag&Zywicki 2000)

Mit Neugeboreneninfektionen ist nicht zu spaßen. B-Streptokokken sind nur ein Erreger von vielen, die von der Mutter auf das Kind übertragen werden und in manchen Fällen mit lebensbedrohlichen Infektionen einhergehen können.

Gut zu wissen ist hier, dass die Bösewichte eigentlich nicht die Bakterien sind, die illegal in der Scheide wohnen, sondern dass sie ein Anzeiger für ein nicht optimales Schleimhaut- und Scheidenmilieu und vielleicht auch ein nicht optimal arbeitendes Immunsystem sind.

Wie Brennnesseln umso üppiger wachsen, je reichhaltiger der Boden an Stickstoff ist, umso reichlicher wachsen B-Streptokokken dann in der Scheide, wenn das dortige Milieu diesem Keim gute Bedingungen liefert.

Unter normalen Umständen ist das nicht der Fall, sondern dann, wenn das Scheidenmilieu aus irgendeinem Grund gestört und weniger sauer als normal ist.

Sonst müsste man sich ja wundern, wie es sein kann, dass ein Bakterium, mit dem die meisten gesund leben können, andere übermäßig besiedeln und unter Umständen schwer krank machen kann.

Bestimmte Pilze und Bakterien lieben Zucker. Wer also zum Beispiel seiner Zuckersucht frönt, bringt dabei mit dem biochemischen Gleichgewicht des Körpers auch seine Bakterienflora aus dem Takt. Blasenentzündungen oder aufsteigende Infektionen während der Schwangerschaft sind nur zwei von vielen Auswirkungen dieses Ungleichgewichts.

Daher ist es ratsam, wie bereits im Ernährungsteil erwähnt, Zucker und Weißmehlprodukte in der Schwangerschaft weitgehend zu meiden. Unterstützend können Döderlein-Kapseln (erhältlich in der Apotheke) oder in Naturjoghurt getauchte Tampons zur Wiederherstellung einer geschädigten Scheidenflora Verwendung finden.

Darüber hinaus ist Knoblauch dafür bekannt, schädliche Erreger abtöten zu können. Es gibt kleinere Studien, die Knoblauch als Alternative zu Antibiotika untersucht haben und ein günstige Wirkung bei B-Streptokokken-Besiedelung bestätigen. (Troendle 2012) Da Knoblauch die Schleimhäute leicht reizen kann, sollte man ihn vorher in hochwertiges Öl tunken (z.B. Olivenöl) und erst dann in die Scheide ein führen.

Wer auf B-Streptokokken positiv getestet wurde, sollte wissen, dass die Besiedlung meist temporär ist. Es kann also sein, dass die Bakterien heute nachweisbar sind und in zwei Wochen nicht mehr.

Betrachtet man die Zahlen, ist das Infektionsrisiko auch mit B-Streptokokken sehr gering. Wie groß die Gefahr einer Neugeboreneninfektion ist, hängt bei einem positiven B-Streptokokken-Test auch von folgenden weiteren Faktoren ab: Frühgeburt, vorzeitiger Blasensprung und Fieber unter der Geburt.

Urintest auf weiße und rote Blutkörperchen

Der Urinteststreifen bei der Hebamme bzw. dem Frauenarzt zeigt weiße und rote Blutkörperchen an, die im Urin ein Hinweis auf eine Harnwegsinfektion sind. Harnwegsinfektionen treten in der Schwangerschaft häufiger auf. Ernährungstechnisch gilt hier das Gleiche wie bereits unter B-Streptokokken geschrieben.

Gravidogramm: Kindslage, Fundusstand, Herztöne und weitere aktuelle Befunde

Im Gravidogramm wird bei jeder Vorsorgeuntersuchung Folgendes eingetragen:

- **Wie liegt das Kind?**

  Sobald das Kind eine gewisse Größe erreicht hat, lässt sich seine Lage mittels Tasten (Selbstuntersuchung oder durch die Hebamme) oder Ultraschall beim Arzt ermitteln.

  Dabei unterscheidet man Schädellage SL, Beckenendlage BEL und Querlage QL. Noch früh in der Schwangerschaft, wenn durch Tasten mehr noch nicht zu bestimmen ist, schreibt die Hebamme auch einmal LL für Längslage.

- **Wie hoch steht der Fundus (die Oberkante der Gebärmutter)?**

  Man orientiert sich dabei an der Symphyse, mit hochsteigendem Fundus am Nabel und am Rippenbogen. In der 24. SSW steht der Fundus ungefähr in Höhe des Nabels.

  Zum Ende der Schwangerschaft erreicht er die Rippen und senkt sich ein Stück, wenn das Kind sich vor der Geburt ins Becken einstellt.

  Geburtshelfer dokumentieren den genauen Fundusstand mittels Fingerbreite ausgehend von Symphyse, Nabel oder Rippenbogen.

  Na + 2 bedeutet beispielsweise, der Fundus steht zwei Finger breit über dem Nabel.

  Rb – 1 bedeutet, der Fundus steht einen Fingerbreit unterhalb des Rippenbogens (siehe umseitige Abbildung).

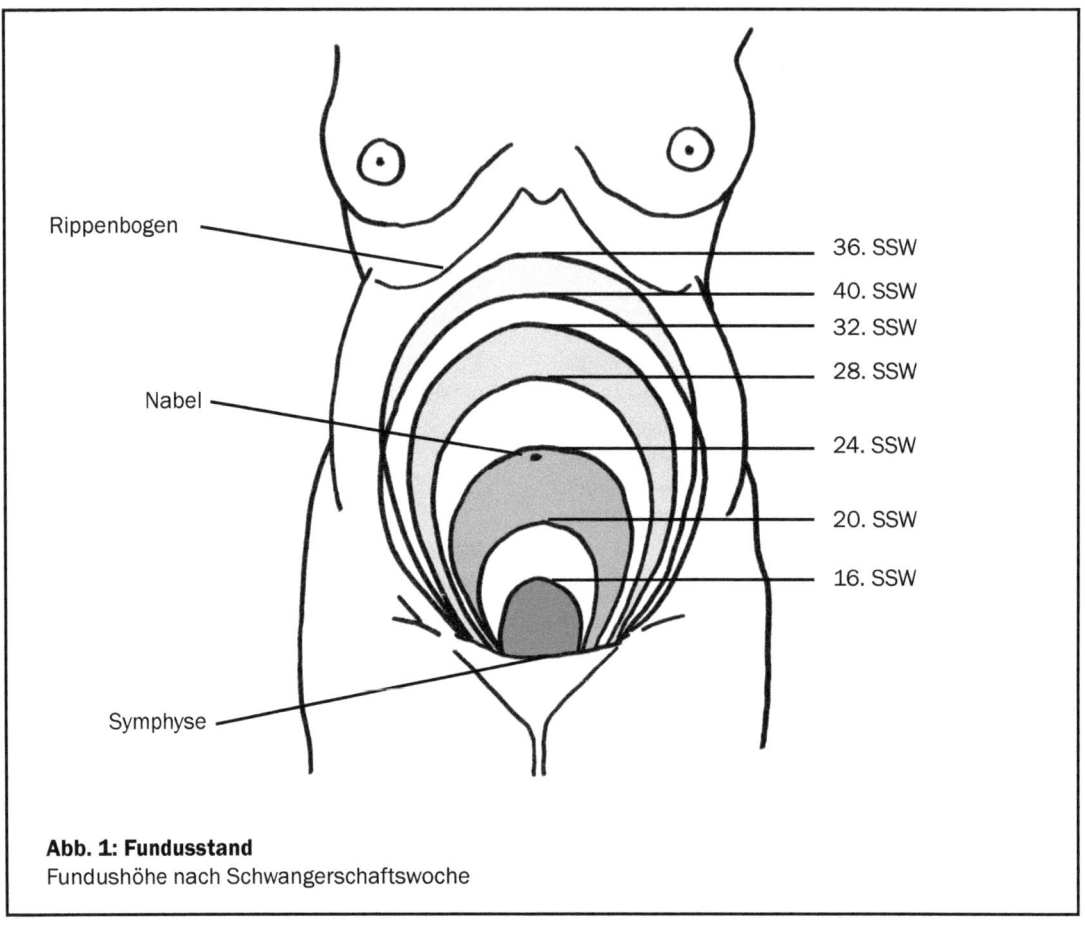

Abb. 1: Fundusstand
Fundushöhe nach Schwangerschaftswoche

- **Sind Herztöne zu sehen oder zu hören?**

  Die kindlichen Herztöne können meist ab der 7. SSW per Ultraschall sichtbar gemacht werden. Ab der 10. bis 14. SSW sind sie auch mit einem Doppler-Sonographen zu erspüren.

  Es kann aber vorkommen, dass die Herztöne auch in einer späteren Schwangerschaftswoche einmal nicht gefunden werden, obwohl da ein Herzlein schlägt. Die Mutter ist dann unnötig verunsichert. Man sollte sich also eher später als früher auf die Suche nach Herztönen begeben.

  Sobald man Kindsbewegungen spürt, werden – jedenfalls für die Mutter – Herztonmessungen eh überflüssig. Wo sich etwas bewegt, muss auch ein Herz schlagen.

- **Sind Ödeme oder Krampfadern vorhanden?**
- **Wie viel wiegt die Schwangere?**
- **Wie hoch ist der Blutdruck?**
- **Hat die Urinuntersuchung Auffälligkeiten gezeigt?**
- **Welche Befunde hat eine eventuelle vaginale Untersuchung erbracht?**
- **Hb-Wert** (so er gemessen wurde)
- **ggf. weitere Befunde.**

Ultraschall

Ultraschall wurde im Zweiten Weltkrieg „erfunden", um feindliche U-Boote aufzuspüren. Bald entdeckte man den Nutzen dieser Technik auch für die Medizin.

Bei Ultraschalluntersuchungen werden Schallwellen im für den Menschen nicht hörbaren Bereich verwendet, um Strukturen und Gewebe darstellen zu können. Abhängig von ihrer Dichte reflektieren Gewebe und Flüssigkeiten Schallwellen unterschiedlich stark. Dadurch entsteht ein Bild, das heutige Computer so präzise verrechnen können, dass deutliche, auch dreidimensionale Bilder entstehen.

In den 1970er Jahren wurde der Ultraschall in der Geburtshilfe eingesetzt, um bei Hochrisikoschwangerschaften geburtsrelevante Fragen abzuklären. Seitdem sind einige Jahre vergangen und Ultraschall ist der Standard für jede Schwangerschaft und Geburt.

Deutschland war das erste Land, das Ultraschall als Routineuntersuchung bei jeder Schwangerschaft einführte, und in keinem Land wird so fleißig geschallt wie hier. (Erikson 2008)

Hätte diese Technik einen Gewinn an Sicherheit zur Folge, könnte man vielleicht darüber hinwegsehen, dass die Auswirkungen auf das Ungeborene nie ausreichend erforscht und getestet wurden. Schon allein, weil Ultraschallkontrollen und damit verbundene Fehlinterpretationen aber maßgeblich zum Kaiserschnittboom von heute beitragen, dabei gleichzeitig die Ergebnisse für Mutter und Kind insgesamt nicht verbessert werden (Ewigman 1993), lässt sich der flächendeckende Einsatz von Ultraschall-Untersuchungen an Schwangeren als die Gesundheit von Mutter und Kind potentiell gefährdend interpretieren.

Verschiedene Studien weisen nicht nur auf eine mögliche Schädigung der DNA, der Zellen und insbesondere des Gehirns hin. Es fand sich auch ein erhöhtes Risiko für Herzfehler, Sprachentwicklungsverzögerungen, Verhaltensauffälligkeiten und ein größeres Fehl-, Früh- und Totgeburtsrisiko. (Lorenz 1990, Saari-Kemppainen 1990, Davies 1992, Newnham 1993, Cambell 1993, Beech 1996, Ang 2006)

Als besonders kritisch sehen viele Experten schallintensive Untersuchungen wie die Doppler-Sonographie zur Messung der Durchblutung mütterlicher und kindlicher Gefäße (Davies 1992) sowie Ultraschalluntersuchungen in der Frühschwangerschaft, also bis zur 12. Schwangerschaftswoche, wenn die Organentwicklung noch nicht abgeschlossen ist (Chervenak 1999). Auch die direkte Beschallung des kindlichen Schädels steht im Verdacht, negative Auswirkungen auf die kindliche Hirnentwicklung zu haben (Tarantal 1993, Ang 2006).

Es wurden auch einige Studien durchgeführt, die keinen Zusammenhang zwischen kindlicher Entwicklung und dem Ultraschall in der Schwangerschaft feststellen konnten. (Torloni 2009)

Allerdings sind die betrachteten Studien meist vom Anfang der 1990er Jahre oder älter. Inzwischen ist die von den Geräten verwendete Schallintensität aber sechs- bis achtmal höher als damals. Das Thema Ultraschall ist also weiterhin ein kontroverses Thema, die Frage zur Sicherheit nicht endgültig geklärt. Deshalb empfehlen viele Experten, das Ungeborene mit nur so viel Ultraschall zu bestrahlen, wie unbedingt nötig. (Caviness&Grant 2006)

Viele Schwangere fiebern mit einer Mischung aus Bangen und Begeisterung ihrem nächsten Arzttermin entgegen und sind hinterher ganz erleichtert, wenn der Arzt ihnen bescheinigt, dass mit dem Baby alles bestens ist. Im ersten Schwangerschaftsdrittel können wir zwar unserem guten Gefühl vertrauen, darüber hinaus aber aufgrund noch fehlender, spürbarer Kindsbewegungen nichts wirklich selbst tun, um festzustellen, wie es unserem Baby geht.

Nur der Ultraschall kann sichtbar machen, was in uns passiert. Aber ist etwas sinnvoll und gut, nur weil es möglich ist?

Neben der fraglichen Wirkung des Ultraschalls auf das sich entwickelnde Ungeborene geschieht es immer wieder, dass sich Ärzte bei dem Versuch, den Zustand des heranwachsenden Babys beurteilen zu wollen, täuschen. Ich habe schon ein paar Geschichten gelesen, wo ein tot geglaubter Embryo (der Arzt konnte hier im Ultraschall mehrfach keinen Herzschlag mehr finden und empfahl eine Ausschabung) doch lebte und sich normal entwickelte.

Es mag nicht häufig vorkommen, aber vermutlich werden auf diese Weise immer wieder auch Schwangerschaften beendet, die eigentlich intakt und erwünscht waren.

Diese Ultraschallbefunde retten kein Leben, sondern befriedigen nur die Neugierde und dämpfen vorübergehend die Angst. Ist ein Embryo wirklich tot, wird die Gebärmutter ihn früher oder später selbst ausstoßen, das heißt, eine Fehlgeburt einleiten. Lebt er, wird er sich weiter entwickeln.

Einen abgestorbenen Embryo für ein paar Tage oder Wochen in sich zu tragen, ist für die Gesundheit der Mutter generell kein Problem. Normalerweise wird der Körper rechtzeitig die Fehlgeburt einleiten und wenn die Mutter das nicht möchte, ist eine Ausschabung oder Geburtseinleitung nicht notwendig. Sollten in seltenen Fällen Fieber oder anhaltenden Blutungen auftreten, kann man immer noch ärztliche Hilfe in Anspruch nehmen.

Wenn es darum geht, in einem späteren Stadium der Schwangerschaft Fehlbildungen zu entdecken, mag der Ultraschall eine gewisse Berechtigung haben. Manche Frauen spüren zwar intuitiv, dass ihr Kind anders ist, viele spüren das aber auch nicht. Viele Frauen entscheiden sich deshalb bewusst für einen Ultraschall um die 20. Schwangerschaftswoche herum, um schwere Fehlbildungen auszuschließen und den Sitz der Plazenta zu bestimmen.

Man sollte sich immer bewusst sein, dass eine Ultraschalluntersuchung bei der Diagnose von Fehlbildungen keine hohe Zuverlässigkeit zeigt. Das heißt, es werden häufig auch Fehlbildungen gefunden, die in der Realität nicht vorhanden sind, während man andere, auch gravierende, übersieht. (Chan 1997, Ewigman 1993)

Zu einem weiteren Problem wird heutzutage häufig die Größenberechnung per Ultraschall. Da sind Babys plötzlich zu klein oder zu groß, der Kopfumfang zu klein oder zu groß und nicht selten wird aufgrund solcher Berechnungen ein Kaiserschnitt empfohlen, weil ein Baby, das zu groß ist, ja schwer zu gebären ist und ein kleines, unterentwickeltes Baby schnell auf die Welt geholt werden soll, weil es im Mutterleib als gefährdet betrachtet wird.

Dabei ist auch bekannt, dass das per Ultraschall und Schätzgewichtsformeln errechnete kindliche Gewicht im Mittel um 350–500 Gramm vom tatsächlichen Gewicht abweicht. (Frimmel 2004)

Der Ultraschall kann unzählige Gründe liefern, warum eine Schwangerschaft nicht natürlich und in Ruhe zu Ende gebracht werden darf. Tatsächlich ist die Größenermittlung per Ultraschall ein sehr ungenaues Unterfangen, zu ungenau eigentlich, um daraus so drastische Konsequenzen zu ziehen wie eine Bauch-OP.

Eine erfahrene Hebamme kann das zu erwartende Geburtsgewicht oft viel genauer mit ihren Händen ertasten und man sollte sich von den ungenauen, oft falschen Berechnungen eines Computers allein nicht zu invasiven Maßnahmen drängen lassen.

In meiner ersten Schwangerschaft war ich lange Zeit beunruhigt, weil mein Kind im Ultraschall mittelgradig gestaute Nieren zeigte. Mir wurde eine Fruchtwasseruntersuchung angeraten, um eine Trisomie 21 auszuschließen, obwohl der Zusammenhang mit dieser Chromosomenabweichung so gering ist, dass selbst Experten eine Fruchtwasserpunktion nur dann empfehlen, wenn auch andere Auffälligkeiten vorliegen. (Corteville 1992)

Die Fruchtwasseruntersuchung lehnte ich natürlich ab. Allein das Risiko, ein gesundes Kind bei dieser Prozedur zu verlieren, wollte ich nicht eingehen, und auch ein behindertes Kind hätte ich nicht abgetrieben.

Ich sollte dann in den nächsten Wochen immer wieder zur Kontrolle erscheinen. Der Nierenstau wurde tatsächlich weniger, je größer das Kind wurde, doch diese Sorge verdarb mir in großen Teilen die Freude an meiner Schwangerschaft – ganz und gar unnötig, wie sich am Ende herausstellte. Mein Kind kam vollkommen gesund auf die Welt.

So entstand dann auch mein Entschluss, in allen weiteren Schwangerschaften die ganz normalen Ängste, die jede Schwangere hat, einfach auszuhalten und auf Ultraschall-Untersuchungen bewusst zu verzichten.

Für die, die ihr Kind keinen unnötigen Ultraschallwellen aussetzen wollen, ist es vielleicht gut zu wissen, dass auch der sogenannte Dopton, der unter anderem von Hausgeburtshebammen zur Herztonkontrolle während der Geburt eingesetzt wird, das CTG und auch Apparate wie AngelSounds mit Ultraschall arbeiten.

Man kann die Hebamme bitten, ein Pinard-Hörrohr zu verwenden, wenn sie die Herztöne hören will. Das ist aus Holz und frei von Ultraschallwellen. Mit diesem

Hörrohr können, mit etwas Übung, übrigens auch werdende Väter und Geschwisterkinder die Herztöne des ungeborenen Kindes abhorchen. Mit einem gewöhnlichen Stethoskop hört man für gewöhnlich nichts, aber man kann ein Fetoskop verwenden. Das ist ein dem Stethoskop ähnliches Instrument, das aber den akustischen Bereich der kindlichen Herztöne besser einfängt.

Und wer es ganz einfach will: Der werdende Papa kann sein Ohr natürlich auch direkt an den Babybauch legen und so den Herztönen seines ungeborenen Kindes lauschen.

Mögliche Begleitungsmodelle

Je nach Vorliebe und Situation kann jede Frau entscheiden, von wem sie sich in der Schwangerschaft, während der Geburt und im Wochenbett begleiten lassen will – oder auch nicht.

Im Folgenden ein paar mögliche Modelle:

- Schwangerenvorsorge bei einer Hebamme und/oder einem Arzt, Geburt im Krankenhaus mit oder ohne Beleghebamme, Wochenbettbetreuung bei der Hebamme. Dies ist das klassische, am meisten verbreitete Modell.

- Schwangerenvorsorge, Haus- oder Geburtshausgeburt sowie Wochenbettbetreuung bei einer Hausgeburtshebamme. Will man sich die Option Alleingeburt offen halten, ruft man die Hebamme eben später beziehungsweise dann, wenn man sie braucht.

- Schwangerenvorsorge und Wochenbettbetreuung bei der Hebamme, Geburt in Eigenregie.

- Schwangerschaft und Geburt in Eigenregie, Wochenbettbetreuung durch eine Hebamme. Hat man schon eine wuselnde Schar Kinder um sich, genießt die frische Mutter ein bisschen Aufmerksamkeit und ein offenes Ohr.

- Schwangerschaft, Geburt und Wochenbett in Eigenregie, unterstützt durch andere Frauen im Internet und/oder realen Leben, den Ehemann, eine Hebamme am Telefon usw.

Die lieben Wehwehchen

Folgende Tipps sind für die üblichen Schwangerschaftswehwehchen teilweise noch nicht so verbreitet, können jedoch gut helfen:

Übelkeit

Wen sie plagt, der ist zweifellos übel dran. Zu einem gewissen Grad handelt es sich wohl um eine normale Erscheinung, die im Normalfall vor der 20. Schwangerschaftswoche wieder verschwindet.

Wobei man interessanterweise beobachtet hat, dass die sogenannte Schwangerschaftsübelkeit in vielen nicht-westlichen Kulturen unbekannt ist. Starke Schwangerschaftsübelkeit steht unter anderem in Zusammenhang mit niedrigen Magnesium-, Vitamin B6-, Folsäure- und Zink-Spiegeln.

 Eine Verbesserung der allgemeinen Versorgung mit Vitaminen und Mineralstoffen ist also in jedem Fall angebracht. Hat man sich im bisherigen Leben eher durchschnittlich ernährt, lohnt es, seine Vorräte vorsorglich schon vor der Schwangerschaft aufzufüllen.

Für trotzdem bestehende Übelkeit im Folgenden ein paar Hausmittelchen und Tipps:

- **Iss etwas** vor dem Aufstehen und kleine Mahlzeiten über den Tag verteilt. Mit leerem Magen wird einem schneller schlecht. In meiner Übelkeitsphase zu Beginn der Schwangerschaft habe ich praktisch ständig irgendetwas gegessen. Probiere aus, was dir dabei gut tut. Süßkram und Fastfood sind aber wohl auch in diesem Zusammenhang nicht zu empfehlen.

- Wenn du nichts zu trinken bei dir behalten kannst, dann lutsche **Eiswürfel** oder lege eine Zitronenscheibe ins Trinkwasser. Der Duft von Zitrone beruhigt den Magen.

- Iss **Vitamin B6-haltige Lebensmittel**! Eine Übersicht dazu findet sich auf Seite 35. Vom American College of Obstetricians and Gynecologists ACOG (USA) wird Vitamin B6 als Mittel der ersten Wahl bei Schwangerschaftsübelkeit empfohlen. Gelingt es nicht, einen bestehenden Mangel über Lebensmittel auszugleichen, kann man Vitamin B6 auch in Tablettenform einnehmen.

- Iss **Magnesium-haltige Lebensmittel**! Eine Übersicht dazu findet sich auf Seite 34.
- Wenn du häufig erbrechen musst, achte darauf, nicht nur den Flüssigkeitsverlust, sondern auch den mit dem Erbrechen einhergehenden **Salz- und Mineralstoffverlust** immer wieder auszugleichen. Besonders gut geht das auch mit einer selbstgemachten Knochenbrühe.
- Trinke **Ingwertee** oder nimm ein Ingwerpräparat ein. Studien zufolge reduziert Ingwer die Intensität der Übelkeit/Erbrechen-Episoden nach 6 bis 9 Tagen gegenüber Placebo und ist der Wirkung von Vitamin B6 etwa gleichwertig. (Matthews 2010)
- Probiere **Duftöle**, die man in eine Duftlampe geben kann und die den Raum mit angenehmem Geruch füllen.

Ischiasbeschwerden

Helmut Aigelsreiter, ehemaliger Direktor der Bundesanstalt für Leibeserziehung in Graz, Spezialist für Bewegungs- und Trainingslehre, fand vor ungefähr 30 Jahren heraus, dass bei Ischiasbeschwerden in den meisten Fällen ein bestimmter Muskel, nämlich der Piriformis-Muskel, verkürzt ist.

Dieser tiefe Gesäßmuskel ist für die Außendrehung aber auch für die Streckung im Hüftgelenk zuständig. Bei der Streckung braucht er besonders viel Platz. Ist er verkürzt, drückt er in der Streckung den Ischiasnerv und die typischen, vorwiegend im Stehen bestehenden Beschwerden stellen sich ein.

Durch Dehnung des betroffenen Muskels lassen sich lästige Ischias-Schmerzen auch in der Schwangerschaft beseitigen. Bei der Dehnung nach Aigelsreiter führt man, im Liegen oder Sitzen, das gebeugte Bein auf der Seite, die man dehnen will, über das gebeugte andere Bein und zieht das Knie der zu dehnenden Seite mit beiden Armen zur Brust. Diese Position mindestens eine halbe Minute lang halten, wobei man versuchen sollte, sich in den Dehnungsschmerz hinein zu entspannen und das Gesäß der gedehnten Seite unten zu behalten.

Wichtig ist, die Übung einige Male pro Tag zu wiederholen, dann stellt sich meist schon bald eine deutliche Besserung bzw. sogar vollständige Beschwerdefreiheit ein. (Aigelsreiter 2012)

Krampfadern

Dazu will ich einmal meine Geschichte erzählen, die gleichzeitig auch als Beispiel dient, wie Angst dazu führen kann, dass man genau das erleidet, was man fürchtet und zu meiden versucht.

Da meine Mutter nach ihren fünf Kindern unter Besenreisern und Krampfadern litt, nahm ich an, dieselben „schlechten" Gene geerbt zu haben und unweigerlich auch Krampfadern zu bekommen, wenn ich nicht vorsorglich etwas unternähme. Also ließ ich mir in meiner ersten Schwangerschaft eine spezielle Stützstrumpfhose für Schwangere anfertigen.

Bis dahin hatte ich zwar keine einzige Krampfader, aber ich stand ja zu der Zeit auch lange im OP, also war das sicher eine gute Idee – dachte ich. Nun warf besagte, eigentlich maßgeschneiderte Strumpfhose an den Knien Falten, sobald ich mich hinsetzte. In der zweiten Schwangerschaft zog ich das Teil natürlich wieder an, schließlich arbeitete ich auch da eine Zeitlang im Krankenhaus und stand im OP.

Aber dann drückten die Falten im Knie zu stark und ich bekam eine Venenentzündung. Ich ließ endlich die Strumpfhose weg, aber da war es schon zu spät.

Die Entzündung heilte zwar problemlos aus, aber seitdem habe ich dort eine Krampfader, die ich deutlich und unangenehm spüre, wenn ich meine Regel habe oder schwanger bin. Jetzt brauche ich in der Schwangerschaft also wirklich eine Stütze, sonst tut mir die selbst produzierte Krampfader weh.

Ich wähle inzwischen nur noch Stützstrümpfe, die bis unter das Knie reichen. Die tun auch ihren Dienst, ohne in der Kniebeuge zu drücken oder Weichteile zu quetschen.

Wer keine Beschwerden verspürt, braucht auch schwanger keine Stütze. Stützstrümpfe können aber sinnvoll sein, wenn man aus irgendeinem Grund lange still sitzen oder stehen muss, beispielsweise im Beruf oder auf einer Flugreise. Wenn, dann würde ich Kniestrümpfe nach obigen Erlebnissen immer einer Strumpfhose vorziehen.

Um Krampfadern vorzubeugen, ist es gut, in Bewegung zu bleiben, die Beine immer wieder einmal hochzulegen sowie die „Venenpumpe" zu betätigen, indem man die Zehen zu sich zieht, oben behält und dann wieder entspannt. Außerdem ist es empfehlenswert, auf eine nährstoffreiche Ernährung zu achten.

Denn nicht vorwiegend die Gene beeinflussen die Elastizität des Bindegewebes, sondern das Nährstoff- und Vitaminangebot.

Und wenn man die gefürchteten Äderchen doch bekommt, bleibt ein Trost: In der Schwangerschaft entstandene Krampfadern bilden sich nach der Geburt oft vollständig wieder zurück. Und wenn nicht, dann darf man sie als würdevolles Andenken an neun magische Monate tragen.

Symphyse und andere Fugen

Die Schwangerschaftshormone bewirken eine vielseitige Umwandlung des weiblichen Körpers. Unter anderem bereiten sie ihn auf die Geburt vor, indem sie die Gelenke und Verbindungen im Becken weich und dehnbar werden lassen, damit das Baby nachher ausreichend Platz hat, um geboren zu werden.

Die meisten Frauen bemerken von diesem Geschehen nicht viel, aber manche können sich zum Ende der Schwangerschaft hin kaum noch schmerzfrei bewegen.

In der ersten Schwangerschaft hatte ich keine Probleme mit irgendeiner Fuge. Aber vor allem in der dritten und vierten spürte ich zeitweise sowohl in der Schambeinfuge als auch in den Iliosakralgelenken (wo Kreuzbein und Darmbein zusammenkommen) stechende Schmerzen.

In der dritten Schwangerschaft fingen die Beschwerden bereits so früh an, dass ich schon verzweifeln wollte. Wie sollte ich das bis zum Ende aushalten, wenn es schon am Anfang bei so vielen Bewegungen schmerzte?

Ich recherchierte Informationen zu meinem Problem und bemühte mich seitdem um symmetrische Bewegungen, die die Ränder der Fugen nicht oder kaum gegeneinander bewegten und somit den Schmerz nicht auslösten. Dazu gehörte das vorsichtige Aufstehen aus dem Bett mit geschlossenen Beinen, die Vermeidung einer stärkeren, seitlichen Belastung des Beckens sowie das Stehen und Sitzen mit beidseits gleicher Gewichtsbelastung.

Nachdem ich ein paar Tage konsequent alle schmerzhaften Bewegungsabläufe gegen schmerzfreie ausgetauscht hatte, wurden die Beschwerden weniger, verschwanden sogar fast vollständig und kamen auch nicht wieder. In der vierten Schwangerschaft wusste ich dann schon, was zu tun war, als sich diese Beschwerden abermals einstellten.

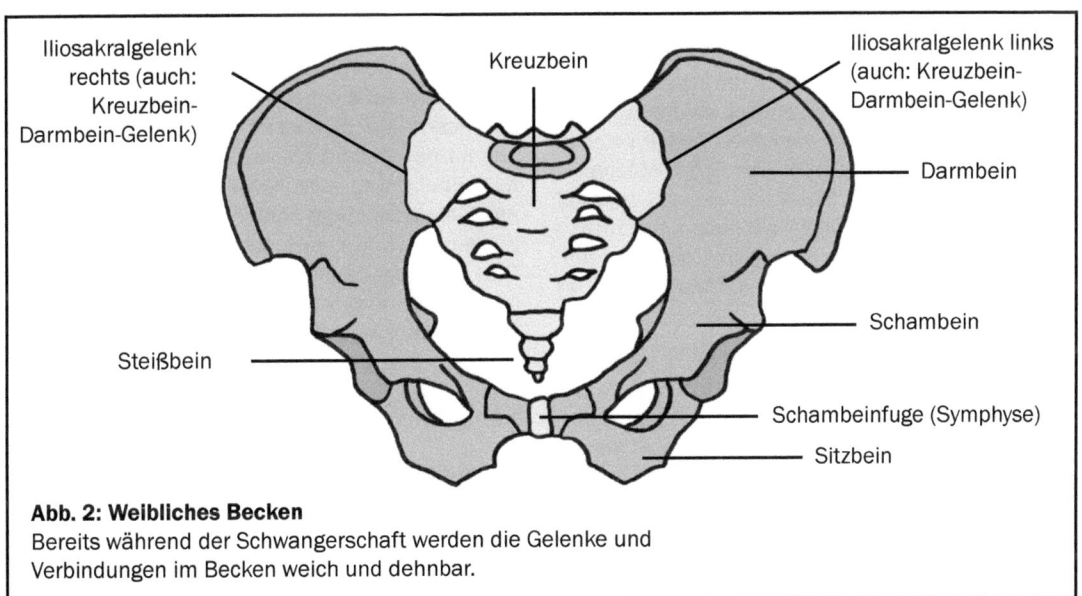

Abb. 2: Weibliches Becken
Bereits während der Schwangerschaft werden die Gelenke und Verbindungen im Becken weich und dehnbar.

Schwangerschaftsstreifen

Schwangerschaftsstreifen kann man vorbeugen, wenn man nur fleißig den wachsenden Bauch eincremt und Zupfmassage macht. Klingt vertraut? Scheint aber alles andere als wahr zu sein. Alles Cremen und Zupfen scheint das Entstehen der unliebsamen Streifen jedenfalls nicht nachweislich zu beeinflussen. (Young 2012)

Interessanterweise bekommt nicht jede Frau Streifen. Haben also manche Frauen einfach besseres Bindegewebe als andere?

Die Entstehung von Schwangerschaftsstreifen wird durch folgende Umstände begünstigt: Übergewicht, größere Gewichtszunahme in der Schwangerschaft, Alkoholkonsum und Neugeborene mit hohem Geburtsgewicht. (Osman 2007, J-Orh 2008)

Interessanterweise entstehen solche Streifen auch bei Menschen, die Cortison als Medikament einnehmen oder eine Erkrankung haben, wo der Körper selbst zu viel Cortisol (körpereigenes Cortisol) bildet. Auch bei einer Zuckerkrankheit und in der Pubertät entstehen häufig Dehnungsstreifen.

Die Hauptursache scheint in allen Fällen oxidativer Stress zu sein, der mit erhöhtem Cortisol-Spiegel und einem vermehrten Zinkverbrauch durch die erhöhte Belastung des Körpers einhergeht. (Huber 1978)

In jeder normalen Schwangerschaft bildet der Körper vermehrt Cortisol. Dadurch steigt die Insulinresistenz und es muss mehr Insulin gebildet werden, um den durch die Nahrung aufgenommenen Zucker rasch in die Zellen zu transportieren. Der Grund-Mechanismus ist ähnlich wie bei Menschen, die aus anderen Gründen erhöhte Cortisol-Spiegel haben. Bei zuckerarmer, ausgewogener Ernährung und einem gesunden Lebensstil kann der weibliche Körper mit dieser Veränderung gut umgehen.

Läuft die Insulinproduktion durch eine zuckerreiche Ernährung aber schon länger auf Hochtouren und ist der Cortisolspiegel schon aus diesem Grund verschoben, führen die schwangerschaftsbedingten, hormonellen Veränderungen dazu, dass die Insulinproduktion irgendwann nicht mehr mitkommt und infolgedessen der Blutzuckerspiegel steigt. Eine messbar gestörte Glukosetoleranz oder ein manifester Schwangerschaftsdiabetes sind die Folge.

In jeder Schwangerschaft ist der Cortisol-Spiegel also höher als normal. Nur unter ungünstigen Umständen wird so viel Cortisol gebildet, dass das System aus dem Gleichgewicht gerät. Läuft der Stoffwechsel im Stressmodus, wird auch mehr Zink verbraucht. Die Zinkspeicher des Menschen sind gering und ein Mangel macht sich schnell unter anderem in unschönen Streifen bemerkbar. (Watts 1988, Nriagu 2007, Stamm 2009)

Ob aber nun vorwiegend der durch eine gestresste Stoffwechsellage entstandene Zinkmangel oder der erhöhte Cortisol-Spiegel oder beides Schwangerschaftsstreifen verursachen, ist nicht endgültig erforscht. Möglicherweise spielen auch weitere stoffwechselbedingte Faktoren eine Rolle.

Verstopfung

Alles, was dich so richtig tiefenentspannt, bringt auch deinen Darm in Bewegung. Indem du herausfindest, was dich so wunderbar entspannt, dass du groß auf die Toilette gehen kannst, erfährst du auch, unter welchen Bedingungen du gut gebären kannst.

Ob nun ein Spaziergang im Wald, ein Blick ins Bücherregal, eine Runde selbstvergessenes Tanzen in der Küche oder Bewegung in anderer Form ... was geht, damit es geht, kann auch im großen Moment hilfreich sein.

Man sollte natürlich ebenso darauf achten, genug zu trinken und auf stopfende Eisentabletten zu verzichten. Positiv auf die Darmtätigkeit wirken sich Sauerkraut und andere milchsäurehaltige Lebensmittel aus. Häufig wird eine ballaststoffreiche Ernährung empfohlen, allerdings kann ein Zuviel davon mit Blähungen und Unwohlsein auch nach hinten losgehen. Deshalb lieber einfach nur Kuchen und Süßigkeiten meiden und insgesamt auf eine ausgewogene, gesunde Ernährung achten.

Muskelkrämpfe

Nächtliche Wadenkrämpfe, aber auch Krämpfe in der übrigen Muskulatur, sollte man als Aufforderung des Körpers ernst nehmen, seinen Mineralstoffhaushalt aufzufüllen. Ein wichtiger Mineralstoff ist hier Magnesium.

Als ich in einer Schwangerschaft abends im Bett immer wieder Wadenkrämpfe bekam, reichte eine Magnesium-Tablette, um das Problem augenblicklich verschwinden zu lassen.

Generell sind Lebensmittel auch hier den Tabletten vorzuziehen. Letztere können, wenn man damit zu viel Magnesium zuführt, durch ihre muskelentspannende Wirkung den Blutdruck (zu tief) sinken lassen und zum Ende der Schwangerschaft die Gebärmutter daran hindern, ordentliche Wehen zu produzieren.

Für weitere Informationen zu passenden Lebensmitteln schaue ins Ernährungskapitel ab Seite 29. Nicht immer wirkt Magnesium, dann sollte man auch die Versorgung mit anderen Mineralstoffen unter die Lupe nehmen.

Karies

Die Ursachen von Karies liegen neben einem hohen Zuckerkonsum in einem Mangel an fettlöslichen Vitaminen und einem gesteigerten Bedarf an Kalzium und fettlöslichen Vitaminen in der Schwangerschaft und Stillzeit.

Täglich 1 bis 2 Teelöffel fermentierter Lebertran helfen den Zähnen durch den hohen Gehalt an fettlöslichen Vitaminen, sich zu remineralisieren und die Karies zum Stillstand zu bringen. Mehr zu diesem Thema im Buch „Karies heilen". (Nagel 2012)

Die Schwangerschaft in Eigenregie

Wer sich aus dem offiziellen Vorsorgesystem für Schwangere heraushält, ist frei, seine eigene Vorsorge zu kreieren. Du kannst auch ohne Messgeräte und Technik mehr über dich und dein Baby herausfinden, als du vielleicht denkst.

Wenn du Untersuchungen aus der regulären Vorsorge, wie unter „Was steht im Mutterpass?" (S. 43) aufgelistet, wahrnehmen möchtest, dann kann sie ein Arzt oder (in den meisten Fällen) auch eine Hebamme für dich durchführen.

Hast du bereits ein Kind geboren und sämtliche Werte wurden schon einmal erhoben oder scheint dir keine der erwähnten Untersuchungen sinnvoll, dann besteht natürlich auch die Möglichkeit, darauf zu verzichten. Dein Baby wächst auch so, und viele Fragen kannst du dir mit ausreichend Hintergrundwissen und Fingerspitzengefühl auch selbst beantworten.

Wie liegt das Baby?

Als sinnvolle Vorbereitung auf die Geburt empfinde ich nach wie vor die Feststellung der Kindslage.

Liegt das Kind bereits in einer guten, längsgerichteten Position, kann man davon ausgehen, dass die Geburt schnell und unproblematisch verlaufen wird. Liegt das Kind nicht optimal, kann man rechtzeitig versuchen, ihm zu einer geburtsfreundlicheren Lage zu verhelfen.

Festzustellen, wie das Baby liegt, ist in den letzten beiden Schwangerschaftsmonaten normalerweise nicht schwer, und je näher der Geburtstag rückt, um so größer und kräftiger wird das Baby und umso deutlicher spürt man seine Fußtritte und sonstigen Körperbewegungen.

Will man herausfinden, wie das Baby liegt, kann man seinen Bauch abtasten, und zwar so ähnlich, wie eine Hebamme das auch tun würde. Dazu legt man sich auf den Rücken, winkelt die Beine an, entspannt die Bauchdecke und tastet mit beiden Händen den Bauch ab – von rechts außen nach innen, von links außen nach innen und von der oberen Gebärmutterkante nach unten.

Schon früher in der Schwangerschaft kann man außerdem anhand des sogenannten Fundusstandes – also wie hoch die Gebärmutteroberkante im Bauch steht – das Fortschreiten der Schwangerschaft und das Wachstum des Babys beobachten (siehe die Abbildung auf Seite 50).

Um die 36. Schwangerschaftswoche steht der Fundus am höchsten, nämlich direkt unter den Rippen. Wenige Wochen vor der Geburt senkt er sich dann wieder etwas, und zwar deshalb, weil sich das Baby mit dem Kopf ins Becken senkt und die Gebärmutter in Richtung Geburtskanal „kippt". Bei Erstgebärenden geschieht das Einstellen des Kopfes übrigens in der Regel früher als bei Mehrgebärenden.

Wer schon Kinder geboren hat, bei dem ist es nicht ungewöhnlich, dass das Baby erst kurz vor oder während der Geburt Kontakt mit dem Becken aufnimmt.

Wenn das Baby strampelt oder man fest auf die Gebärmutter drückt, passiert es zum Ende der Schwangerschaft hin immer leichter, dass man dabei eine Übungswehe auslöst und der ganze Bauch hart wird. Dann ist natürlich nichts zu tasten außer der geballten Muskelkraft der Gebärmutter.

Aber wenn der Bauch wieder weich ist, fühlt man auf einer Seite, rechts oder links, etwas Langes, Hartes. Das ist der **Rücken** des Babys. Auf der anderen Seite fühlt es sich weich an.

Liegt das Baby, wie in den meisten Fällen, mit dem **Kopf nach unten**, tastet man ihn über dem Schambein. Hat sich der Kopf bereits ins Becken gesenkt, kann man ihn auch innerlich über die Scheide tasten. Das geht am besten in einer leichten Hockstellung, zum Beispiel nach dem Toilettengang, mit Zeige- und Ringfinger.

Die **Füße** des Babys machen sich oben auf der gegenüberliegenden Seite des kindlichen Rückens durch kräftige Tritte bemerkbar. Babys Po tastet sich in Verlängerung des kindlichen Rückens als feste, runde Kuppel.

Babys **Hände** spürt man immer mal wie das Flattern von Schmetterlingsflügeln unten rechts oder links kurz über dem Schambein. Später, wenn die Fingernägel gewachsen sind, machen sich die kindlichen Hände aber auch einmal durch unangenehmes Kratzen der Fingernägel bemerkbar.

Die **Schädellage** (das heißt: Babys Kopf liegt nach unten) mit dem kindlichen Rücken auf der rechten oder linken Seite und dem Hinterkopf vorn unten im Bauch ist die häufigste Position, die ein Baby bis zur Geburt einnimmt.

Man nennt diese Position auch die **vordere Hinterhauptslage** – weil das Baby mit seinem Rücken nach vorn tendiert und sein Hinterkopf unten im vorderen Beckenbereich liegt. Das ist eine gute Startposition, und so werden auch die meisten Babys geboren.

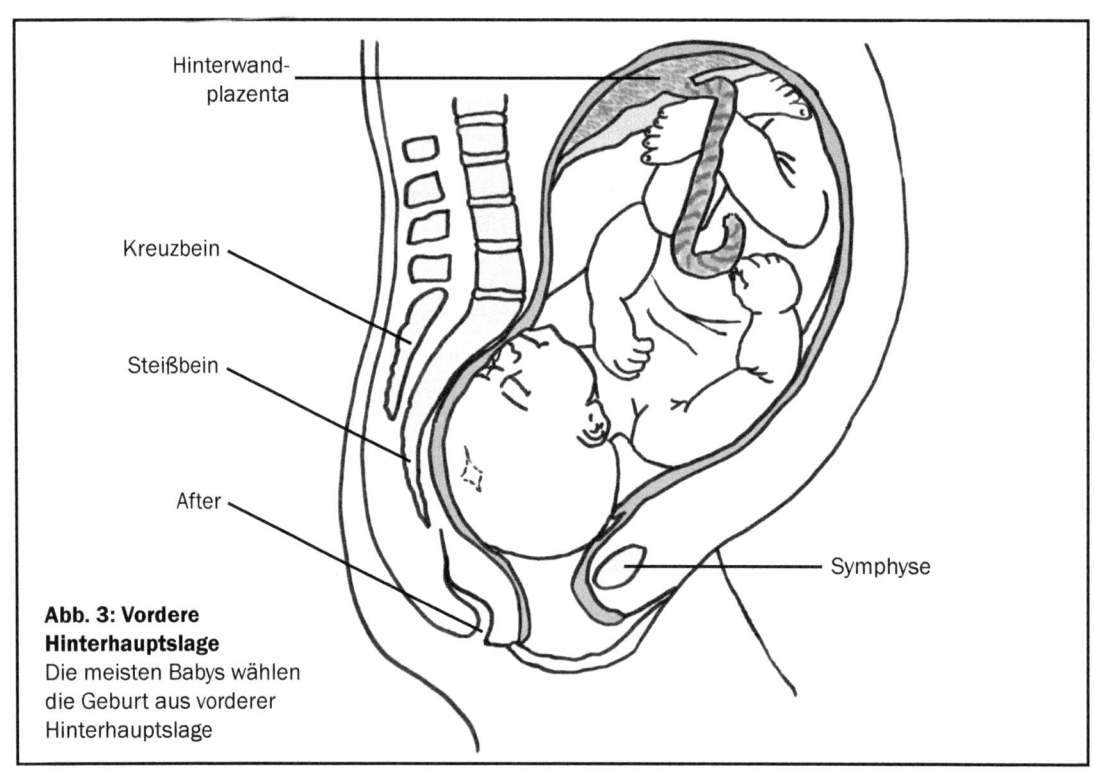

Abb. 3: Vordere Hinterhauptslage
Die meisten Babys wählen die Geburt aus vorderer Hinterhauptslage

Bei einer weiteren Variante der vorderen Hinterhauptslage liegt das Baby mittig mit dem Rücken nach vorn. Begibt sich die Mutter auf alle Viere, liegt es wie in einer Hängematte in ihrem Bauch. Dann spürt man kaum Tritte, da das Baby ja nach innen zur Wirbelsäule hin tritt. Häufig liegen Babys von Müttern, die bereits mehrere Kinder geboren haben, so, da in ihrer Gebärmutter mehr Platz ist. Ein solches Kind wird ebenfalls leicht geboren.

Ungünstiger ist die Startposition aus der **hinteren Hinterhauptslage**. Dabei liegt das Baby mit dem Hinterkopf hinten im Becken, sein Rücken liegt an deiner Wirbelsäule. Bauch und Beinen sind nach vorn gewandt und Babys Tritte spürst du vorwiegend vorn in der Mitte. Ein Kind, das so liegt, wird mit seinem Gesicht nach vorn gewandt geboren, wenn es sich nicht noch während der Geburt dreht. Es wird, nachdem der Kopf geboren ist, zwischen deinen Beinen in die gleiche Richtung schauen wie du.

Man bezeichnet ein Kind, das so geboren wird, auch als **Sternengucker**. Der Begriff stammt vermutlich aus neuerer Zeit, in der Frauen generell im Liegen oder Halbsitzen entbinden. Ist der Kopf geboren, schaut das Baby sozusagen zu den Sternen hinauf.

Bei einer solchen Sternenguckergeburt, also der Geburt aus hinterer Hinterhauptslage, kann das Kind den Kopf nicht weit genug beugen, um mit dem kleinstmöglichen Durchmesser ins Becken einzutreten. Das bedeutet häufig eine längere, anstrengendere Geburt mit charakteristischen Rückenschmerzen und hat schon etlichen Frauen den Traum von der Hausgeburt platzen lassen. Deshalb ist es sinnvoll, hier durch bestimmte Übungen dem Kind zu einer günstigeren Startposition zu verhelfen.

Man nimmt an, dass die Zunahme an Sternenguckern dadurch zustande kommt, das wir häufiger bequem zurückgelehnt beispielsweise vor dem Fernseher oder krumm vor dem Computer sitzen und seltener in die Hocke oder auf alle Viere gehen, um zum Beispiel den Fußboden zu schrubben. Auch der heutzutage im Krankenhaus beliebten Gebärposition im Halbsitzen gibt man eine Mitschuld an der Zunahme von Sternenguckergeburten.

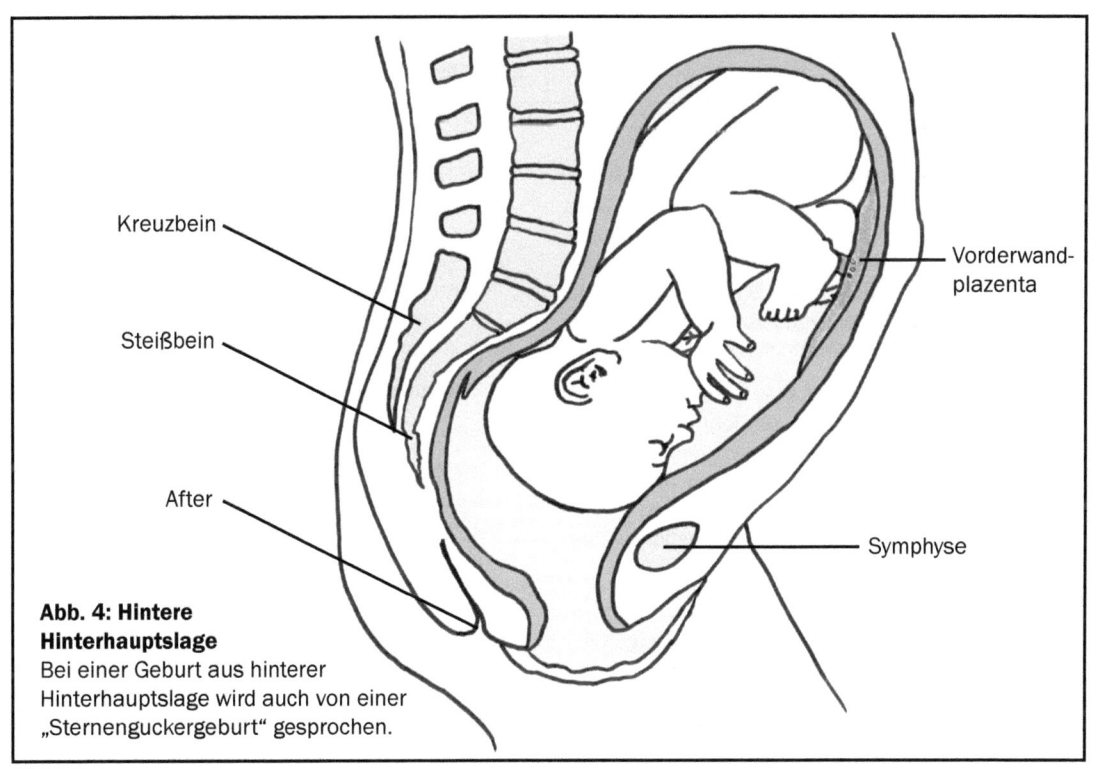

Abb. 4: Hintere Hinterhauptslage
Bei einer Geburt aus hinterer Hinterhauptslage wird auch von einer „Sternenguckergeburt" gesprochen.

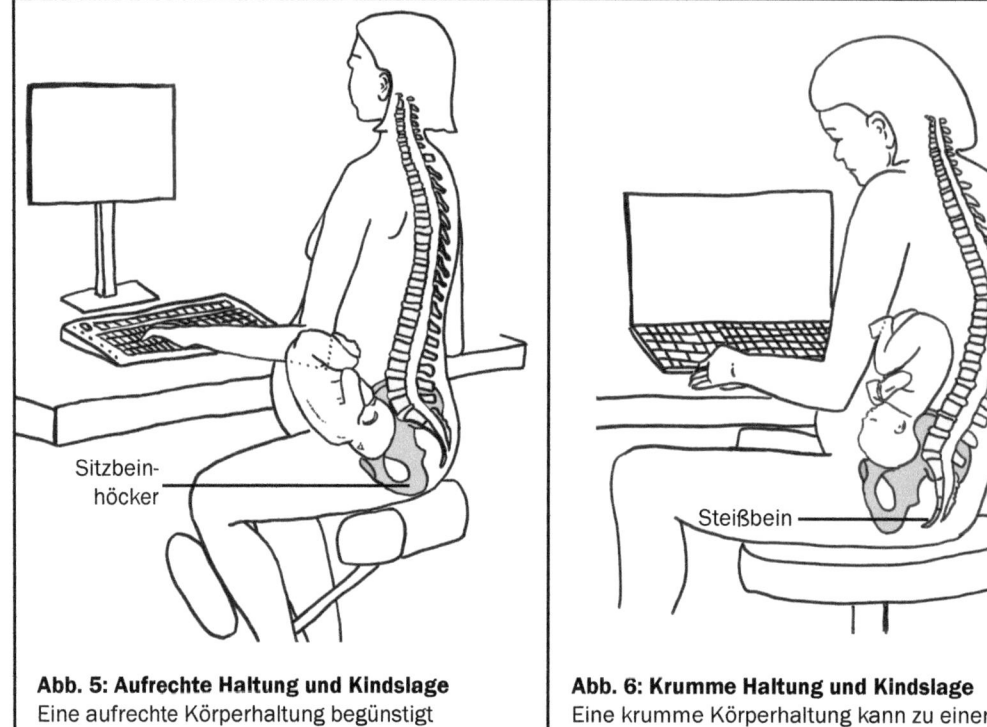

Abb. 5: Aufrechte Haltung und Kindslage
Eine aufrechte Körperhaltung begünstigt eine geburtsoptimale Kindslage.

Abb. 6: Krumme Haltung und Kindslage
Eine krumme Körperhaltung kann zu einer geburtserschwerenden Kindslage führen.

Eine nachlässige Körperhaltung (siehe Abb. 6) ist dadurch gekennzeichnet, dass das Becken beim Sitzen nach hinten kippt und du auf deinem Steißbein sitzt, anstatt das Hauptgewicht auf die beiden Sitzbeinhöcker zu verlagern. Wie aus der Abbildung hervorgeht, wird das Steißbein bei krummer Sitzhaltung nach innen gedrückt. Um die Beckenkippung auszugleichen, muss die Wirbelsäule einen Buckel machen.

Nimmt man häufig eine solche Körperhaltung ein (nicht nur vor dem PC, sondern auch auf dem Sofa), legt sich das Baby gern mit seinem Rücken in die Kurve, die der mütterliche Rücken beschreibt. Dreht es sich nicht noch in eine vordere Lage, wird es als Sternengucker geboren. Dies erschwert die Geburt, wie bereits erwähnt.

Um das Baby zu einer günstigeren Lage zu ermuntern, kann man in der Schwangerschaft Folgendes tun (El Harta 1995, Sutton 2010):

- Täglich in den Vierfüßlerstand gehen, vor allem, wenn sich das Baby gerade bewegt
- Dreimal täglich 20 Minuten auf den Knien liegen mit hochgestrecktem Po und niedrigem Oberkörper (Knee-Chest-Position, Abb. 8b)
- Auf eine aufrechte Körperhaltung achten
- Knien oder aufrecht sitzen; hinter dem Schreibtisch beispielsweise durch einen Kniehocker oder ein Keilsitzkissen unterstützt
- Schwimmen
- Yoga
- Tanzen und andere harmonische und vielfältige Bewegungen ausführen; über die Aktivität der Mutter erlernt das Kind selbst ein günstiges Bewegungsmuster.
- Hocken: Begib dich regelmäßig in die Hocke! Dabei muss es nicht immer die tiefe Hocke sein; ein unterstütztes Hocken (aber bitte keinen Buckel dabei machen) mit einem niedrigen Hocker unter dem Po tut es auch. Mehr zum Thema Beckenbodentraining und Hocken auf S. 132.

Beckenendlage

Bei einem Baby, das mit dem Po nach unten liegt, tastest du den Kopf direkt unter deinen Rippen. Er ist härter als der Babypo und eine Mutter meinte einmal, sie erkenne, dass es der Kopf sei, weil sie ihn durch die Bauchdecke hindurch zum Nicken bringen kann. Mit dem kindlichen Po ist das definitiv nicht möglich.

Liegt der Po unten, strampelt dir das Baby unter Umständen auch mit den Füßen auf der Blase herum.

Mehr zum Thema Geburt aus Beckenendlage findest du auf S. 106.

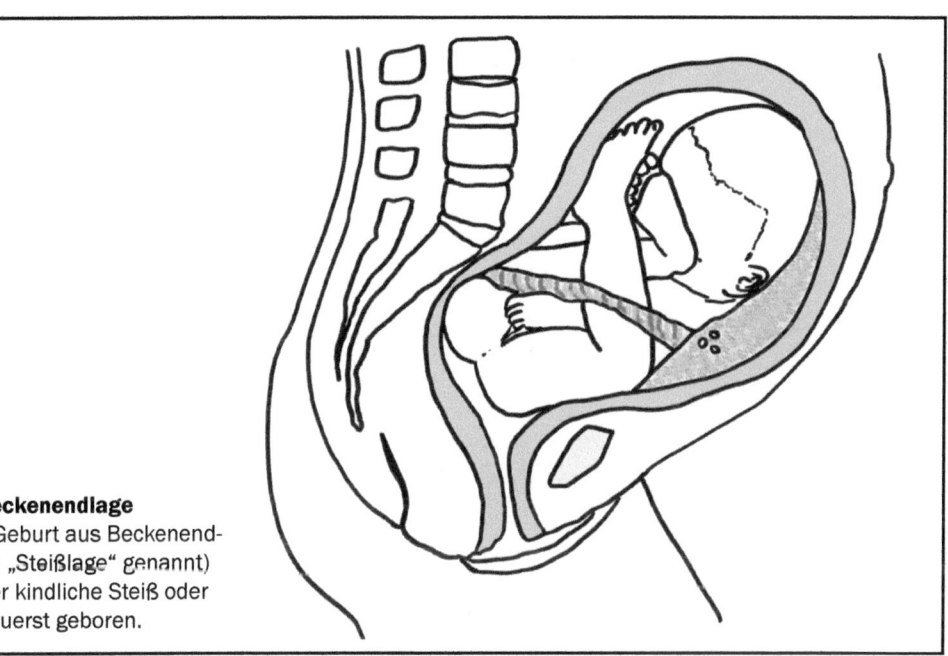

Abb. 7: Beckenendlage
Bei einer Geburt aus Beckenendlage (auch „Steißlage" genannt) werden der kindliche Steiß oder die Füße zuerst geboren.

Folgende Übungen können ein Baby ermutigen, sich aus Beckenendlage in Schädellage zu drehen. (Tully 2012) Abbildungen siehe nächste Seite.

Bei allen Übungen bitte auf das eigene Wohlsein achten. Wenn es dir bei einer Übung schlecht wird bzw. es dir dabei nicht gut geht, dann geht es deinem Baby dabei wahrscheinlich auch nicht gut und ihr solltet euch lieber für etwas anderes entscheiden.

- auf dem Sofa knien und Hände davor auf den Boden setzen, für 30 Sekunden, zwei- bis dreimal täglich (Forward-leaning Inversion, Abb. 8a)
- immer wieder einmal in der Vierfüßlerstand gehen, wenn sich das Baby gerade bewegt
- auf dem Boden liegend die Beine auf das Sofa hochlegen, ein Keilkissen unter das Becken legen oder das Becken auf andere Weise höher lagern; ein- bis zweimal täglich für 10–15 Minuten. (Indische Brücke, Abb. 8c)
- Kopf- oder Schulterstand (Abb. 8d)
- ein Brett (z.B. Bügelbrett) an das Sofa lehnen und das Wegrutschen mit Kissen o.Ä. verhindern; in Rückenlage mit dem Kopf auf der tiefen Seite liegen, 20 Minuten, dreimal täglich. (Breech tilt, Abb. 8e)
- auf die Seite nahe an die Sofakante legen (lass dich stützen, damit du nicht herunterfällst) und das obere Bein nach vorn herunterhängen lassen, ohne den übrigen Körper dabei zu verdrehen; diese Übung, im Englischen „Side-lying-Release" (Abb. 8f) genannt, soll Beckenbodenverspannungen lösen und dem Baby so die Einstellung ins Becken erleichtern

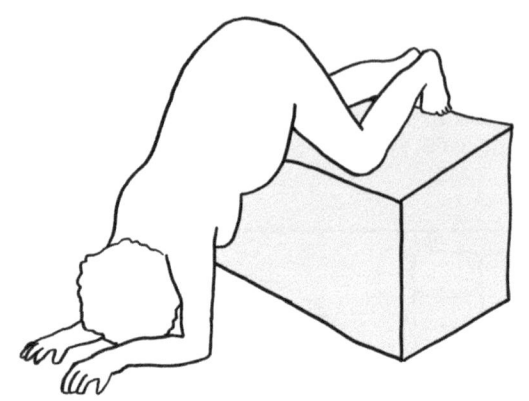

Abb. 8a: Forward-leaning Inversion   **Abb. 8b: Knee-Chest-Position**

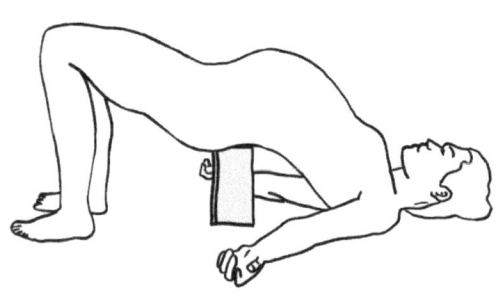
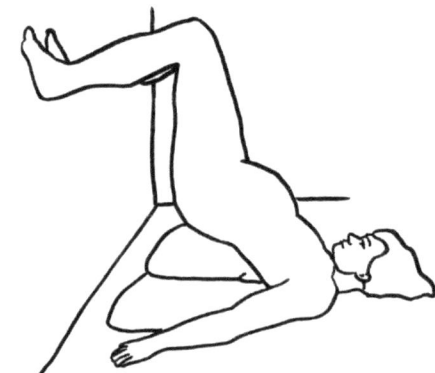

Abb. 8c: Indische Brücke   **Abb. 8d: Schulterstand**

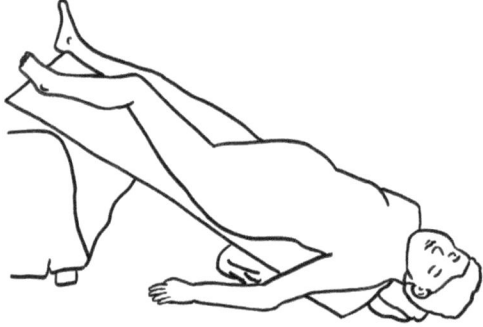
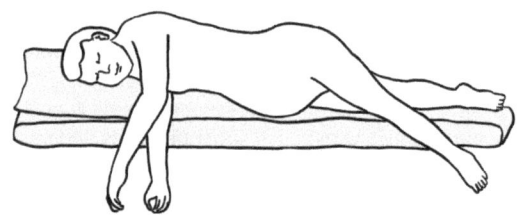

Abb. 8e: Breech Tilt   **Abb. 8f: Side-lying-Release**

Abb. 8a–8f: Übungen zur Lageoptimierung
Verschiedene Übungen, die helfen können, ein Kind vor oder während der Geburt in eine bessere Lage zu bringen.

Querlage und Schräglage

Selten liegen Babys in den Wochen vor der Geburt in **Schräg- oder Querlage.**

Eine **Querlage** ist schwer zu übersehen. Im Gegensatz zu einer Steißlage ist diese Lage geburtsunmöglich. Das Kind liegt quer zu deiner Wirbelsäule, auf einer Seite deines Bauches (rechts oder links) fühlst du den Po und auf der gegenüberliegenden Seite den Kopf. Der Rücken (das Lange, Feste) liegt quer und die Form deines Bauches breitet sich entsprechend zu den Seiten aus.

Eine **Schräglage** ist nicht ganz so leicht zu erkennen. Dabei tastet sich der kindliche Kopf nicht mittig, sondern mehr zu einer Seite gerichtet im Becken.

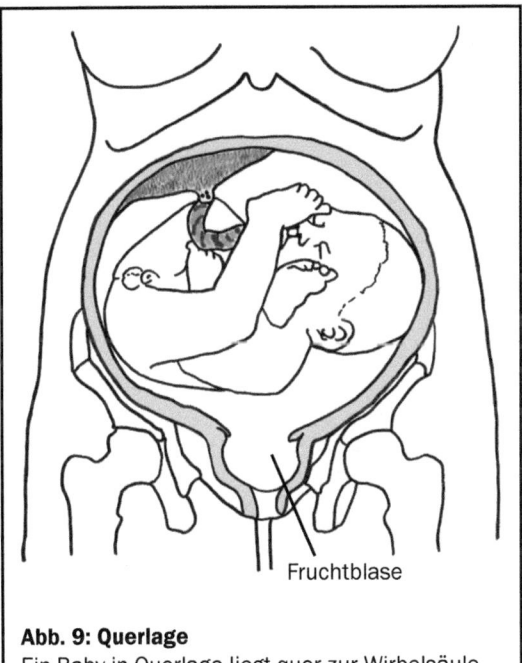

Fruchtblase

Abb. 9: Querlage
Ein Baby in Querlage liegt quer zur Wirbelsäule.

Quer- und Schräglangen können bei sehr viel Fruchtwasser, Myomen (gutartigen Gewächsen in der Gebärmutter), bei einer falsch eingenisteten Plazenta (Placenta praevia) oder auch bei einer Mutter, die schon mehrere Kinder geboren und einfach viel Platz in sich hat, der Fall sein. Es kann auch sein, dass der sogenannte Stellreflex beim Ungeborenen (die natürliche Bestrebung des Babys, sich mit dem Kopf nach unten zu positionieren) noch nicht ausgereift ist.

Die allermeisten Babys drehen sich vor der Geburt oder auch noch durch die Wehen unter der Geburt in Längslage, wenn man sie lässt. Die gleichen Übungen, die bei Beckenendlage aufgelistet sind, können auch bei einer Quer- oder Schräglage angewandt werden.

In allen Fällen, in denen sich ein Baby nicht optimal ins Becken einstellt, kann die Behandlung durch einen Osteopathen, Chiropraktiker oder einen anderen manuellen Therapeuten helfen. Wird ein verspanntes Becken durch Manualtherapie ins Lot gebracht, kann das Baby leichter Kontakt zum Becken aufnehmen, wie es für eine gute Startposition notwendig ist.

Liegt das Baby in einer geburtsungünstigen Lage, kann es auch helfen, mal mit dem Kind darüber zu reden. Auch wenn es dich nicht wortwörtlich verstehen mag, nimmt es dich doch auf seine Weise wahr und so ein Gespräch hat schon des Öfteren zu einer prompten Reaktion und Drehung geführt. Dabei kann es hilfreich sein, wenn du dir möglichst genau vorstellst, wie und wohin sich das Kind bewegen soll und du es mit deinen Händen dabei unterstützt. Manche Kinder brauchen offenbar schon früh eine klare Führung.

Weitere Orientierungshilfen zur Bestimmung der Kindslage

Hat man ein **Fetoskop** – ein Gerät, ähnlich einem Stethoskop, zum Hören der kindlichen Herztöne – kann man auch selbst den Ort der Herztöne als Orientierungshilfe zur Lagebestimmung des Kindes heranziehen. Oder man bittet jemand anderen, mit einem **Pinard-Hörrohr** die Herztöne ausfindig zu machen.

Ein **Stethoskop** ist aus eigener Erfahrung nicht gut geeignet, die Frequenz kindlicher Herztöne einzufangen. Ich habe bei mir damit mit seltenen Ausnahmen nicht mehr als die Pulswellen der Gebärmutterarterien und das Rauschen der Plazenta gehört, so sehr ich mich auch angestrengt habe. Auf jeden Fall darf man die Schläuche des Stethoskops nicht berühren und sollte einen Trichter, nicht die Membran benutzen.

Als weitere Orientierungshilfe empfand ich immer den Ort des **Schluckaufs**. Denn dort, wo der Schluckauf herkommt, liegt definitiv das Zwerchfell. Bis zum Ende der Schwangerschaft gibt es wohl nichts, was man, abgesehen von den Kindsbewegungen, so deutlich wahrnimmt, wie den immer wiederkehrenden, oft heftigen Baby-Schluckauf. Dieser Schluckauf trainiert den großen Zwerchfellmuskel, den das Baby nach der Geburt einsetzt, um seine Lungen zu bewegen und zu atmen.

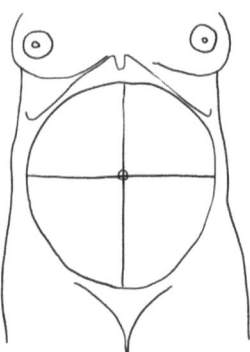 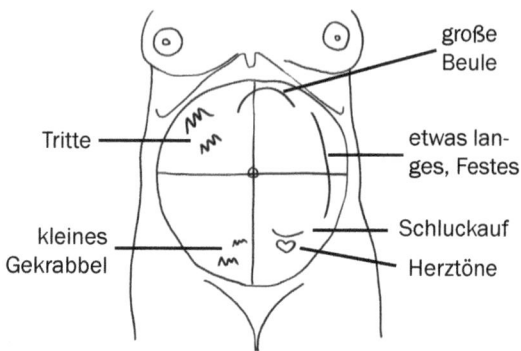

Abb. 10a: Bewegungskarte
Erstelle eine Bewegungskarte: Zeichne deinen Bauch als Kreis auf ein Papier. Dein Nabel ist die Mitte. Unterteile diesen Kreis wie in der Zeichnung in vier Teile.

Abb. 10b: Einzeichnen der Bewegungen
Zeichne ein, wo du welche Bewegungen spürst, wo du was tastest und wo die Herztöne am stärksten zu hören sind. Die Herztöne sind übrigens dort am deutlichsten zu hören, wo beim Baby der Rücken oben in den Nacken übergeht.

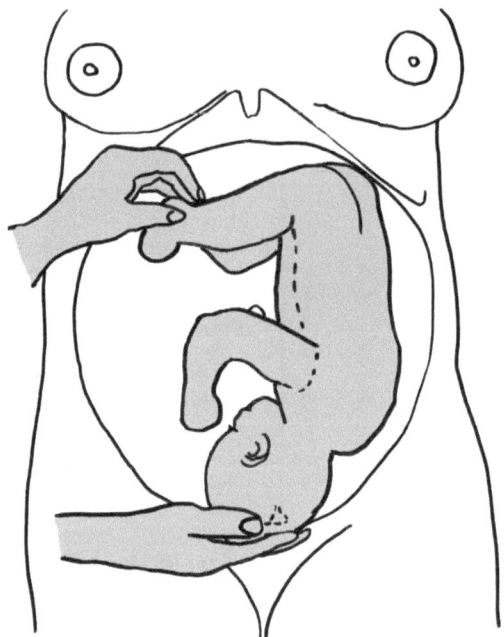

Abb. 10c: Hilfsmittel Puppe
Mithilfe einer beweglichen Puppe kannst du nun anhand der von dir gezeichneten Karte nachempfinden, wie dein Baby liegt. Am häufigsten liegen Babys mit dem Rücken links in der Gebärmutter. Deshalb zeigen die Zeichnungen hier jeweils die Variante mit dem Baby auf der linken Seite. Alle aufgezeichneten Lagen können aber natürlich genauso gut auf der rechten Seite vorkommen.

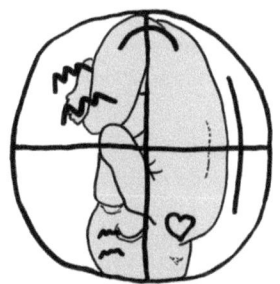 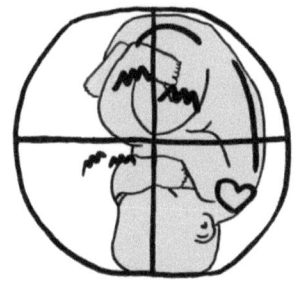 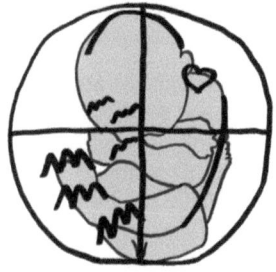

Abb. 10d: Bewegungskarte bei vorderer Hinterhauptslage

Abb. 10e: Bewegungskarte bei hinterer Hinterhauptslage

Abb. 10f: Bewegungskarte bei Beckenendlage

Abb. 10a–10f: Anleitung zur Bestimmung der Kindslage
Mit einfachen Hilfsmitteln kannst du die Kindslage selbst bestimmen.

Wo liegt die Plazenta?

Bei der Frage nach dem Sitz der Plazenta will man in der Regel bestätigt bekommen, dass es sich nicht um eine **Placenta praevia** handelt.

In einem solchen Fall liegt die Plazenta teilweise oder ganz vor dem inneren Muttermund – eine eher seltene, aber unter Umständen bei der Geburt lebensgefährliche Situation für das Baby und die Mutter. Öffnet sich der Muttermund, wird dabei ein Teil der anhaftenden Plazentazotten abgeschert, eine größere Blutung tritt auf und kann die Versorgung des Kindes in Gefahr bringen.

Eine Plazenta, die zum Ende der Schwangerschaft den Muttermund vollständig blockiert, ist leider eine eindeutige Kaiserschnittindikation. Sie wird sich in der Schwangerschaft spätestens mit den ersten Eröffnungswehen durch stärkere Blutungen bemerkbar machen, meist aber schon viel früher.

Ich habe zwar auch Berichte von Landhebammen aus früheren Jahrzehnten gelesen, denen es gelang, Plazenta und Baby sehr schnell zu gebären und dabei das Baby zu retten, aber darauf ankommen lassen würde ich es bei den heutigen medizinischen Möglichkeiten nicht. Ein solcher Fall ist, wie bereits erwähnt, allerdings äußerst selten.

Häufiger sind teilweise in den Muttermundbereich hereinragende Plazentaränder. Ein Frauenarzt stellt einen solchen Sitz der Plazenta meist im ersten oder zweiten Drittel der Schwangerschaft fest. Wiederkehrende Blutungen im zweiten Schwangerschaftsdrittel sind ein typisches Symptom.

Durch das Wachstum der unteren Gebärmutter (dem sogenannten „Isthmus", der sich im Grunde als eingebaute Sicherung für solche Fälle von etwa fünf Millimetern auf vier Zentimeter dehnt) „wandert" die Plazenta aber bis zum Ende der Schwangerschaft in den allermeisten Fällen nach oben und weiter weg vom Muttermund.

Weiterhin ist es bei vorangegangenem Kaiserschnitt sinnvoll, auszuschließen, dass die Plazenta über der Narbe liegt, wo sie im Narbenbereich einwachsen und bei der Geburt zu Lösungsstörungen führen kann. Das kann allerdings nur bei einer Vorderwandplazenta passieren, wobei man die Lage der Plazenta am genauesten per Ultraschall bestimmen lassen kann. Es ist aber auch möglich, die Lage der Plazenta an ihren typischen Strömungsgeräuschen mit einem Stethoskop ausfindig zu machen (solange sie sich an der Gebärmuttervorderwand befindet).

Hier kann eventuell auch eine erfahrene Hebamme weiterhelfen, die sie an der etwas teigigeren Konsistenz ertasten kann.

Auch die Kindsbewegungen können einen Anhalt auf die Lage der Plazenta geben, weil die meisten Babys ihr zugewandt liegen. Das ist logisch, da das Kind über die Nabelschnur am Bauch mit dem Zentrum der Plazenta verbunden ist. Deshalb liegen Babys bei einer tiefsitzenden Plazenta oder einer Placenta praevia auch häufiger in Schräg- oder Querlage.

Hier ein paar typische Merkmale für die verschiedenen Positionen der Plazenta:

- Die Plazenta befindet sich an der zur Bauchdecke gewandten Seite der Gebärmutter, auch Vorderwandplazenta genannt: Die Tritte des Kindes werden in einem bestimmten Bereich des Bauches kaum oder nur gedämpft empfunden. Mit einem Stethoskop oder Pinard-Hörrohr hört man über dem Bereich, wo die Plazenta liegt, das Blut in der Plazenta rauschen. (Es muss rauschen, nicht pulsieren! Wo es pulsiert, hört man entweder die rechte oder linke Arterie, die die Gebärmutter versorgt.) Die Herztöne des Kindes sind dann meist sehr weit seitlich zu hören.
- Die Plazenta befindet sich am oder vor dem Muttermund (Placenta preavia marginalis oder Placenta preavia totalis): Es kommt zu wiederkehrenden Blutungen in der Schwangerschaft oder einer stärkeren Blutung spätestens zu Beginn der Eröffnungswehen.
- Aus oben Genanntem lässt sich schlussfolgern, dass es sich wahrscheinlich um irgendeine Form von Hinterwandplazenta handelt, wenn sich auf der zur Bauchdecke gewandten Seite nichts finden lässt, die Tritte überall deutlich spürbar sind und keine Blutungen auftreten. Eine Hinderwandplazenta schließt die mögliche Verwachsung mit einer Sectionarbe aus, da bei einem Kaiserschnitt die Gebärmutter an ihrer Vorderseite eröffnet wird.

Geht es dem Baby gut?

Ist die ungewisse Anfangszeit überstanden, spürt die Mutter ab einem gewissen Zeitpunkt endlich das erste, zarte, langersehnte Flattern im Bauch. Ein Gefühl, das von Tag zu Tag deutlicher wird und mit dem das Baby signalisiert: „Hallo Mama! Hier bin ich. Ich lebe und wachse!"

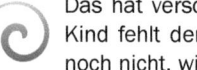 Bis zur Geburt und auch während dieser sind die Kindsbewegungen der zuverlässigste Indikator für das Wohlbefinden des Kindes. Sie sind sogar aussagekräftiger als das reine Erlauschen der Herztöne, denn ein unterversorgtes, gefährdetes Kind (ob in der Schwangerschaft oder unter der Geburt) kann eine Zeit lang immer noch „normale" Herztöne haben, bewegt sich aber merkbar weniger oder gar nicht mehr.

Je weiter die Schwangerschaft fortschreitet, umso deutlicher wirst du aber auch feststellen, dass es zu bestimmten Zeiten ruhig in deinem Bauch ist. Dann schläft das Baby, gewiegt von deinen Schritten und Bewegungen. Zu anderen Zeiten, meist, wenn du selbst zur Ruhe kommst und abends im Bett liegst, turnt es munter herum und bekommt dabei nicht selten heftigen Schluckauf.

Auch wechseln sich Zeiten, in denen es eher ruhig ist, mit Zeiten ab, in denen du das Gefühl hast, dass dein Bauchbewohner gerade neu tapeziert und sämtliche Möbel neu anordnet. Wie auch später noch wechseln sich bei ihm jetzt schon Phasen schneller Entwicklung mit ruhigen, gemächlichen Phasen ab.

Alleingeburt beim ersten Kind?

Nur wenige Erstgeborene erblicken das Licht der Welt in den vier Wänden ihres Zuhauses. Geplante Alleingeburten sind in diesem Zusammenhang äußerst selten.

Das hat verschiedene Gründe: Beim ersten Kind fehlt der Frau die Erfahrung. Sie weiß noch nicht, wie sich eine Geburt anfühlt und was ihr dabei gut tut. Deshalb hat sie zumeist auch noch nicht den Mut und das Selbstvertrauen, ihrem Gefühl zu folgen und das zu tun, was sie für eine Geburt insgeheim am liebsten möchte. Naheliegenderweise entscheidet sie sich „sicherheitshalber" dafür, denen zu vertrauen, die sich mit Geburt offiziell auskennen (sollten).

Deshalb wendet sie sich in den meisten Fällen an einen Arzt für die Schwangerschaftsvorsorge und an eine Klinik (am besten mit Neugeborenen-ITS) für die Geburt – auch, weil es (fast) alle Frauen so machen. Eine Schwangerschaft macht anpassungsbereit – an ein neues Baby, aber auch an gesellschaftliche Normen.

Mit dem ersten Geburtserlebnis ändert sich dann manches und später geborene Kinder kommen häufiger im Geburtshaus oder zu Hause zur Welt.

Wählt die Frau bereits für ihr erstes Kind eine Hausgeburt, wird sie sich in den meisten Fällen von einer Hebamme begleiten lassen.

Die Geburt des ersten Kindes dauert im Schnitt länger als die Geburt folgender Kinder. Das mag auch damit zusammenhängen, dass eine Erstgebärende geneigt ist, jedes anfängliche Ziehen als Geburtsbeginn zu deuten, während eine Mehrgebärende dieses Ziehen eher so lange wie möglich ignoriert und sich ablenkt. Findet die Geburt als Hausgeburt statt, wird häufiger ins Krankenhaus verlegt als bei späteren Geschwistern. (Brocklehurst 2011)

Das erste Kind muss seinen Weg offenbar noch selbst erarbeiten, während der Weg für die anderen schon gebahnt ist. Gerade bei der ersten Geburt scheinen Geduld und Zuversicht wichtig zu sein – und die sind zu Hause eher gegeben als im Krankenhaus. Optimalerweise hat man eine erfahrene, ruhige Hebamme im Hintergrund, die man dann ruft, wenn man sie braucht – und die auch nur dann ins Krankenhaus verlegt, wenn es wirklich notwendig erscheint. Wer jetzt schon über ein unumstößliches Vertrauen in seine Gebärkraft verfügt, hat es umso besser.

Sind es Zwillinge?

Dies ist eine Frage, die in Gedanken viele Frauen einmal streifen, wenn sie in Eigenregie schwanger sind. Deutliche Hinweise auf eine Schwangerschaft mit Zwillingen sind:

- Zwei Herztöne lassen sich gleichzeitig bzw. an zwei voneinander verschiedenen Stellen hören.
- Der Bauch wächst schneller als bei einer vorangegangenen Einlingsschwangerschaft bzw. der Fundus steht höher, als man es in der entsprechenden Schwangerschaftswoche erwarten würde.
- Die Kindsbewegungen sind an vielen Stellen gleichzeitig zu spüren.
- Zwei große Teile (z.B. Köpfe) lassen sich gleichzeitig ertasten.
- Oft haben die Frauen einen Traum, der ihnen das Bestehen einer Zwillingsschwangerschaft vermittelt.

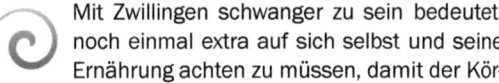

Mit Zwillingen schwanger zu sein bedeutet, noch einmal extra auf sich selbst und seine Ernährung achten zu müssen, damit der Körper der Belastung bis zum Ende ohne Murren standhält. Wie bei Einlingsschwangerschaften gilt auch hier: Je gesünder und robuster die Mutter ist und je besser sie ihre Ernährung und ihr körperliches Training in der Schwangerschaft gestaltet, umso seltener werden Komplikationen auftreten.

Ich kann gut verstehen, wenn eine Frau nicht wissen will, ob sie mit Zwillingen schwanger ist. Zu groß ist oft der Druck von außen, engmaschige Kontrollen durchführen zu lassen und bei der Geburt im Namen der Sicherheit auf Krankenhaus, Ärzte und möglicherweise sogar Kaiserschnitt-OP zu setzen. Die vielleicht schon gebuchte Hausgeburtshebamme springt ab und man steht nicht nur vor dem Problem, seine Wunschgeburt verwehrt zu bekommen, sondern muss sich auch auf ein sehr turbulentes erstes Babyjahr einstellen.

Vor der Ultraschall-Ära gab es bei Geburten immer wieder einmal unerwartet Zwillinge. Was für eine Überraschung war es dann, wenn plötzlich zwei herauskamen! Oder auch – was für ein Schock. Und wie viel Sorgen hatte man sich vorher eben nicht machen müssen. Hier kann ich verstehen, weshalb es auch in der Medizin das „Recht auf Nichtwissen" gibt.

Allerdings: zu wissen, was einen erwartet, erlaubt eine bessere Planung oder ermöglicht auch eine Änderung der Pläne – eine gute Vorübung für das Leben mit kleinen Kindern! Für mich wäre es zum Bespiel wichtig, bei einer Zwillingsgeburt noch eine helfende Hand dabei zu haben, im Idealfall eine Hebamme, die ruhig und erfahren ist. Es kommt nicht selten vor, dass der zweite Zwilling schnell geboren werden muss oder Startschwierigkeiten hat. Da würde ich wohl nicht ganz allein sein wollen.

Zwar geht aus Untersuchungen von klinischen Geburten hervor, dass Zwillingsschwangerschaften statistisch mit einem höheren Komplikationsrisiko verbunden sind, allerdings lassen sich viele Risiken mit einer vernünftigen Ernährung und Lebensführung minimieren.

Deshalb will ich jede Frau ermutigen, entschlossen ihren Weg zu gehen und nach ausführlicher Information das zu tun, was sich für sie in ihrer Situation richtig anfühlt.

Leider werden im Namen der Sicherheit immer weniger Zwillinge auf natürlichem Weg geboren. Deshalb ist es mit Zwillingen im Bauch noch schwerer, sich im klinischen Bereich mit seinen Vorstellungen zur interventionsfreien Geburt durchzusetzen.

Schon aus diesem Grund würde ich für mich, soweit die Schwangerschaft unauffällig verläuft, dem Krankenhaus immer eine ungestörte Geburt zu Hause vorziehen – auch wenn zwei Babys dabei herauskommen.

Leider ist das Wissen über die anders geartete Sicherheit bei einer Geburt im Privaten äußerst dürftig, so dass eine Schwangere, die nicht gerade selbst geburtshilflich erfahrene Ärztin oder Hebamme ist, mit ihrer Entscheidung leicht ins Wanken gerät.

Blutungen

Blutungen können die verschiedensten Ursachen haben. In der Frühschwangerschaft hat eine von fünf Frauen mit Schmierblutungen zu tun.

Schmerzlose, leichte Blutungen sind meist harmlos. Die Ursache kann in einer „Gelbkörperschwäche" liegen. Diese Blutungen verschwinden bis zur 12., spätestens aber in der 16. Schwangerschaftswoche, da dann die Plazenta die gesamte Hormonproduktion übernimmt.

Tritt eine Einnistungsblutung auf, dann geschieht das ein paar Tage vor der erwarteten Regelblutung, wenn die Eizelle sich 4 bis 6 Tage nach der Befruchtung in die Gebärmutterschleimhaut einnistet und dann nach ein paar Tagen sich das wenige Blut den Weg nach außen bahnt. Auch hier ist die Blutung schwach und schmerzlos.

Seltener kann eine Blutung Hinweis auf eine Eileiterschwangerschaft (zwischen der 6. und 12. Schwangerschaftswoche) oder eine beginnende Fehlgeburt sein. Dann ist sie meist mit Krämpfen und/oder Schmerzen verbunden.

Eine Placenta praevia, also wenn die Plazenta teilweise oder vollständig vor dem Muttermund liegt, äußert sich ebenfalls in Blutungen. In der Spätschwangerschaft rühren Blutungen meist von Problemen mit der Plazenta her, beispielsweise auch einer teilweisen Randlösung der Plazenta.

Eine vorzeitige Plazentalösung erfolgt in den meisten Fällen durch plötzliche Druck- oder Volumenänderungen in der Gebärmutter. Sie geht meist mit diffusen Druckschmerzen einher und ist eine seltene, oft durch Trauma (beispielsweise Autounfall) oder Interventionen (beispielsweise äußere Wendung einer Beckenendlage) ausgelöste Komplikation, bei der die Versorgung des Babys akut bedroht sein kann.

Die genaue Ursache einer Blutung kann in nicht allen aber vielen Fällen durch eine Ultraschalluntersuchung geklärt werden.

Im Fall einer kräftigen, frischen Blutung kann die Medizin bis etwa zur 24. Schwangerschaftswoche im Grunde nichts tun, um ein eventuell gefährdetes Ungeborenes zu retten.

Ein durch Unterversorgung beeinträchtigtes Kind verhält sich so ruhig, dass die Mutter kaum oder keine Kindsbewegungen spürt und so nicht weiß, wie es ihrem Kind geht. Meist wird die zu Recht beunruhigte Schwangere zum Arzt oder ins Krankenhaus gehen, um via Ultraschall zu erfahren, ob ihr Kind noch lebt oder um ihr totes Kind zur Welt zu bringen. Ist der Blutverlust nicht dermaßen heftig, dass die Frau davon stark beunruhigt oder gar geschwächt wird, sind ein Arzt oder das Krankenhaus in diesem Fall aber nicht zwingend notwendig.

Tritt eine heftige Blutung später als in der 24. Schwangerschaftswoche auf, findet sich die Ursache meist in einer vorzeitigen (teilweisen) Ablösung eines Randes der (eventuell vorliegenden) Plazenta.

Jenseits der 24. Schwangerschaftswoche steigen die Chancen, dass ein Kind als Frühgeburt mithilfe moderner Medizin gerettet werden und überleben kann. Dann sollte man ein Krankenhaus aufsuchen, das auf die Versorgung frühgeborener Babys spezialisiert ist und einen Beatmungsplatz freihat.

Vor oder mit Geburtsbeginn tritt häufig die sogenannte Zeichnungsblutung auf. Diese ist eine schwache, weniger als regelstarke Blutung, die mit der beginnenden Öffnung des Gebärmutterhalses und der Ablösung des Schleimpfropfes einhergeht.

Sie ist meist harmlos und kündigt einen baldigen Geburtsbeginn an.

Tritt dagegen eine heftige Blutung nahe am Geburtstermin auf (Blut rinnt unaufhörlich wie ein dünner Wasserstrahl heraus), ohne dass die Geburt unmittelbar bevorsteht, handelt es sich um einen (sehr seltenen) Notfall, der sofortige ärztliche Hilfe notwendig macht.

Wenn die Schwangerschaft früh endet

Fehlgeburten passieren und selten lässt sich eine eindeutige Ursache feststellen. Die Frau hat, meist in den ersten Schwangerschaftswochen, eine Blutung, geht dann zum Frauenarzt, und der stellt mithilfe des Ultraschalls fest, ob der Embryo noch lebt oder nicht. Kann auch bei mehrmaliger Untersuchung kein Herzschlag entdeckt werden, rät man Frauen heute sehr häufig zur Ausschabung.

Ich habe während meiner Ausbildung erlebt, dass in der gleichen Sitzung, wo die Fehlgeburt bestätigt wurde, auch die OP-Papiere für die Ausschabung fertig gemacht wurden. Die Frau wurde noch nicht einmal darüber informiert, dass sie auch den natürlichen Verlauf der Fehlgeburt abwarten kann. Hoffentlich ist das nicht mehr überall die Regel.

Eine Ausschabung ist ein operativer Eingriff, bei dem erst mit kleinen und dann größeren Metallstäben der Muttermund aufgedehnt wird, bis man eine Art scharfen Löffel (die Curette, daher wird der Vorgang auch „Curettage" genannt) einführen und die aufgebaute Schleimhaut samt Embryo von der Gebärmutterwand abkratzen kann. Mit einem Sauger werden dann die gelösten Gewebeteile abgesaugt. Das Vorgehen bei einer Abtreibung bis zur 12. Schwangerschaftswoche ist übrigens genau dasselbe.

Der Eingriff ist, obwohl er häufig (und auch von Anfängern) durchgeführt wird, nicht ganz ungefährlich. Die Gebärmutter ist durch die Schwangerschaft weicher als sonst. Es kommt daher im schlimmsten Fall zur Perforation, also dem Durchstoßen der Gebärmutterwand oder dazu, dass zu viel Gewebe abgetragen wird. Dann kann es in einer Folgeschwangerschaft eher einmal passieren, dass die Plazenta in der entstandenen Mulde festwächst und sich nach der Geburt nicht richtig ablöst. Diese Stellen scheinen aber in der Regel nicht so groß zu sein, dass sie die Geburt der Plazenta behindern.

Studien konnten bisher jedenfalls keine Zunahme von Placenta accreta (in der Gebärmutterwand fest gewachsene Plazenta, die sich bei der Geburt nicht von allein löst) feststellen, wobei es in Einzelfällen einen Zusammenhang geben kann. (Gielchinsky 2002, Beuker 2005)

Offenbar reißt eher ein Stück der Plazenta an der verwachsenen Stelle aus, weshalb es nach Ausschabungen häufiger zu stärkeren nachgeburtlichen Blutungen kommt. (Lohmann-Bigelow 2007) Untersucht man eine Plazenta, die an einer Ausschabungsnarbe angewachsen war, nach der Geburt unter dem Mikroskop, findet man Gebärmuttermuskelgewebe daran. (Jaques 1996)

Eine Ausschabung sollte also nicht zu schnell und unüberlegt durchgeführt werden oder weil man vielleicht meint, der Frau einen Gefallen zu tun, wenn man sie so schnell wie möglich von einem toten Embryo befreit. Es ist für den Trauerprozess wichtig und hilfreich, sich selbst die Zeit zu geben, die es braucht, um sich von seiner leblosen Leibesfrucht zu verabschieden.

Normalerweise kann man gefahrlos die natürliche Geburt eines gestorbenen Embryos abwarten. Auch wenn Mediziner oft lieblos vom „Abort" sprechen, sollte man sich bewusst sein, dass es sich trotz allem um eine „kleine" Geburt handelt. Eine viel zu frühe Geburt sicherlich, aber der Körper reagiert hormonell nicht viel anders, als wenn ein reifes Baby zur Welt kommt. Viele Frauen sind darauf nicht vorbereitet und oft damit alleingelassen, wenn dann zum Beispiel plötzlich die Milch einschießt. Eine Hebamme kann auch hier eine sinnvolle Begleiterin und Beraterin sein. Falls es wider Erwarten Probleme wie anhaltende, starke Blutungen oder Fieber gibt, kann man sich immer noch an einen Arzt wenden.

Das eben Gesagte gilt natürlich auch, wenn das im Mutterleib verstorbene Kind schon größer ist. Gerade in solchen, zum Glück seltenen, Fällen scheint es für den Trauerprozess wichtig, sich selbst und dem Körper die Zeit zu geben, die er braucht, um das leblose Kind zu gebären.

Wer bereits eine oder mehrere Ausschabungen in der Vergangenheit hatte, kann einer Folgeschwangerschaft trotzdem guten Mutes entgegengehen. Insgesamt gibt es, außer einer leicht erhöhten Wahrscheinlichkeit für nachgeburtliche Blutungen, keine Auffälligkeiten im Vergleich zu Geburten ohne eine Ausschabung in der Vorgeschichte. (Lohmann-Bigelow 2007)

Vorbereitung auf die Geburt

Was brauche ich für eine Geburt in Eigenregie?

Wie eingangs bereits erwähnt, braucht es für eine Geburt nicht viel, eigentlich nur eine Schwangere und ein ruhiges, warmes, trockenes Plätzchen – oder, für den Fall einer Wassergeburt, den passenden nassen Ort. Außerdem gibt es natürlich noch ein paar **praktische Dinge**, von denen man die meisten aber normalerweise zu Hause hat.

Dazu gehören wasserdichte **Unterlagen** (als Umgebungsschutz empfehlenswert, wenn man nicht draußen oder im Wasser gebären will), ein großes **Handtuch**, um das Baby nachher damit abzutrocknen und warmzuhalten, ein **Fotoapparat**, um das Ereignis festzuhalten, eine **Uhr**, um den Geburtszeitpunkt bestimmen zu können, sowie ausreichend **Essen** und **Trinken**. Für die **Wochenbettnahrung** empfiehlt sich kräftigende Hühnersuppe, die nicht nur der frischgebackenen Mutter schmeckt und außerdem auf Vorrat gekocht und eingefroren werden kann.

Einfache **Hilfsmittel** können die Wehen erträglicher machen, wie zum Beispiel ein Pool mit warmem Wasser (es gibt auch spezielle Geburtspools), in dem das Baby auch geboren werden kann, alternativ die Badewanne (meist ist sie allerdings zu klein) oder eine Regentonne. Etwas zum Abstützen oder Darauflehnen in oder kurz über Hüfthöhe (Tisch, Waschmaschine, Kommode) oder etwas zum Daranhängen (Seil, Treppengeländer oder auch der Partner) kann unter den Wehen ebenfalls lindernd sein. Vor allem erlauben es die vorhandenen unterschiedlichsten Möglichkeiten unter den Wehen auszuprobieren, was das Gebären leichter macht.

Zum Abschneiden der **Nabelschnur** (ca. 10 Zentimeter am Baby lassen) tut es die Küchenschere, will man abbinden, reicht ein Bindfaden. Man kann die Nabelschnur notfalls auch wie eine Tiermutter durchbeißen (Geduld mitbringen, sie ist sehr stabil) und die Enden verknoten oder einfach abwarten, bis sie samt Plazenta von alleine abfällt („Lotusgeburt"), was ungefähr fünf bis zehn Tage dauert. Wer das Bedürfnis hat, ganz professionell vorzugehen, kann sich auch im Internet oder auf anderem Wege Nabelklemmen besorgen und eine Schere frisch abkochen. Wissenschaftlich als sinnvoll für das Kind belegt ist nur das Abnabeln nach Auspulsieren der Nabelschnur. Um eine problemlose Plazentageburt zu gewährleisten, sollte man außerdem mit dem Durchtrennen warten, bis die Plazenta geboren ist. (Hildebrandt 2008) Ansonsten sind der Kreativität keine Grenzen gesetzt. Zum Thema Umgang mit der Nabelschnur mehr auf S. 101.

Am wichtigsten sind die ungestörte, heimelige Atmosphäre und die Anwesenheit jener Personen, mit denen sich die Schwangere wohlfühlt. Dann fließen die Geburtshormone, allen voran das Oxytocin, ungehindert und sorgen für eine geradlinige, unkomplizierte Geburt.

Betrachtet man das Geburtsgeschehen im Zusammenhang mit den übrigen Vorgängen des Unterleibes, also Wasserlassen, Stuhlgang und Geschlechtsverkehr, verwundert das nicht weiter. Alle diese Vorgänge laufen nach sehr ähnlichen Regeln ab. Für einen reibungslosen Stuhlgang ist es wenig hilfreich, wenn einem mehrere Personen auf den After starren, vielleicht sogar nachtasten, wie weit sich der Stuhl schon im Enddarm befindet, und man dabei auch noch in Rückenlage versuchen soll, das Geschäft herauszudrücken. Ein Ausscheidungsstillstand wäre die leicht vorhersehbare Folge.

Genauso schwer fiele es dir und deinem Partner, in einem hell ausgeleuchteten Raum, beobachtet von fremden Menschen und angeschlossen an piepsende Maschinen, die euren Fortschritt messen, beim Sex zum Höhepunkt zu kommen. Wie wohl jeder aus eigener Erfahrung weiß, ist es äußerst hinderlich, in den genannten Situationen überhaupt beobachtet zu werden. Dann stell dir noch vor, jemand schaut auf die Uhr, weil er meint, du müsstest deinen Orgasmus in so und so viel Minuten erreichen. Oder wie wäre es, wenn du auf der Toilette zwei Minuten Zeit für das große Geschäft bekommst und jemand vor der Tür steht und die Zeit stoppt? Vor lauter Zeitdruck vergeht dir wahrscheinlich jedes Gefühl, zu müssen.

Der einzige Kniff, der dann noch helfen kann, ist, erst zur Toilette zu gehen, wenn es schon fast zu spät ist. Ein Vorgehen, das einige Frauen auch bei der Geburt anwenden, um im Krankenhaus vor Stillständen bewahrt zu werden.

Vielfach wird von Geburtshelfern fälschlicherweise angenommen, dass die Wohlfühlatmosphäre zu Hause der verantwortungslose Luxus einer egoistischen Frau sei. Das ist sie aber nicht, sondern von essentieller Bedeutung für den reibungslosen Verlauf der Geburt.

Nicht aus Zufall hören Wehen meist gerade dann auf, wenn eine Schwangere das Krankenhaus betritt oder die Hebamme (bei einer Hausgeburt) eintrifft. Das Krankenhaus ist ein fremder Ort mit fremden Gerüchen und fremden Menschen und häufig an bereits gemachte unangenehme Erfahrungen gekoppelt. Dies alles löst Stress aus. Stress jedoch bewirkt die Ausschüttung von Adrenalin, dem Fluchthormon, und das Liebes- und Entspannungshormon Oxytocin wird zurückgehalten. Wer könnte so Liebe machen? Wer fühlt sich so sicher genug, die Frucht seiner Liebe herauszulassen?

Körper und Seele sind eng miteinander verbunden, und eine Frau dort gebären zu lassen, wo sie sich nicht vollkommen wohl und geborgen fühlt, ist eine direkte Einladung für Komplikationen. Geburten zu Hause laufen aus den genannten Gründen in der Regel reibungslos ab. Außerdem werden zu Hause jene Maßnahmen, die den hormonell fein abgestimmten Geburtsablauf stören können, nicht eingesetzt. Dazu gehören unter anderem der Wehentropf bzw. Prostaglandintabletten, die vor den Muttermund gelegt werden, und die PDA.

Dammmassage?

Die Furcht vieler Frauen ist es, unter der Geburt zu reißen, also einen Riss am Gewebe zwischen Scheide und After zu erleiden.

Vor noch nicht allzu langer Zeit war es an den meisten Krankenhäusern üblich, jeder Erstgebärenden bei der Geburt prophylaktisch eine „Epi" zu verpassen, wie die Episiotomie, also der Dammschnitt, kurz genannt wird. Diese Zeiten sind noch nicht ganz vorbei, denn auch heute noch wird vielerorts entgegen aktueller Studien und Empfehlungen (Hartmann & Viswanathan 2005, de Tayrac 2006) in den weiblichen Damm geschnitten, sobald sich ein möglicher Riss anbahnt.

Um Schnitt und Riss vorzubeugen, werden geburtsvorbereitend allerlei Maßnahmen empfohlen: Über das Kräutersitzbad und die Dammmassage bis hin zu einem speziellen Gerät, mit dem man den Damm in der Schwangerschaft schon vorweiten soll.

Meiner Meinung nach ist das der falsche Ansatz. Das Dammgewebe muss nicht vorbehandelt werden, um ein Reißen zu verhindern. Der ganz spezielle Hormoncocktail, den der Körper im Augenblick der Geburt ausschüttet, reicht in der Regel aus, um das Gewebe im entsprechenden Moment ausreichend dehnbar zu machen. Die Natur hat, kurz gesagt, ein Vordehnen nicht vorgesehen. Allerdings hat das Vordehnen – eventuell unter Einbezug partnerschaftlicher Aktionen – schon der einen oder anderen Frau geholfen, ihre übergroße Angst vor einer Dammverletzung in den Griff zu bekommen.

Empfehlenswert ist allerdings das Training des Beckenbodens (zu dem der Dammbereich gehört) durch häufiges Hocken und Kegel-Übungen. Mehr zum Thema Beckenboden siehe S. 132.

Mehr zum Thema Dammriss und wie man ihn vermeiden kann, auf S. 99.

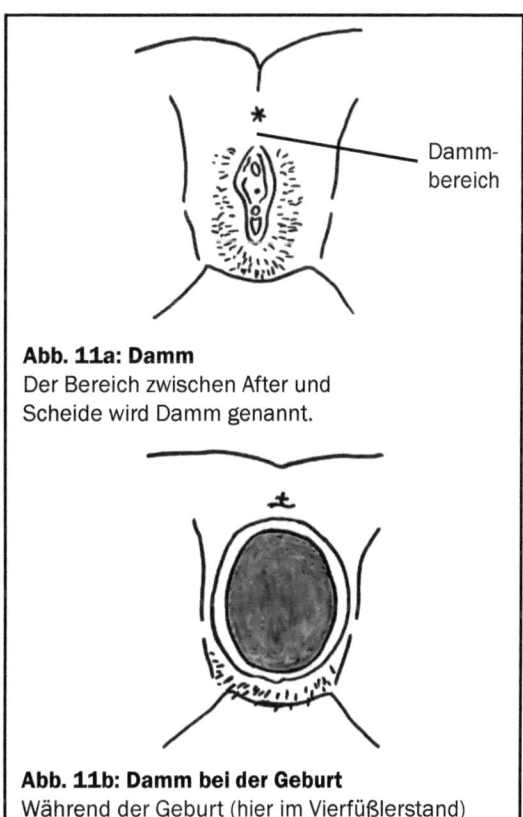

Abb. 11a: Damm
Der Bereich zwischen After und Scheide wird Damm genannt.

Abb. 11b: Damm bei der Geburt
Während der Geburt (hier im Vierfüßlerstand) wird das Dammgewebe nach hinten geschoben.

Traumatische und unschöne Erlebnisse bei früheren Geburten

Eine traumatische Geburt hinterlässt ihre Spuren – äußerlich wie innerlich. Sie lässt uns bisweilen erschrocken und verletzt zurück. Werden wir erneut schwanger, kreist die große Frage durch unseren Kopf: Wird sich dieses Geschehen bei der nächsten Geburt wiederholen?

Eine für die Mutter traumatisierende Geburt muss nach außen hin gar nicht dramatisch ausgesehen haben. Dass du sie als traumatisch oder unbefriedigend erlebt hast, braucht jedoch keinen Nachweis und auch keine Rechtfertigung. Hier zählen keine objektiv messbaren Daten, sondern dein Erleben.

Viele Frauen sind über eine unbefriedigende erste Geburt zur Entscheidung für eine freie Geburt gekommen, und auch mein erstes Geburtserlebnis war, wie ich eingangs darlegte, der Auslöser für meine Geburt in Eigenregie beim nächsten Kind. Je länger man über eine nicht optimal verlaufene Geburt nachdenkt, desto mehr kommt man zu der Erkenntnis, dass man mit der richtigen Vorbereitung traumatische oder unschöne Momente hätte verhindern können. Deshalb will man es beim nächsten Mal anders und besser machen.

Für eine erfolgreiche Folgegeburt nach einem unbefriedigenden Geburtserlebnis ist es wichtig, die erste Geburt genau durchzugehen und zu analysieren, was warum passiert ist. Dadurch versteht man besser, was falsch gelaufen ist und was beim nächsten Mal besser laufen kann. Auch lassen sich so Ängste ausräumen, die einem seitdem – vielleicht völlig ungerechtfertigt – durch den Kopf spuken.

Wenn es eine Krankenhausgeburt war, lohnt es sich, die Geburtsakten (das sind der Geburtsbericht, das Partogramm – hier wurde der Geburtsfortschritt regelmäßig anhand der Muttermundweite und daran, wie weit das Baby im Becken schon heruntergekommen ist, dokumentiert – sowie das Geburtsjournal) einzusehen und Kopien davon zu machen oder die kopierten Akten anzufordern.

Als Patientin hast du ein Recht auf die Einsicht und die kopierte Herausgabe all deiner Akten. Lediglich die Kosten für die Kopien solltest du dabei einrechnen.

Wenn du die Papiere vollständig vorliegen hast, dann wende dich am besten an eine Hebamme deines Vertrauens und gehe mit ihr gemeinsam die Geburt noch einmal durch. Sie kennt nämlich die üblicherweise verwendeten Begriffe und Abkürzungen und kann dir helfen, die Aufzeichnungen zu verstehen.

Du wirst vielleicht manches anders in Erinnerung haben, als die Dokumente es wiedergeben, oder erstaunt darüber sein, wie viel oder wenig Zeit in Wirklichkeit zwischen einzelnen Ereignissen vergangen ist. Das Ziel ist, alle Fragen so gut es geht zu beantworten und ein möglichst vollständiges, stimmiges Bild von deiner Geburt zu bekommen. Wenn du weißt, warum was schiefgelaufen ist, dann beginnt der nächste Schritt:

Nämlich die Frage zu klären, wie es besser laufen kann. Und dann beginnst du vielleicht auch, Frieden mit dem Geschehenen zu schließen.

Trockenübungen in Gedanken

Um sich auf die Geburt vorzubereiten, lohnt es, wahrscheinliche Szenarien in Gedanken durchzuspielen. Dazu können folgenden Überlegungen gehören:

- Wie reagiere ich, wenn die Geburt mit einem Blasensprung, aber ohne Wehen beginnt?
- Wie wird es sein, wenn die Wehen beginnen?
- Wie reagiere ich, wenn es superschnell geht?
- Was tue ich, wenn sich die Geburt lange hinzieht?
- Was ist, wenn die Geburt am Tag stattfindet? Sollen bereits vorhandene Kinder dann dabei sein dürfen bzw. wer kümmert sich um sie, wenn ich es gerade nicht kann?
- Was, wenn die Wehen unerträglich werden?
- Wann will ich eventuell die Hebamme rufen?
- Was tue ich, wenn mein Partner mit einer aufkommenden Situation überfordert ist?

In der Realität ist es meist noch einmal ganz anders, aber dieses Üben in Gedanken gibt Sicherheit und hilft, die Vorstellungen von der eigenen Traumgeburt in die Realität umzusetzen.

Hilfreich ist auch, sich vorher mit den verschiedenen Strategien zur Wehenbewältigung zu beschäftigen. Da gibt es zum Beispiel das sogenannte Hypnobirthing, wo man mit einer Art tiefer Meditation oder Selbsthypnose lernt, den Wehen, dort Wellen genannt, zu begegnen. Wem das gesamte Programm (es gibt ein gleichnamiges Buch) zu kompliziert oder zeitraubend ist, der kann doch einige Prinzipien davon anwenden, die aber auch in anderen, ähnlichen Programmen vorkommen.

Das Wichtigste ist wohl, die Atmung richtig einzusetzen. Nicht die Luft anzuhalten, sondern sich zum Beispiel bei jedem Einatmen das Öffnen des Muttermundes und mit jedem Ausatmen das Tiefertreten des Babys vorzustellen. Oder die Worte „Lass (einatmen) los (ausatmen)!" zu atmen.

Auch kann das Singen tiefer Töne oder Lieder zur Entspannung beitragen, denn wer seinen Unterkiefer entspannt, lässt auch im Unterleib locker. Das Visualisieren einer sich öffnenden Blüte, das Wiederholen von mutmachenden Aussagen, auch als Geburtsmantras bezeichnet (z.B. „Ich werde ganz weit."), aber auch das Ablenken mit anderen Dingen sowie das Leugnen, dass die Geburt bereits im Gange ist – all diese Strategien werden erfolgreich eingesetzt, um das intensive Arbeiten des eigenen Körpers nicht als bedrohlich zu erleben und sich ihm besser hingeben zu können.

Schmerz führt zu noch mehr Schmerz, wenn man ihm zu entkommen versucht oder sich gegen ihn wehrt. Wenn man es aber schafft, sich in aufkommenden Schmerz hineinfallen zu lassen, ihn anzunehmen und auszuhalten, in dem Wissen, dass er einen näher zum Ende der Geburt und dem Baby bringt, erleichtert man die Geburt durch bewusste Entspannung und dadurch hervorgerufene, aktive Schmerzlinderung.

Noch eine Sache, die dir Mut machen soll: Wenn du an den Punkt kommst, wo du meinst, es geht nicht mehr und selbst die besten Strategien greifen nicht, dann ist dein Baby wahrscheinlich wirklich bald da!

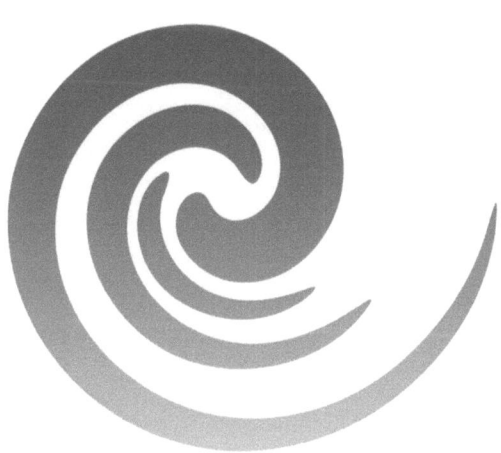

Geburt praktisch

Ein Wort zu Beginn: Bessere und schlechtere Geburten?

Deine Geburt kann ein wunderbares, kraftgebendes Erlebnis sein. Aus verschiedenen Gründen erleben viele Frauen ihre Geburten heutzutage aber eher als erniedrigend, traumatisch und verletzend. Das muss so nicht sein und ich hoffe, dass das Wissen in diesem Buch vielen die Tür zur Freiheit öffnet, ihrem Herzen zu folgen und nicht den Ängsten der anderen.

Es ist dabei nicht meine Absicht, Neid und ein Konkurrenzdenken zu schüren. Jede Frau sollte genau das Leben leben, das sie möchte, und so gebären, wie sie es für richtig hält. Die Fähigkeit zu gebären ist uns angeboren, ohne dass wir etwas dazu geleistet haben. Alleingeburten sind also nicht zum Angeben da, sondern sie zeigen auf, was möglich ist, wenn man dem Geburtsprozess vertraut und sich bewusst optimale Bedingungen schafft.

Natürlich kann man gute und schlechte Entscheidungen im Hinblick auf die Geburt seines Kindes treffen – und das tun wir auch, geprägt durch unsere Erfahrungen, Ängste, die Umstände und unseren Charakter. Dabei sollten wir uns hüten, andere zu verurteilen, nur weil sie nicht so handeln, erleben und denken wie wir.

Keine Mutter sollte sich minderwertig fühlen müssen, weil ihr nicht die quasi schmerzfreie, supertolle freie Geburt gelungen ist. Eine Frau, die ihre Kinder mit Bravour im Alleingang bekommt, sollte nie auf jene herabsehen, die es nicht schaffen oder nicht schaffen wollen. Zu verschieden sind unsere Hintergründe und unsere Leben.

Natürlich gibt es die – meist junge, in Körperdingen noch unerfahrene – Frau, die sich, ohne zusätzliche Gedanken an die eigenständige Geburtsplanung zu verschwenden, im Krankenhaus standardmäßig entbinden lässt und nach nicht wunschgemäßem Verlauf vielleicht sogar froh darüber ist, „gerettet" worden zu sein.

Aber ehrlich: Die meisten von uns sind erst durch schlechte Erfahrungen mit der etablierten Betreuung auf den Gedanken gekommen, dass es auch anders gehen muss.

Sehr viele Frauen aber können sich ihren Ängsten nicht stellen, sondern möchten alles rund um die Schwangerschaft und somit auch die Verantwortung über ihren eigenen Körper lieber in die Hände eines Arztes legen. Sie verdrängen traumatische oder missbräuchliche Erfahrungen bei der Vorsorge oder im Kreißsaal, und nicht jede hat die Kraft, gegen den mitreißenden Strom vorgegebener gesellschaftlicher Erwartungen anzuschwimmen.

Jeder muss mit den Folgen seiner Entscheidungen leben und auf jeden Fall sollten wir unsere Erfahrungen und unser Wissen teilen, um anderen zu helfen, gute Entscheidungen für sich und ihren Nachwuchs zu treffen. Je mehr Frauen es wagen, die Geburt ihres Kindes in die eigenen Hände zu nehmen, und anschließend davon berichten, umso mehr wird unsere Stimme gehört werden.

Jede Frau, die selbstbestimmt geboren hat, kann dazu beitragen, dass unsere Gesellschaft den Umgang mit Schwangeren und Gebärenden ändert. So gelingt es auch, dass immer mehr Frauen erfahren, dass es alternative Möglichkeiten zur derzeit üblichen Vorsorge- und Krankenhausroutine gibt.

Abgesehen von medizinischen Gründen, die eine Geburt im Krankenhaus wirklich notwendig machen, kann sich nicht jede Frau von den Ängsten, die sie umgeben, vollends freimachen. Wir sind Kulturwesen, und etwas zu tun, das uns unsere Kultur und Traditionen so vorschreiben, gibt formale Sicherheit. Wir erwarten, dass bestimmte Dinge passieren, weil wir es immer so gehört und gesehen haben. Frauen, die eine Geburt unvorbereitet außerhalb des (innerlich erwarteten) Krankenhauses überkommt, erleben das Geschehen deshalb häufig als äußerst dramatisch oder sogar traumatisierend.

Weil wir kulturell so geprägt sind, glauben wir, im Moment der Geburt in Lebensgefahr zu sein, wenn wir nicht im Krankenhaus sind oder für unsere Sicherheit zumindest etwas von den dort üblichen Praktiken nachahmen.

Wie tief diese Prägung sitzt, belegen einige Youtube-Videos: Nachdem die Frauen sich die ganze Zeit über frei bewegen und die Pressphase in der Hocke zubringen, legen sie sich plötzlich, ganz zum Schluss, in Käferhaltung auf den Boden und lassen ihre Partner am Kind ziehen.

Dennoch gibt es sie, die klassische Krankenhausgeburt, auf die eine Frau ihr Leben lang positiv zurückblickt. Gelegentlich schreiben mir Frauen von ihrer wunderbaren, interventionsfreien Krankenhausgeburt und beschweren sich, dass wir Haus- und Alleingebärerinnen die Krankenhausgeburt meist mit Horror und Schrecken verbinden würden.

Natürlich ist es nicht so. Es gibt wunderbare Krankenhausgeburten. Aber betrachtet man die Zahlen, wird einem schnell klar, dass interventionsfreie Geburten im Krankenhaus nicht die Regel, sondern die Ausnahme sind. Sie machen gerade einmal 8,2 Prozent aller Geburten bei sogenannten Niedrig-Risiko-Frauen aus. (Bauer 2010) Dagegen steht eine stetig steigende Kaiserschnittrate von inzwischen über 30 Prozent.

Trotzdem sind erstaunlich viele Mütter mit ihren Krankenhausgeburten zufrieden. Selbst wenn die Geburt alles andere als natürlich gelaufen ist, wurden die (wie auch immer gearteten) Erwartungen erfüllt, und das gereicht zur Zufriedenheit.

Hebammen berichten oft, dass sie Frauen ermutigen, sich unter den Wehen aufrecht zu bewegen, die Frauen aber lieber im Bett liegen würden, wo sie sich eine PDA geben lassen. Jene Frauen wollen nichts „Neumodisches" oder Natürliches, sondern so gebären, wie es ihrem gesellschaftlich geformten inneren Bild entspricht.

Die Umgebung Krankenhaus mit dem Bett als Mittelpunkt tut ihr Übriges dafür, dass die Frau sich ganz schnell und unbewusst in die Rolle der Kranken begibt, selbst wenn sie das ursprünglich gar nicht wollte. In diesem Zusammenhang wäre es sinnvoll, die Ausstattung von Gebärzimmern im Krankenhaus grundlegend zu überdenken und das zur Stagnation verleitende Bett in den Hintergrund zu drängen.

Vom rein physiologischen Geschehen her ist es für Mutter und Kind zweifellos am besten, wenn die Geburt ohne Medikamente und Gewalteinwirkung instinktiv passieren darf. Einigen Frauen fällt das Gebären tatsächlich so leicht, dass sie auch aus dem Krankenhaus von einer Geburt berichten können, die zu Hause nicht interventionsärmer hätte sein können.

Es ist also nicht mein Ziel, einer glücklichen Krankenhausgebärerin ihr Glück auszureden. Wenn sie dort bekommen hat, was sie wollte, wer bin ich, es ihr madig zu machen?

Wer allerdings unzufrieden mit dem Standardmodell ist, der soll wissen, dass es Alternativen gibt. Bei der Veröffentlichung meiner Geburten im Internet geht es mir nicht darum zu zeigen, dass ich besser gebären kann als andere. Jahrtausendelang wurde so oder ähnlich geboren.

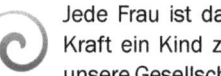

Jede Frau ist dazu geschaffen, aus eigener Kraft ein Kind zur Welt zu bringen. Nur hat unsere Gesellschaft es geschafft, uns Frauen das Vertrauen in unseren Körper gründlich auszutreiben, und aktuell sind wir recht weit von dem entfernt, was im weitesten Verlauf der Menschheitsgeschichte schlichtweg ganz normal war.

Das bedeutet nicht, dass es für jede das Erstrebenswerteste ist, ihr Kind im Wald oder stehend im Wohnzimmer zu gebären. Die Wahl des Geburtsorts ist eine sehr persönliche und nicht zuletzt von allerlei Umständen bestimmte Entscheidung. Aber ich möchte auch aufzeigen, welche Möglichkeiten es gibt, und Horizonte erweitern. So oft sind wir in unserem kulturellen Trott gefangen, dass uns all die anderen schönen Wege entgehen, die das Leben uns anbietet.

Die ganz normale Geburt

Lehrbücher unterteilen die normale Geburt in vier Phasen:

- Die **Eröffnungsphase**, in der sich der Muttermund zu öffnen beginnt,
- die **Übergangsphase**, wenn der Muttermund sich fast vollständig geöffnet hat und
- die **Austreibungsphase**, wenn die Presswehen das Baby ans Tageslicht befördern.
- Danach folgt die **Nachgeburtsphase** mit der Geburt der Plazenta.

Diesen Ablauf im Hinterkopf zu haben kann helfen, sich im Geburtsgeschehen zu orientieren, vor allem wenn man in etwa weiß, wie sich die einzelnen Phasen anfühlen. Dazu muss natürlich gesagt werden, dass keine Geburt wie die andere ist und man selbst nach drei Kindern bei der vierten Geburt immer noch überrascht werden kann.

Wenn ich hier übrigens von Wehen rede, dann nicht, weil Wehen wehtun müssen, sondern weil das der für die rhythmischen Gebärmutterkontraktionen gebräuchliche Begriff ist. Wer Wehen mit Schmerz verbindet, denkt sich stattdessen bitte das Wort Wellen.

Im Folgenden ein kurzer Überblick über das Empfinden während der einzelnen Phasen:

Eröffnungsphase

Diese beginnt genaugenommen oft schon ein paar Tage vor der eigentlichen Geburt (frühe Eröffnungs- oder Geburtsvorbereitungsphase) und bei einer vaginalen Untersuchung beim Frauenarzt oder der Hebamme (zu diesem Zeitpunkt eigentlich unnötig und aufgrund von Keimeinbringung zu vermeiden) wird jetzt oft festgestellt, dass der Muttermund bereits für ein oder zwei Finger durchlässig ist. Allerdings können mit einem solchen Befund auch noch einige Wochen vergehen, bis die eigentliche Geburt wirklich in Gang kommt.

In den letzten Wochen der Schwangerschaft bereitet sich die Gebärmutter auf die Geburt vor, indem sie sich immer wieder einmal zusammenzieht und dabei sehr hart wird (sogenannte Stellwehen, die manchmal auch etwas schmerzhaft sein können).

Deshalb ist es nicht immer leicht zu wissen, bis wann es sich nur um Übungswehen handelt und ab wann die Geburt richtig beginnt. Auch können regelmäßige Wehen wieder komplett verschwinden und erst Tage später wieder einsetzen.

Ein Zeichen für einen baldigen Geburtsbeginn ist der Abgang des sogenannten **Schleimpfropfes**, wenn sich der Gebärmutterhals verkürzt und weitet. Das ist eine glibberige, oft von Blutspuren durchzogene Masse. Er verschließt die ganze Schwangerschaft über den Muttermund (dies dient unter anderem dem Schutz des Ungeborenen, damit Krankheitserreger nicht aufsteigen können) und geht kurz vor der Geburt – aber eventuell auch etliche Tage vorher – ab.

Aus all diesen Gründen ist es leicht, den Geburtsbeginn falsch zu deuten. Das deutlichste Anzeichen für eine unmittelbar bevorstehende Geburt ist ein **Blasensprung** mit dem schwallartigen Abgang von Fruchtwasser. Allerdings beginnt nur ein kleinerer Teil aller Geburten mit „echtem" Blasensprung.

Es gibt nämlich auch den **hohen Blasensprung**, wenn die Eihäute weiter oben in der Gebärmutter aufgehen, oder einen „falschen", wenn nur die äußere der doppelt angelegten Eihäute platzt. Bei diesen Blasensprungarten geht etwas Fruchtwasser ab, die eigentliche Geburt kann aber noch lange auf sich warten lassen.

Am Tag vor der Geburt macht sich oft ein gewisser **Durchfall** bemerkbar. Der Körper scheint jeden störenden Ballast loswerden zu wollen, um Platz für das Baby zu machen. Ich habe aber auch schon erlebt, dass sich alles wieder beruhigt hat und das Baby erst eine Woche später kam.

Der Geburtsbeginn kann so heftig sein, dass man mitten in der Nacht urplötzlich von ziemlich unangenehmen Wehen aus dem Bett gejagt wird und sich fragt, wie man mit derart heftigen Anfangswehen die Geburt überleben soll. Ist keine überschnelle Geburt im Gange und das Baby sowieso gleich da, heißt ein heftiger Beginn nicht, dass die Wehen bis zum Ende der Geburt diese Intensität oder Schmerzhaftigkeit behalten müssen.

Im Gegenteil. In der frühen Eröffnungsphase kann man sich in der Regel noch gut ausruhen, Wärme genießen und in der etwas späteren sich mit Tätigkeiten ablenken und nebenbei vor sich hinwehen.

Da man nicht weiß, wie lange es bis zur Geburt dauern wird, ist zu empfehlen, erst einmal mit dem weiterzumachen, was man eh gerade getan hat.

In der Nacht heißt das natürlich: schlafen, solange es geht. Dann eben auch im 20- oder 15-Minuten-Takt zwischen den Wehen.

Tagsüber oder wenn im Bett zu liegen nicht mehr möglich ist, ist Ablenkung beziehungsweise Beschäftigung mit Alltäglichem ein gutes Mittel, um die Eröffnung zügig voranzubringen.

Dabei tut der oftmalige Besuch der Toilette gute Dienste, denn hier werden noch vorhandene Darminhalte ausgeschieden und auch die Harnblase kann regelmäßig entleert werden. Nach einem Blasensprung kann es sinnvoll sein, das Fruchtwasser aktiv abzulassen (beispielsweise durch Beckenkreisen über der Toilette), damit die Gebärmutter die Zustandsveränderung in ihrem Inneren erkennt und Wehen produziert.

Viele Frauen räumen in der Eröffnungsphase ein wenig auf, putzen etwas, bereiten den Geburtsplatz vor, lassen ihren Mann den Geburtspool füllen, kriegen noch einmal richtig Hunger oder organisieren die Betreuung eventuell vorhandener größerer Kinder. Mit der Zeit werden die Wehen intensiver und brauchen die ganze Aufmerksamkeit und dann auch einen festen Halt an der Waschmaschine, Kommode oder dem Küchentisch.

Zum Ende der Eröffnungsphase hin laufen viele Frauen zwischen den Wehen auf und ab, in das Geschehen versunken und bereit für die nächste Wehe, die jetzt auch gern veratmet und bald auch vertönt werden will. Die Wehen kommen in immer engeren Abständen, werden intensiver und die Geburt geht nahtlos über in die ...

Übergangsphase

Jetzt folgt eine Wehe dicht auf die andere. Kraftvoll und, so mag es sich anfühlen, erbarmungslos unausweichlich rollt eine um die andere heran. Mental ist frau, wenn die Geburt bisher ungestört verlaufen durfte, wie in einer anderen Welt, aber gleichzeitig sehr präsent beim Geschehen. Jede Wehe erfordert enorme Konzentration, aber immer noch werden die Wehen stärker und kommen bald fast pausenlos.

Atmen, Singen, Tönen, Abstützen ... alles, was bisher geholfen hat, bringt oft nur noch unzureichend Linderung. Frau ist zwischen den Wehen unruhig und viel in Bewegung.

Jetzt ist der klassische Zeitpunkt erreicht, an dem frau Dinge sagt oder denkt wie: „Ich will nicht mehr, ich kann nicht mehr.", „Mach, dass es aufhört!" „Fahrt mich ins Krankenhaus, ich will einen Kaiserschnitt!" oder: „Ich sterbe, wenn das noch lange so weitergeht.".

Diese Gefühle haben existenziellen Charakter und man fürchtet oft wirklich für einen Moment, tatsächlich zu sterben. Diese Phase der Geburt ist körperlich wie mental am anstrengendsten. Man erreicht das Ende seiner Kräfte und wächst gleichzeitig über sich selbst hinaus. Die Beine zittern, man friert und schwitzt gleichzeitig und manche Frauen übergeben sich.

Jetzt verspannt man schnell, zieht die Schultern hoch und muss sich immer wieder daran erinnern, dennoch zu entspannen.

An dieser Stelle kann gut platzierter Humor hilfreich sein. Als ich während meiner ersten Alleingeburt, und da war ich wirklich allein und auch noch im Wald, in diese Phase kam, ging mir plötzlich, inmitten meines „Elends", das Lied „Stille Nacht, heilige Nacht" durch den Kopf. Ich begann zu singen und der Text wirkte einerseits so passend und andererseits in dieser Situation so aberwitzig, dass ich gut was zum Lachen und damit Entspannen hatte.

Das Gute an diesem schwierigsten Moment der Übergangsphase ist, dass, ist man so weit gekommen, man es gleich geschafft hat. Denn direkt danach setzt der meist unwiderstehliche Drang ein, das Baby herauszuschieben.

Austreibungsphase

Ich weiß nicht, warum man dieser Phase einen derartigen Namen gegeben hat. Bringt man sein Baby in Eigenregie zur Welt, treibt einen auf jeden Fall keiner. Der Drang zu pressen setzt erst ein, wenn der Kopf des Kindes im Becken gut eingestellt ist und dabei einen bestimmten Punkt berührt. Man muss sich also keine Gedanken darum machen, ob man auch weit genug eröffnet ist.

Einige Frauen ertasten ihren Muttermund unter der Geburt, um sich zu versichern, dass es vorangeht, andere tun das nicht oder kommen wegen des großen Bauches mit ihren Fingern gar nicht an Ort und Stelle.

Der Muttermundbefund ist in der Klinik oft ein irreführender Parameter. Manche Frau im Krankenhaus ist schon eröffnet, hat aber noch keinen Pressdrang. Trotzdem wird sie zum Pressen angeleitet. Hier ist es besser, zu warten, denn oft hat sich in so einer Situation der kindliche Kopf noch nicht optimal eingestellt – und deshalb auch noch keinen Pressdrang ausgelöst – und dann zu früh zu pressen kann Probleme nach sich ziehen, die im Krankenhaus regelmäßig durch diverse Eingriffe gelöst werden.

Wollen die Presswehen nicht so recht beginnen, kann frau aber einmal vorsichtig anpressen. Bei meinem

Schwangerschaft und Geburt in Eigenregie

ersten Kind riet mir das die Hebamme, und prompt setzten die Presswehen richtig ein. Sobald der Pressdrang einsetzt, sind die Herausforderungen der Übergangsphase überwunden. Jetzt weiß frau, dass es gleich geschafft ist. Bald kann man das Köpfchen tasten und will das Ganze oft nur noch schnell hinter sich bringen – und sollte es aus Höflichkeit zu seinem Damm doch ruhig angehen lassen.

Der Durchtritt des Köpfchens und auch das Drehen der Schultern können unangenehm sein – oder auch sehr angenehm und orgasmusähnliche Gefühle auslösen, denn die Drehung des kindlichen Körpers im Inneren des Muttermundes ist absolut unvergleichlich –, aber dann ist das Baby auch schon geboren und der damit einhergehende Glücksrausch lässt alle Anstrengung vergessen.

Man sollte sich aber nicht wundern, wenn nach der Geburt des Kopfes erst einmal eine Pause eintritt und die nächste Wehe auf sich warten lässt. Das ist normal, denn der Körper wartet die Drehung der kindlichen Schultern ab.

Hier sollte man nicht aus Ungeduld am Babykopf herumziehen (wie es bei von außen geleiteten Entbindungen häufig passiert) oder auf eigene Faust gewaltsam zu pressen versuchen, sondern seinem – und dem Körper des Babys – die benötigte Zeit geben. (Mehr dazu siehe auch auf S. 90, „Was wäre, wenn … die Schultern stecken bleiben?")

Nachgeburtsphase

Während die Mutter ihr Baby begrüßt, das erste Mal stillt und nach der Anstrengung endlich verschnaufen kann, löst sich die Nachgeburt von der Gebärmutter, und wird weich und schmerzfrei geboren. Normalerweise geschieht das innerhalb einer Stunde nach der eigentlichen Geburt.

Wer will, kann nach einer Zeit des instinktiven Wartens vorsichtig an der Nabelschnur ziehen und gleichzeitig die **Plazenta** herausdrücken. Hat sich die Plazenta bereits gelöst, ist dies leicht und schmerzfrei möglich. Wenn nicht, wartet man eben noch etwas länger ab.

Wenn die Plazenta geboren ist, ist ein guter Zeitpunkt gekommen, das Neugeborene abzunabeln.

Latenzphase(n)

Eine für erfahrene Hebammen wichtige Phase ist die sogenannte Latenzphase. Das ist eine Phase, die in der Eröffnungsphase oder auch kurz vor der Austreibungsphase häufig auftritt und dadurch gekennzeichnet ist, dass – von außen betrachtet – nicht allzu viel passiert.

Die Wehen können schwächer werden, die Pausen länger und es scheint, als „überlege" der mütterliche Körper, ob er wirklich weitermachen will. Vor der Austreibungsphase wird auch von der „Ruhe vor dem Sturm" gesprochen. Es ist, als müsse das Unterbewusste der Frau erst noch sein Einverständnis dazu geben, dass die Schwangerschaft jetzt zu Ende ist und ein neues Leben mit einem Kind beginnt.

Diese Phase braucht ihre Zeit und sollte nicht durch den Versuch abgekürzt werden, durch Unruhe oder medizinische Maßnahmen übersprungen zu werden. Eine Geburt ist in der Regel kein linear verlaufendes und berechenbares Konzept, und eine Latenzphase kein behandlungspflichtiger Zustand.

Geburt an Land

Wie bereits erwähnt, sind eine aufrechte Körperhaltung und das In-Bewegung-Bleiben für das unkomplizierte Fortschreiten der Geburt von entscheidendem Vorteil.

Nicht nur, weil die Schwerkraft und die Bewegungen der Mutter dem Baby helfen, seinen Weg – der mit einigen Drehungen verbunden ist – zu finden, sondern auch, weil in dem Moment, wo sich das Baby durch das Becken bewegt, **Steißbein** und **Kreuzbein** der Mutter ein Stück nach hinten schwingen.

Diese Bewegung der Knochen gibt dem Baby zwar mehr Platz, sie macht das mütterliche Becken aber auch für den Moment weniger stabil. Deshalb hat eine Frau in dieser Phase der Geburt meist das Gefühl, sich dringend irgendwo festhalten zu müssen.

Die Rückenlage oder auch das Sitzen auf dem Steißbein hindern das Becken daran, so weit zu werden, wie es eigentlich könnte. Außerdem machen sie ein Beckenkreisen und ähnliche Bewegungen unmöglich, die dem Baby den Weg durch das Becken erleichtern. Eine rücklings liegende oder halbsitzende Gebärhaltung ist daher als eine der hauptsächlichen Ursachen für Geburtsstillstände und komplizierte Geburtsverläufe anzunehmen, bei denen im Krankenhaus regelmäßig PDA, Saugglocke und Kristeller-Handgriff zum Einsatz kommen.

Stehen, **Hocken** oder **Knien** sind in dieser Hinsicht optimal, denn all diese Stellungen gewähren dem Baby sämtlichen zur Verfügung stehenden Platz im Becken.

Ich werde oft gefragt, ob ich nicht Angst hatte, mein Baby könnte auf den Boden fallen, wenn ich es allein im Stehen gebäre. Komischerweise hatte ich diesen Gedanken unter der Geburt nie. Ich habe einfach getan, was getan werden musste. Ich weiß aber auch von Frauen, die unter der Geburt aus dem einen oder anderen Grund nicht in der Lage waren, ihr Baby aufzufangen. Dann kann das der Partner tun oder man polstert den Boden mit weichen Kissen oder einer Luftmatratze ab.

Man sollte sich aber nicht allzu sehr davor fürchten, dass das Baby abstürzen könnte. Ich denke, Babys sind so robust gebaut, dass sie davon keinen Schaden nehmen. Tiermütter fangen ihre Jungen auch nicht auf, und manche, beispielsweise Giraffen, fallen recht tief.

In diesem Zusammenhang ist mir eine Mutter bekannt, deren Baby nach der Geburt in der Dusche abstürzte. Die Nabelschnur riss und das Blut war überall, aber das Baby blieb trotz allem unbeschadet. Ich meine jetzt natürlich nicht, dass man sein Baby absichtlich fallen lassen sollte, aber man braucht sich nicht allein aus Angst vor einem Sturz davon abhalten lassen, eine Geburt im Stehen zu Ende zu bringen, wenn sich genau diese Position richtig anfühlt.

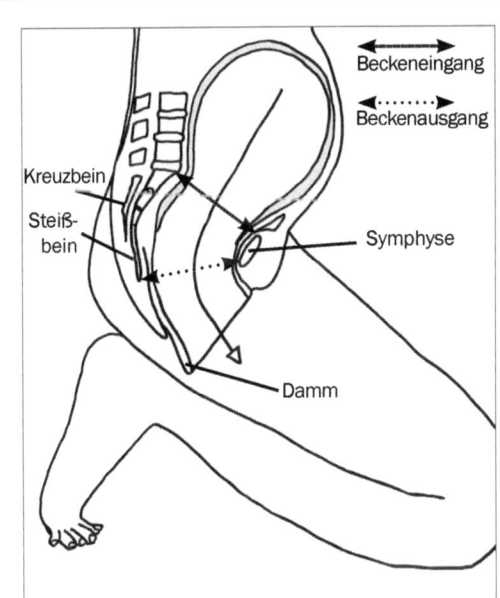

Abb. 12a: Aufrechte Gebärposition
In einer aufrechten Gebärhaltung haben Kreuz- und Steißbein genügend Raum, um nach hinten ausweichen zu können. Das Baby erhält allen zur Verfügung stehenden Platz, um das Becken leicht passieren zu können. Die Schwerkraft hilft dabei zusätzlich.

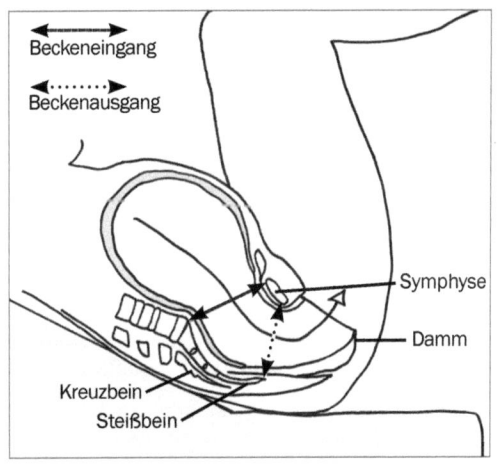

Abb. 12b: Halbsitzende Gebärposition
Im Halbsitzen sitzt/liegt die Frau mit ihrem Körpergewicht auf Kreuz- und Steißbein. Eine Bewegung dieser Knochen nach hinten ist in dieser Position nicht oder nur eingeschränkt möglich und der Durchtritt durch das Becken wird dem Kind erschwert.

Zusätzlich muss es mehr oder weniger um die Kurve nach oben geboren werden. Man beachte die dabei auftretende größere Belastung des Dammes.

Geburt im Wasser

Viele Frauen lieben es, während der Geburt im Wasser zu sein. Das warme Wasser lindert die Mächtigkeit der Wehen, und im Wasser kann selbstverständlich auch das Baby geboren werden. Die Wassertemperatur sollte gerade so sein, dass es angenehm ist. Um den Entspannungseffekt, der durch das Eintauchen entsteht, voll ausnutzen zu können, sollte das Wasser mindestens so hoch stehen, dass der Bauch im Sitzen vollständig bedeckt ist, besser aber noch höher.

In der frühen Eröffnungsphase ist es möglich, dass die Wehen im Wasser schwächer werden und die Geburt langsamer vorankommt. Das kann auch ein Zeichen dafür sein, dass es sich noch nicht um den tatsächlichen Geburtsbeginn handelt, und wird von erfahrenen Hebammen gerne genutzt, um sich darüber klar zu werden.

Tendenziell sollte man so spät wie möglich in den Pool steigen. Jede Frau muss das aber ihrer Situation entsprechend nach Gefühl entscheiden. Wärme und Ruhe tun in der ersten Phase der Geburt in der Regel gut und hier passt der Aufenthalt in der Badewanne genauso gut wie das Verbleiben im warmen Bett.

Wird das Baby in das warme Wasser geboren, wird der Atemreflex erst ausgelöst, wenn es an die (kühlere) Luft gehoben wird. Man sollte also vermeiden, dass das Baby bei der Geburt an die Luft kommt, bevor es im Wasser landet. Dadurch, dass das Baby bei einer Wassergeburt weniger bzw. anders stimuliert wird, kommt die Atmung nicht ganz so schnell in Gang wie bei einem an Land geborenen Baby.

Bestimmt man den Zustand des Babys nach Apgar (siehe S. 124) sollte man dann nicht die Zeit ab Geburt als Anfangszeit betrachten, sondern den Zeitpunkt, wo das Baby das Wasser verlässt. Offiziell ist die Geburtszeit aber natürlich immer die, wenn das letzte Teil des kindlichen Körpers den mütterlichen Leib verlässt. (Nabelschnur und Plazenta werden dabei nicht mit einbezogen.)

Für häusliche Wassergeburten gibt es mietbare Geburtspools, und manche Frauen verwenden auch ein ganz normales Bassin oder benutzen, wenn ausreichend groß, die eigene Badewanne. Als platzsparende, günstige Alternative eignet sich auch eine große Regentonne, bei der man sich den Ein- und Ausstieg durch Hocker drinnen und davor erleichtert.

Was wäre, wenn ...

Im Folgenden will ich auf ein paar Fragen eingehen, die sich fast automatisch stellen, wenn man eine Geburt in Eigenregie plant.

Bitte beachte hierbei, dass ich immer die Situation zu Hause und in Eigenregie beleuchte. Im Krankenhaus können Abweichungen vom lehrbuchmäßigen Geburtsverlauf weitere Ursachen haben, die aber durch Interventionen oder die Krankenhausumgebung hervorgerufen werden. Auch ist das vorgeschriebene Prozedere in vielen Fällen und aus verschiedenen Gründen im Krankenhaus restriktiver.

Aber was ist denn nun zum Beispiel, wenn ich mein Ding alleine durchziehe und ...

... ich über den Termin gehe, aber das Baby einfach nicht kommt?

Dieses Szenario stellt kein Problem dar, wenn man nur seine eigene Vorsorge macht und keine Geburtsbegleitung wünscht. Anhand der Kindsbewegungen weiß man, dass es dem Kind gut geht, und kann den natürlichen Wehenbeginn abwarten.

Alle Babys kommen irgendwann heraus – vor allem, wenn sie in einer geburtsoptimalen Position liegen und man spätestens in den letzten Wochen (besser aber natürlich während der ganzen Schwangerschaft) auf eine zucker- und weißmehlarme Ernährung achtet. Zu viel Zucker kann nämlich die Produktion geburtsnotwendiger, körpereigener Prostaglandine und somit die Entstehung von Geburtswehen hemmen. (Louwen 2012)

Nimmt man an der regulären Vorsorge teil und/oder hat für die Geburt eine Hebamme gebucht, setzt oft schon gewisser Stress ein, wenn man zwei Tage über den errechneten Termin geht. In Deutschland darf man ab Termin alle zwei Tage zur Herztonkontrolle ans CTG, nach sieben Tagen wird einem eine Einleitung nahegelegt und spätestens 14 Tage über Termin wird die Einleitung der Geburt dringend angeraten.

Es ist üblich, auch per Ultraschall zu kontrollieren, ob das Baby noch gut versorgt ist. Nicht selten findet man dann eine „verkalkte Plazenta" und „wenig Fruchtwasser" und erklärt der Frau, dass das Baby nun absolut herausmuss.

Was man den Frauen dabei verschweigt, ist, dass Plazentaverkalkungen sowie die Abnahme des Fruchtwassers am Ende der Schwangerschaft durchaus normal sind. Viele Hausgeburtshebammen begleiten auch nur bis 12 oder 14 Tage über dem errechneten Entbindungstermin. Wer bis dahin nicht geboren hat, wird an die Klinik verwiesen. Oder muss eben in Eigenregie gebären.

Hat man Fehler bei der Terminberechnung (z.B. aufgrund eines späten Eisprungs) ausgeschlossen, kann man in der Regel trotzdem ganz getrost sein und sollte sich nicht von ängstlichen Geburtshelfern verrückt machen lassen. Die normale Schwangerschaftsdauer laut Lehrbuch beträgt sowieso 40 +/-2 Wochen. Das heißt, ein Baby, das 14 Tage über Termin geboren wird, gilt noch als im normalen Zeitrahmen.

Und schließlich gibt es Frauen, die einfach längere Tragzeiten haben und in jeder Schwangerschaft deutlich über den regulären Termin gehen. Eine große Untersuchung erbrachte, dass die meisten Geburten spontan in dem Zeitrahmen drei Wochen vor ET bis drei Wochen nach ET stattfinden. (Jukic 2013)

Die, die sich der Einleitewut beugen, glauben später vielleicht, sie könnten keine eigenen Wehen erzeugen. Diejenigen jedoch, die den Mut haben, abzuwarten, gebären einfach später. Um diesem Stress vorzubeugen, geben manche Frauen, meist solche, die schon einmal mit dem Über-Termin-Gehen Stress hatten, beim Arzt oder der Hebamme einfach den ersten Tag der letzten Regelblutung um ein bis zwei Wochen später an.

Dazu sollte man vielleicht auch anmerken, dass verschiedene Untersuchungen zum Ergebnis kommen, dass eine Schwangerschaft im Durchschnitt nicht 280 Tage, sondern eher 283 Tage dauert (Bergsjö et al 1990, Smith 2001) und man die Ausführungen aus dem Lehrbuch von Boerhave von 1744, auf welches die Naegele-Regel zurückgeht, falsch interpretiert haben könnte. Dort heißt es übersetzt „neun Monate nach der letzten Regel", wobei nicht gesagt wird, ob ab Anfang oder Ende der letzten Regel gerechnet wurde. Möglicherweise meinte man dort das Ende und nicht den Anfang der letzten Regel. Das würde die zusätzlichen drei Tage erklären, auf die man in den Studien gekommen ist.

Wie dem auch sei, solange du ein gutes Gefühl bei der Sache hast und dein Baby sich munter bewegt: Lass dich nicht verrückt machen, geh' einfach nicht mehr hin, wo auch immer man dich unter Druck setzt, und verschwinde in deine vorgeburtliche Blase. Deine Geduld mag in dieser Zeit auf eine harte Probe gestellt werden, aber mit etwas Abstand betrachtet kommt es auf ein paar Tage mehr oder weniger eigentlich nicht an. Dein Baby wird gemeinsam mit dir den Beginn der Geburt einläuten, wenn ihr beide dazu bereit seid.

Gelegentlich kann eine fortbestehende ungünstige Lage das Kind daran hindern, sich richtig ins Becken einzustellen. Solange es sich nicht so im Becken befindet, dass es für die Geburt richtig liegt, lässt der Geburtsbeginn auf sich warten. Manchmal begleitet von wiederkehrenden, schmerzhaften Wehen, bei denen sich das Kind doch noch versucht, in eine bessere Position zu bringen. Diese Wehen hören nach einiger Zeit immer wieder auf und rauben der Mutter Kraft und Schlaf. Das geht meist so lange, bis das Baby seine Position schließlich doch noch findet oder den Geburtshelfern, und oft auch der Mutter, die Geduld ausgeht und medikamentös eingeleitet wird.

In Fällen ungünstiger Kindslage kann es also auch zu echten Übertragungen kommen. Vermutet man, dass die kindliche Lage den Geburtsstart hinauszögert, helfen Übungen und Maßnahmen, wie ab S. 60 beschrieben, das Baby in eine günstigere Position zu bringen. Es kann auch sein, dass bestimmte Areale im Hirn des Kindes oder in seiner Lunge noch nachreifen müssen und vorher auch seine Möglichkeit, den Geburtsbeginn einzuläuten, ungenügend ist.

Von einem Einleitungsversuch mit Rizinus (auch „Rizinus-Cocktail" oder „Hebammen-Cocktail" genannt) ist in diesem Zusammenhang dringend abzuraten.

Es mag verlockend sein, weil es natürlich klingt, aber du solltest tunlichst die Finger davon lassen, weil du niemals vorher wissen kannst, wie dein Immunsystem auf den Stoff reagiert. Im harmlosesten Fall passiert nichts oder die Geburt beginnt und verläuft ohne Probleme. Im ungünstigsten Fall kann man mit der Einnahme von Rizinus und der damit verbundenen starken Histaminausschüttung aber auch einen Kreislaufzusammenbruch oder eine vorzeitige Ablösung der Plazenta heraufbeschwören – welche das Kind in unmittelbare Lebensgefahr bringt.

... das Kind zu groß wächst?

Diese Angst ist ein modernes Problem und neben vermehrt übergewichtigen, fehlernährten Mamas vor allem eine Folge akribischer Ultraschallvermessungen. Natürlich gibt es sehr große Babys, die auch nicht so leicht geboren werden wie Babys in Normalgröße (etwa 3.000 Gramm Körpergewicht, etwa 50 Zentimeter Körperlänge).

Allerdings kann man mit der richtigen Ernährung und im Fall eines nicht anders zu beherrschenden Schwangerschaftsdiabetes mit einem medikamentös gut eingestellten Blutzucker verhindern, dass sich das Baby im Bauch an einem Überangebot von Zucker „fettfrisst".

Doch zurück zum Ultraschallorakel: Anhand von Knochenlängen und Körperumfang berechnet ein Computer das Gesamtgewicht – und irrt sich häufig gnadenlos. Fehleinschätzungen von einem Kilogramm und mehr sind keine Seltenheit. Und doch werden aufgrund solcher Berechnungen in der Praxis tatsächlich Einleitungsexperimente und Kaiserschnitte angeordnet.

Wer eine bessere Gewichtsschätzung braucht, lässt lieber eine gute Hebamme tasten. Hebammen können aufgrund jahrelanger Erfahrungen Geburtsgewichte oft sehr präzise einschätzen. Präzise bedeutet: in Relation zur Mutter groß/mittel/klein. Auf die genaue Grammzahl kommt es dabei gar nicht an.

Und wenn das Baby jetzt tatsächlich groß ist? Dann mag die Geburt länger dauern und anstrengend sein, aber sie ist mit einer aufrechten Gebärhaltung und ausreichend Zeit ein machbares Unterfangen. Denn der größte Durchmesser ist und bleibt der kindliche Kopf. Und der wächst in den letzten Tagen nicht mehr sonderlich, so dass eine „Vorverlegung" der Geburt (falls sie gelingt) keine wirkliche Option sein kann. Kann er das Becken passieren, gleitet der restliche Körper auch hindurch.

Der Kopf ist auch bei dicken Babys nicht viel dicker als bei anderen, weil sich der Speck vornehmlich am Körper des Babys verteilt. Und selbst wenn der Babybauch einmal dicker sein sollte: Der Speck, den das Baby sich da zugelegt hat, schwabbelt sich schon irgendwie durch. Der ist ja nicht so hart wie der Schädel.

Wobei auch der Schädel eines Neugeborenen nicht wirklich knochenhart, sondern sehr flexibel und durch die Fontanellen einer Patchwork-Decke ähnlich konstruiert ist. So lassen sich die Schädelplatten übereinander schieben und geben dort nach, wo es besonders eng wird.

Gurkenförmige Kinderköpfe nach einer vaginalen Geburt sind das Resultat dieser exzellenten Formungsarbeit unseres Körpers, und selbstverständlich bilden sich die natürlich erworbenen Gurkenformen spätestens bis zur ersten Mützen-Anprobe auch wieder zurück.

... die Blase springt, aber keine Wehen einsetzen?

Ein echter Blasensprung ist normalerweise ein Kennzeichen für den Beginn der Geburt und in den allermeisten Fällen setzen die Wehen bald danach ein. Vor allem dann, wenn die Mutter – wie weiter oben bereits beschrieben – auf der Toilette eine aktive Entleerung der Fruchtblase anstrebt und so die Gebärmutter zur Wehentätigkeit anregt. Es kann aber auch sein, dass mehr Zeit vergeht. Dann kann man abwarten.

In den meisten Fällen wird die Geburt innerhalb von 24 Stunden beginnen und das Kind innerhalb von 48 Stunden geboren sein. Solange es dir gut geht und du kein Fieber als Anzeichen für eine aufsteigende Infektion bekommst, brauchst du dich von einem verzögerten Wehenbeginn nicht beunruhigen zu lassen.

Vaginale Untersuchungen müssen in der Zeit streng vermieden werden, um keine Keime einzuschleppen. Auch wenn das Fruchtwasser ausgelaufen ist, liegt das Baby jetzt nicht auf dem Trockenen. Beständig wird Fruchtwasser nachgebildet und spült auch eventuelle Keime immer wieder weg von der Gebärmutterhöhle und dem Baby. Sollten nach 24 Stunden noch keine Wehen aufgetreten sein, kann es sinnvoll sein, eine Pro-Biose mit Döderlein-Bakterien (in der Apotheke erhältlich) als Schutz vor einer Infektion einzusetzen.

Manchmal handelt es sich auch nur um einen hohen Blasenriss, der sich wieder verschließen kann. Dann geht das Fruchtwasser nicht unbedingt in einem großen Schwall ab, sondern in kleineren Mengen.

Auch kommt es vor, dass eine Frau ungewollten Urinabgang mit einem Blasensprung verwechselt. Ein Teststreifen, der den pH-Wert bestimmt, z.B. Lackmuspapier, färbt sich, da Fruchtwasser basisch ist, im Falle von Fruchtwasserabgang blau. Normalerweise ist das Scheidenmilieu sauer. Allerdings kann auch Urin basisch sein, je nachdem, was man gegessen hat.

Um Urin von Fruchtwasser zu unterscheiden, eignet sich eine pH-Wert-Messung also nicht. Man kann aber seine Nase und das Fingerspitzengefühl einsetzen: Fruchtwasser riecht, anders als Urin, fruchtig-aromatisch und hat eine samtig-glitschig anmutende Konsistenz.

... die Geburt zu früh beginnt?

Die Frage taucht gelegentlich auf, ab welcher Schwangerschaftswoche man gefahrlos zu Hause bleiben kann und bis wann etwa das Neugeborene bei einer Frühgeburt medizinische Hilfe brauchen könnte.

Laut Definition sind Babys, die vor der vollendeten 37. Schwangerschaftswoche geborenen werden, Frühgeborene. Hebammen lehnen eine Hausgeburt bei Frühgeburt gewöhnlich ab. Je früher die Geburt eintritt, desto unreifer und hilfsbedürftiger ist das Neugeborene.

Bei einem Frühgeborenen (ich beziehe mich jetzt nicht auf sehr früh Geborene, die noch andere Probleme mit sich bringen, sondern Babys ab der 30. Schwangerschaftswoche) sind das Atemsystem und die Wärmeregulation noch unausgereift, vor allem, wenn die Geburt sehr plötzlich erfolgt, also ohne „Vorbereitungswehen", die die Lungenreifung vorantreiben. Oft kommt noch eine Trinkschwäche und vermehrte Gelbsucht hinzu, die aber kurz nach der Geburt noch nicht relevant sind, sondern erst Stunden bzw. Tage später.

Man muss also sehr genau darauf achten, dass ein frühgeborenes Baby nicht auskühlt oder überhitzt (am besten ist es auf Mamas Brust aufgehoben, darüber Mamas der Jahreszeit angemessene Kleidung bzw. Bettzeug, wenn die Mutter ihr Baby im Bett liegend wärmt) und dass das Atmen es nicht überanstrengt, z.B. weil die Umgebungsluft zu trocken ist und dadurch die Aufnahme von Sauerstoff in den unreifen Lungen erschwert. In diesem Fall kann ein Kurzaufenthalt im Badezimmer mit heißer Dusche helfen, so dass die Luft mit Feuchtigkeit gesättigt ist. (Man sieht das am beschlagenen Spiegel.)

Allerdings gibt es von Kind zu Kind deutliche Unterschiede in der Reife. Es gibt Babys, die in der 34. Schwangerschaftswoche schon gut ohne Hilfe atmen können, und andere, die zwei Wochen später geboren, immer noch Probleme damit haben.

Findet die Geburt nah an der Frühgeburtsgrenze statt, halte ich es für durchaus vertretbar, das Baby wie geplant zu Hause zu bekommen, erst einmal abzuwarten, wie es klarkommt, und im Zweifelsfall eine Hebamme oder einen Arzt um Rat zu fragen und die oben beschriebenen Tricks zu nutzen.

Wenn das Baby nach der zu frühen Geburt tatsächlich behandlungsbedürftige Anpassungsschwierigkeiten zeigt, ist noch genug Zeit, um in ein Krankenhaus zu fahren.

Babys, deren Atmung noch unausgereift ist, kippen nicht von jetzt auf gleich um, sondern ermüden mit der Zeit und atmen dann immer angestrengter. Eines der Anzeichen für eine angestrengte Atmung ist das Einsetzen der sogenannten Atemhilfsmuskulatur. Der kleine Körper mobilisiert also alle Kräfte, um genug Luft zu bekommen. Man beobachtete dabei die Einziehung der Muskeln zwischen den Rippen und das Weitmachen der Nasenflügel – alles im Atemrhythmus.

Auch bei einer termingerechten Geburt kann ein Neugeborenes diese Symptome im Rahmen einer verzögerten Anpassung an das Atmen zeigen, so dass das Neugeborene zum Beispiel nur mit Atmen beschäftigt ist und nicht trinken mag. Diese Schwierigkeiten lassen aber meist schnell nach, sobald das Kind wassergesättigte Luft atmen kann. Falls nicht, ist es sinnvoll, klinische Hilfe in Anspruch zu nehmen.

... die Wehen schmerzhaft sind, aber die Geburt nicht vorangeht?

Die Ursache liegt meist in einem kindlichen Kopf, der nicht optimal ins Becken eingestellt ist. Um sich überhaupt durch das Becken der Mutter hindurchbewegen zu können, muss das Baby den Kopf zunächst quer zum mütterlichen Becken drehen.

Normalerweise nimmt das Baby dabei das Kinn auf die Brust. Hält es den Kopf gerade oder gar überstreckt, wird der Durchtritt durch das Becken deutlich schwerer oder ist, bei absoluter Fehleinstellung, sogar gänzlich unmöglich.

Bei nicht optimaler Kopfposition drückt der Kopf des Babys gegen das mütterliche Kreuzbein und verursacht während oder auch zwischen den Wehen starke Schmerzen im unteren Rücken.

Die Gebärende erlebt deshalb Gegendruck auf das Kreuzbein als schmerzlindernd, allerdings könnte alleiniger Gegendruck eher kontraproduktiv sein, wenn man nicht auch seine eigene Position verändert. Denn der Schmerz im Rücken zeigt, dass das Baby nicht optimal liegt und allen Platz im Becken braucht, um sich in eine bessere Position zu drehen. Drückt man jetzt dagegen, entsteht weniger statt mehr Platz.

Ist der Kopf nicht richtig ins Becken gedreht, kann man dem Baby mit Hüftschwüngen, Beckenkreisen und sanftem Powackeln zu einer besseren Position verhelfen. Ist der Kopf bereits falsch eingestellt (z.B. Kinn nicht auf der Brust), kann man dem Baby eine neue Gelegenheit geben, sich besser einzustellen, indem man die Hüfte höher als den Oberkörper positioniert (siehe Knee-Chest-Position oder Forward-Leaning-Inversion, S. 62) und dann in dieser Position über etwa drei Wehen hindurch mit dem Becken kreist und gleichzeitig mit dem Po wackelt.

Die höher positionierte Hüfte hilft dem Baby, unterstützt durch die Schwerkraft wieder ein Stück aus seiner bisherigen Position herauszurutschen. So werden die Gebärmutterbänder gedehnt, es entsteht mehr Raum im Becken und das Kind kann seinen Kopf neu einstellen. (Tully 2012)

Seitwärts die Treppe hochzusteigen, ist eine weitere Übung, die man machen kann, um dem kindlichen Kopf in eine bessere Position zu verhelfen.

Hat man zu dem Zeitpunkt noch einen Sternengucker, ist es auch jetzt möglich, dass sich das Baby noch richtig dreht. Mehr zum Thema Sternengucker und wie man ein solches Baby in eine bessere Position bringt, siehe auch S. 59.

Kontraproduktiv wäre an dieser Stelle alles, was dem Baby im Becken den Platz nimmt, den es für eine Drehung braucht. Die Frau hat in dieser Situation oft instinktiv das Bedürfnis, ein Hohlkreuz zu machen. Dadurch wird der Beckeneingang noch ein Stück erweitert. Im Krankenhaus sitzt die Frau zu diesem Zeitpunkt aber meist halb zurückgelehnt im Gebärbett. Das Kreuzbein hat so kaum die Möglichkeit, nach hinten auszuweichen. Möglicherweise ist hier ein Grund für die zunehmenden Sternenguckergeburten zu finden.

Als Alleingebärerin weiß man in der Regel nicht, worin genau die Fehleinstellung des Babys besteht. Deshalb würde ich zuerst die Hüften mit dem Po nach oben kreisen lassen und danach mit aufgerichtetem Oberkörper, bis sich Erfolg einstellt.

In der Praxis sollte man sich natürlich immer auch von seinem Körpergefühl leiten lassen. Obwohl ich bei meiner ersten Geburt noch nichts von der hier beschriebenen Übung wusste, leitete mich mein Körper genau zu diesen Hüftschwüngen an, unter denen sich der Kopf des Babys schließlich richtig ins Becken drehte.

Wie lange man bei Nicht-Erfolg weitermacht, muss jede Frau situationsbedingt selbst entscheiden. Spätestens wenn die Kräfte der Mutter zur Neige gehen, ist es wohl an der Zeit, professionellen Rat und Hilfe in Anspruch zu nehmen.

Ein weiteres spezielles Problem, das unter der Geburt auftauchen kann, ist ein **einseitiger Schmerz tief im Becken**. Dieser kann mehrere Ursachen haben.

Eine mögliche Ursache ist die sogenannte **Scheitelbeineinstellung**. Das heißt, das Kind hat sich nicht mit geradem Kopf ins Becken eingestellt, sondern neigt den Kopf zu einer Schulter.

Um das Problem zu lösen und das Kind besser ins Becken zu bekommen, helfen zusätzlich zu den oben beschriebenen Übungen noch folgende Dinge:

- Treppen steigen
- seitliches Beckenschaukeln mit Anheben der Hüfte
- einen Fuß höher stellen (auf einen Hocker oder Bücherstapel) – die Frau spürt oft instinktiv, welchen Fuß sie dabei aufstellen muss
- Krümmen und Beugen des Beckens während der Wehe

Ein einseitiger Schmerz im Becken kann auch durch eine **vorliegende Hand** verursacht werden.

Folgende Maßnahmen können das Kind dazu bringen, die Hand zurückzuziehen:

- auf einem Knie niederknien
- das Becken auf der einen, dann auf der anderen Seite mit gebeugtem Knie und auf Zehenspitzen nach vorn schwingen
- eine vaginale Untersuchung (die man als Frau natürlich auch selbst durchführen kann), wobei die deutliche Berührung (Druck auf die kindlichen Fingerspitzen) der vorgefallenen Hand das Kind dazu bringt, diese zurückzuziehen (Sutton 2010)

... die Nabelschnur vorfällt?

Ein Nabelschnurvorfall ist eine sehr seltene, aber für das Kind möglicherweise lebensbedrohliche Situation. Dabei gelangt die Nabelschnur zwischen kindlichen Kopf, Po (bei Beckenendlage) oder Körper (bei Querlage) und inneren Muttermund.

Die Gefahr dabei ist, dass der Druck des Kindes auf die Nabelschnur den Blutfluss ganz oder teilweise unterbricht und so seine Versorgung in Gefahr gerät, wenn es nicht lange genug über die Erhöhung seines Blutdrucks für Ausgleich sorgen kann.

Im Fall einer Nabelschnurvorlage tastet man bei einer vaginalen Untersuchung (dabei kann man sich als Frau auch selbst untersuchen) neben dem relativ harten, kindlichen Kopf oder dem relativ festen kindlichen Po etwas Weiches, Pulsierendes, das aus dem teilweise geöffneten Muttermund und bisweilen auch aus der Scheide heraushängt.

Eine wirkungsvolle Sofortmaßnahme ist hier, das Becken höher zu lagern als den Oberkörper (Knee-Chest-Position, siehe S. 62). So wird unnötiger Druck von der Nabelschnur genommen, weil der kindliche Kopf etwas zurückrutscht. Auf diese Weise ist es theoretisch auch möglich, dass die Nabelschnur wieder freikommt oder zurückgeschoben werden kann und die Geburt normal zu Ende gebracht werden kann. Dies sollte man aber wenn irgend möglich nicht allein, sondern in Begleitung einer erfahrenen Hebamme tun.

Scheitert der Versuch, die Nabelschnur aus dem Weg zu bekommen, und kann das Baby nicht schnell geboren werden, sollte man auf raschestem Weg mit hochgelagertem Becken oder in Seitenlage ins Krankenhaus gebracht werden.

Bei einem normal entwickelten, reifen Baby, das in Schädellage liegt und sich bereits vor der Geburt ins Becken gesenkt hat, braucht man einen Nabelschnurvorfall nicht zu fürchten. Eher fällt die Nabelschnur bei Frühgeburten, Mehrlingsgeburten und Geburten aus Beckenendlage vor, besonders dann, wenn eine Nabelschnurschlinge schon lange unten in Muttermundnähe liegt.

Im letzteren Fall findet durch die vorliegenden kindlichen Weichteile (Po bzw. Beine in Richtung Muttermund) jedoch meist kein komplettes Abdrücken der Nabelschnur statt.

Ein erhöhtes Risiko besteht außerdem, wenn sehr viel Fruchtwasser da ist, die Nabelschnur sehr lang ist oder die Fruchtblase künstlich eröffnet wird, ohne dass das Baby sich dabei ins Becken senkt. Ob das Risiko auch dann erhöht ist, wenn das Baby sich bis zum Schluss nicht ins Becken eingestellt hat, dafür gibt es in den wenigen dazu existierenden Studien bislang keine Hinweise. (Murphy 1998, Debby 2003)

Im deutschsprachigen Raum empfiehlt man einer Schwangeren, deren Baby sich noch nicht ins Becken gesenkt hat, sich sofort hinzulegen und die Rettung zu rufen, wenn die Fruchtblase platzt. Dieses Vorgehen ist allerdings in seinem Nutzen nicht belegt und in vielen anderen Ländern unbekannt.

Es wird sogar spekuliert, dass das in Deutschland empfohlene Vorgehen einen Nabelschnurvorfall eventuell eher noch begünstigt. Denn wenn, dann wird die Nabelschnur im Moment des Blasensprungs mit dem Schwall austretenden Fruchtwassers nach unten gespült. Da die Nabelschnur im Fruchtwasser durch ihr geringes Gewicht einer gewissen Trägheit folgt, sinkt der wesentlich schwerere kindliche Kopf schneller nach unten und lässt der Nabelschnur eigentlich keine Chance, vorzufallen.

In der Regel wird also der Kopf durch dem Blasensprung als erstes auf den meist noch nicht geöffneten Muttermund sinken und das „Loch stopfen". Wer immer noch Bedenken hat, kann zum Ende der Schwangerschaft hin über den Bauch auch vorsichtig nach dem kindlichen Kopf tasten und sehen, ob er sich noch beweglich über der Symphyse befindet oder schon tief und fest im Becken verankert ist bzw. fest vom unteren Anteil der Gebärmutter umschlossen ist.

Man kann sich auch selbst vaginal untersuchen und mit den Fingern prüfen, ob sich der kindliche Kopf noch wesentlich nach oben wegdrücken lässt oder ob er schon fest im Becken sitzt.

Das Risiko für einen Nabelschnurvorfall liegt, Frühgeburten, künstliche Blasensprengungen etc. inklusive, im Durchschnitt nur bei 0,3 Prozent und ist damit sehr niedrig. (Koonings 1990, Kahana 2004, Boyle 2005) Viel niedriger als die Angst, die viele davor haben.

... ich eine vordere Muttermundslippe habe, wie bei einer früheren Geburt?

Während der Geburt kann es passieren, dass die Hebamme bei fast vollständig eröffnetem Muttermund eine vordere Muttermundslippe tastet. Der Frau wird dann manchmal verboten zu pressen, solange die Muttermundslippe da ist. Eine Hebamme kann eine solche Muttermundslippe, wenn sie schmerzhaft und dicker wird, wegmassieren, was für die Frau aber oft ebenfalls sehr unangenehm ist.

Was hat es mit dieser ominösen Lippe auf sich? Der Muttermund öffnet sich unter der Geburt nicht, wie in Lehrbüchern gern dargestellt, zwangsläufig wie ein gleichmäßiger Kreis, sondern unter Umständen oval, je nach Kopfform des Kindes, oft von hinten nach vorn, dem Druck des kindlichen Kopfes nachgebend (siehe Abb. 13).

Vorn geschieht die vollständige Eröffnung also zuletzt, vor allem auch beim Vorhandensein einer Kaiserschnittnarbe.

Insgesamt ist das Vorhandensein einer vorderen Muttermundslippe also zu einem bestimmten Zeitpunkt normal. Dieser Muttermundsrest kann unter gewissen Umständen Schmerzen bereiten, beispielsweise wenn der kindliche Kopf sich nicht gut eingestellt hat, der für ein gleichmäßiges Öffnen des Muttermundes eine große Rolle spielt. Als Frau kann man diese Lippe, wenn sie stört, im Vierfüßlerstand auch selbst wegschieben. Sie liegt in der Scheide vorn oben, direkt hinter der Symphyse.

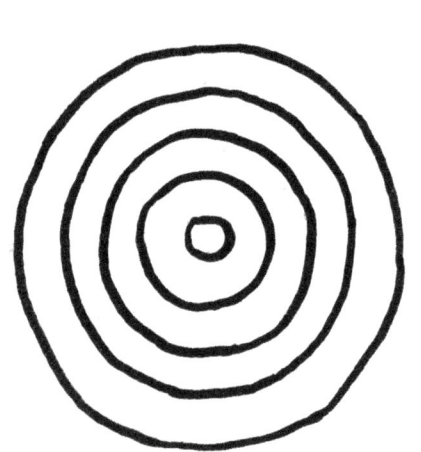 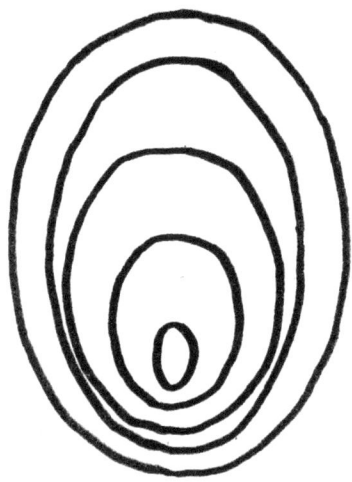

Abb. 13: Muttermundseröffnung während der Geburt von 0 auf ca. 10 cm
Links in der theoretischen Vorstellung, rechts der in vielen Fällen tatsächliche Verlauf.

... die Herztöne schlecht werden, ohne dass ich es merke?

Es gibt verschiedene Gründe, warum ein Baby bei oder auch schon vor der Geburt im Mutterleib akut unterversorgt sein kann und die Herztöne „schlecht" werden.

Leider führt die Auswertung der per CTG gemessenen Herztöne auch erfahrene Geburtshelfer bisweilen in die Irre und die Erfindung dieser Technik hat die Sicherheit von Geburten nicht erhöht. Im Gegenteil: Die kindlichen Herztöne und damit die CTG-Aufzeichnungen sind als Indikator für das Befinden des Kindes eigentlich viel zu ungenau. Das Einzige, was sich sicher daraus ableiten lässt, ist das Vorhandensein oder Fehlen der Herztöne. Alle weitere Interpretation kommt einem Orakel gleich.

Kein Kardiologe würde sich zutrauen, allein anhand der Aufzeichnung der Herzfrequenz etwas zum Zustand eines für ihn unsichtbaren Patienten zu sagen. Die heute allgegenwärtige Konzentration auf das CTG als Entscheidungshilfe unter der Geburt gilt daher als eine der Hauptursachen für unnötige Kaiserschnitte.

Den wichtigsten und zuverlässigsten Hinweis für das Befinden des Babys liefern uns Frauen die spontanen und die reaktiven Kindsbewegungen. Sie sind für die Mutter ohne Technik spürbar und außerdem zuverlässiger als die Messungen eines CTGs.

Dazu sollte man wissen, dass Herztöne nicht einfach so „schlecht" werden. Es braucht schon eine künstliche herbeigeführte Geburtseinleitung, eine unnatürlich lange, anstrengende Geburt (z.B. aufgrund von ungeeigneten Gebärpositionen der Mutter), die das Ungeborene in einen inadäquaten Verbrauch von z.B. Glukose oder in eine Elektrolytverschiebung führt.

Auch diverse andere Interventionen oder gar Krankheit bzw. Fehlbildungen des Babys oder der Plazenta und/oder der Nabelschnur können das Baby so sehr ans Limit zu bringen, dass seine Herztöne als „schlecht" gedeutet werden.

Häufiger werden die Herztöne kurz vor oder während der Austreibungsphase lediglich vorübergehend kompensatorisch langsamer oder auch nur schlecht ableitbar, was im Krankenhaus dann zu einer gewissen Eile und Panik führt.

Es liegt aber im Rahmen des Normalen, dass das Baby unter der Belastung der Presswehen kurzzeitig auffällige Herztöne zeigt. Der ganze Stress, der deshalb im Krankenhaus gemacht wird, ist gewöhnlich für nichts gut, außer, dass man die Mutter noch einmal mit Wehentropf, Kristellern und Co. plagt, in dem Versuch, die Geburt schnell zu beenden, womit sich der Stress des Kindes nicht zwangsläufig vermindert.

... das Fruchtwasser grün ist?

Grünes Fruchtwasser allein ist noch kein Zeichen für ein gestresstes Baby (Unsworth&Vause 2010), kann es aber zusammen mit anderen Auffälligkeiten sein. Dickes Kindspech im Fruchtwasser ist eher mit Komplikationen verbunden als dünnes.

Ungeborene pieseln ja bekanntlich ins Fruchtwasser, aber da der mütterliche Körper für zuverlässigen Wasseraustausch sorgt, ist das Fruchtwasser schnell wieder sauber. Stuhlgang haben Babys meist erst, wenn sie geboren sind, aber nicht immer. Gerade bei Babys, die nach dem errechneten Geburtstermin geboren werden, kann es vorkommen, dass das Baby sein erstes Kacka schon ins Fruchtwasser macht.

Bei **grünem Fruchtwasser** gibt es also drei Möglichkeiten:

1.) entweder, das Baby hat gekackert, weil es gestresst ist, vielleicht Angst hatte, oder

2.) es hat einfach Groß reingemacht, weil es mal musste oder

3.) der Stuhlgang wurde durch die normale Belastung unter der Geburt ausgelöst.

Nur in einem geringen Prozentsatz ist und bleibt bei grünem Fruchtwasser das Baby auch wirklich dauerhaft gestresst.

Das **weitere Handeln** würde ich deshalb vom bisherigen Geburtsverlauf abhängig machen. Folgende Fragen würde ich mir stellen:

- Geht die Geburt unauffällig voran oder gibt es weitere Auffälligkeiten?
- Bewegt sich das Baby normal und macht es einen fitten Eindruck?
- Was für ein Gefühl hat die Mutter?

Geburtshelfer haben im Zusammenhang mit grünem Fruchtwasser auch Angst vor einer seltenen Komplikation, nämlich der, dass das Baby das Kindspech im Fruchtwasser einatmen könnte, woraufhin sich seine Lunge entzünden kann (Mekoniumaspirationssyndrom). Dies ist zwar eine potentiell lebensbedrohliche Situation für das Kind, kommt aber höchst selten vor, weil nur ein Baby in Todesnot Fruchtwasser einatmet.

Kindspech im Fruchtwasser allein stellt also keine Gefahr dar, sondern die Gefahr entsteht dann, wenn das Baby so stark unterversorgt ist, dass es schon im Mutterleib nach Luft zu ringen beginnt. Man sollte also alles vermeiden, was bekanntermaßen dazu führen kann, dass ein Baby gestresst wird: medikamentöse Einleitungsversuche oder unnatürliche Beschleunigungsmaßnahmen der Geburt, künstliches Sprengen der Fruchtblase, Stress bei der Mutter (kann den Blutfluss zur Plazenta minimieren), angeleitetes Power-Pressen und dergleichen.

... die Schultern stecken bleiben?

Es passiert ungefähr in 1 Prozent aller Geburten: Der Kopf ist geboren, aber die Schultern drehen sich nicht, sondern bleiben über dem Schambein stecken. Diese Komplikation nennen Geburtshelfer erschwerte Schulterentwicklung, manchmal auch „Schulterdystokie". Man kann sie für sich so gut wie vollständig ausschließen, wenn man keinen Diabetes oder gravierendes Übergewicht hat, das Baby nicht riesig ist (was zumeist mit dem Diabetes der Mutter zusammenhängt), man nicht mit Oxytocin eingeleitet wird, das Baby nicht mit der Saugglocke geholt wird und man nicht in Rückenlage oder zurückgelehnt sitzend und unter Anleitung pressend entbindet.

Die beste Prophylaxe ist also eine gesunde Ernährung von Anfang an und das Vermeiden krankenhaustypischer Interventionen bzw. Geburtspositionen. Falls es doch passieren sollte und die Schultern verkeilen, reicht ein Positionswechsel der Mutter in den Vierfüßlerstand normalerweise aus, um die Schultern zu lösen. (Gaskin 1998)

Eine weitere Möglichkeit ist, die vordere, über der Symphyse tastbare Schulter durch die aufgesetzte Hand an die Seite zu schieben, damit beide Schultern nacheinander geboren werden können. (Rockel-Loenhoff 2010)

... die Nabelschnur um den Hals gewickelt ist?

Die Furcht vor der Nabelschnur ist bei den modernen Geburtshelfern groß. Man glaubt oft allen Ernstes, dass das Baby sich aus lauter Langeweile oder Zufall damit erdrosseln könnte.

Kann man sonst keinen Grund für einen unerwarteten Geburtsstillstand, den plötzlichen Kindstod im Mutterleib oder Ähnliches finden, dann muss eben die Nabelschnur als Sündenbock herhalten. Da bei ungefähr einem Drittel aller Geburten die Nabelschnur einmal oder mehrmals um den Hals des Babys gewickelt ist, bietet sie sich als Schuldige für diverse Komplikationen förmlich an.

Wenn die Nabelschnur um den Hals des Kindes gelegt ist, und zwar egal wie oft, ist das in Wirklichkeit kein Notfall. Da das Baby noch nicht selbst atmet, sondern über die herumgewickelte, aber nicht abgeklemmte Nabelschnur mit Sauerstoff aus mütterlichem Blut versorgt wird, kann es auch nicht ersticken.

Warum ist es möglich, dass die Nabelschnur auch in straffer Umwicklung noch funktioniert? Sie ist aus solchem Material und in einer solchen Weise verwunden, dass sie, selbst wenn sie beim Geburtsvorgang einmal straffer werden sollte, nie komplett abgeklemmt wird. Vielleicht wird der Blutfluss darin für eine kurze Zeit reduziert, aber es kommt immer noch etwas beim Baby an und es wird sich von der kurzen Mangelversorgung unter der Geburt schnell erholen.

Eine kurze oder um den Hals gewickelte Nabelschnur wird das Baby auch nicht daran hindern, geboren zu werden. Unter der Geburt folgen die Gebärmutter samt Plazenta und Nabelschnur dem Baby nämlich beim Tiefertreten.

Das Baby ist also nicht wie eine Lampe an der Decke aufgehängt und braucht eine bestimmte Schnurlänge, um herauszukommen, sondern dadurch, dass die Gebärmutter dem Po des Kindes direkt folgt, reicht es auch immer für das letzte Stück. Und sobald der Kopf geboren ist, kann das Kind im Notfall auch einatmen.

Was also soll man tun, wenn man sieht, dass die Nabelschnur um den Hals gewickelt ist?

Im Krankenhaus wickelt man häufig noch vor der Geburt des Körpers die Nabelschnur ab. Dies kann, auch wenn es nur Sekunden dauert, zu einem Würgeeffekt beim Kind führen (durch Auslösung des sog. Karotissinusreflexes mit folgendem Abfall von Herzfrequenz und Blutdruck) und sollte unterlassen werden.

Unvorsichtiges Hantieren mit der Nabelschnur kann außerdem zu einem reflektorischen Zusammenziehen der Blutgefäße in der Nabelschnur führen.

Besser ist, man lässt die Nabelschnur ganz einfach in Ruhe. Babys werden problemlos geboren, auch wenn die Nabelschnur mehrmals um den Hals liegt. Wenn das Kind geboren ist, kann man sie dann einfach abwickeln.

... das Baby nicht atmet?

Es ist normal, wenn ein frisch geborenes Baby etwas Zeit braucht, um sich vom Nicht-Atmen in der Gebärmutter auf das Atmen an der Luft umzustellen. Das hängt damit zusammen, dass die bis dahin unbenutzte Lunge zunächst in eine andere Durchblutung geschaltet werden muss. Das kann kurz vor oder aber auch kurz nach der Geburt passieren.

Deshalb wird der Apgar-Test als Teil der U1 auch erstmalig eine Minute, dann fünf Minuten, später zehn und sechzig Minuten nach der Geburt erhoben. Daraus lässt sich schließen, dass ein Neugeborenes einige Minuten braucht, um richtig anzukommen, wobei manche Babys sofort da sind und atmen, und andere etwas länger brauchen.

Bei der Geburt finden im Körper des Babys komplexe Vorgänge statt, von denen wir nur den Beginn der Atmung von außen beobachten können. Ein Baby, das noch nicht atmet, ist solange mit Sauerstoff versorgt, so lange die Nabelschnur pulsiert, also Blut durch die Nabelschnur zum Kind fließt.

Im Rahmen der Umstellung nach der Geburt sorgen entsprechende biochemische Reflexe dafür, dass dieser Blutfluss aufhört und das Baby beginnt, sich allein über das Einatmen mit Sauerstoff zu versorgen. Auf einigen Alleingeburtsvideos kann man die Anspannung und Angst spüren, wenn das Baby nicht gleich atmet und vielleicht sogar schlapp und ohne Muskelspannung im Arm der Mutter hängt.

Gewöhnlich dauert es nicht länger als eine Minute, bis das Baby auf die Stimulation von außen reagiert. Aber selbst wenn die Nabelschnur noch pulsiert und somit eigentlich keine Gefahr besteht, können sich die Sekunden bis zum ersten Atemzug zuweilen sehr lang anfühlen. Vorsichtiges Stimulieren durch Streicheln, sanftes Rubbeln oder ins Gesicht Pusten reichen normalerweise, um beim Baby die gewünschte Atemreaktion auszulösen.

Die meisten Babys kommen ein bisschen lila oder bläulich zur Welt, werden aber innerhalb der ersten Minuten rosig. Sie haben von Beginn an Muskelspannung und beginnen zu atmen, sobald sie geboren sind.

Manche Babys fallen durch einen lila-bläulich verfärbten Kopf auf. Während der Rest des Körpers sehr schnell rosig wird, bleibt ihr Kopf noch länger dunkel. Das ist harmlos und auf eine venöse Stauung des Blutes unter der Geburt zurückzuführen. Auch kann es sein, dass Hände und Füße noch ein paar Stunden nach der Geburt bläulich aussehen. Auch das ist harmlos und kommt häufig vor.

Dann gibt es Babys, die ein bisschen länger brauchen. Sie tun vielleicht einen oder mehrere Atemzüge und haben Muskelspannung, fallen dann aber in sich zusammen und atmen erst einmal nicht mehr. Zunächst sollte man ein solches Baby weiter stimulieren und prüfen, ob die Nabelschnur noch pulsiert. Zumeist tut sie das noch.

Hat das Baby Schleim oder Fruchtwasser in Mund und Nase, kann man es mit dem eigenen Mund oder einem Nasensauger für Säuglinge absaugen. Reagiert das Baby nach ersten Bemühungen nicht, kann man mit Mund zu Mund/Nase-Beatmung anfangen.

In „Emergency Childbirth" wird noch eine andere einfache Möglichkeit zur Beatmung beschrieben: Eine Hand hält die Hüften, die andere Oberkörper und Kopf des Babys, gerade ausgestreckt. Dann bewegt man beide Hände etwa zwölfmal pro Minute so, dass sich Knie und Oberkörper des Babys einander annähern. (White 1998)

Durch diese Bewegung wird die Lunge des Babys zusammengedrückt und die Luft entweicht. Bei der Streckung dehnt sich die Lunge wieder aus und der dabei entstehende Unterdruck wird die Luft wieder einströmen lassen.

Wann ist nun die Wahrscheinlichkeit erhöht, dass ein Baby länger braucht, um mit dem Atmen zu starten? Frühgeborene, Babys von Müttern mit Blutzuckerregulationsstörung und Babys, die mit einer Infektion geboren werden, zeigen häufiger atembedingte Anpassungsschwierigkeiten.

Im Krankenhaus entstehen Atemprobleme zudem durch die Gabe von Medikamenten, die die Frau unter der Geburt bekommen hat, z.B. Pethidin (Schmerzmittel) oder Benzodiazepine (Beruhigungsmittel), oder nach einem Kaiserschnitt. In seltenen Ausnahmefällen kann es vorkommen, dass das Baby aufgrund grober Fehlbildungen nicht in der Lage ist, zu atmen und zu leben.

Aus vielen Geburtsberichten lese ich heraus, dass Mütter instinktiv ein gutes Gefühl dafür mitbringen, wie sie ihr Baby beim Ankommen in dieser Welt unterstützen können. Und sie sind auch diejenigen, die am besten wissen, wenn alles in Ordnung ist, wenn niemand sonst dabei ist.

Ich kenne einige Haus- und Alleingeburtsberichte, wo ein Baby nicht gleich geatmet hat und zunächst schlapp war. Diese Babys sind schließlich aber alle, animiert durch ihre Mutter oder eine Hebamme und ohne ärztliches Zutun, gesund ins Leben gestartet.

Nur in manchen Fällen riefen panische Väter den Notarzt und für Mutter und Kind folgten traumatische Stunden oder Tage mit Krankenhaus und Neo-Intensivstation, wo das Baby zur Überwachung behalten wurde – nicht weil es Auffälligkeiten zeigte, sondern weil das Baby zu Hause geboren wurde und man das per se für gefährlich hielt.

In anderen Fällen kam die Hebamme dazu und die Situation konnte in Ruhe gelöst werden.

Auch wenn ein solch holpriger Start schockieren kann: Bei der Geburt eines reifen, gesunden Babys sind ernste, anhaltende Atemschwierigkeiten nicht zu erwarten. Ein vorher gesundes Baby übersteht in der Regel auch eine stressreiche Geburt.

... das Baby Fruchtwasser einatmet?

Lange im Mutterleib hat das Baby Atmen geübt. Was hat es da „eingeatmet"? Nichts. Es hat lediglich sein Zwerchfell trainiert, damit es den ersten Atemzug gut bewerkstelligen kann.

Dafür braucht das Baby die Flüssigkeit in der Lunge nicht mehr, die dort hergestellt wird.

Praktischerweise wird Babys Brustkorb unter der Geburt durch das mütterliche Becken und ihre Weichteile zusammengedrückt und das meiste dieses Lungenwassers kann entweichen.

Bei Babys, die per Kaiserschnitt geholt werden, ist das nicht in dieser Weise der Fall. Das ist ein Grund, warum solche Babys vermehrte Probleme bei der Atemanpassung haben.

Das Lungenwasser wird bei der natürlichen Geburt also zwar herausgepresst, aber ein kleiner Rest bleibt dennoch in den Lungen zurück. Deshalb atmen viele Neugeborene am Anfang sehr geräuschvoll. Das ist aber normal.

Das restliche Wasser wird von den Lungen aufgenommen und verschwindet so, woraufhin auch die gurgelnden Atemgeräusche mit der Zeit (nach etwa 20 Minuten) von allein weniger werden und dann gänzlich verschwinden.

In manchen Krankenhäusern saugt man Neugeborene routinemäßig auch bis in den Magen ab, erstens in der fälschlichen Vorstellung, dass das die Atemwege an der Stelle freimacht, aus der die Geräusche kommen, und zweitens, um eine Ösophagus-Atresie auszuschließen, denn beim Absaugen gerät man – wenn man nicht unter zusätzlicher Zuhilfenahme eines Laryngoskops die Luftröhre anpeilt – immer nur in die Speiseröhre.

Eine Ösophagus-Atresie ist eine seltene Fehlbildung, bei der die Speiseröhre auf einem bestimmten Abschnitt nicht oder nur unzureichend entwickelt ist und deshalb vor diesem Abschnitt blind endet.

Eine Untersuchung dieser Art kann man aber immer noch durchführen lassen, wenn wirklich der Verdacht für diese Fehlbildung besteht, nämlich dann, wenn das Neugeborene keine Nahrung bei sich behält und sich dauernd „verschluckt". Deshalb jedes Neugeborene dieser Prozedur zu unterziehen, kann man nur als unangenehme und unsinnige Begrüßung für den neuen Erdenbürger werten.

Wer etwas tun will, weil das Kleine stark mit Fruchtwasser im Hals zu kämpfen hat, kann vorsichtig den eigenen Mund oder einen Babynasensauger zur Hilfe nehmen. Aber normalerweise ist das nicht nötig.

... die Nachgeburt auf sich warten lässt?

Im Krankenhaus aber auch außerhalb warten Hebammen meist nicht lange: Früher gab man zwei Stunden Zeit. Aber moderne Geburtshelfer finden, dass die Plazenta nach einer halben Stunde geboren sein soll. Spätestens dann, häufig aber schon viel früher, fangen sie an, die Plazenta mittels Credé-Handgriff und Nabelschnurzug herauszuziehen – was nicht selten stärkere Blutverluste zur Folge hat und ziemlich unangenehm bis schmerzhaft sein kann.

Stört man den normalen Ablauf der Nachgeburtsphase nicht, wird die Plazenta ohne Anstrengung meist innerhalb einer Stunde nach der Geburt des Babys geboren. Es gibt aber auch Fälle, wo es länger dauert. Ab und zu findet sich ein Geburtsbericht, der davon berichtet, dass die Plazenta einen oder mehrere Tage lang auf sich hat warten lassen. Allerdings sollte man das als seltene Ausnahme betrachten.

Eine Dauer von zwei Stunden ist bei einer ungestörten Geburt als normal zu betrachten. Der Gynäkologe und Befürworter ungestörter Geburten Sven Hildebrandt sieht vier Stunden als Handlungsgrenze an. (Hildebrandt 2008)

Aber eigentlich ist nur wichtig, dass die Blutung für die Mutter nicht zu stark ist und sie entkräftet. Man kann also auch eine noch spätere Geburt der Plazenta abwarten, wenn die Mutter nicht (viel – etwas darf sein) blutet und solange kein Fieber als Zeichen einer Infektion auftritt. Das sollte aber kein Freibrief sein, die Sache schleifen zu lassen.

Hinhocken und vorsichtiges Selbstziehen an der Nabelschnur mit Drücken einige Zeit nach der Geburt reichen meist schon aus, um der Plazenta einen schonenden Abgang zu ermöglichen, vor allem wenn das Kind bereits an der Brust gesaugt hat. Einen wichtigen Merksatz in diesem Zusammenhang, der heute leider – sicherlich dank der schnellen Möglichkeiten zu operieren und Blutverluste durch Transfusion auszugleichen – kaum noch Beachtung findet, hat der deutsche Arzt Willibald Pschyrembel (1901-1987) geprägt: *„In der Nachgeburtsphase ist der Uterus ein Heiligtum: Hände weg vom Uterus!"* (Pschyrembel 1947)

Eine verzögerte Plazentalösung (und auch stärkere Nachblutung) kann auch auftreten, wenn die Wassertemperatur bei einer Wassergeburt zu warm war. Einen oft übersehenen Einfluss hat auch das Durchtrennen der Nabelschnur vor der Plazentageburt. Nach Auspulsieren braucht das Baby die Plazenta nicht mehr. Offenbar empfängt die Plazenta dann aber noch Signale vom Kind, die die Plazentalösung anzustoßen helfen. (Hildebrandt 2008)

Viele unnötige Verlegungen aufgrund einer „Lösungsstörung" ließen sich bei Haus- wie auch Alleingeburten vermutlich vermeiden, wenn man einfach mehr Geduld mitbringen würde. Fuhr eine Frau nach einer Geburt in Eigenregie ins Krankenhaus, weil ihre Plazenta nicht kommen wollte, war diese in den allermeisten Fällen nämlich schon gelöst und hing nur noch im Muttermund. Die Entfernung war dann für die Geburtshelfer ein Kinderspiel und der mit dem Transfer verbundene Stress hätte vermieden werden können. Dieses Szenario findet sich in einigen Geburtsberichten.

Nach einem Kaiserschnitt, einer (zu gründlichen) Ausschabung oder anderweitig erfolgten Eingriffen bzw. Operationen an der Gebärmutter kann die Plazenta in seltenen Fällen im Narbenbereich in das Gewebe der Gebärmutter eingewachsen sein und bedarf bei der Lösung professioneller Hilfe. Speziell in einem solchen Fall kann aber eine gewaltvolle Plazentalösung, egal ob in der Klinik oder zu Hause, zu sehr starken Blutungen bei der Mutter führen.

Über das beste Vorgehen im Fall einer wirklich eingewachsenen Plazenta ist man sich unter Geburtshelfern deshalb nicht ganz einig. Es gibt neben dem üblichen Prozedere (manuelle Lösung und Ausschabung) auch Ansätze, wo man abwartet, dass die Natur das Problem selbst behebt. Damit versucht man, die zum Teil lebensbedrohlichen Blutungen zu vermeiden, die nach herkömmlicher Behandlung häufiger entstehen und für die Frau im schlimmsten Fall den Verlust der Gebärmutter bedeuten können. Zum Teil lässt man sogar die eingewachsene Plazenta an Ort und Stelle, vorausgesetzt die Frau verliert nicht zu viel Blut.

Grundsätzlich gilt also für die Plazentalösung: Einige Zeit nach der Geburt sanft selber gebären, oder weiter in Ruhe abwarten und es später erneut versuchen. Tritt bei der Mutter keine starke, andauernde Blutung auf, gibt es keinen Grund, hier zu eilen und wegen ein paar Minuten mehr oder weniger grob zu werden und damit Komplikationen zu riskieren.

... ich nach der Geburt stark blute?

Gregory White (1921–2003) schreibt in seinem Buch „Emergency Childbirth" dazu Folgendes und ich zitiere ihn, weil er das Wichtigste gut auf den Punkt bringt (Übersetzung aus dem Englischen von mir):

„Glücklicherweise stirbt eine Frau selten schnell an einer nachgeburtlichen Blutung. Die größte Blutung direkt nach der Geburt ist für gewöhnlich sehr kurz und hört auf, bevor der Blutverlust lebensgefährlich werden kann. Eine gefährliche nachgeburtliche Blutung ist gewöhnlich eine langsame, andauernde Blutung. Eine neuere Studie, in der 52 Todesfälle von Frauen untersucht wurden, die (ohne adäquate medizinische Hilfe, Anm. der Autorin) an einer nachgeburtlichen Blutung gestorben waren, ergab, dass keine dieser Frauen innerhalb der ersten 1,5 Stunden nach der Geburt verstorben war. Das heißt, dass der Notfallhelfer fast immer die Möglichkeit haben wird, in einem solchen Fall die notwendige medizinische Hilfe zu beschaffen." (White 1998)

Geschichten à la: „Ich habe x Liter Blut verloren und musste sofort operiert werden, sonst wäre ich verblutet." hört man immer wieder. Allerdings muss man mit einrechnen, dass im Krankenhaus bei der Geburt nicht selten ziemlich grob herummanipuliert wird. Ob nun durch Kristellern, Dammschnitte, mittels Power-Pressen und ungünstige Gebärposition provozierte Scheiden- und Dammrisse oder gewaltvollen Zug an der Nabelschnur: Ein solches Vorgehen bleibt selten ohne Folgen.

Die routinemäßig verwendete medikamentöse Einleitung oder Wehenbeschleunigung erhöht durch ihren Eingriff in die hormonell gesteuerten Prozesse während der Geburt ebenfalls das Blutungsrisiko.

Und selbst die Geburt in Rückenlage oder im Halbsitzen kann Blutungen begünstigen, wenn das Baby dabei auf der unteren Hohlvene lag und diese (teilweise) abgedrückt hat („Vena Cava Syndrom").

Der Körper reagiert dann mit einer reflektorischen Weitstellung der mütterlichen Blutgefäße. Oft wird der Frau nach kurzer Zeit schlecht. Die meisten Schwangeren kennen das bereits aus der Schwangerschaft: Sie können nur kurze Zeit auf dem Rücken liegen. Dieser Reflex bleibt auch noch einige Zeit nach der Geburt bestehen.

Um eine Blutung bei einer langen, anstrengenden Geburt vorzubeugen, die möglicherweise aufgrund eines Kalziummangels in den Zellen entsteht, hat sich die prophylaktische Einnahme von **Kalzium** bewährt (Aufbaukalk oder Brausetabletten, in Wasser gelöst). Dieses kann schluckweise getrunken werden, sobald die Wehen während der Geburt (als Anzeichen des durch eine lange Geburt entstandenen Kalziummangels) schwächer werden. Ausreichend zu trinken wirkt ebenfalls Blutungen vorbeugend.

Verläuft die Geburt ungestört und ist die Frau gut mit allen nötigen Vitaminen und Nährstoffen versorgt, sind lebensbedrohliche Blutungen selten.

Tritt eine **unstillbare Blutung** nach der Geburt trotzdem einmal auf, können folgende Tricks einer müden Gebärmutter auf die Sprünge helfen:

- **Das Baby an die Brust legen.** Der Saugreiz sorgt für die Ausschüttung von Oxytocin, jenes Hormons, das auch die Kontraktion der Gebärmutter anregt.

- **Ein Stück Plazenta unter die Zunge legen.** Was martialisch klingt, wirkt laut einer Vielzahl von Berichten oft prompt. Die Plazenta enthält wohl eine hohe Konzentration an Hormonen, die dem Körper deutlich signalisieren: Das Baby ist draußen, mach' unten dicht!

- **Eisbeutel auf den Bauch legen.** Der Kältereiz stimuliert die Gebärmutter, sich zusammenzuziehen.

- **Die Gebärmutter massieren, damit sie sich zusammenzieht, und kräftig zusammendrücken, damit sie nicht vollblutet.** Alles, was in die Gebärmutter an Blut läuft, wird dem Kreislauf der Mutter entzogen.

- **Oxytocin** wird im Krankenhaus routinemäßig zur Beschleunigung der Plazentageburt gegeben. Die Dosierungsempfehlungen sind in der Literatur nicht einheitlich und basieren auf Erfahrungswerten. In der Produktinformation empfehlen die Hersteller zur Behandlung einer atonischen Blutung, also einer Blutung, bei der sich die Gebärmutter nach der Geburt nicht zusammenzieht, 5–10 I.E. (internationale Einheiten) Oxytocin intramuskulär oder 5–6 I.E. langsam intravenös. (Rath 2008)

Oxytocin lässt sich auch als Nasenspray oder Tropfen verabreichen, da die Nasen- (und Mund-)Schleimhaut Medikamente gut aufnehmen kann.

Oxytocin in dieser Verabreichungsform wurde bei uns bis vor ein paar Jahren für die Anregung der Milchbildung verkauft, dann aber von Markt genommen, weil die Zulassung aufgrund fehlender Studien nicht verlängert wurde.

Oxytocin-Nasenspray kann man, wenn man will, aber immer noch über das Internet bestellen und vorsorglich bereithalten, falls es notwendig werden sollte, übermäßige nachgeburtliche Blutungen in den Griff zu bekommen. Dabei sollte man darauf achten, dass die Dosierung hoch genug gewählt ist, um mit einem oder wenigen Sprühstößen beziehungsweise Tropfen 10 I.E. zu verabreichen.

- **Massage:** Dabei wird die Gebärmutter sanft mit beiden Händen durch die Bauchdecke hindurch massiert. Das kann die Mutter selbst oder ein Helfer tun. Zieht sich die Gebärmutter daraufhin zusammen, fühlt sie sich fest an. Die Blutung kommt zum Stillstand.

Danach sollte man die Gebärmutter noch mindestens fünf Minuten lang mit beiden Händen in Seitenlage komprimieren.

Da die Bauchdecke nach der Geburt sehr weich und gedehnt ist und die Gebärmutter noch relativ groß, kann man die Gebärmutter, um sie zu komprimieren, durch die Bauchdecke hindurch ein Stück aus dem Bauchraum heraus nach vorn ziehen und eine Hand davor und eine dahinter platzieren. So soll sichergestellt werden, dass die zum Stillstand gekommene Blutung nicht wieder von Neuem beginnt. (White 1998)

Einen Helfer zu haben, kann in den seltenen Einzelfällen lebensrettend sein, wo man als Frau aufgrund eines Blutverlustes nicht mehr selbst in der Lage ist, die eigene Gebärmutter zu komprimieren.

Die Gebärmutter ist im Grunde ein Riesengefäß, das zusammengehalten werden muss, wenn diese sich trotz aller Bemühungen nicht zusammenzieht und eine nachgeburtliche Blutung einmal nicht so schnell zum Stillstand kommt.

Außerdem gibt es **verschiedene Kräuter**, die zum Einsatz kommen können. Als besonders wirkungsvoll gelten:

- **Arznei-Engelwurz/Angelika (Angelica archangelica):** als Tee oder Tinktur zum Einnehmen. Er soll unter anderem die Gebärmutter stimulieren und die Plazentageburt erleichtern sowie auch lindernd bei Menstruationsbeschwerden sein. (Clark 2004) Man sollte mit der kleinsten Dosis beginnen, da manche Menschen empfindlich auf die Inhaltsstoffe reagieren.

- **Gewöhnliches Hirtentäschel (Capsella bursa-pastoris):** als Tee oder Tinktur zum Einnehmen. Es soll Blutungen allgemein und nach der Geburt stillen. Manche Autoren sehen dieses Kraut als gleichwertig zu Oxytocin. (McLean 1998)

- **Echtes Herzgespann (Leonurus cardiaca)** gilt ebenfalls als Mittel, das die Gebärmutterkontraktion nach der Geburt anregen kann. (Lin JH 2009)

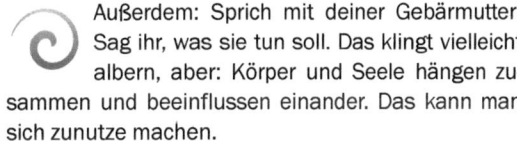

Außerdem: Sprich mit deiner Gebärmutter! Sag ihr, was sie tun soll. Das klingt vielleicht albern, aber: Körper und Seele hängen zusammen und beeinflussen einander. Das kann man sich zunutze machen.

Folgende Fragen stellen sich häufig im Zusammenhang mit einer nachgeburtlichen Blutung:

- Wie weiß ich, wie viel Blut ich überhaupt verloren habe?
- Und woran kann ich feststellen, ab wann es kritisch wird?

Zur ersten Frage folgender Tipp: Man kann vor der Geburt einmal ausprobieren, wie ein halber oder ganzer Liter „Blut", verteilt auf einer Unterlage oder auch in der Badewanne (bei einer Wassergeburt), aussehen. Dazu muss keiner zur Ader gelassen werden, verdünnter Ketchup oder rote Lebensmittelfarbe, mit Wasser und Mehl zur richtigen Konsistenz angerührt, tun es auch.

Ein Blutverlust über 500 Milliliter wird als Hämorrhagie (= stärkere, in diesem Fall nachgeburtliche Blutung) bezeichnet.

Schwangerschaft und Geburt in Eigenregie

Eine Studie kommt zu dem Ergebnis, dass ein Blutverlust ab 1000 Milliliter behandelt werden sollte. (Jouppila 1995)

Das Hauptproblem ist hier, dass es selbst den Profis schwerfällt, den genauen Blutverlust abzuschätzen. Bei der optischen Einschätzung liegen Geburtshelfer regelmäßig so weit daneben, dass diese Methode eigentlich keine zuverlässige Bestimmung des Blutverlustes zulässt. (Schorn 2010)

Besser geeignet, den Blutverlust abzuschätzen, ist das Wiegen der verwendeten Vorlagen vor und nach der Geburt. Die Differenz in Gramm entspricht in etwa der von den Vorlagen aufgefangenen Blutmenge in Millilitern. Als Richtlinie ist auch hier die Orientierung am Befinden der Mutter von großer Wichtigkeit. Fühlt sich die Frau nach der Geburt wach und konzentriert, kann der Blutverlust nicht schwerwiegend sein. Je schwächer und müder sie sich fühlt, desto größer ist der Blutverlust.

Folgende **Notfallmaßnahmen** sind bei größerem Blutverlust angezeigt:

- Wenn die Blutung nach allen oben genannten Maßnahmen andauert: die Rettung rufen, die Gebärmutter währenddessen manuell über die Bauchdecke komprimieren, um den Blutverlust so gering wie möglich zu halten.

- Wenn die Blutung steht, ist die akute Gefahr gebannt. Die Frau sollte zur Kreislaufstabilisierung und Schockprophylaxe einen Teelöffel Salz und ½ Teelöffel Natriumbicarbonat auf einen knappen Liter Wasser gelöst trinken. (White 1989) Einen ebenso guten Effekt hat auch eine selbstgemachte Knochen- oder Gemüsebrühe.

Typische Symptome eines hohen Blutverlustes sind Müdigkeit, Durst, Schwindel, Kreislaufprobleme, Ohrensausen, Frieren und Schüttelfrost, schneller Puls und in schweren Fällen Bewusstlosigkeit. Bei Letzerem ist eine Bluttransfusion im Krankenhaus höchstwahrscheinlich notwendig. Die offizielle Grenze, ab wann man im Krankenhaus Blut gibt, liegt bei einem Hämoglobinwert von 7-8 g/dl und darunter. (Pötzsch 1997)

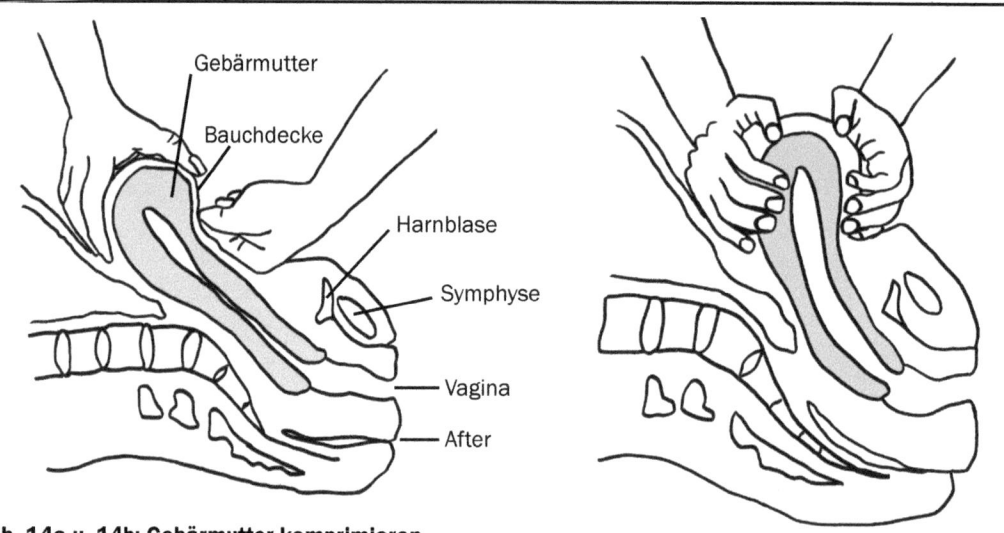

Abb. 14a u. 14b: Gebärmutter komprimieren
Zwei Möglichkeiten, die Gebärmutter zu komprimieren, um einen nachgeburtliche Blutung nach Geburt der Plazenta in den Griff zu bekommen. Dabei sollte so kräftig gedrückt werden, dass die Blutung zum Stillstand kommt. Beachte, dass die Faust in Abb. 14a die Gebärmutter nach oben hinten gegen die Wirbelsäule drückt, während die andere Hand den Fundus massiert, um die Gebärmutter zum Zusammenziehen anzuregen. Steht die Blutung, kommt der Handgriff in Abb. 14b zur Anwendung, durch den die Gebärmutter noch ca. 5 Minuten komprimiert wird.

Ansonsten lässt sich durch nährstoffreiche, eisenhaltige Kost und geeignete Eisenpräparate ein natürlicher Blutaufbau anstreben. Man sollte aber darauf eingestellt sein, dass es auf die Weise etwa sechs Wochen dauert, bis die vorgeburtlichen Blutwerte wieder erreicht sind.

Normalerweise tritt eine stärkere Nachblutung erst dann auf, wenn sich die Plazenta gelöst hat. Denn dabei werden die Blutgefäße unterbrochen, die bis dahin Gebärmutter und Plazenta verbunden haben. Für einen Moment sind die Blutgefäße nach der Ablösung noch nicht ganz verschlossen und es kommt zur normalen Lösungsblutung. Bleibt der Mechanismus aus, mit dem die Blutgefäße sich verschließen, ist eine stärkere Nachblutung die Folge, bis die Gebärmutter schließlich ihre Aufgabe erfüllt und „dicht macht".

In Einzelfällen, zum Beispiel als Folge von Gebärmutterfehlbildungen, kann es passieren, dass eine starke Blutung ohne geburtshilfliches Manipulieren vor Geburt der Plazenta eintritt. In diesem Fall ist klar, dass dann die Plazenta so schnell wie möglich geboren werden muss.

Helfen oben genannte, die Gebärmutter stimulierende Maßnahmen nicht, muss die Nachgeburt möglichst bald manuell gelöst werden. Das bedeutet, dass man mit der Hand in der Gebärmutter die Plazenta von der Gebärmutterwand lösen muss.

Der Fall starke Blutung in Kombination mit einer nicht gelösten Plazenta ist lebensbedrohlich und bedarf schneller professioneller Hilfe, scheint allerdings bei Vermeidung äußerlicher Manipulation äußerst rar.

Selbst eine im Bereich einer Gebärmutternarbe (von einem Kaiserschnitt oder einer Ausschabung) eingewachsene Plazenta wird normalerweise geboren, nur können dabei Teile abreißen und an der Gebärmutterwand, wo sie eingewachsen sind, haften bleiben. Kleinere Plazentareste lassen sich in so einem Moment aber meist erst einmal ignorieren. Sobald der Hauptteil der Plazenta draußen ist, kann die Gebärmutter ihrer nachgeburtlichen Aufgabe nachgehen und sich zusammenziehen.

Aufmerksam beobachtet werden sollte eine nicht starke, aber anhaltende Blutung. Sie mag zunächst nicht dramatisch wirken, kann aber, kommt sie nicht zum Stillstand, zum stillen Verbluten führen. Normal ist, dass das aus der Gebärmutter fließende Blut sofort gerinnt und wie ein Wackelpudding auf der Unterlage liegt. Tut es das nicht mehr, sondern versinkt es in der Unterlage, kann das ein Zeichen dafür sein, dass die normalerweise im Blut vorhandenen Gerinnungsfaktoren zur Neige gehen.

Wenn jetzt nicht ein Stillstand der Blutung eintritt, ist die Mutter in Lebensgefahr. Taste deinen Bauch ab. Die Gebärmutter sollte fest und kantig in Nabelhöhe zu tasten sein. Ist sie noch weich und groß, lass dein Baby an deiner Brust saugen und leg dir einen Beutel Eiswürfel oder irgendein eingefrorenes Lebensmittel auf den Bauch, eingewickelt in ein Geschirrtuch.

Ist die Gebärmutter fest, rührt eine leichte, anhaltende Blutung möglicherweise von einer Damm- oder Scheidenverletzung. Überprüfe deinen Damm und die Scheidenregion, soweit es dir möglich ist, mit einem Handspiegel. Hast du dir wirklich eine größere, anhaltend blutende Verletzung zugezogen (was erfahrungsgemäß bei einer Alleingeburt allerdings sehr unwahrscheinlich ist), drücke mit einem Handtuch etwa 15 Minuten dagegen. Wenn das nicht hilft, kann es notwendig sein, die Verletzung nähen zu lassen, um die Blutung zum Stillstand zu bringen.

Eine weitere Ursache für leichte, anhaltende Blutungen können außerdem kleine, in der Gebärmutter verbliebene Plazentareste sein. Darauf kann man schließen, wenn keine Scheiden- oder Dammverletzung zu erkennen oder zu spüren ist und die Gebärmutter sich teigig anfühlt, also sich nicht besonders gut zusammengezogen hat.

Entscheidet man sich (egal, woher die Blutung nun kommt), die Sache vorerst zu beobachten, sollte man in der ersten Nacht nach der Geburt alle paar Stunden aufstehen und auf die Toilette gehen. Dabei kann man prüfen, ob die Blutung aufgehört hat oder nicht. Bleibt man die ganze Nacht über im Bett liegen, kann es unter Umständen dazu kommen, dass sich viel Blut in der Scheide ansammelt und man einen kritischen Blutverlust erst am nächsten Morgen bemerkt, wenn der Kreislauf schon schlappmacht und man nicht mehr aus dem Liegen hochkommt.

Im Zusammenhang mit dem Thema nachgeburtliche Blutungen möchte ich noch kurz auf die im Krankenhaus übliche sogenannte aktive Leitung der Nachgeburtsperiode eingehen, die seit ca. fünfzig Jahren Standard ist. Durch eine Reihe von Maßnahmen versucht man, die Wahrscheinlichkeit für einen kritischen Blutverlust so minimal wie möglich zu halten.

Zu diesen Maßnahmen gehören, wie bereits erwähnt, die prophylaktische, meist intravenöse Gabe von Oxytocin an die Mutter nach Geburt der vorderen Schulter oder des ganzen Kindes, sofortiges Abklemmen und Durchtrennen der Nabelschnur nach der Geburt und „kontrollierter" Zug an der Nabelschnur.

Häufig wird gleichzeitig mit dem Zug an der Nabelschnur auch noch der Credé-Handgriff (Kompression der Gebärmutter über die Bauchdecke) angewendet, um die Plazenta schneller ans Tageslicht zu befördern – eine für die Mutter in diesem Zusammenhang nicht selten unangenehme bis schmerzhafte Maßnahme.

Die einzelnen Komponenten des aktiven Nachgeburtsmanagements wurden inzwischen auf ihre Blutungen vorbeugende Wirkung untersucht und man gelangte zu dem Schluss, dass von allen Maßnahmen nur die Oxytocin-Gabe das Blutungsrisiko reduziert. (Aflaifel 2012) Als Behandlung einer atonischen Blutung hat sich die Oxytocin-Gabe bewährt. Als prophylaktische Gabe nach jeder Geburt ist auch sie wissenschaftlich nicht belegt. (Hildebrandt 2008)

Hat die Mutter unter der Geburt schon Oxytocin erhalten, um die Geburt zu beschleunigen, sind viel größere Mengen Oxytocin nötig, um eine nachgeburtliche Blutung zu stoppen. Der mütterliche Körper stellt sich auf die höheren Dosen ein, die eigene Oxytocin-Produktion wird unterdrückt und das Gewebe reagiert weniger empfindlicher auf das Hormon. (Phaneuf 1997 & 2000)

Nachgeburtliche Blutungen waren nach Oxytocin-Gabe zur Wehenbeschleunigung außerdem deutlich häufiger, da die Gebärmuttermuskulatur durch die künstlich angeregten Kontraktionen geschwächt war und sich nicht mehr richtig zusammenziehen konnte. (Balki 2013)

Am besten ist, wie man sieht, wenn die Frau das zur Geburt benötigte Oxytocin von Anfang bis Ende selbst produziert. Und das ist in einer entspannten Umgebung, wie sie zu Hause gegeben ist, viel eher möglich. Diese Schlussfolgerung bestätigt sich beim Lesen von Alleingeburtsberichten, die in der überwältigenden Mehrheit von erstaunlich geringen Blutverlusten berichten.

Geburt und Schmerz

Die Chancen auf eine schmerzarme Geburt sind am besten, wenn dieser intime Moment ungestört, selbstbestimmt und in der Ruhe und dem Schutz der eigenen vier Wände oder eines anderen Wunschortes erlebt werden darf. Auch in diversen Internet-Videos kann man Geburten beobachten, wo Frauen anscheinend mit Leichtigkeit und Wonne ihr Baby zur Welt bringen.

So gern ich allen Frauen solche Geburten wünsche: In den meisten Fällen sehen sich Gebärende – und zwar auch die, die sich ausführlich mit Hypnobirthing sowie diversen Atem- und Meditationstechniken vorbereitet haben – zu einem Zeitpunkt der Geburt dennoch mit Schmerz und Anstrengung konfrontiert.

Was den Schmerz bei der Geburt angeht, gibt es in der „Szene" der Haus- und Alleingebärerinnen verschiedene Meinungen. Unter anderem jene der „Hardliner", die meinen, Schmerz gehöre nicht zu einer Geburt dazu und eine Frau, die wirklich entspannt und angstfrei ist, bekäme auch ihre schmerzfreie Geburt. Da die Erfahrung ein etwas anderes Bild abgibt, denke ich, dass das Geschehen noch komplexer ist und nicht allein auf unsere Gedankenwelt und Vorstellungskraft reduziert werden kann.

Meiner Meinung nach spielen die körperlichen Verhältnisse ebenfalls eine wichtige Rolle. Wie das Baby liegt, wie groß das Baby ist, wie gut geformt das mütterliche Becken ist und wie die enorme Dehnung der Weichteile im Bewusstsein verarbeitet wird …

Und letztendlich ist es genau der Schmerz, der die Frau leitet, sich zu bewegen, ihre Position, ihre Atmung zu ändern. Der Schmerz kann die Intuition leiten, genau das Richtige zu tun.

Auf sehr viele, aber längst nicht auf alle Dinge haben wir Einfluss. Wir brauchen bei unseren Geburten die Offenheit, dass alles, was passiert, sinnvoll ist.

Ich habe bisher drei Kinder ungestört und selbstbestimmt geboren. Eine Geburt davon war schnell und schmerzfrei. Bei den anderen beiden gab es, jeweils in der Übergangsphase, aber auch in der Pressphase, durchaus auch Schmerzen. Das waren aber keine jener Schmerzen, die Frauen beschreiben, die sich während ihrer Geburt ausgeliefert und hilflos fühlten und nur noch um eine PDA bettelten. Aber ab einem gewissen Punkt versagten für eine kurze Zeit meine gesamten erlernten Entspannungstechniken. Das Geschehen wurde so intensiv, dass ich nicht völlig entspannt bleiben konnte. Die meisten Geburtsberichte ähneln sich hier. Es geht um den Moment, den Hebammen mit „das Tor durchschreiten" beschreiben.

Was soll man also tun, wenn man mit der Heftigkeit der Wehen nicht mehr umgehen kann und die eingeübten Entspannungstechniken nicht mehr greifen? Zuerst einmal sollte man die Angst vor diesem Moment als normal realisieren. In der entsprechenden Situation hilft es, sich darüber klarzuwerden, in welcher Phase der Geburt man sich befindet. Meistens handelt es sich nämlich um die Übergangsphase, kurz vor den Presswehen. Dann ist es gleich geschafft, das Licht am Ende des Tunnels ist erkennbar.

Und wenn es hilft: schreien, fluchen, lachen, derbe Witze reißen ... Wahrscheinlich erleben nur manche Extremsportler das Leben ähnlich intensiv wie wir in diesem Moment.

Kommt man zu dem Schluss, dass diese sehr fortgeschrittene Phase der Geburt noch nicht erreicht ist, lohnt es sich zu überlegen und in Gedanken mit dem Baby zu reden, ob es einen Grund dafür gibt, warum die Wehen so schmerzhaft sind. Hört man in seinen Körper hinein, kann er einen anleiten, mit den richtigen Bewegungen das Baby zum Beispiel in eine bessere Position zu bringen.

Zur besseren Positionierung des Babys unter der Geburt siehe auch die Informationen ab S. 85.

Dammschutz, Dammschnitt und Dammriss

Hebammen lernen, den Damm geflissentlich zu schützen, wenn der Kopf durchtritt. Sie lernen aber auch, den Damm einzuschneiden.

Wahrscheinlich als Folge grober, tendenziell gewalttätiger Geburtshelfer sowie der falschen Gebärposition entstand irgendwann einmal das Märchen vom unkontrolliert reißenden Damm. Da dachte man sich, dass es doch besser sei, den Damm gleich prophylaktisch in eine bestimmte Richtung einzuschneiden und dadurch der unkontrollierten Natur durch kontrollierte Zerstörung ein Schnippchen zu schlagen.

Außerdem verstieg man sich darein, zu glauben, man würde die Frauen so vor einer irgendwann später auftretenden Inkontinenz und Senkungsbeschwerden schützen.

Also ging man fleißig mit der Schere ans Werk bzw. an den Damm – und bei den Erstgebärenden sowieso. Inzwischen sind die hypothetischen Vorteile des Dammschnitts durch Studien allesamt widerlegt.

Ein Schnitt schützt nicht (wie sollte er auch?) vor höhergradigen Dammverletzungen, also vor Verletzungen des analen Schließmuskels, sondern begünstigt sie stattdessen sogar. Er schützt auch nicht vor Inkontinenz und Senkungsbeschwerden. (Klein & Gauthier 1994, Hartmann & Viswanathan 2005, de Tayrac 2006). Dennoch schneiden viele Hebammen (der alten Schule) zu geburtshilflichen Zwecken noch immer in diverse Dämme.

Vor übereifrigen Dammschnitten sind wir zu Hause dann gefeit, wenn der Hebamme verboten wird, eine Dammschnittschere zur Geburt mitzuführen oder wenn die Geburt im Alleingang stattfindet. Wie bereits im vorigen Kapitel zum Thema Dammmassage erwähnt, braucht der Damm keine spezielle Vorbereitung, um geburtsbereit zu sein. Die Hormone, die unter der Geburt an das Dammgewebe und anderswohin geliefert werden, bieten die besten Voraussetzungen dafür, dass du so weit wirst, wie nötig, ohne dabei (nennenswerte) Verletzungen davonzutragen.

Da sich eine Frau bei einer freien Geburt instinktiv bewegen kann, sind eigentlich keine weiteren Erläuterungen nötig. Du wirst in dieser Situation automatisch alles richtig machen, damit dein Damm unter der Geburt so intakt wie nur möglich bleibt. Klingt überheblich? Macht nichts.

Allerdings ist da noch der großhirnlastige Teil unseres Denkens, der gern vorher alles genau verstehen und berechnen will. Wir sind erzogen worden, so zu denken, dass nichts weitergeht, wenn wir es nicht mit großer Anstrengung, rauchendem Hirn und bretthartter Willenskraft voranbewegen.

Deshalb nenne ich dir an dieser Stelle all jene Punkte, die du von vornherein zum Schutz deines Dammes sowieso richtig machen wirst, wenn du ganz in dir selbst bist und der Kopf deines Babys kurz davor ist, geboren zu werden:

- **Du nimmst eine aufrechte Körperhaltung ein,** bei der der Druck des kindlichen Kopfes auf den Damm automatisch so gleichmäßig wie möglich bleibt. Die meisten Frauen wählen dazu instinktiv die Vierfüßlerposition, was zu dem Ausdruck „niederkommen" geführt hat.
- **Du presst nur,** wenn du wirklichen Pressdrang verspürst.
- **Du berührst dich,** wenn dir danach ist, dort, wo du nun auch den Kopf deines Kindes tasten kannst. Manche Frauen mögen jetzt, falls sie nicht eh schon im Wasser sind, eine feuchte, angewärmte Auflage. Üblicherweise tränken Hebammen ein Tuch in warmen Kaffee (Kaffee gilt als ein durchblutungsförderndes und so den Damm schützendes Mittel).
- **Du öffnest deinen Mund,** entspannst den Unterkiefer und stöhnst – lustvoll, schmerzvoll oder beides gleichzeitig. Egal. Hauptsache, am oberen Mund entspannen, denn dann entspannst du auch den inneren Muttermund und den Beckenboden weit unten.
- **Du spürst enormen Pressdrang und ein seltsam wichtiges, brennendes Gefühl,** wenn sich der Kopf in deiner Scheide befindet. Hier bremst du dich vielleicht bewusst und atmest besonders tief, damit du nicht zu schnell gedehnt wirst. Zugegeben: Manche Frau kann hier dem bereits aufgenommenen Tempo nicht widerstehen und schiebt einfach mit maximaler Kraft weiter. Erfahrungsgemäß hält sich der dabei zugezogene Expressdehnungsschaden, falls es einen gibt, in selbstheilenden Grenzen und beschränkt sich in der Regel auf harmlose Abschürfungen.

Hast du dein Kind schließlich wohlbehalten zur Welt gebracht, es begrüßt und die Plazenta geboren, wirst du wahrscheinlich früher oder später das Bedürfnis verspüren, dich frisch zu machen. Etwas Blut (und eventuell die Reste anderer Körperausscheidungen) klebt noch an deinen Beinen und du bist außerdem recht neugierig, ob du heil geblieben bist.

Verspürst du auf der Toilette kein Brennen beim Wasserlassen, hast du wahrscheinlich keine nennenswerte Verletzung heimgetragen. Nimm einen Handspiegel mit unter die Dusche und guck dich von unten an, um vollständige Gewissheit zu erlangen. Du weißt bereits, wie du dort normalerweise aussiehst, und erkennst, wenn etwas nicht mehr so aussieht, wie es sollte.

Nachfolgend einige Informationen darüber, wie sich deine Scheide durch die Geburt verändert haben kann:

Es gibt **Dammrisse**, **Scheidenrisse** und **Schürfungen**. Dammrisse teilt man in vier Grade ein, wobei Grad drei und vier (das Einreißen des Afterschließmuskels bzw. des Enddarms) bei einer gewaltfreien Geburt normalerweise nicht vorkommen. Grad eins und zwei beschreiben ein oberflächliches bzw. tieferes Einreißen am hinteren Scheidenausgang.

Sobald der Scheidenschließmuskel bei einem tiefen Riss tatsächlich durchtrennt wurde, sollte er genäht werden, damit er seine Funktion beim Geschlechtsverkehr behält. Alle kleineren Risse verheilen auch unbehandelt folgenlos und schön. Das Gleiche gilt für eventuelle Scheidenrisse.

Man kann einen Dammriss auch zu Hause zum Beispiel vom Partner versorgen lassen. Für kleinere Risse, solche, die auch bei freien Geburten öfter einmal passieren, kann man speziellen Wundkleber verwenden. (Ezra 2014) Der Inhaltsstoff (2-Octylcyanacrylat) ist mit gewöhnlichem Sekundenkleber (Cyanacrylat) beinahe identisch, weshalb Letzterer theoretisch genauso zum Einsatz kommen könnte und vor der Entwicklung des heutigen Wundklebers auch Verwendung fand. Das 2-Octylcyanacrylat wurde aber speziell für das Kleben von Wunden entwickelt und ist noch besser verträglich und elastischer. (Greene 1999)

Schürfungen sind oberflächliche Schleimhautverletzungen und bedürfen in der Regel keiner weiteren Behandlung.

Bei einem Dammriss wird empfohlen, die Beine in den ersten Tagen nach der Geburt nicht weiter als nötig (z.B. zum Toilettengang) zu spreizen, um die Heilung nicht zu stören.

Wer – nach erstem Abwarten – der Meinung ist, dass genäht werden sollte, ist mit einer guten Hebamme, die dafür nach Hause kommt, am besten bedient. Man sollte dann allerdings nicht länger als 24 Stunden warten, weil sonst die Wundheilung schon zu weit fortgeschritten ist.

Der Vollständigkeit halber sei erwähnt, dass das Nähen, wenn es nicht gut, sondern zu straff und mit zu vielen Stichen ausgeführt wird, später Probleme mit sich bringen kann, weshalb vorzuziehen ist, im Zweifelsfall lieber nur einen großen Stich (Achternaht nach Rockel-Loenhoff) zu setzen. (Rockel-Loenhoff 2012)

Dazu meine Geschichte: Bei der ersten Geburt zog ich mir aufgrund von angeleitetem Power-Pressen außerhalb der Wehen einen ziemlich stark blutenden Scheidenriss zu. Meine Hebamme war wirklich erfahren, auch im Nähen von Rissen. Aber nicht immer ist nach einem Scheidenriss (besonders, wenn es Restzipfel des Jungfernhäutchens gibt) klar, was wie zusammengehörte. Deshalb sah ich, als alles verheilt war, nach dieser Geburt im Scheidenbereich etwas anders aus als vorher.

Ich hatte zum Glück keinerlei Beschwerden mit diesem Riss und dieser Naht, aber bei der nächsten Geburt ging ein Teil der Narbe wieder auf. Ich ließ es unbehandelt heilen, und heute sehe ich unten wieder ziemlich genau so aus wie vor meiner ersten Geburt.

Es scheint logisch, dass die Wundränder selbst gut zueinander finden, wenn man sie lässt. Näht man sie aber schief zusammen, können sie auch nur schief zusammenwachsen. Ich habe heute jegliche Angst vor Rissen verloren und weiß, dass mein Körper selbst sehr gut repariert, wenn etwas kaputtgegangen ist.

Die Verletzung des analen Schließmuskels ist zu Hause in Eigenregie, wie bereits erwähnt, eigentlich ausgeschlossen, und alles andere – abgesehen von einem (seltenen) vollständigen Riss des vaginalen Schließmuskels – heilt in der Regel folgenlos von selbst. Das ist jedenfalls meine Erfahrung. Wobei ich natürlich niemanden davon abhalten will, sich nähen zu lassen, wenn die Meinung besteht, dass es notwendig ist.

Das Nähen einer Damm- oder Scheidenverletzung kann allerdings in solchen Fällen sinnvoll sein, wenn man daraus anhaltend blutet. Das nur der Vollständigkeit halber, denn ein solcher Fall ist mir bisher noch aus keiner Alleingeburtsgeschichte bekannt geworden. Mehr dazu, wie man unterscheiden kann, woher genau eine nachgeburtliche Blutung kommt, findet sich auch auf S. 97.

Starke Vernarbungen von einer früheren Geburt bereiten, soweit mir betroffene Frauen berichtet haben, in der Regel erstaunlicherweise kaum oder keine Probleme. Trotz ausgeprägtem Narbengewebe kann man also erwarten, bei einer Folgegeburt (so gut wie) verletzungsfrei zu bleiben.

Die Nabelschnur durchtrennen – wie, wann und womit?

„Und wie habt ihr das mit der Nabelschnur gemacht?"

Das ist die häufigste Frage, die ich bekomme, wenn ich jemandem über unsere Art zu gebären erzähle. Meist wird sie in einer Mischung aus Bewunderung und Erstaunen vorgebracht. Wenn ich dann antworte: „Wir haben sie einfach durchgeschnitten", folgt meist ein ungläubiger Blick und der alles erklärende Satz für diese von uns vollbrachte Meisterleistung:

„Na, ihr seid ja Ärzte!" Was mich wiederum irritiert zurücklässt, weil ich den simplen Vorgang des Durchschneidens noch nie im Licht meiner medizinischen Ausbildung betrachtet habe. Durchschneiden kann schließlich jeder, der eine Schere und die motorischen Fähigkeiten besitzt, sie zu bedienen. Was ist also so kompliziert daran, dass man meint, dazu dringend ein Krankenhaus oder zumindest ausgebildetes Personal zu brauchen?

Betrachtet man das Tierreich, wird generell ziemlich achtlos mit der Nabelschnur umgegangen. Als ich einmal der Geburt eines Kälbchens zuschaute, riss die Nabelschnur einfach durch, als Mama Kuh sich hinstellte, um ihren Nachwuchs abzuschlecken. Das eine Ende baumelte dort, wo das Kalb gerade herausgekommen war. Das andere (wobei da kaum mehr etwas war) hing als blutiger Stummel am Kälbchen, das im nicht gerade sterilen Stroh liegend das herzhafte Abschlecken seiner Mutter über sich ergehen ließ.

Nabelklemme? Sterile Schere und Umgebung? Fehlanzeige. Mama Kuh und ihr Kind schien das nicht zu stören, und soweit mir bekannt ist, hat der Nachwuchs unbeschadet überlebt.

Tatsächlich geschieht es ja dauernd. Katzen, Hunde, Kaninchen, Rehe – kurz alle Tiere, die im Bauch ihrer Mutter mit einer Nabelschnur versehen sind, pfeifen bei der Geburt auf die Profis und eine professionelle Abnabelung. Keiner schreit nach einem Arzt oder einer Nabelklemme. Da geht es eher beherzt und mitunter rau zur Sache: wahlweise wird durchgekaut, abgebissen oder abgerissen. Hauptsache ab, egal wie, aber auf jeden Fall unsteril.

Warum machen wir Menschen es uns dann eigentlich so kompliziert? Brauchen wir Profis und Rituale, um das Überleben unseres Nachwuchses als gesichert anzusehen? Wenn ich sage: „Wir haben sie einfach durchgeschnitten.", habe ich oft das Gefühl, mir wird nicht geglaubt. Dabei haben wir genau das getan. Als das Kind ausreichend begrüßt war, hatte die Nabelschnur längst auspulsiert und die Plazenta war geboren. Also Küchenschere her und durchgeschnitten.

Zugegeben: Bei unserer ersten Geburt im Alleingang fühlte sich mein Mann wohler, als er einen kleinen Bindfaden um das Ende der durchgeschnittenen Schnur gebunden hatte. Und da habe ich auch noch einen halben Tag lang mit dem Durchschneiden gewartet, obwohl die Plazenta natürlich längst geboren war. Aber wenn man einmal angefangen hat, gesellschaftliche Konventionen und Ängste in Frage zu stellen und beschließt, stattdessen selbst zu denken, kommt einem erfreulicherweise auch schnell der Sinn für angstdämpfende Rituale abhanden.

Stattdessen kann man beispielsweise in Erfahrung bringen, dass die Nabelschnur eine feine Sache ist: Sie versorgt nicht nur das heranwachsende Kind neun Monate lang zuverlässig mit allem, was es braucht, nein, sie verklebt innerlich und verschließt sich auf diese Weise nach der Geburt, sobald ihre Funktion nicht mehr benötigt wird.

Meist wenige Minuten nach der Geburt hört der Blutfluss auf und die Gefäßwände kollabieren. Hier und da mögen sich ein paar Blutklumpen verfangen und feucht ist es innen drin auch noch, was dazu führt, dass das durchtrennte Nabelschnurende in den ersten Stunden Restblut an Windel oder Kleidung schmiert (wer deshalb einen Knoten machen oder mit einem Bändchen abbinden will, nur zu) – aber es fließt nur noch etwas Blut nach außen, das vom Kind nicht mehr benötigt wird.

Worauf sind dann unsere Ängste im Zusammenhang mit dem Durchtrennen der Nabelschnur begründet?

Glauben wir vielleicht unterschwellig, das Kind könnte plötzlich durch die offene Nabelschnur hindurch ausbluten und dann plötzlich ohne Blut dastehen? Oder haben wir Angst vor krankmachenden Bakterien?

Hat man diese oder ähnliche Ängste, ist es zur eigenen Beruhigung vielleicht besser, entweder ein Bändchen oder – wie im Krankenhaus – sterile Klemmen zu verwenden, ein paar Stunden mit der Durchtrennung der Nabelschnur zu warten oder ein extra langes Stück stehen zu lassen (und es erst später zu kürzen).

Neulich las ich einen interessanten Bericht über den Neugeborenen-Tetanus in manchen Ländern der Dritten Welt. Dort ist es vielfach üblich, zur Nabelpflege getrockneten Kuhdung aufzulegen. So was Dummes muss ja Folgen haben, denken wir vielleicht.

Mit etwas mehr Hintergrundwissen ergibt sich jedoch ein sehr viel differenzierteres Bild: Dort, wo man auch heute noch Kuhfladen zur Nabelpflege hernimmt, war dieses Vorgehen schon immer üblich. Zu vermehrten Tetanusfällen kam es erst, als die dortigen Hebammen eine westlich geprägte Ausbildung erhielten, die vorsieht, die Nabelschnur recht nah am Kind zu durchtrennen. Traditionell war es bis dahin üblich, die Nabelschnur nahe der Plazenta abzuschneiden. Welches Bakterium mag diesen langen, verklebten Weg emporklettern? Hier vermischen sich also westliche und überlieferte Traditionen zu einer ungüten Mischung. Aber anstatt das zu erkennen, pocht man auf noch mehr westliche Traditionen: die Impfung muss es richten.

Stimmt es also, dass nur ein Profi in einem Krankenhaus die Nabelschnur sicher durchtrennen kann? Nein, außer man will die Nabelschnur bereits, wie oftmals im Krankenhaus üblich (man braucht ja das Nabelschnurblut für die pH-Messung und die Qualitätssicherung), vor dem eigentlichen Auspulsieren ein paar Sekunden nach der Geburt durchgeschnitten haben. Dann fließt darin nämlich tatsächlich noch ordentlich viel Blut und man braucht zur Vermeidung eines Blutbades die ganze medizinische Ausrüstung.

Wer es ganz anders haben will, braucht die Nabelschnur auch gar nicht zu durchtrennen. Dieses Vorgehen nennt sich Lotusgeburt. Dabei pflegt man die Plazenta, bis sich nach ein paar Tagen die Nabelwunde schließt und sie mitsamt der Nabelschnur von alleine abfällt.

Noch ein Wort zum Nabelschnurblut und zum Zeitpunkt des Abnabelns: Im Krankenhaus kann man Nabelschnurblut zur Behandlung anderer kranker Kinder spenden. Es gibt auch Firmen, die kostenpflichtig anbieten, Nabelschnurblut einzufrieren, falls das eigene Kind irgendwann einmal krank werden sollte und man es mit einer aus Nabelschnur gewonnenen Stammzellspende heilen könnte.

In der Realität handelt es sich dabei aber wohl um herausgeworfenes Geld, denn wenn tatsächlich eine Stammzelltherapie notwendig werden sollte, dann doch mit Stammzellen, die nicht das gleiche genetische Problem haben wie die Zellen des erkrankten Kindes.

Und wenn ein Geschwisterkind oder ein anderes blutsverwandtes Familienmitglied erkrankt? Dann könnten Stammzellen mit ähnlichem genetischen Material natürlich schon hilfreich sein. Hier muss sich jeder selbst fragen, ob er für dieses doch äußerst seltene Szenario vorsorgen will oder nicht.

Für eine Nabelschnurblutspende, aber auch ohne diesen Grund, wird die Nabelschnur in Krankenhäusern immer noch routinemäßig vor dem Auspulsieren durchtrennt und das Blut aus der Plazenta abgefangen. Studien belegen allerdings, dass es besser ist, mit der Durchtrennung zu warten, die Nabelschnur auspulsieren zu lassen und das kindliche Blut mit all seinen wertvollen Stammzellen dem Kind zu lassen.

Mit dem zu frühen Abnabeln (eine Minute nach der Geburt) beraubt man das Kind möglicherweise um ca. 30–40 Prozent seines Blutvolumens und 60 Prozent seiner roten Blutzellen. Säuglinge haben einen deutlich höheren Hämoglobin-Wert und leiden zwischen dem dritten und sechsten Monat seltener unter Eisenmangel, wenn die Nabelschnur später durchtrennt wurde (Durchtrennung nach mehr als einer Minute oder nach Auspulsieren). (McDonald 2013)

 Bekommt man sein Kind daheim in Eigenregie, kommt niemand auf die Idee, die Nabelschnur vor dem Auspulsieren zu kappen. Muss man im Krankenhaus gebären, sollte man die Geburtshelfer deutlich darauf hinweisen, dass mit dem Abnabeln bis zum Auspulsieren oder, noch besser, bis zur Plazentageburt gewartet werden soll, oder dass die Nabelschnur für eine Lotusgeburt intakt bleiben soll.

Im Zusammenhang mit dem Abnabeln wird von professioneller Seite manchmal betont, dass das Neugeborene bis zum Abnabeln unter oder auf Höhe der Gebärmutter liegen soll. Man befürchtet sonst, dass das Blut aus dem Baby heraus in die Plazenta läuft und es so nicht genug Blut bekommt. Diese Vorstellung stimmt nur bei einem leblosen Kind ohne eigenen Blutdruck. Das System Kind-Plazenta ist so ausgelegt, dass das Baby auf jeden Fall all sein zum Leben benötigtes Blut erhält und dass die Lungendurchblutung ungestört verläuft, wenn man nur die Nabelschnur lange genug intakt lässt.

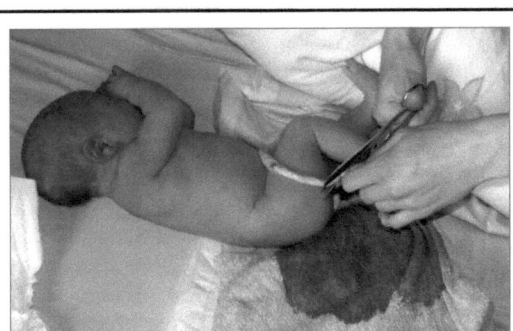 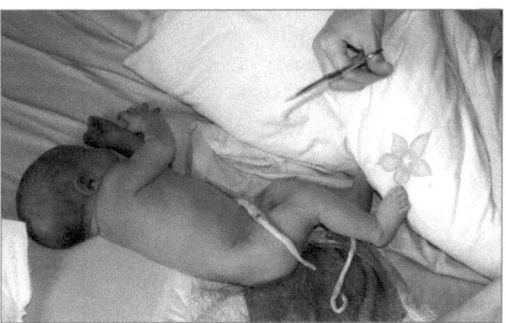

Das Durchschneiden der Nabelschnur mit einer gewöhnlichen Küchenschere – in diesem Fall zwölf Stunden nach der Geburt. Die Plazenta haben wir in ein Handtuch eingeschlagen. Eine spontane, nicht optimale Lösung, da Flüssigkeit durchweicht. Beim nächsten Kind erwies sich, ganz unromantisch, eine Plastiktüte als praktisch. Beim letzten Kind haben wir mit dem Durchschneiden nicht so lange gewartet und brauchten kein Aufbewahrungsbehältnis für die Plazenta. Bei einer geplanten Lotusgeburt wird die Plazenta in der Regel in einer Schüssel oder auch einer Plazentatasche aufbewahrt, bis die Nabelschnur von allein abfällt.

Die Plazenta untersuchen

Die Plazenta ist ein weiches, flaches Organ, das von der Konsistenz bzw. dem Aussehen her an rohe Leber oder die österreichische Palatschinke (in Deutschland: Pfannkuchen; aus dem Lateinischen placenta = Kuchen) erinnert. Um sie genauer betrachten zu können, legt man sie am besten auf einen großen, flachen Teller.

Zuerst fällt auf, dass die Plazenta zwei Seiten hat. Eine Seite, die während der Schwangerschaft dem Baby zugewandt war und aus deren Mitte die Nabelschnur entspringt, ist glatt. Man sieht auf ihr viele sternförmig auf die Nabelschnur zulaufende Blutgefäße.

Die Rückseite ist die Seite, mit der das Organ an der Gebärmutterwand angewachsen war. Sie sieht aus wie eine sanfte Hügellandschaft oder auch ein bisschen wie die Oberfläche eines Blumenkohls. Weiße, harte Pünktchen sind Kalkeinlagerungen, die in einer Plazenta am Ende der Schwangerschaft vorkommen können.

Auf der angewachsenen Seite überprüft man, ob die Plazenta vollständig ist. Fehlen einzelne Hügel oder Teile von Hügeln und wirken bestimmte Stellen wie ausgerissen, dann sind ziemlich sicher noch Plazentareste in der Gebärmutter zurückgeblieben. Bei einer normalen, schmerzfreien Plazentageburt sollte die Plazenta jedoch in aller Regel vollständig sein. Falls das einmal nicht der Fall ist und woran man das bemerkt, siehe zum Thema Wochenfluss ab S. 134.

Am Rande der Plazenta hängen die Eihäute, die das Baby im Bauch als Fruchtblase umgeben haben. Spreizt man sie mit den Finger auf, kann man oft gut nachvollziehen, wie das Baby darin gelegen haben muss. Man erkennt auch den Riss in der Fruchtblase, durch den das Baby herausgeschlüpft ist.

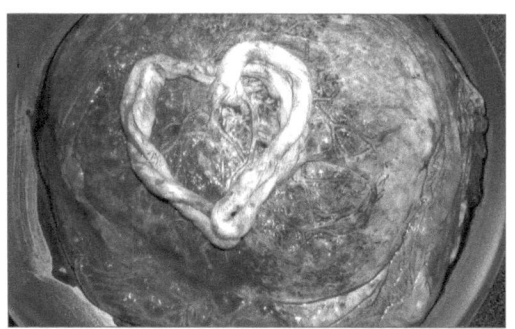

Jene Seite der Plazenta, die dem Kind zugewandt war. In der Mitte die (zu einem Herz gelegte) Nabelschnur, am Rand sieht man einen Teil der Eihäute.

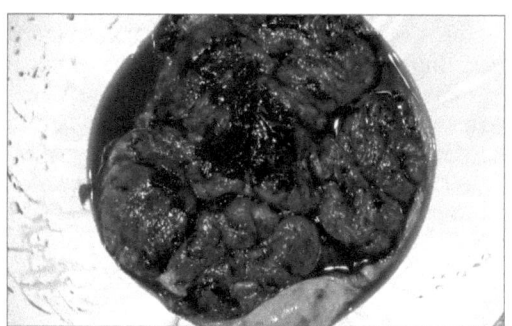

Typische Struktur der Plazentarückseite, am Rand die Eihäute.

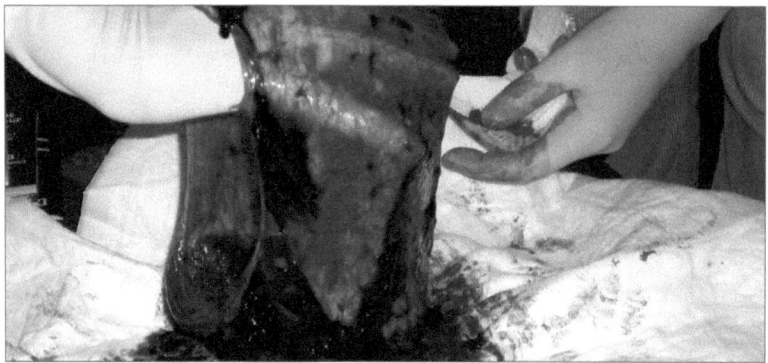

Nach der Geburt wird die Plazenta auf Vollständigkeit untersucht. Das kann eine Hebamme tun (wie in diesem Fall, daher die Handschuhe) oder man selbst. Durch den erkennbaren Riss in der Fruchtblase ist das Baby nach draußen geschlüpft.

Nun hat man also ein Baby und eine Plazenta. Was mit dem Baby zu tun ist, ist halbwegs klar. Aber was tut man mit der Plazenta?

- Man kann sie, ganz unromantisch, in den Restmüll **entsorgen**.
- Ein relativ bekannter Brauch ist, die Nachgeburt zu **vergraben** und einen Baum darauf zu pflanzen.
- Manche machen aus einem Stück Plazenta auch einen sogenannten **Plazenta-Shake**. Die Zusammensetzung kann dabei ganz nach Belieben variieren. Für den, der es ausprobieren will, im Folgenden ein einfaches Rezept:

  1 Stück Plazenta (ca. 8 cm im Durchmesser)
  1 Banane
  zwei Handvoll Beeren
  50–150 Milliliter Wasser
  Alles im Mixer zu einer trinkbaren Flüssigkeit verrühren.

Plazenta, roh verzehrt, soll die Rückbildung fördern und die Milchbildung erleichtern. Zum selben Zweck kann man sich aus der Plazenta auch homöopathische Globuli, sogenannte Plazenta-Nosoden, herstellen lassen. Die Plazenten, die in Krankenhäusern anfallen, finden häufig in der Kosmetikindustrie Verwendung.

Wer sich noch nicht sicher ist, was er mit der Nachgeburt anfangen will, kann sie auch erst einmal einfrieren. Wer noch mehr kreative Anregungen benötigt, wird bestimmt im Buch „Heilmittel aus Plazenta" von Cornelia Enning fündig. (Enning 2003)

Freie Geburt unter erschwerten Umständen

Wenn dich niemand unterstützt

Vielen Frauen gelingt es, ihren Partner während der Schwangerschaft davon zu überzeugen, dass eine freie Geburt für sie das Beste ist. Manche Männer lassen sich aber trotz aller Bemühungen nicht für solche Pläne gewinnen. Noch nicht einmal dann, wenn man die Anwesenheit einer Hebamme verspricht. Das Letzte, was du unter der Geburt brauchen kannst, ist ein Mann, der Angst hat und die Rettung ruft, sobald ihm etwas „gefährlich" erscheint.

Du hast im Fall eines ängstlichen Partners im Prinzip drei Möglichkeiten:

- Erstens, du tust, was dein Mann will, und bekommst das Kind im Krankenhaus.
- Die zweite Möglichkeit ist ein Kompromiss. Ihr einigt euch, indem jeder dem anderen etwas entgegenkommt. Wie das dann aussieht, müsst ihr miteinander aushandeln.
- Die dritte Möglichkeit, wenn dein Partner dich nicht unterstützt, ist, dein Ding auf irgendeine Weise doch durchzusetzen.

Ich habe von Frauen gelesen, die ihre Wehen so lange verheimlicht haben, bis es zu spät war, irgendwohin zu fahren und die Rettung auch nicht mehr rechtzeitig vor Ort sein konnte, und von Frauen, die ihren Mann unter einem netten Vorwand auf einen Einkauf oder einen Ausflug mit Freunden geschickt haben und so weiter.

Ein anderes Problem ist für viele, dass zwar ihr Partner hinter ihnen steht, aber die Familie sich querstellt. Und das nicht nur verbal, sondern einfallsreich und aggressiv.

Es ist schon vorgekommen, dass herumtelefoniert wurde, man Anzeige gegen den Ehemann erstattete, er würde seine Frau mit Gewalt davon abhalten, zur Geburt ins Krankenhaus zu fahren, oder man schickte der Familie gleich Jugendamt und Polizei vorbei.

Paare haben sich, um den wohlgemeinten Nachstellungen von Verwandten zu entkommen, in ein Hotelzimmer oder anderswohin ausquartiert, um dort in Ruhe ihr Baby zu bekommen.

Das sind Geschichten, die zeigen, dass man gut überlegen sollte, wen man konkret in seine Pläne einer Sologeburt einweiht. Meist ist es besser, nach außen hin nur vage Andeutungen zu machen und mit der Verkündigung der Einzelheiten auf die Zeit nach der Geburt zu warten.

Es ist mitunter auch dann noch mühsam genug, die geschockten Anverwandten und Freunde zu beschwichtigen.

Schwangerschaft und Geburt in Eigenregie

Selbstbestimmte Geburt bei Beckenendlage

3 bis 5 Prozent aller Babys liegen bei der Geburt mit dem Po oder den Füßen nach unten. Je näher am errechneten Entbindungstermin ein Baby geboren wird, desto mehr sinkt die Wahrscheinlichkeit für eine Geburt aus Steißlage. (Hickok 1992)

Im Jahr 2000 zeigte eine große, methodisch allerdings äußerst fragwürdige Studie, dass ein Kaiserschnitt für ein Baby, das in Beckenendlage liegt, sicherer sei als die Vaginalgeburt. (Hannah 2000) Die Kaiserschnittrate bei Steißlage stieg daraufhin stark an und kaum ein Baby kam und kommt heute noch natürlich zur Welt. Die Studie erfuhr später viel Kritik, was Methoden und Studiendesign betrifft, und man forderte sogar ihre Rücknahme. (Glezerman 2006)

Spätere Studien kamen zu dem Ergebnis, dass eine vaginale Geburt aus Beckenendlage unter guten Bedingungen ein ebenso gutes Ergebnis für das Neugeborene zeigt wie der Kaiserschnitt. (Alarab 2004, Goffinet 2006) Das hat mancherorts wieder zu einem tendenziellen Umdenken der Geburtshelfer geführt. Trotzdem bleibt es in Fachkreisen weiter mangels praktischer Erfahrung umstritten, welcher Geburtsmodus für das Baby der bessere ist. Wenn es tatsächlich statistische Unterschiede gibt, dann sind diese sehr gering.

Der mütterliche Aspekt, beispielsweise die Probleme, die nach einem Kaiserschnitt bei weiteren Geburten für sie entstehen, werden in Studien meist nicht berücksichtigt und auch nicht der Fakt, dass eine Frau nach einer großen Bauch-OP nun einmal nicht mehr als „gesund" gelten kann. Auch wird nicht gewürdigt, dass die untersuchten Geburten vornehmlich mit der Frau in Rückenlage stattfanden, was die Geburt eines Babys aus Beckenendlage von vornherein erschwert.

Babys, die mit dem Po zuerst kommen, brauchen erfahrungsgemäß gelegentlich etwas mehr Zeit als ihre Kollegen aus Schädellage, um sich nach der Geburt an das Außenleben anzupassen. Die Sterblichkeitsrate dieser Babys scheint gegenüber der von aus Schädellage geborenen Babys um 2 bis 4 Prozent erhöht, allerdings unabhängig vom Geburtsmodus (Kaiserschnitt vs. vaginal). (Fischer 2012) Diese scheinbar erhöhte Sterblichkeit verschwindet allerdings, wenn man die Komplikationen aufgrund Frühgeburtlichkeit (die häufig mit der Geburt aus Beckenendlage verknüpft ist) herausrechnet. (Weiss 1998)

Ein wegen Beckenendlage geplanter Kaiserschnitt rettet offenbar also kein Leben, sondern wird primär zum Beispiel aufgrund der Unerfahrenheit, Bequemlichkeit und Angst der Geburtshelfer vorgenommen.

Bei der Entstehung einer Steißlage spielen mütterliche Fehlbildungen der relevanten Organe (gutartige Wucherungen der Gebärmutter, Uterusfehlbildungen) und des Skelettsystems (Wirbelsäule und Becken), sowie ein ungünstiger Plazentasitz (tiefliegende Plazenta oder Placenta praevia) eine eher untergeordnete Rolle.

In manchen Fällen kann die Drehung des Kindes in Schädellage aufgrund einer vorliegenden Reifeverzögerung des Stellreflexes (z.B. durch Unterversorgung) ausbleiben. Bei einer Frühgeburt hat diese Drehung aufgrund der natürlichen Unreife oft noch nicht stattgefunden.

Auch bei Frauen, die schon mehrere Kinder zur Welt gebracht haben, liegen Babys häufiger mit dem Po nach unten. (Fischer 2012) Verspannungen der Beckenmuskulatur können außerdem als Ursache in Frage kommen. Manche Frauen berichten, dass das Baby sich gedreht hat, nachdem der Osteopath das Becken behandelt hat. In viele Fällen allerdings lässt sich auch im Nachhinein keine eindeutige Ursache für den Sitzstreik feststellen.

Es gibt sehr viele Tricks, mit denen man versuchen kann, das Baby zum Drehen zu ermuntern, beispielsweise die indische Brücke, mit der Taschenlampe „den Weg leuchten", Akupunktur und Moxibustion. Weitere Übungen, um ein Baby in Steißlage zu drehen, findest du auch auf S. 61.

Die „Äußere Wendung" wird als nicht ganz ungefährliche Maßnahme nur im Krankenhaus unter OP-Bereitschaft durchgeführt, da durch die kräftige Manipulation die Gefahr einer Plazentaablösung besteht. Oft gelingt es aber gar nicht erst, das Baby auf diesem Wege zu drehen, oder es dreht sich nach einer scheinbar erfolgreichen Äußeren Wendung ganz schnell wieder zurück.

Daran wird deutlich, dass die Lage selten ein rein mechanisches Problem ist, das man einfach mit ein paar Griffen behebt, sondern dass es sich hierbei um eine komplexere Sache handelt. Eigentlich sollte sich eine Frau, deren Baby „verkehrtherum" liegt, gar keine Sorgen um die Geburt machen müssen. Die allermeisten Babys drehen sich bis kurz vor Schluss und mitunter sogar noch unter der Geburt. Und wenn nicht, ist das weniger für Baby und Mutter als hauptsächlich für unerfahrene Geburtshelfer ein Problem.

Generell ist nämlich jede Kindslage außer der fortbestehenden Quer- oder Schräglage gebärfähig.

Ein im englischen Sprachraum verbreiteter Merksatz dabei ist: „Hands off the breech". Heißt auf Deutsch: „Hände weg von der Steißgeburt!" Ziehen oder andere Formen der Manipulation sollten grundsätzlich unterlassen werden. Gegen ein oder zwei sanft stützende Hände ist allerdings nichts einzuwenden.

 Die Frau sollte in einer aufrechten Position (im Stehen, Knien, auf dem Hocker oder im Vierfüßlerstand), also unter Zuhilfenahme der Schwerkraft, gebären, ohne dass jemand mit seiner unbedarften, voreiligen „Hilfe" Probleme schafft. Denn das Baby faltet Arme und Beine so an seinem Körper, dass es den Geburtsweg optimal passieren kann. Von erfahrenen Geburtshelfern wird, solange es gut weitergeht, lediglich dafür gesorgt, dass sich das wohl geordnete Knäuel, den das Kind bildet, nicht auflöst. Hilft die Schwerkraft mit, wird es normalerweise geboren, ohne dass, bis auf eine eventuell stützende Hand, die das kleine Paket zusammenhält, ein Handgriff von außen notwendig ist.

Auch für den Dammschutz braucht man keine (fremde) Hand. Gerade bei Beckenendlagen bewirken die kindlichen Weichteile nämlich eine sanftere Dehnung als der normalerweise voranschreitende kindliche Schädel.

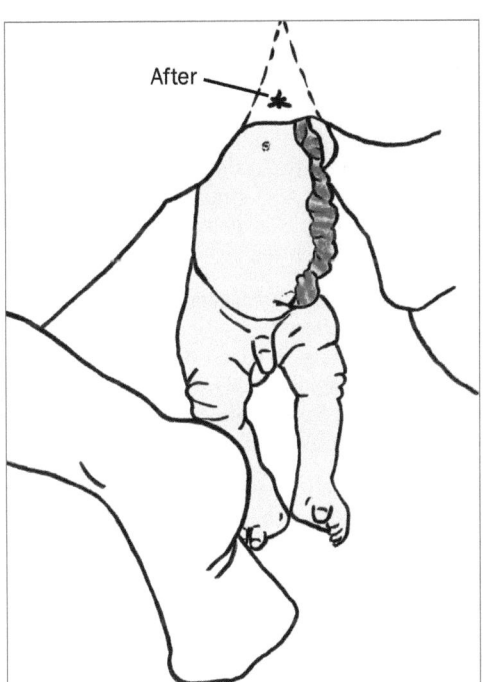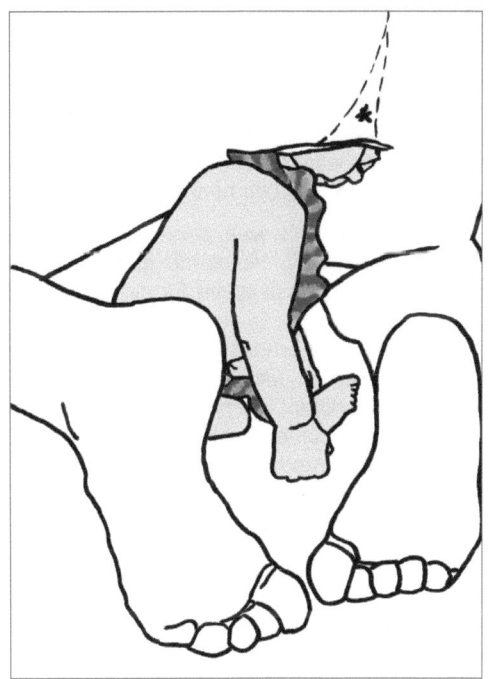

Abb. 15a und 15b: Geburt aus Beckenendlage
So kann es aussehen, wenn ein Kind aus Beckenendlage geboren wird. Die Mutter kniet, während erst Beine, Rumpf, dann die Arme und zuletzt der Kopf geboren werden. Hierbei ist in der Regel keine Hilfe von außen notwendig, wenn die Mutter ungestört und jedem Impuls ihres Körpers und ihres Kindes folgend ihr Kind hinausgeleiten darf.

Nun passiert bei assistierten BEL-Geburten im Krankenhaus aber gewöhnlich Folgendes: Man legt die Frau auf den Rücken. Dies geschieht vor allem, um ein lückenloses CTG ableiten und bequem den Muttermund tasten zu können. Und nun, im Falle einer Beckenendlagengeburt, ist das alles noch viel wichtiger, da Steißgeburten als Risikogeburten gelten.

Man wittert also Gefahr und weiß oft auch, dass man für diese Art der Geburt eigentlich weniger Erfahrung hat, als gut wäre. Folglich greift man übermäßig oder vorschnell ein, weil man im Eifer meint, damit Gefahr abwenden zu können.

Sobald Po oder Füße des Kindes geboren sind, will der Geburtshelfer meist eine schnelle Geburt des Kopfes erreichen. Die große Angst ist, dass dem Kind der Sauerstoff ausgeht, wenn sein Kopf zu lange tief im Becken steht, weil er dabei auf die Nabelschnur drückt.

Nun hat der Geburtshelfer sich durch die Rückenlage der Frau aber schon Probleme geschaffen, gegen die er anarbeiten muss. Sobald bei einer liegenden Frau der kindliche Körper zur Hälfte geboren ist, wird dieser, der Schwerkraft folgend, zur Unterlage hin absinken. Der Geburtshelfer muss den kleinen Körper also stützen und gleichzeitig den Kopf herausgeleiten.

Durch das Absinken oder auch durch die durchgeführten Handgriffe gerät das Baby dabei häufig aus seiner für die Geburt optimalen Faltung der Arme. Es erschrickt im ungünstigsten Fall, und die Arme schnellen nach oben (Moro-Reflex). So oder so ist die optimale Haltung zum sanften Rausschlüpfen verloren, und der Geburtshelfer muss die kindlichen Arme unter Umständen manuell herunterholen, damit das Kind geboren werden kann.

Die Angst, dass der Kopf nicht schnell genug geboren werden könnte, hat schon häufig zu gewalttätigem Zerren und Ziehen geführt, wo man am Ende erstaunt war, dass das Baby das überleben konnte. Dabei gibt es auch namhafte Experten, die davon überzeugt sind, dass die Nabelschnur nach der Geburt des Rumpfes keineswegs so sehr durch den kindlichen Kopf komprimiert wird, dass es für das Baby generell eine Gefahr darstellt. (Rockenschaub 2005)

Es finden sich im Internet erfreulicherweise neben weniger schönen auch ganz hervorragende Filme, die zeigen, dass Ruhe und Zurückhaltung seitens der Geburtshelfer eine Geburt aus BEL schön und körperschonend für Mutter und Kind geschehen lassen können. (Barrett 2008)

Deshalb: keine Angst vor der Steißgeburt, sondern vor allem vor unfähigen, angstbeseelten Geburtshelfern. Und eins bedenke: Niemand hat dein Kind gezwungen, sich als Steißlage zu präsentieren. Habe Vertrauen, dass dein Kind die Konsequenzen seiner selbstgewählten Geburtslage gesund überstehen kann. Unsere Kinder machen so einiges, was nicht unseren Idealvorstellungen entspricht und finden ihre eigenen Lösungswege.

Selbstbestimmte Geburt nach Kaiserschnitt

Eine Frau, die bereits ein- oder mehrmals durch Kaiserschnitt entbunden wurde, begegnet bei der Umsetzung ihrer Traumgeburt meist nochmals besonderen Schwierigkeiten. Neben der Herausforderung, eine geeignete Hebamme zu finden, die eine Hausgeburt unter diesen Umständen begleitet, wird sie sich mit vielen Widerständen seitens des etablierten Systems konfrontiert sehen und es braucht einen starken Willen und Unbeirrtheit, um hier ans Ziel zu kommen. Im Großen und Ganzen darf die Kaiserschnittmutter ganz genauso guter Hoffnung sein wie jede andere Schwangere auch. Ein paar Besonderheiten gilt es allerdings zu beachten:

Nach einem Kaiserschnitt bleibt in der Gebärmutterwand eine Narbe zurück. In den allermeisten Fällen macht sie bei einer weiteren Geburt keine Probleme, aber man sollte auf sie achten, um Komplikationen vorzubeugen, und im Zweifelsfall rechtzeitig reagieren zu können.

Schon in der Schwangerschaft empfiehlt es sich, so weit möglich auszuschließen oder per Ultraschall ausschließen zu lassen, dass die Plazenta in die Narbe eingewachsen ist. Das Risiko einer eingewachsenen Plazenta besteht, wenn die Plazenta tief vorne, also über der Narbe, sitzt.

Befindet sich die Plazenta an einer anderen Stelle, muss man sich darum keine Sorgen mehr machen. Befindet sie sich über der Narbe, sollte man aber nicht automatisch kalte Füße bekommen. Treten tatsächlich Probleme bei der Plazentalösung auf, gilt das gleiche Vorgehen, wie unter dem Punkt „Was wäre wenn … die Nachgeburt auf sich warten lässt" auf S. 93 beschrieben.

Es besteht weiterhin eine geringe Wahrscheinlichkeit, dass die Narbe in der Gebärmutterwand während der Schwangerschaft oder unter der Geburt wieder aufgeht und das Kind im schlimmsten Fall durch diese offene Stelle in den Bauchraum gleitet, wo es von der Sauerstoffversorgung abgetrennt wird, sobald sich dabei die Plazenta löst. Das Ereignis Narbenruptur wird, je nach Studie, überwiegend in einem Zahlenbereich von 0,3 bis 0,6 Prozent angegeben. (Chauhan 2003, Spong 2007)

Die Anzahl der Kaiserschnitte scheint dabei auf die Rupturrate keinen nennenswerten Einfluss zu haben, allerdings steigt mit jedem Kaiserschnitt die Wahrscheinlichkeit, dass es in der nächsten Schwangerschaft zu einer im Narbenbereich festgewachsenen Plazenta oder einer Placenta praevia kommt. (Silver 2006)

Die Wahrscheinlichkeit einer Narbenruptur ist ebenfalls erhöht, wenn es im Zusammenhang mit dem Kaiserschnitt zu Wundheilungsstörungen oder Fieber gekommen ist. Jede weitere normale Geburt nach Kaiserschnitt vermindert das Rupturrisiko deutlich. (Mercer et al 2008)

Nicht jede Kaiserschnittnarbe ist gleich. Am häufigsten wird der Schnitt quer und im unteren Drittel der Gebärmutter gemacht. Diese Narbe hat die geringste Rupturwahrscheinlichkeit. Ein deutlich höhere Wahrscheinlichkeit für eine Ruptur besteht, wenn sich die Narbe im oberen Teil der Gebärmutter befindet oder ein Längsschnitt gemacht wurde. Das kommt vor, wenn zum Beispiel bei Steißgeburten, Frühgeburten, Gebärmutterfehlbildungen oder in extremen Situationen operiert wurde.

Welche Narbe man hat, ist nicht immer so leicht ersichtlich, da die äußere Hautnarbe nicht der Narbe in der Gebärmutter entsprechen muss. Im Zweifelsfall schafft die Einsicht in den OP-Bericht Klarheit, den man im Krankenhaus anfordern kann.

Um die Belastung und damit das Rupturrisiko so gering wie möglich zu halten, empfiehlt es sich generell, folgende Punkte zu berücksichtigen:

- Eine **schonende Geburt** und der **Verzicht auf Einleitungsmaßnahmen**. Studien belegen, dass durch Geburtseinleitungen (z.B. durch Prostaglandine) die Wahrscheinlichkeit einer Ruptur deutlich steigt. (Kayani 2005) Auch auf eine Einleitung mit Wehenmitteln oder Rizinus sollte man verzichten.

- Eine **Ernährungsumstellung** und **Gewichtsreduktion** im Falle von Übergewicht, und zwar wenn möglich noch vor der Schwangerschaft.

- Ein ausreichender **Abstand der Folgegeburt** zum vorangegangenen Kaiserschnitt. Dieser sollte mindestens zwei Jahre betragen.

Die Messung der Narbendicke per Ultraschall hat, wenn überhaupt, eine geringe Aussagekraft und sollte keinesfalls das alleinige Kriterium sein, das über ein weiteres Vorgehen entscheidet.

Nach einem oder mehreren Kaiserschnitten stellt sich unausweichlich die Frage, wie man bei einer solchen Vorgeschichte eine Hausgeburt oder sogar eine Geburt ohne Hebamme in Betracht ziehen kann. Ist das nicht übertrieben gefährlich?

Wie immer muss jede Frau im Bewusstsein der Risiken für sich und ihre Situation entsprechend selbst abwägen. Für mich wäre gerade nach Kaiserschnitt und mit dem (nach tiefem Querschnitt) geringen, aber doch vorhandenen Rupturrisiko eine ungestörte Geburt zu Hause sehr wichtig.

Im Krankenhaus werden bei Geburten nach Kaiserschnitt zum Beispiel ohne Rücksicht auf die Vorgeschichte häufig wehenbeschleunigende Mittel gegeben oder es wird mit Medikamenten eingeleitet, obwohl diese Maßnahmen das Rupturrisiko nachweislich erhöhen. Auch scheut man sich nicht, das Empfinden der Frau durch eine PDA auszuschalten.

Doch das Gefühl der Frau, dass in ihrem Bauch während der Wehen oder der Wehenpausen etwas nicht stimmt, ist ein wichtiges Kriterium, um zu entscheiden, wie es weitergehen soll. Allgemein hat man zu Hause eine deutlich höhere Chance auf einen zügigen, ungestörten Geburtsverlauf – was, wie gesagt, auch das Beste zur Schonung der Kaiserschnittnarbe ist.

Einer Frau, die bisher nur einen Kaiserschnitt, aber keine normale Geburt erlebt hat, gibt es wahrscheinlich Sicherheit, wenn sie bei einer geplanten Spontangeburt eine erfahrene Hebamme im Hintergrund hat, die ihr gerade in der körperlich und emotional turbulenten Übergangsphase helfen kann, zu unterscheiden, ob die eventuell auftretenden Schmerzen normal sind oder von Problemen mit der Narbe herrühren.

Anzeichen für ein Reißen der Narbe sind stechende, starke oder störende Schmerzen auch in den Wehenpausen oder allgemein nachlassende Wehen. Ist eine Ruptur bereits eingetreten, kann der kindliche Kopf zurück aus dem Becken gleiten oder über das Schambein drängen. Auffällige kindliche Herztöne, anhaltende Angst- und Unruhegefühle der Mutter sowie das subjektive Gefühl, dass etwas nicht stimmt, Herzrasen und Blutdruckabfall sollten jedenfalls ernstzunehmende Warnsignale sein.

Es gibt nicht viele Geburtsberichte, die von einem Reißen der Narbe berichten, da dieser Fall glücklicherweise selten eintritt. Wer sich genau belesen will, kann solche Berichte aber im Internet aufstöbern, um sich ein genaueres Bild davon zu machen, wie Frauen diesen Notfall erlebt haben. Ein wiederkehrendes Problem scheint auch hier, dass Frauen vom Krankenhauspersonal nicht immer rechtzeitig mit ihren Beschwerden ernst genommen wurden.

Viel häufiger findet man im Internet allerdings Erfolgsgeschichten von Haus- und auch Alleingeburten nach einem oder mehreren Kaiserschnitten, die Mut machen.

Wenn es das Krankenhaus sein muss

Leidest du als Schwangere unter einer Krankheit, die die Geburt wahrscheinlich verkomplizieren wird und/oder ärztliche Hilfe notwendig macht? Sind in der Schwangerschaft ernsthafte Probleme aufgetreten oder wird vermutet, dass das Neugeborene sofortige professionelle Hilfe braucht?

Dann ist das Krankenhaus für euch möglicherweise der bessere Geburtsort. Diese Entscheidung solltest du selbst – gut informiert und hoffentlich unterstützt von deinem Partner – treffen, denn schließlich bekommst du das Kind. Was du entscheidest, wird sich nach eurer Situation richten, sowie nach deinem Gefühl und der Unterstützung, die du bekommst.

Auch wenn du keine Unterstützung von deinem Partner für eine Geburt in den eigenen vier Wänden bekommst, wählst du am Schluss vielleicht doch das Krankenhaus.

Eine Geburt im Krankenhaus lässt sich mit der entspannten, ungestörten Situation zu Hause normalerweise nicht vergleichen, darüber sollte man sich im Klaren sein. Aber die Bandbreite dessen, was im Krankenhaus möglich ist, variiert doch beträchtlich, je nachdem, wie sehr die Geburtshelfer bereit sind, sich auf die Wünsche der Frau einzulassen.

Am besten spricht man rechtzeitig in den in Frage kommenden Krankenhäusern vor und erkundigt sich genau, inwieweit die Wünsche der Gebärenden berücksichtigt und welche Maßnahmen für unumgänglich gehalten werden.

Zu den Routinen, die in Krankenhäusern in der Regel Standard sind, zählen das regelmäßige Liegen am CTG und regelmäßige vaginale Untersuchungen. Außerdem bekommt jede Gebärende normalerweise einen venösen Zugang, über den, oft ohne große Information, Medikamente, zum Beispiel wehenfördernde Mittel, verabreicht werden.

Es gibt Vorschriften darüber, wie schnell eine Geburt fortzuschreiten und wie lange sie zu dauern hat. Immer noch ist es üblich, Dammschnitte zu machen und zum Pressen anzuleiten. Immer noch finden die meisten Krankenhausgeburten im Liegen beziehungsweise im Halbsitzen statt.

Allerdings gibt es unter den Krankenhäusern auch einige (häufig anthroposophische Kliniken), die bemüht sind, die individuellen Wünsche der Frau zu berücksichtigen und Routinen hintenan zu stellen. Um herauszufinden, welches Krankenhaus für dich in Frage kommt, kannst du unter anderem die auf der nächsten Seite aufgelisteten Fragen stellen.

Wenn man den Aufklärungsbogen zur Geburt unterschreibt, stimmt man damit auch allen im Bogen aufgeführten Interventionen zu. Man sollte also im Zweifelsfall auf diesem Dokument genau festhalten oder streichen, was man grundsätzlich ablehnt, bevor man unterschreibt. Das Gleiche gilt für alle medizinischen Aufklärungsbögen, also auch den Kaiserschnittaufklärungsbogen.

Das Krankenhauspersonal darf eigentlich nur das tun, wozu es deine Zustimmung hat.

Diese Aufklärungsbögen heißen etwas irreführend so, denn sie sind zu mehr als nur zur Aufklärung da, nämlich als rechtliche Absicherung für Ärzte und Schwestern, dass sie diagnostische und/oder therapeutische Eingriffe bei dir durchführen dürfen. Solange du nicht unterschreibst oder

Fragen vor einer geplanten Entbindung im Krankenhaus

Für die Geburt:

Wie viele Kreißsäle/Wassergeburtsbecken/Wehenzimmer sind vorhanden? Wie hoch ist die Auslastung derselben?

Wie viele Hebammen sind im Dienst?

Kann ich meine „eigene" Hebamme mitbringen?

Wie viele Ärzte sind im Dienst/haben Rufbereitschaft?

Gibt es Beleghebammen/Belegärzte?

Ist die Anzahl der Begleitpersonen frei wählbar?

Ist es möglich, auf Wunsch bei der Geburt allein zu sein/nicht angerührt zu werden?

Wie lange erlaubt man einer Frau nach vorzeitigem Blasensprung, auf den natürlichen Geburtsbeginn zu warten? Ab wann werden welche Maßnahmen ergriffen? (Wehenmittel? Antibiotika?)

Wie wird ggf. bei einer Geburt nach vorangegangenem Kaiserschnitt oder einer Geburt aus Beckenendlage vorgegangen? Mit welchen Einschränkungen muss man als Frau unter einer solchen Geburt rechnen?

Wird Naturheilkunde akzeptiert und angewendet (Akupunktur, Homöopathie etc.)?

Darf die Frau sich nach Gefühl bewegen? Inwieweit wird ihre Bewegung eingeschränkt?

Gibt es die Möglichkeit zum Entspannungsbad?

Darf man die Geburtsposition frei wählen? Darf die Frau ihr Baby selbst empfangen?

Ist während der Geburt Essen und Trinken erlaubt?

Besteht die Möglichkeit, eigene Musik zu hören (z.B. CD-Player vorhanden)?

Werden folgende medizinische Routine-Eingriffe durchgeführt: Einlauf? Rasur? Dammschnitt? Intravenöser Zugang? Fruchtblasensprengung? Dauer-CTG (wenn ja: nur im Liegen oder gibt es ein tragbares CTG-Gerät?)

Ist es möglich, auf das CTG zu verzichten? Können die Herztöne auch mit einem Hörrohr gehört werden?

Wie lange wird auf die Plazenta gewartet, bis Handgriffe und andere Interventionen zum Einsatz kommen?

Wann wird in der Regel die Nabelschnur durchgeschnitten? Kann damit bis nach der Geburt der Plazenta gewartet werden?

Wird das Neugeborene nach der Geburt routinemäßig bzw. bis in den Magen abgesaugt?

Werden nach der Geburt Medikamente nur verabreicht (z.B. Vitamin K, Augentropfen), wenn dafür die Zustimmung der Eltern eingeholt wurde?

Statistik:

Wie viele Frauen entbinden nicht auf dem Rücken liegend bzw. halbsitzend?

Wie häufig wird eine PDA gelegt?

Wie viele Wassergeburten gibt es?

Wie viele Dammschnitte werden gemacht?

Wie viele Geburten werden eingeleitet?

Wie lange wartet man nach dem errechneten Geburtstermin mit der Einleitung?

Wie hoch ist die Kaiserschnitt-Quote?

Wie viele Kaiserschnitte werden unter Vollnarkose gemacht?

Wie häufig sind Zangen- oder Vakuumgeburten?

Fragen zum Wochenbett:

Wird eine ambulante Geburt unterstützt, d.h. kann ich nach den üblichen zwei Stunden Kreißsaalaufenthalt nach Hause?

Werden Mutter und Kind routinemäßig getrennt? Gibt es 24-Stunden Rooming-in?

Bestimmt die Mutter, wann und wie lange das Baby bei ihr ist?

Wird das Neugeborene direkt nach der Geburt zum ersten Mal angelegt?

Wird das Stillen nach Bedarf unterstützt (d.h. wird kein fester Rhythmus festgelegt)?

Bekommen die Neugeborenen Schnuller?

Wird (außer aus dringenden medizinischen Gründen, d.h. Krankheit des Kindes) zugefüttert?

Findet Zufüttern mit oder ohne Rücksprache der Eltern statt?

Werden zum Zufüttern Sauger oder alternative Methoden (z.B. Trinkbecher/Löffel) verwendet?

Gibt es Stillberaterinnen/besonders ausgebildete Hebammen oder Schwestern auf der Station?

Ist ein separates Stillzimmer vorhanden?

Kann man die Anzahl der Besucher begrenzen?

Wie viele Frauen liegen auf einem Zimmer? Gibt es Einzelzimmer oder Familienzimmer, in denen auch der Vater übernachten kann?

Wenn das Kind krank ist:

Gibt es eine Kinderstation/Kinderintensivstation/Kinderarztvisiten?

Wird ein Hüftultraschall und/oder ein Hörscreening angeboten?

Wie oft werden Kinder in ein anderes Krankenhaus verlegt?

Wenn das Kind in ein anderes Krankenhaus verlegt werden muss: In welches wird es verlegt?

bestimmte Punkte ausdrücklich ablehnst, sind deinen Behandlern von Rechts wegen die Hände gebunden. Diese Tatsache kann man sich bewusst zunutze machen und man sollte sich nie vorschnell zu einer Unterschrift drängen lassen.

Allerdings ist es nicht in jedem Krankenhaus üblich, einen solchen Aufklärungsbogen für eine normale Geburt bereitzuhalten. In diesem Fall kann man selbst schriftlich festhalten, welche Maßnahmen man definitiv ablehnt oder nur unter bestimmten Voraussetzungen akzeptiert.

Eine ausführliche Liste für die Geburtshelfer, wie man sich die Geburt wünscht, bringt einen der Traumgeburt schon näher, und gute Hebammen werden auch wirklich versuchen, sich nach solchen Plänen zu richten.

Ich habe aber auch von Fällen gelesen, wo sämtliche Wünsche der Frau ignoriert wurden. Und das kann einem überall passieren – selbst im sympathischsten Krankenhaus. Man sollte vorsichtshalber damit rechnen, trotz gegenteiliger Beteuerungen im Vorfeld auf nicht so viel Verständnis zu stoßen und kämpfen zu müssen, sobald man mit Wehen dort auftaucht und von der Routine abweichende Wünsche anmeldet.

Deshalb ist es ratsam, in der Wunschliste für die Geburt auch festzuhalten, wer unter der Geburt dafür zuständig sein soll, deine Wünsche zu vertreten, wenn du selbst dazu nicht (vollständig) in der Lage bist. Der Partner oder eine Freundin kann als dein „Anwalt" fungieren und wenn nötig mit dem Personal diskutieren, denn während der Geburt solltest du all deine Kraft auf das Gebären verwenden können.

Ist klar, dass die Geburt im Krankenhaus stattfinden soll, ist es ratsam, eine sogenannte Beleghebamme zu buchen, die einen während der Schwangerschaft betreut und auch ins Krankenhaus begleitet. Dann weiß man (hoffentlich), was man hat, und auch, dass die Hebamme nicht nach acht Stunden Dienst von der nächsten Schicht abgelöst wird (obwohl manche Frauen den Schichtwechsel auch schon positiv erlebt haben).

Allerdings unterliegt auch eine Beleghebamme gewissen Vorgaben und Beschränkungen, und auch sie hat Urlaubs-, Erholungs- und Krankenstandszeiten. Eine freie Geburt im Krankenhaus ist folglich selten, aber nicht unmöglich.

In den USA ging eine Frau namens Lia Joy Rundle nach drei Alleingeburten zur Geburt ihres vierten Kindes ins Krankenhaus. Aufgrund einer turbulenten Schwangerschaft, in der ein Zwilling starb, erschien ihr das sinnvoll. Sie bekam ihr Baby ungestört in der Badewanne, obwohl dort eine Wassergeburt offiziell nicht erlaubt war. Aber sie hatte auch eine Hebamme, die trotz der Krankenhausvorgaben im Nacken ihre Wünsche zu respektieren suchte. Ihre Geburt war übrigens entgegen der Befürchtungen völlig unkompliziert und lässt sich auf youtube anschauen („The self-directed hospital birth of Zena Joy").

Eine Möglichkeit, sich in der fremden Umgebung Entspannung und Privatsphäre zu schaffen, kann das Wasser sein. Schon allein weil es für die Geburtshelfer unbequem ist, umgeht man im Wasser häufige vaginale Untersuchungen und manche unnötige Maßnahme bei der Geburt.

Viele Krankenhäuser haben eine Badewanne, in der Frauen die Wehen verbringen dürfen. Kurz vor der Geburt bringt man sie aber wieder an Land. Manche Krankenhäuser bieten auch Wassergeburten an. Damit wird gern geworben, allerdings sollte man sich auch im Klaren sein, dass viele Hebammen ungern Wassergeburten machen und bemüht sind, die Frau zur Geburt zurück auf das Gebärbett zu lotsen. Mancher Frau hat es da geholfen, auf Durchzug zu schalten und einfach in der Wanne sitzenzubleiben, bis das Baby geboren war – gleich, ob das nun in der Wehen- oder der Gebärwanne war.

Eine weitere Möglichkeit, der CTG-Fesselung im Gebärbett zu entfliehen, ist die Toilette. Wenn nötig, musst du eben ganz oft aufs stille Örtchen, wo du so viel Zeit wie möglich von Blicken abgeschirmt, aufrecht und dich frei bewegend verbringen kannst. Wenn es sein muss, schließt du die Tür ab.

Und natürlich, der „klassische" Tipp: Bei Wehenbeginn bloß nicht zu früh im Krankenhaus auftauchen. Viele Frauen erleben, dass die Wehen durch den Ortswechsel und die fremde Umgebung komplett verschwinden oder stark nachlassen. Erst, wenn die Geburt schon richtig heftig und weit fortgeschritten ist, lässt sich der Geburtsverlauf nicht mehr so leicht durch Ortswechsel oder andere äußere Einflüsse stören und man vermeidet unnötige und mitunter folgenschwere Eingriffe wie den Wehentropf oder eine Schmerzmittelgabe.

Plan B – Der Notfallplan

Zugegeben, mein Plan B war jeweils sehr simpel. Aus Mangel an Hausgeburtshebammen in Schweden, wo ich meine drei Geburten in Eigenregie hatte, gab es für den echten Notfall nur eine Option: das 30 Minuten entfernte Krankenhaus. Da die Wahrscheinlichkeit eines Notfalls bei mir aber verschwindend gering war (ich bin gesund, hatte unkomplizierte Schwangerschaften und unspektakuläre Geburten), machte ich mir darum keine Sorgen. Ich wusste irgendwie auch, dass es gut gehen und ich Plan B nicht brauchen würde.

Bei der Geburt im Wald hatte ich ein Handy dabei, mit dem ich meinen Mann rief, als das Baby da war.

In Ländern mit einer höheren Dichte an Hausgeburtshebammen als Schweden ist es leichter, eine Hebamme zu finden, die man zur Geburt anrufen kann, falls es Zweifel gibt. Einige Hebammen unterstützen Frauen bei Alleingeburten. Wünscht man sich eine Hebamme als Backup, sollte man alle Details mit ihr im Vorhinein klären.

Eine Hebamme zu haben, die man rufen kann, ist meist einer direkten und vielleicht unnötigen Verlegung ins Krankenhaus vorzuziehen, wo die Geburtshelfer auf Hausgeburten, geschweige denn Alleingeburten, in der Regel nicht gut zu sprechen sind und man leicht in genau die Bevormundung und Fremdbestimmung hineinrutscht, die man eigentlich vermeiden wollte.

Zusammengefasst denke ich nicht, dass es den einen perfekten Standard-Notfallplan gibt. Je nach Situation und persönlichem Absicherungsbedürfnis muss jede Frau selbst zusammenstellen, was sie braucht.

Das kann eine ausführliche Wunschliste darüber sein, welche Maßnahmen man im Fall einer Verlegung ins Krankenhaus ablehnt, oder auch nur das Wissen, dass der Krankenhauskoffer mit allen Papieren gepackt ist, das Auto getankt und bereit vor dem Haus steht und/oder eine Person, die einen fahren könnte, in Reichweite ist.

In diesem Zusammenhang ist vielleicht interessant zu betrachten, aus welchen Gründen Alleingeburten abgebrochen und ins Krankenhaus verlegt werden. Auf englischen Internetseiten gibt es große Sammlungen von Geburtsberichten. Beispielsweise auf www.unassistedbirth.com oder www.birthjunkie.com.

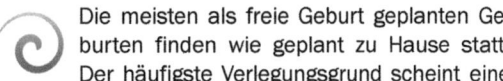

Die meisten als freie Geburt geplanten Geburten finden wie geplant zu Hause statt. Der häufigste Verlegungsgrund scheint eine Plazenta zu sein, die nicht kommen will oder auf die man nicht länger warten will, die dann aber im Krankenhaus ohne Probleme doch geholt werden kann. Ein weiterer recht häufiger Grund ist, laut den Berichten, die ich gelesen habe, Angst oder Panik bei der Mutter oder einem anwesenden Familienmitglied.

Diese beiden Verlegungsgründe sind meist auf mangelnde Information oder Vorbereitung zurückzuführen. Einzelne, medizinisch begründete Verlegungen finden sich beispielsweise im Falle einer eingewachsenen Plazenta oder einer Uterusruptur nach Kaiserschnitt. Aber solche Geschichten sind rar.

Die rechtliche Seite

Geburten, die absichtlich ohne Hebamme durchgeführt werden, sind in Deutschland bisher nicht Gegenstand eines Gesetzestextes. Folglich ist eine geplante oder ungeplante Alleingeburt keine strafbare Handlung.

Es gibt zwar eine Hebammenhinzuziehungspflicht, die Ärzte und anderes medizinisches Personal verpflichtet, zu jeder Geburt eine Hebamme hinzuzuziehen. Für die Frau gilt das aber nicht explizit. Sie kann ja auch, was gelegentlich vorkommt, ungewollt so schnell gebären, dass keine Hebamme so schnell zur Stelle sein kann.

Ob eine Alleingeburt absichtlich oder ungeplant passiert ist, lässt sich im Nachhinein normalerweise nicht nachweisen.

Im Hebammengesetz § 4 (BGBl. I S.209 vom 4. Juni 1985, Fassung vom 22.5.2013) ist die Hebammenhinzuziehungspflicht wie folgt verankert:

(1) Zur Leistung von Geburtshilfe sind, abgesehen von Notfällen, außer Ärztinnen und Ärzten nur Personen mit einer Erlaubnis zur Führung der Berufsbezeichnung „Hebamme" oder „Entbindungspfleger" sowie Dienstleistungserbringer im Sinne des § 1 Abs. 2 berechtigt. Die Ärztin und der Arzt sind verpflichtet, dafür Sorge zu tragen, dass bei einer Entbindung eine Hebamme oder ein Entbindungspfleger zugezogen wird.

(2) Geburtshilfe im Sinne des Absatzes 1 umfasst Überwachung des Geburtsvorgangs von Beginn der Wehen an, Hilfe bei der Geburt und Überwachung des Wochenbettverlaufs.

Ab wann das, was zum Beispiel der anwesende Ehemann tut, als Geburtshilfe zu bezeichnen ist, wird nicht klar definiert. Es ist hier in der Praxis bisher noch nie zu einer Anklage gekommen.

In Österreich ist die rechtliche Lage etwas anders. Dort schreibt das Hebammengesetz im § 3 (BGBl. Nr. 310/1994, Fassung vom 25.2.2014) der Schwangeren vor, eine Hebamme hinzuzuziehen. Wobei diese Tatsache seltsam anmutet, da ein Hebammengesetz eigentlich nicht darüber zu befinden hat, was eine normale schwangere Bürgerin zu tun hat. Der Gesetzestext lautet wie folgt:

(1) Jede Schwangere hat zur Geburt und zur Versorgung des Kindes eine Hebamme beizuziehen.

(2) Ist die Beiziehung einer Hebamme bei der Geburt selbst nicht möglich, so hat die Wöchnerin jedenfalls zu ihrer weiteren Pflege und der Pflege des Säuglings unverzüglich eine Hebamme beizuziehen.

Ich weiß allerdings von keinem Fall, in dem eine Frau in Österreich vor Gericht gestanden hat, weil sie zu ihrer Geburt oder für die Wochenbettbetreuung keine Hebamme „beigezogen" hat.

Wohl aber von einem, in dem vierzehn Tage nach der verletzungsfreien, sorgsam geplanten Alleingeburt das Jugendamt klingelte, weil aufgrund der Hausgeburt eine anonyme Anzeige gegen die frische Mutter eingegangen war. Nach ausführlicher Begutachtung stellten die Amts-Mitarbeiterinnen fest, dass augenscheinlich keine Gefahr für das Neugeborene bestand, und schlossen den Akt.

In der Schweiz gibt es kein Gesetz, das eine Alleingeburt verbietet oder zur Hinzuziehung einer Hebamme verpflichtet.

Ein Kapitel von Männern für Männer

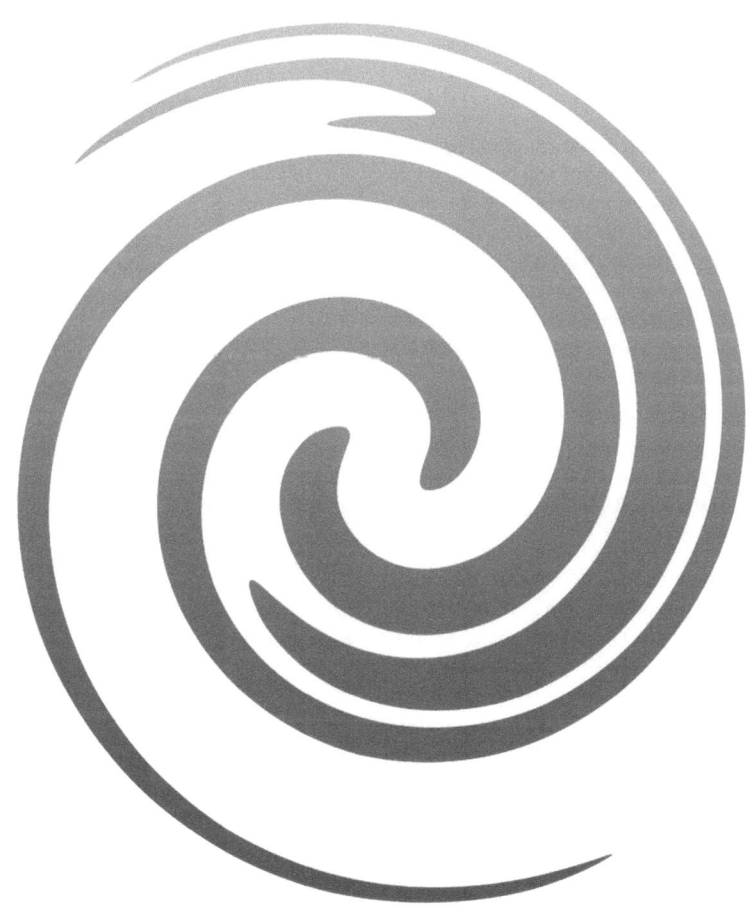

Unser gemeinsamer Weg zur Alleingeburt

Marco berichtet.

Meiner großen Liebe gewidmet, die mir durch ihre Hartnäckigkeit den schönsten Moment meines Lebens beschert hat!

Bereits in großer Vorfreude auf unser Kind kam natürlich irgendwann die Frage auf, wo unser Baby zur Welt kommen soll. Selbstverständlich im Krankenhaus, war meine Meinung. Ich muss zugeben, andere Möglichkeiten waren für mich absolut keine Option. Meine Partnerin meinte zum Thema Krankenhaus, dass sie erstens nicht krank sei und sich zweitens gerne „begleiten" und nicht „anleiten" lassen wolle. Sie wolle sich nicht von irgendwelchen Fremden vorschreiben lassen, wie und wann sie was zu tun habe. Das leuchtete mir ein.

Auf meine Frage, wo das Baby sonst zur Welt kommen solle, erzählte mir meine Freundin von der Möglichkeit, ins Hebammen-Haus zu gehen und dort unser Kind zur Welt zu bringen. Ich hatte vor dieser Vorstellung Angst, obwohl dort natürlich ausgebildete Fachkräfte arbeiten. Nach einigen Gesprächen aber war ich dann doch überzeugt davon, dass es das Richtige sei, und konnte mir das auch vorstellen. Trotzdem hatte ich immer noch Bedenken.

Einige Zeit später meinte meine Partnerin zu mir, dass sie unser Kind gerne zu Hause bekommen würde. Zu diesem Zeitpunkt war diese Möglichkeit für mich absolut undenkbar und viel zu gefährlich. Ich war regelrecht geschockt!

In mir kamen immer wieder Ängste hoch, die mein Denken in meinem bisherigen Leben von der Gesellschaft und den Medien geprägt hatten. Immer wieder fragte ich sie, was denn wäre, wenn „etwas passiert". Was ist, wenn die Nabelschnur um den Hals gewickelt ist? Was machen wir, wenn irgendetwas mit dem Herz oder der Atmung nicht in Ordnung ist? Was ist, wenn das Baby nicht richtig herum liegt? Was passiert, wenn irgendwelche Komplikationen auftreten, wie zum Beispiel zu hoher Blutverlust? Nach dem ersten Schock ging ich zu diesem Zeitpunkt noch davon aus, dass die Geburt natürlich mit einer Hebamme stattfinden würde. Meine Ängste aber blieben. Trotzdem machte ich mich im Internet auf die Suche nach einer Hebamme in unserer Umgebung, die Hausgeburten unterstützt. Doch die erforderlichen Anrufe zögerte meine Partnerin immer wieder geschickt hinaus, bis sie mir dann doch letztendlich mitteilte: „ICH MÖCHTE KEINE HEBAMME DABEI HABEN, sondern ICH WILL DAS KIND GANZ ALLEINE ZUR WELT BRINGEN."

Alleine – das würde bedeuten, dass ICH ihr helfen müsste. Und unser sechsjähriger Sohn wäre ja dann auch dabei. NEIN – unvorstellbar! PANIK! Mir zog es den Boden unter den Füßen weg. Ich, der von solchen Dingen überhaupt keine Ahnung hat und der sowieso schon so viel Angst vor Komplikationen hatte, selbst wenn das Kind im Krankenhaus zur Welt käme! Niemals! Auf keinen Fall! Wie könnte ich mir jemals verzeihen, wenn ich etwas falsch mache und irgendetwas passiert? Ich wollte so schnell wie möglich aus diesem Albtraum aufwachen, aber es war keiner.

Da mir meine Partnerin die Ängste nehmen wollte, fand sie im Hebammen-Haus eine Hebamme, die Alleingeburten befürwortet und auch ihre Kinder alleine zur Welt gebracht hat. Wir vereinbarten einen Termin.

Die Hebamme, ich nenne sie hier mal Silvia, beantwortete mir alle Fragen, die ich hatte. Sie versuchte, mir die Angst zu nehmen und sagte immer wieder, dass viele Ängste absolut übertrieben seien und es, egal was passierte, für alles eine Lösung gäbe. Sollte der „Worst Case" eintreten, dann könne man immer noch als letzte Möglichkeit den Krankenwagen rufen. Silvia gab mir wichtige Tipps und erklärte mir, wie die Geburt ablaufen würde. Damit ich mir schon mal ungefähr vorstellen konnte, was auf mich als Geburtshelfer zukam. Trotzdem war ich immer noch ein wenig skeptisch und vor allem sehr unsicher.

Silvia hatte außerdem verschiedene Bücher zum Thema Alleingeburt mitgebracht.

Ich entschied mich, eines dieser Bücher zu lesen, und zwar „Geburt und Stillen" von Michel Odent.

Diese Entscheidung stellte sich für mich als absoluter Glücksgriff heraus! In dem Buch beschreibt Odent (selbst Arzt und Geburtshelfer), warum eine Alleingeburt eine gute Entscheidung ist und was es zu beachten gilt.

Kurz zusammengefasst: Das Allerwichtigste überhaupt ist, dass die Frau entspannt ist, sich wohlfühlt und sich frei bewegen kann. Sozusagen absolute

Freiheit, ohne Einschränkungen und Vorschriften von Ärzten oder Hebammen.

Und das spricht definitiv für eine Geburt zu Hause. Die Aufgabe des Mannes besteht überwiegend darin, alles vorzubereiten und für seine Partnerin da zu sein, um ihre Wünsche zu erfüllen. Ist die Mutter entspannt, dann ist es das Baby auch – so Odent.

Vielleicht haben einige von euch Angst davor, ohnmächtig zu werden oder das alles nicht durchzustehen. Denn natürlich ist eine Geburt trotzdem noch oft sehr schmerzhaft für eine Frau und auch mir fiel es nicht leicht, meine Partnerin leiden zu sehen, ohne ihr helfen zu können. Aber ansonsten lief alles absolut fantastisch! Komplikationen gab es keine. Und in diesen Stunden war ich so konzentriert und darauf bedacht, meiner Partnerin beizustehen, dass ich an solche Dinge auch gar nicht dachte.

Ich kann allen skeptischen Männern nur zu einer Alleingeburt raten, wenn es das ist, was sich die Partnerin wünscht. Der Moment, als ich meine Tochter mit meinen eigenen Händen in die Welt geleitete, wird mir für immer und ewig in Erinnerung bleiben und macht mich so unendlich stolz auf mich und meine Partnerin, weil sie es so fantastisch gemeistert hat.

Und zum Thema Angst kann ich heute nur sagen: Als die Entscheidung für die Alleingeburt feststand, haben wir immer daran geglaubt, dass alles gut geht. Schlechte Gedanken machten wir uns erst gar nicht. Die Natur wird es schon richten, und so war es auch. Letztendlich sind wir doch auch nur Säugetiere, und bei denen klappt es doch auch ohne Krankenhaus, Betäubung usw.

Also, vertraut eurem Baby! Es kommt, wenn es Lust dazu hat. Und keine Angst – es kennt den Weg!

„Angstfrei zu sein gelang mir nicht."

Über die Rolle einer begleitenden Person bei einer „Alleingeburt"

Linus berichtet.

Als ich das erste Mal Angst bekam, hatte ich gerade Schwierigkeiten, die Herztöne zu hören. Die Geburt war vielleicht seit zwei, drei Stunden im Gange und der Kleine hatte sich schon länger nicht mehr bewegt. Mich hat das Argument immer überzeugt, dass, solange die Kinder sich bewegen, man die Herztöne nicht abzuhören braucht.

Aber jetzt begann ich, mir Sorgen zu machen und wurde nervös. Etwas später bewegte er sich wieder und die Angst war weg. Die Geburt ging langsam voran, langsamer als die erste Geburt, die ich miterlebt hatte. Und wir waren beide sehr müde. Aber irgendwann kam er dann doch (letztendlich hat die Geburt ca. 6 Stunden gedauert, also gar nicht so lange), und als ich ihn entgegennahm, war ich natürlich zuerst sehr glücklich. Doch dann hatte ich das zweite Mal Angst, und zwar so richtig! Als unsere Tochter damals geboren worden war, fing sie sofort an zu meckern.

Aber das Baby, das ich jetzt in der Hand hielt, gab absolut gar nichts von sich und sah außerdem sehr blau aus. In diesem Augenblick gingen sehr viele Gedanken durch meinen Kopf, und keiner davon war schön. Es dauerte vielleicht zwanzig Sekunden, ehe dann doch die ersten Schreie kamen, aber die Zeit, in der ich unser kleines Baby in der Hand hielt, das so merkwürdig blau und leblos aussah, waren doch sehr, sehr lang. Glücklicherweise war alles in Ordnung. Im Nachhinein betrachtet war es zwar eine anstrengende, aber dennoch sehr gute und schöne Geburt. Meine Partnerin hatte keinerlei Verletzungen, und obwohl der von einer Ärztin erratene Geburtstermin schon 16 Tage vorüber war, war der Kleine keinen Tag übertragen.

Bei der dritten Geburt, die ich miterleben durfte und die unsere zweite Geburt ohne Hebamme war, ging wieder alles sehr schnell. Anders als bei den anderen Geburten schien es mir, dass meine Freundin aber immer wieder daran zweifelte, dass alles gut verlaufen würde. Sie sagte Sachen wie „Es geht nicht mehr" oder schrie: „Ich will eine Pause, jetzt noch nicht!"

Dieses Mal waren es nicht einzelne Momente einer relativ gut verlaufenden Geburt, in denen ich Angst hatte, sondern meine Angst und die Sorgen waren ständig da. Zumindest in der letzten Stunde der Geburt, die insgesamt vielleicht zweieinhalb Stunden gedauert hat.

Ich hatte das Gefühl, irgendetwas stimmte nicht, und dass das Kind vielleicht falsch lag oder so etwas. Tatsächlich dachten wir hinterher, dass der Kleine mit dem Kopf zur Seite durch den Geburtskanal kam. Außerdem schien es mir, dass etwas vor seinem Kopf lag, als dieser das erste Mal sicht- und fühlbar war. Der Kopf wich dann noch mal zurück und kam erst bei der nächsten Wehe besser voran. Eventuell hatte sich die Nabelschnur oder eine Hand vor den Kopf gelegt. Auch bei dieser Geburt war hinterher alles in Ordnung. Aber ich brauchte eine ganze Weile, um mich von dieser Angst und dem damit verbundenen Stress zu erholen.

Eigentlich bin ich der Meinung, dass man sich dem Thema der „Alleingeburt" nicht über die Angst nähern sollte. Im Gegenteil: Es wäre wichtig, zu beschreiben, wie „normal" eine Geburt verlaufen kann, wenn sie so stattfindet, wie die Gebärende es sich wünscht. Und vor allem, dass gerade die Angst oft dafür sorgt, dass Geburten „schwierig" verlaufen.

Warum konzentriere ich mich dann hier auf die Angst? Um diese Frage zu beantworten, muss ich etwas auf die Rolle, oder besser: die Rollen eingehen, die eine Begleitperson, sei es der Freund, die Freundin, Mutter, Vater oder andere, bei einer Geburt einnimmt.

Eine der häufigsten Fragen, die mir gestellt wurde, wenn jemand von unserer Alleingeburt erfuhr, war: „Wer hat denn dann das Baby aufgefangen?" Mal abgesehen von dem grundsätzlichen Missverständnis, dass man hierfür eine zweite Person benötigt, steht hinter dieser Frage indirekt auch die Frage, ob man selbst bei der Geburt die Rolle der Hebamme eingenommen hat.

Dies setzt sich fort, wenn es um die Nabelschnur geht, aber auch noch praktischere Dinge wie das Entsorgen der Plazenta und so weiter. Die Annahme, dass man als Begleitung einer Geburt ohne Hebamme einige der klassischen Hebammen-Aufgaben übernimmt, ist natürlich nicht grundsätzlich falsch.

Da bei einer „Alleingeburt" aber eine bewusste Entscheidung dazu geführt hat, dass eben keine Hebamme dabei ist, wäre es sicherlich in den allermeisten Fällen kontraproduktiv, als begleitender Partner selbst Hebamme zu spielen.

Worin unterscheidet sich also die eigene Rolle, die man als partnerschaftliche Begleitung innehat, von der der Hebamme, oder besser gesagt: Worin sollte sie sich unterscheiden? In den meisten Fällen wohl in zwei Punkten. Erstens ist das Verhältnis zur werdenden Mutter enger und intimer, und zweitens, und das ist sicher bei den meisten Alleingebärenden der Hauptunterschied, ist es bei der Anwesenheit einer Hebamme oft nicht mehr eindeutig, wer die Entscheidungsmacht bei der Geburt hat. Entscheidungen müssen eventuell diskutiert werden und die Gebärende muss sich nicht nur mit der Geburt, sondern auch noch mit der Hebamme auseinandersetzen.

Entscheidet man sich dafür, als Laie eine Alleingeburt zu begleiten, sollte man die Gebärende als einzige Autorität, was die Geburt angeht, akzeptieren. Damit die Geburt so angenehm wie möglich wird, sollte man daher darauf verzichten, während der Geburt Entscheidungen zu beeinflussen, in die einen die Gebärende nicht von sich aus mit einbezieht.

Aus meiner Sicht – als Freund und Vater –, der zwei Alleingeburten begleitet hat, ist diese Akzeptanz der allerschwierigste Teil für den Begleiter. Denn immer wieder hatte ich beispielsweise das Gefühl, jetzt wäre eventuell ein Stellungswechsel sinnvoll.

Man denkt vielleicht sogar, jetzt sollte ein Arzt gerufen werden. Der Konflikt, in dem man sich dann befindet, ist in der entsprechenden Situation ein sehr konkreter und schwerer. Setze ich mich über den Wunsch meiner Freundin hinweg, weil ich meine, etwas zu sehen, was sie nicht sieht? Die Antwort sollte eigentlich immer „Nein" heißen. Aber genau hier kommt die Angst ins Spiel.

Ich glaube nicht, dass es sehr viele begleitende Personen gibt, die nicht in irgendeiner Situation während der Geburt Angst haben. Angst davor, dass etwas „Schlimmes" passiert, dass vielleicht das Baby oder die Mutter verletzt werden, oder Schlimmeres. Und die Angst, dass man hätte eingreifen sollen, eine Hebamme oder sogar gleich den Rettungsdienst hätte rufen sollen.

In den allermeisten Fällen ist diese Angst unbegründet, aber gerade das zeichnet Angst aus. Meine Freundin hat mir nach der zweiten Alleingeburt erzählt, dass sie während der Geburt nie daran gezweifelt hat, dass alles gut gehen wird. Ich habe es aber ganz anders wahrgenommen. Hätte ich, wie ich es in bestimmten Momenten gewollt hätte, eine Diskussion begonnen, ob und wen wir zur Hilfe rufen sollen, hätte das die Geburt wahrscheinlich wesentlich schwieriger gemacht.

Ein kurzes Nachfragen ist damit nicht gemeint, sondern eher das sich darüber Hinwegsetzen, wenn sie sagt, alles sei in Ordnung. Die Freundin während der Geburt als absolute Autorität über die Geburt zu akzeptieren fällt auch deshalb schwer, weil die Situation eben eine besondere ist. Bei einer Frau, die vor Schmerzen kaum sprechen kann, vielleicht dehydriert ist und sich krümmt oder im Badezimmer einschließt, kann einem durchaus der Gedanke kommen, dass sie in diesem Moment Entscheidungen nicht klar treffen kann und man eben für sie mit entscheiden muss, während man eigentlich selbst gerade nicht klar denkt, weil man von Angst beeinflusst wird.

Die Mischung aus eigener Angst und dem Eindruck, die Gebärende sei gerade nicht voll „bei Sinnen", kann schnell dazu führen, dass man sich doch einmischt und damit die Alleingeburt in gewisser Weise „zunichte" macht. Denn in diesem Fall ist das eigene Urteil aus zwei Gründen mit Sicherheit schlechter als das einer Hebamme:

Erstens hat man nicht das medizinische Wissen, und zweitens fehlt einem die Erfahrung, die eben auch bedeutet, dass eine Hebamme idealerweise seltener aus eigener Angst heraus handelt.

Bestimmt gibt es Ausnahmen, bei denen es tatsächlich gut ist, dann doch Hilfe herbei zu rufen. Das könnten z.B. starke Blutungen sein, die die Gebärende nicht ernst nimmt, weil sie schon vom Blutverlust geschwächt ist und dann eventuell tatsächlich die Situation nicht mehr „richtig" wahrnehmen kann. So eine Situation ist aber nach allem, was ich weiß, sehr unwahrscheinlich. In den allermeisten Fällen ist die eigene Angst die größte Gefahr für eine Alleingeburt, und würde man sich einmischen, wäre eine Konfrontation zwischen Begleitung und Gebärender vorprogrammiert. Genau diese Konfrontation während der Geburt kann die Geburt dann tatsächlich gefährlich machen und auch langfristig die Beziehung stören. Man sollte nie vergessen, dass der Wunsch nach einer Geburt ohne dafür ausgebildete Begleitung meist ein Wunsch nach Selbstbestimmung ist. Und genau diese Selbstbestimmung muss ich als geburtsbegleitender Partner dann auch konsequent akzeptieren.

Wenn ich also nach drei begleiteten Geburten und zwei Alleingeburten werdenden Vätern einen Tipp geben sollte, dann ist es der, diese Situationen VORHER genau durchzusprechen und dabei auch die Rollen klar zu definieren:

Wann soll ich wirklich eingreifen?

Wo liegt die Grenze?

Was, wenn ich eine bestimmte Entscheidung gar nicht mittragen möchte? Lasse ich die Gebärende dann allein? Oder ist es grade wichtig, dass sie sich zu hundert Prozent darauf verlassen kann, dass ich ihre Entscheidungen akzeptiere und auch mittrage?

Ich sollte mir als potenzielle Begleitperson auch die Frage stellen, ob ich zu der rein begleitenden Rolle überhaupt in der Lage bin, oder ob ich vielleicht lieber nicht Begleitperson sein möchte. Das kann sich natürlich auch die Schwangere selbst überlegen. Habe ich einen Partner, dem es schwerfällt, „einfach zuzuschauen"?

Der Konflikt, der entsteht, wenn man sich vor der Geburt mit diesen Fragen beschäftigt, schreckt sicherlich viele davon ab, all diese Fragen vorher durchzusprechen. Es ist aber wesentlich besser, einen möglichen Konflikt VOR der Geburt zu klären als WÄHREND der Geburt, wo er nicht nur die Geburt selbst negativ beeinflussen kann, sondern auch das Potenzial für eine massive Auseinandersetzung hat.

In diesem Sinne möchte ich mit der Aufforderung enden, die eingangs geschilderten, aber auch andere Situationen, in denen ich mich als Begleitung unwohl fühlen könnte, einmal zusammen durchzusprechen. Wir haben dies zwar getan, allerdings bei weitem nicht so ausführlich, wie ich es jetzt anderen raten würde, um eine möglichst schöne Geburt zusammen erleben zu können. Alles in allem waren alle Geburten trotz der Zweifel und Ängste für mich als Begleitung die schönsten Erlebnisse meines Lebens.

Wenn die Hebamme Fehler macht – ein Interview

Obwohl Hausgeburten einen hervorragenden Ruf genießen, was die Zufriedenheit der Mütter angeht, verläuft dennoch nicht immer alles reibungslos. So habe ich es selber erlebt, und so erleben es andere.

Daher steht bei manchen Alleingeburten der folgende Aspekt bei der Planung im Vordergrund: Das letzte Mal wurde durch eine Fachkraft interveniert, diesmal soll der natürliche Verlauf ungestört sein.

Urs berichtet.

Wie kam es zu dem Plan, eine Geburt ohne Hebamme zu machen?

Urs: Unser erster Sohn war bei einer Hausgeburt mit Hebamme zur Welt gekommen. Die Geburt verlief gut, aber es gab Probleme mit der Plazentageburt. Die Hebamme meiner Frau zog die Plazenta 10–12 Minuten nach der Geburt ohne Vorwarnung heraus, wodurch meine Frau einen erheblichen Blutverlust erlitt, was ja nicht ungefährlich war.

Es entzog sich unserem Verständnis, dass es überhaupt so weit kommen konnte, dass eine erfahrene Hausgeburtshebamme einen solchen Eingriff machte. Das war für uns sehr überraschend. Meine Frau fühlte sich übergangen. Deshalb entschied sie sich, als sie mit dem zweiten Kind schwanger war und die Hebamme Interventionen ankündigte, für eine Alleingeburt. Die Hebamme machte ihr Angst und drohte an, es könne sehr gefährlich werden, falls sie wieder bluten würde.

Den Entscheid meiner Frau akzeptierte ich ohne Einwände, weil wir ja wussten, warum es zu diesen Blutungen gekommen war. Die Hebamme kam ja nicht auf die Idee, dass dieser Vorfall mit ihrer frühzeitigen Intervention in Verbindung stand.

Welche Ängste, Gedanken und Erwartungen hattest du im Hinblick auf die Geburt?

Urs: Ich hoffte, dass dieses Mal alles gut gehen würde, wenn wir der Nachgeburt die Zeit geben, die sie für eine natürliche Ablösung brauchte. Um die Geburt und um das Baby machte ich mir keine Gedanken, da hatte ich volles Vertrauen auf einen guten Ausgang.

Wie hast du die Geburt selbst erlebt?

Urs: Ich fühlte mich wohl in der zweisamen, häuslichen und intimen Atmosphäre. Die Geburt fand in den Morgenstunden statt, als unser großer Sohn noch schlief. Ich empfand es als sehr entspannend, ohne äußere Einflüsse und Interventionen dem natürlichen Verlauf der Geburt unseres Kindes beiwohnen zu dürfen.

Welche Rolle hattest du bei der Geburt?

Urs: Ich traf sämtliche Vorbereitungen, damit meine Frau unter den besten Voraussetzungen unser Kind gebären konnte. Dies beinhaltete unter anderem das Auffüllen des Geburtsbeckens mit wohltemperiertem Wasser. Ich kümmerte mich außerdem darum, dass es kuschelig warm war, und versorgte meine Frau mit allem, wonach sie verlangte.

Zum Beispiel kühlte ich ihr die Stirn und gab ihr zu trinken. Körperkontakt suchte und wollte sie keinen und mentale Unterstützung brauchte sie auch keine.

So konnte ich gar nicht viel tun, außer eben die optimalen äußeren Bedingungen für die Geburt zu schaffen.

Welche Erwartungen haben sich bestätigt?

Urs: Wenn man dem natürlichen Verlauf einer Geburt inklusive der Nachgeburt seine Zeit lässt, dann funktioniert es von alleine. Jedwede Angst blockiert den natürlichen Geburtsvorgang und stört den Verlauf. Eine Geburt ist etwas vom Natürlichsten auf dieser Welt, und wenn man diesem Geschehen mit Vertrauen und Selbstbewusstsein begegnen kann, wie wir es taten, dann wird es zu einem wundervollen Erlebnis voller Kraft und voller Wunder, ohne dass es in einem Krankenhaus zu diversen und unnötigen Eingriffen mit all deren Folgen kommen muss.

Viele Eingriffe wie auch Kaiserschnitte finden statt, weil den Frauen Angst gemacht wird, so dass die Frauen in ihrer Fähigkeit zu gebären geschwächt werden und letztlich glauben, dass sie ohne all diese Interventionen kein Kind mehr alleine auf die Welt bringen können.

Was hat dich bei der Geburt überrascht?

Urs: Wir hatten ja eine Hausgeburt, die von der Hebamme betreut wurde, und zwei Alleingeburten. Bei letzteren beiden war ich sehr überrascht, wie schnell die Geburt vonstatten ging.

Wie hat euer Umfeld reagiert, als es von der Geburt ohne Hebamme erfahren hat?

Urs: Da kamen Aussagen wie: „Ihr seid mutig, wir hätten uns das nie zugetraut." Oder: „Wenn was passiert, was ist dann, wenn ihr nicht im Krankenhaus seid? Wir haben die Erfahrung gemacht, dass unser Kind gestorben wäre/die Mutter gestorben wäre, wenn nicht schnell ein Arzt anwesend gewesen wäre." Oder: „Das ist fahrlässig, ein Kind zu Hause allein zu gebären." Oder: „In einem Geburtshaus können wir es uns auch vorstellen, aber ganz alleine zu Hause nicht."

Was würdest du angehenden Vätern raten?

Urs: Ich würde ihnen raten, die Entscheidung der Frau zu überlassen, wo sie ihr Kind gebären will. Schließlich soll sie sich ja unter der Geburt wohl fühlen. Es ist jedenfalls sinnvoll, sich ausreichend darüber zu informieren, was es als Alternativen zur Geburt im Krankenhaus gibt.

Wenn das Baby da ist

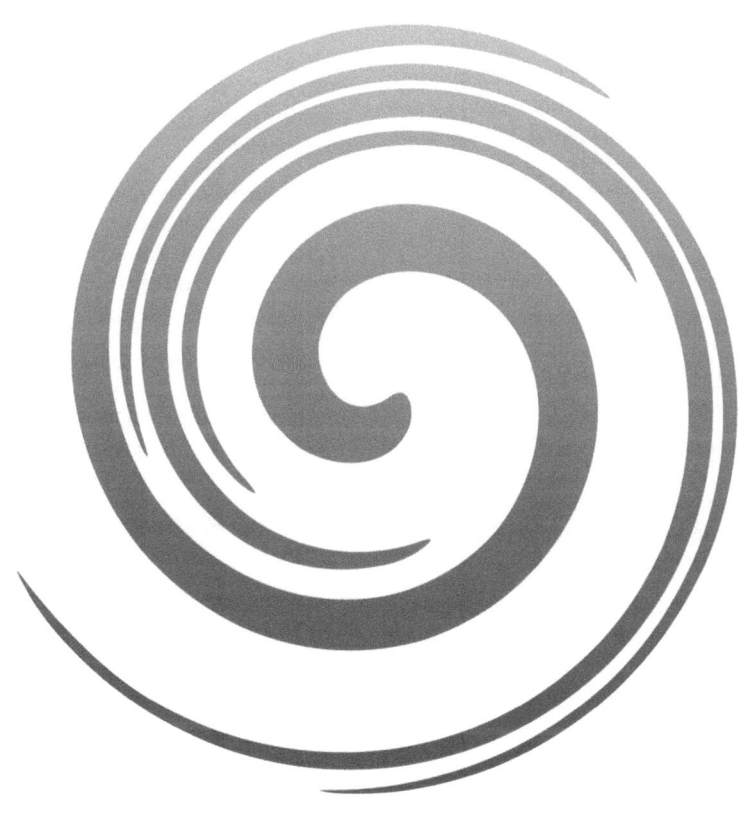

Die erste Stunde mit dem Neugeborenen

Und dann hältst du es das erste Mal im Arm: dein Kind! Mit großen Augen schaut es dich an – und du schaust zurück. Es ist Liebe auf den ersten Blick.

Dein Baby erkennt deine Stimme aus seiner Zeit im Bauch wieder, es kennt deinen Geruch – offenbar riecht auch das Fruchtwasser nach Mama – und bald nuckelt es zum ersten Mal ausgiebig an deiner Brust, als hätte es nie etwas anderes gemacht. (Beim Nuckeln von Anfang an auf richtiges Anlegen achten, um wunde Brustwarzen zu vermeiden!)

Inzwischen hast du sicher auch herausgefunden, ob es ein Junge oder ein Mädchen ist. Vielleicht wartest du noch darauf, dass die Plazenta geboren wird ... Ist eine Hebamme anwesend, macht sie die erste Untersuchung, in Deutschland U1 genannt. Sie besteht aus dem Apgar-Test und körperlichen Untersuchungen, um zu prüfen, ob das Kind gesund erscheint, wie z.B.:

- Abhören von Herz und Lunge
- Reflexe testen
- Gaumen tasten, ob er geschlossen ist
- Rücken betrachten, ob er geschlossen ist
- große und kleine Fontanelle am Kopf tasten
- Wiegen und Messen

Im Krankenhaus werden gern noch ein paar Sachen mehr gemacht, die an dieser Stelle aber unerheblich sind, wie die Bestimmung des pH-Wertes, Absaugen bis in den Magen, die Gabe von Vitamin-K- und antibiotikahaltigen Augentropfen.

Um einer seltenen, Vitamin-K-Mangel-bedingten Blutung beim Neugeborenen vorzubeugen, sollte man während der Schwangerschaft auf eine gute Versorgung mit diesem Vitamin achten. Auch eine gewaltfreie Geburt reduziert die Wahrscheinlichkeit für solche Blutungen.

Ist keine Hebamme anwesend, kannst du dich gut selbst davon überzeugen, ob es deinem Baby gut geht und ob es sichtbare Fehlbildungen hat. Wiegen und Messen (Länge und Kopfumfang) lassen sich in der Regel mit dem, was man zu Hause hat, bewerkstelligen. So kann ein weiches Maßband, das du sonst zum Abmessen von Stoff verwendest, gute Dienste leisten.

Und wenn du keine Babywaage hast, stellst du dich einfach einmal mit und einmal ohne Baby auf die Waage und berechnest die Differenz aus beiden Werten.

Die große Fontanelle ist die etwa münzgroße weiche Stelle, die das Baby über der Stirn oben mittig auf dem Kopf hat. Sie kann, solange sie existiert (bis zum zweiten Lebensjahr verknöchert sie schrittweise), deutlich sichtbar pulsieren. Wenn sie einmal eingesunken ist, kann das ein Hinweis darauf sein, dass das Baby zu wenig getrunken hat.

Die kleine Fontanelle befindet sich mittig am Hinterkopf, einige Fingerbreit oberhalb des Nackens. Beide Fontanellen sind von Bindegewebe ausgefüllt. Man sollte sie natürlich nicht grob behandeln, braucht aber auch keine übertriebene Angst zu haben, da eben das Gehirn nicht direkt unter der Haut liegt, sondern durch Bindegewebe noch einmal extra geschützt wird.

Der **Apgar-Test** (benannt nach der Frau, die ihn entwickelt hat, nämlich der US-amerikanischen Ärztin Virginia Apgar, *1909, +1974) beurteilt verschiedene Merkmale nach einem Punktesystem, und zwar eine, fünf, zehn und 60 Minuten nach der Geburt.

Zu diesen Merkmalen gehören:

- **Herzfrequenz** (kein Herzschlag: 0 Punkte – Frequenz unter 100/Minute: 1 Punkt – Frequenz über 100/Minute: 2 Punkte)
- **(Absaug-)Reflexe** (keine: 0 Punkte – Grimassieren: 1 Punkt – kräftiges Schreien: 2 Punkte)
- **Atemanstrengung** (keine Atmung: 0 Punkte – flache und unregelmäßige Atmung: 1 Punkt – regelmäßige Atmung, Kind schreit: 2 Punkte)
- **Muskeltonus** (schlaff: 0 Punkte – leichte Beugung: 1 Punkt – aktive Bewegung: 2 Punkte)
- **Hautfarbe** (blau, blass: 0 Punkte – Körper rosig, Arme und Beine blau: 1 Punkt – gesamter Körper rosig: 2 Punkte)

Werte von 7 bis 10 Punkten nach fünf oder zehn Minuten gelten als sehr gut. Dem Wert der ersten Minute wird heute keine große Bedeutung mehr beigemessen.

Bei einer Geburt in Eigenregie wird man kaum die Zeit stoppen und Punkte vergeben. Man wird auch kaum nach Krankenhausart absaugen, nur um kräftiges Schreien zu provozieren. Aber wenn man im Zweifel ist, lassen sich für eine grobe Beurteilung die Kriterien des Apgar-Testes heranziehen.

Übrigens ist ein Baby, das nicht schreit, nicht automatisch schlecht dran. Im Gegenteil. Viele Babys, die gewaltfrei geboren werden, sehen einfach keinen Grund, direkt nach der Geburt zu schreien. Fühlst du Babys Herz schlagen, sieht dein Kind halbwegs rosig aus und atmet es gleichmäßig, gibt es erst einmal keinen Grund zur Sorge.

Es ist normal, wenn das Baby

- in den ersten Minuten bläulich bis pink aussieht.
- in der ersten Minute noch nicht atmet, solange die Nabelschnur noch pulsiert.
- in den ersten 20 Minuten hörbare Atemgeräusche hat.
- auch nach 1–2 Stunden noch bläuliche Händchen und Füße oder einen bläulichen Kopf hat.

Halte dein Baby aber an deinem Körper gut warm und der Jahreszeit entsprechend zugedeckt, denn aus diesem Grund sollte es nicht bläulich aussehen müssen.

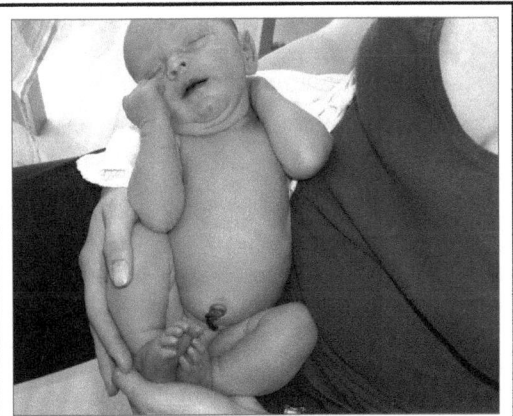

Drei Tage alt: Unser zweiter Sohn mit Nabelschnurrest. Wie auffällt, nimmt er immer noch gern die Haltung ein, die er neun Monate lang im Bauch hatte.

Stillen und Familienbett

Stillen kann jede Frau, davon sollte man getrost ausgehen, solange man mindestens eine gesunde Brust hat und nicht sehr krank und/oder mangelernährt ist.

In den ersten Tagen kommt noch kaum etwas. Trotzdem wird das Baby eifrig saugen. Es dabei nicht zu begrenzen nützt aus mehreren Gründen.

Zum einen lernt das Baby so das Trinken an der noch weichen Brust, bevor der Milcheinschuss die Brust dick und prall werden lässt und die Brustwarze schwieriger zu greifen ist.

Zum anderen trinkt es jetzt die sogenannte Vormilch, das Kolostrum. Diese Flüssigkeit (dunkelgelb bis orangefarben) ist ein ganz besonderer Saft, reich an Eiweißen und schützenden Antikörpern.

Zwischen dem dritten und fünften Tag geschieht mit deinen Brüsten dann eine Verwandlung, auf die mancher „Busenstar" neidisch sein kann. So groß wie jetzt werden deine beiden Freundinnen nie wieder werden (außer du bekommst ein weiteres Kind), also: sei so frei und mach' gern ein Foto von diesem magischen Moment des ersten Milcheinschusses!

Oft kommt jetzt das Stillen in eine kritische Phase. Deine Brüste spannen und sind zum Bersten gefüllt, und deinem Baby kann es schwerfallen, bei so prall gefüllten Brüsten richtig anzudocken, also die ganze Brustwarze samt Warzenvorhof in den Mund zu nehmen. Zusätzlich sind deine Brustwarzen die Dauerbelastung nicht gewohnt.

Da heißt es eine Zeitlang durchbeißen. Am besten mit viel Hautkontakt zum Baby, das erleichtert den Still-Start. Durchhalten lohnt sich, und hat sich das Stillen eingependelt, sind die Anfangsschwierigkeiten (hoffentlich) bald vergessen.

Für wunde Brustwarzen, aber auch vorbeugend, ist eine lanolinhaltige Salbe eine Wohltat, die vor und/oder nach dem Stillen aufgetragen werden kann und auch nicht abgewaschen werden muss. Eine übervolle Brust kann man sanft unter der Dusche ausstreichen, was dem Baby das richtige Ansaugen ebenfalls erleichtert.

Schwangerschaft und Geburt in Eigenregie

Vorsicht ist, im Fall von zu viel Milch, jedoch mit Abpumpen geboten, denn so suggerierst du deinem Körper einen Bedarf, der nicht vorhanden ist. Dein Körper wird antworten und entsprechend viel – zu viel! – Milch produzieren.

In den nächsten Wochen und Monaten wird es immer wieder Phasen geben, in denen dein Baby sehr oft und fast schon permanent an die Brust will. Das ist keineswegs ein Zeichen dafür, dass du nicht genug Milch hast. In solchen Phasen macht das Baby einen Entwicklungssprung und sein Bedarf an Muttermilch steigt. Damit die Brust davon erfährt, nuckelt das Baby eine Zeitlang sehr viel, bis die Brust, entsprechend der gesteigerten Nachfrage, mehr Milch produziert.

Wenn du, aus Zweifel an der Leistungsfähigkeit deiner Brüste, versucht bist zuzufüttern, tu es nicht vorschnell. Denn damit schaffst du dir genau das Problem, vor dem du dich fürchtest. Denke daran: Deine Brüste werden immer nur so viel produzieren, wie dein Baby verlangt.

Wird es anderweitig gesättigt, z.B. durch Muttermilchersatznahrung aus der Flasche, wird es nicht genug an der Brust bestellen und du bleibst langfristig beim Zufüttern.

Wenn du trotz ausreichender Entspannung, viel Hautkontakt, Stillen nach Bedarf und nährstoffreicher Ernährung glaubst, zu wenig Milch zu haben, sind möglicherweise eine Schilddrüsenunterfunktion, andere Hormonprobleme (z.B. ein Polyzystisches Ovarialsyndrom oder eine nicht erkannte Insulinresistenz) oder auch nach der Geburt zurückgebliebene Plazentareste die Ursache. Letztere machen sich aber eher durch wiederkehrende, starke Blutungen bemerkbar.

Die genannten möglichen Ursachen kannst du bei einem Arzt abklären lassen. Als sanfte Mittel, um die Milchproduktion anzuregen, werden traditionell unter anderem sogenannte „Stilltees", Malzbier und -kaffee eingesetzt. Auch Bockshornklee, Benediktenkraut (beides in Kapselform) oder Homöopathie (z.B. Phytolacca) werden zur Milchbildung verwendet.

Wenn die Angst, das Kind könnte Hunger leiden, sehr groß ist, kann die Gabe von einer Mahlzeit fremder Mutter-, Stuten- oder auch Ersatzmilch entlastend wirken.

Bekommst du jetzt viele gute Ratschläge zum Stillen? Wenn du eine Stillberaterin oder erfahrene Hebamme oder auch Freundin hast, die bereits über positive Stillerfahrung verfügt, können ihre Tipps sehr nützlich sein.

Daneben gibt es aber viele andere Ratschläge, die dir das Stillen unnötig kompliziert machen können: Immer nur eine Brust pro Stillsitzung? Die Brust vollständig leeren, wenn nötig mit der Pumpe? Stillen nur alle drei oder vier Stunden? Stillen nach einer bestimmten Zeitspanne beenden? Stillen zu bestimmten Uhrzeiten mit Nachtpause? Abstillen mit sechs Monaten oder spätestens einem Jahr? Und bloß nicht in den Schlaf stillen?

Natürlich wird sich ein bestimmter Rhythmus einstellen und dein Kind hat alle paar Stunden Hunger. Aber die allermeisten Babys kriegen nachts genauso Hunger wie tagsüber, und sobald ein Wachstumsschub kommt (und davon kommen in den ersten Wochen einige), ist jeder soeben eingespielte Rhythmus gleich wieder gründlich im Eimer. Natürlich kannst du eine Brust pro Stillmahlzeit geben, aber wenn dein Baby noch hungrig ist, wirst du es hoffentlich nicht aus Prinzipienreiterei heraus hungrig lassen, sondern auch die zweite Brust reichen.

Wie lange dein Baby braucht, um satt zu werden, ist verschieden. Manche Schnelltrinker wickeln die Sache in wenigen Minuten ab, Genießer brauchen länger. Du wirst nach und nach merken, wie dein Kind tickt, wann es satt ist, und wann es aus einem anderen Grund als vor Hunger schreit.

Wenn das Baby nur nuckeln will und dabei mit dem anfänglichen Milchüberschuss nicht klar kommt oder deine Brustwarzen wund sind, hilft auch mal der kleine Finger oder ein Schnuller. Auch kann das vorübergehende Ausstreichen mit der Hand (das kannst du übrigens eventuell schon während der Schwangerschaft üben, denn auch da produzierst du unter Umständen schon eine geringe Menge Milch) und das Füttern aus einem Becher oder Glas allzu gestresste (wunde) Brustwarzen stundenweise entlasten und heilen lassen.

Am praktischsten für euch ist es, wenn du dein Baby auch nachts ohne große Umstände stillen kannst und es an deiner Brust einschlafen darf, ohne dass du es danach noch irgendwohin verfrachten musst. Das geht am besten, wenn dein Kind direkt, ohne Barriere, neben dir schläft.

Damit trotzdem jeder genug Platz zum Schlafen hat, lohnt ein Beistellbett oder eine breitere Matratze (bei uns haben sich 1,20 Meter für Mama und Baby bewährt), die man am besten am Boden platziert, damit das Baby nicht tief fallen kann. Schiebe jedoch einen Lattenrost darunter, sonst staut sich die Feuchtigkeit. Für alle mit Betten in Normalhöhe sei gesagt, dass es gute Möglichkeiten der Absturzsicherung gibt, zum Beispiel in Form von (ausziehbaren) Bettschutzgittern.

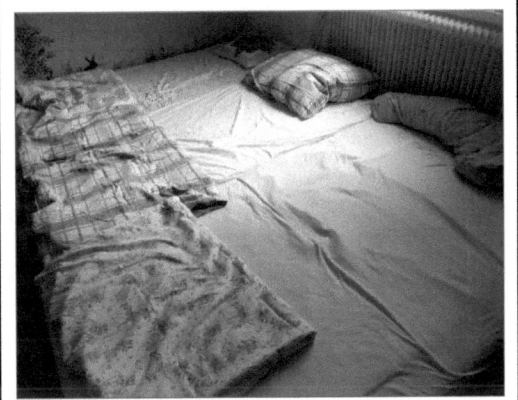

Unsere Familienbettlösung auf drei Metern. Inzwischen schlafen hier – knapp, aber es geht – vier Kinder und die Mama.

Wie lange darf man sein Baby nun nachts bei sich haben? Muss es nicht irgendwann daran gewöhnt werden, alleine und ohne Brust einzuschlafen?

Wenn du dir Frust ersparen und eine vertrauensvolle Beziehung zu deinem Kind behalten willst, dann warte damit, bis dein Kind selbst bereit dazu ist. Aber sei nicht enttäuscht, wenn das viel später eintritt, als unsere Gesellschaft dir einredet.

Untersuchungen der Anthropologin Katherine A. Dettwyler kommen zu dem Schluss, dass das natürliche Abstillalter des Menschen irgendwo zwischen drei und sieben Jahren liegt. In Kulturen, wo Kinder so lange stillen dürfen, wie sie wollen, beginnt das natürliche Abstillen mit drei bis vier Jahren – ohne Stress oder Frust. Natürlich werden diese Kinder nicht ausschließlich solange gestillt, aber sie trinken immer noch bei Mama, wenn sie längst laufen können, und schlafen auch mit ein, zwei, drei und mehr Jahren noch viel lieber bei ihr als allein im eigenen Zimmer.

Mein Tipp an dich: Mache dich früh frei von allen Vorstellungen, wann dein Baby was zu können hat. Nimm die Situation an, wie sie ist, und wähle den Weg, der für die ganze Familie und insbesondere dich und dein Baby am besten ist.

Auch wenn du wieder schwanger bist, bedeutet das nicht, dass ihr eure Stillbeziehung beenden müsst, wenn ihr das nicht wollt. Ich habe in jeder Schwangerschaft das oder die ältere(n) Geschwister weitergestillt. Eine gesunde Schwangerschaft wird dadurch nicht gefährdet, allerdings sind die Brustwarzen zu bestimmten Zeiten recht empfindlich. Besonders für den Milcheinschuss nach der Geburt ist es praktisch, wenn dann noch jemand da ist, der vom Überfluss etwas abtrinken kann. Und es verhindert auch, dass Neid auf das kleine Geschwisterchen aufkommt.

Man sollte in diesem Fall allerdings noch sorgfältiger auf seine eigene Nährstoffversorgung achten und nicht mehr geben, als man hat oder zu sich nimmt. Zwei Kinder gleichzeitig zu stillen nennt man übrigens Tandemstillen. Bekannt ist dieses Vorgehen auch vom Stillen bei Zwillingen.

In diesem Zusammenhang noch ein Wort zum Thema Sicherheit im Familienbett und Plötzlicher Kindstod (SIDS, Sudden Infant Death Syndrome):

Das Familienbett ist unter Experten umstritten und manche unterstellen ihm ein erhöhtes Risiko für den Plötzlichen Kindstod, selbst wenn keiner der Eltern raucht, Drogen genommen hat oder alkoholisiert zu Bett geht. Andererseits ist das Familienbett eine weltweit erprobte Praxis und in vielen Ländern wie Japan allgemein üblich und gesellschaftlich anerkannt.

Bei Befragungen geben 60 Prozent der Japaner an, mit ihren Babys ein Bett zu teilen, aber nur 16 Prozent der US-Amerikaner. In der Realität scheint die Praxis des Co-Sleeping, wie das Teilen des Bettes mit dem Kind auch genannt wird, aber auch in den USA weiter verbreitet zu sein, als es auf den ersten Blick scheint. Denn genauere Analysen der Befragungsdaten ergaben, dass 26 Prozent der Babys „immer" oder „fast immer" bei den Eltern schliefen. (Whiting 1981)

Nur das gesellschaftliche Tabu trägt wohl dazu bei, dass die Eltern ihre Angaben „schönen". Obwohl in Japan aber immer noch deutlich mehr Babys bei ihren Eltern schlafen, liegen die Raten für den Plötzlichen Kindstod dort bei nur 0,2–0,3 auf 1.000 Geburten. In den USA sind es 0,5 Todesfälle auf 1.000 Geburten. (McKenna 2007)

> Das optimale Familienbett sollte groß genug sein und keine zu weichen Matratzen haben. Das Baby sollte vor dem Herausfallen oder dem Fallen in tiefe Ritzen (auch „Besucherritze" genannt) geschützt sein und sich nicht an Bändern oder Ähnlichem strangulieren können.

Der Plötzliche Kindstod ist als das plötzliche und unerklärliche Versterben eines Kindes vorwiegend im ersten, aber auch noch bis ins zweite Lebensjahr hinein definiert. Dabei ereignet sich die Mehrzahl der unerklärlichen Todesfälle vor dem sechsten Lebensmonat. Am häufigsten sind Todesfälle zwischen dem zweiten und vierten Lebensmonat.

> Als effektive Schutzmaßnahmen gegen den Plötzlichen Kindstod gelten das Stillen, das Schlafen des Babys in Rückenlage, aber auch das Schlafen mit der Mutter in einem Bett in einer nicht zu warmen, rauchfreien Umgebung. Gelegentliche Atemaussetzer sind bei einem Baby nicht unnormal. Schläft das Baby neben seiner Mutter, wird es durch den Atemrhythmus der Mutter zum Weiteratmen stimuliert und entwickelt ein stabileres Atemmuster mit weniger Aussetzern. (McKenna 2005)

Untersuchungen über den Zeitpunkt der Atemaussetzer bei Säuglingen deuten außerdem darauf hin, dass gefährliche Atemaussetzer deutlich gehäuft in bestimmten Tagen nach der Dreifach-Impfung (Diphterie-Keuchhusten-Wundstarrkrampf), einer in diesem Alter routinemäßig verabreichten Impfung, auftreten. (Scheibner 1991)

Tragen, Pucken und Beruhigen

Mit ein bis zwei guten Tragehilfen oder Tragetüchern kann man sich einen sperrigen Kinderwagen für gewöhnlich sparen. In der ersten Zeit wollen Babys eh lieber eng bei ihrer Mama sein, und wenn das Baby dann etwa ein halbes Jahr alt ist und alleine sitzen kann, darf man es natürlich weitertragen, aber ab dann tut es auch ein guter Buggy. Letzterer passt auch viel besser in den Kofferraum eines gewöhnlichen PKW.

> Für das Tragen eines Neugeborenen ist ein (elastisches) Tragetuch die beste Wahl. Später, wenn das Baby mehr eigene Körperspannung hat, kann auch eine Komforttrage mit Hüftgurt verwendet werden, die, vor allem auch für ungeübte Papas, in der Handhabung einfacher ist als das mehrere Meter lange Tuch.

Am besten, man testet die angebotenen Tragetücher und Tragesysteme in einem geeigneten Geschäft, bevor man sich für ein bestimmtes Modell entscheidet. Ich persönlich habe meine Kinder in den ersten Monaten im Tragetuch getragen (klassisches Tragetuch und afrikanischer Kanga) und ab etwa einem halben Jahr im selbst genähten Mei Tai.

Sobald das Baby nicht mehr so viel an die Brust will und schwerer wird, lohnt es sich, auch das Tragen auf dem Rücken zu probieren. Es schont Mamas Wirbelsäule, und Haushaltsdinge sind leichter zu erledigen, wenn das Kind hinten verstaut ist anstatt vor dem Bauch. In traditionellen Kulturen findet man ebenfalls vorwiegend das Tragen auf dem Rücken.

> Das Tragen ist auch gut geeignet, um ein schlafrenitentes Kind in den Schlaf zu bekommen. Mit der richtigen Tragehilfe und ein bisschen Übung kann man es dann sanft im Bett ablegen oder, wenn es zum Beispiel im Auto eingeschlafen ist, schlafend weitertransportieren, ohne es wecken zu müssen.

Eine weitere traditionelle Methode, um Babys zu beruhigen, ist das sogenannte Pucken. Auf vielen Gemälden sieht man übrigens, wie das Jesuskind gepuckt in der Krippe liegt. Beim Pucken wird das Baby mit anliegenden Armen und Beinen eng in ein Tuch geschlungen, so dass es sich kaum noch rühren kann. In moderner Zeit kam diese Methode bei

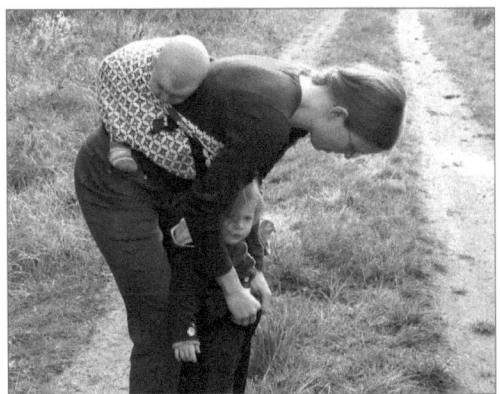
Tragen im afrikanischen Kanga.

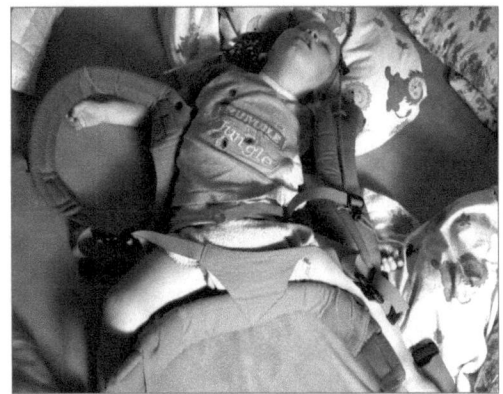
In den Schlaf getragen und abgelegt.

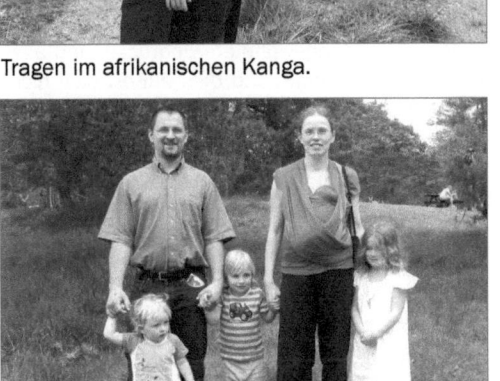
Unsere Familie mit Neugeborenem im 5,20m-Tragetuch.

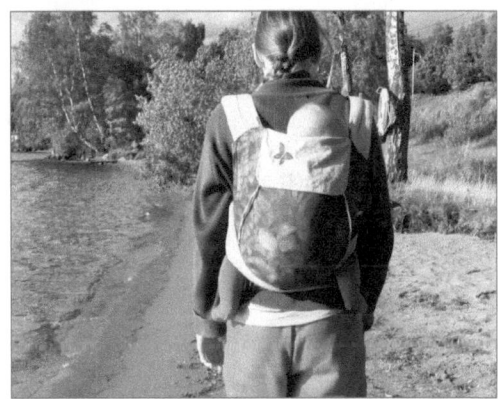
Mit Baby im selbst genähten Mei Tai.

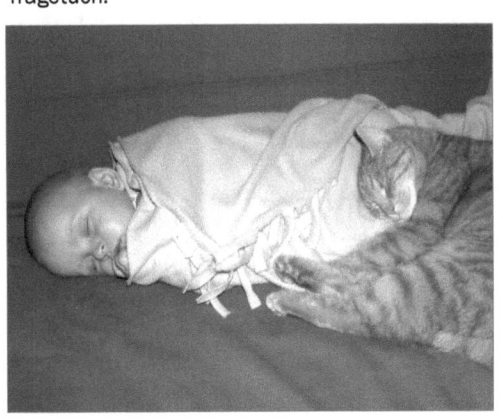
Gut gepuckt schläft gut. Die (im Schlaf hochgeschobene) Hand sollte, wenn richtig gepuckt wird, aber nicht herausschauen.

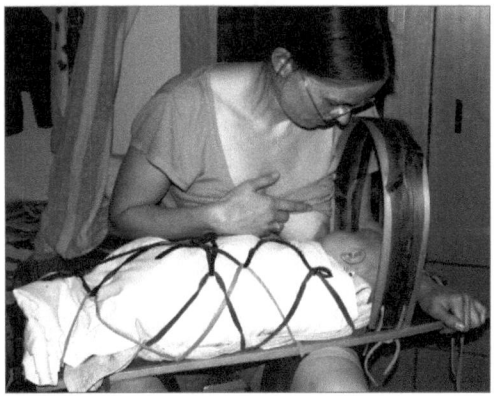
Mobiles Bett mit Puck-Funktion: Das indianische Cradle Board.

uns in Verruf, weil die Babys früher zum Teil fast nur eingeschnürt da lagen und sich gar nicht bewegen durften.

In den letzten Jahren hat das Pucken dann eine Renaissance erlebt, und in der richtigen Dosis ist es eine große Hilfe. Vor allem sehr kleine Babys können Arme und Beine noch kaum bewusst steuern. Dafür haben sie jedoch allerhand Reflexe. Einer davon bewirkt ein erschrecktes, ruckartiges Hochreißen der Arme (Moro-Reflex). Unser erstes Kind konnte sich damit praktisch stundenlang immer wieder aus dem Schlaf reißen. Kaum war die kleine Maus eingeschlafen, riss sie im Halbschlaf die Arme hoch und Geschrei und Beruhigungsversuche begannen von Neuem.

Hätten wir damals schon gewusst, was bei mir später Routine wurde, wäre ich auch schon beim ersten Kind mit mehr Schlaf davon gekommen.

Beim Pucken fühlt sich das Baby geschützt und gehalten, ähnlich wie im Bauch der Mutter. Es muss sich an die Weite der Welt außerhalb des Bauches erst einmal gewöhnen und man wird merken, wie schnell es sich beruhigt, wenn man es fest puckt. Babys schlafen in der Regel gut, wenn sie gepuckt sind. Ein Teil meiner Baby-Routine war deshalb immer: Pucken, stillen, schlafen.

In schlimmen Wachstumsschubphasen und wenn man einfach zu kaputt ist, um ein zahnendes/krankes/anderweitig ungehaltenes Kind nachts durch die Gegend zu tragen, hilft auch, was ich Puck-Schaukel nenne: das gut gepuckte Kind in Rücken- oder Seitenlage mit einer Hand hin und her schaukeln. In kleinen, schnellen Schwingungen oder weiten, langsamen – je nachdem, was am besten wirkt. Dazu eventuell ein Lied singen … Das schaffe ich als müde Mutter auch mitten in der Nacht, wenn ich für alles andere viel zu erschöpft bin. Das Beste daran: Ich darf im Bett liegen bleiben, und die Erfolgsquote ist hoch.

Zum Pucken eignen sich spezielle Pucktücher, aber grundsätzlich auch jedes große Tuch. Im Winter kann es auch eine dünne Decke sein. Es gibt auch spezielle Pucksäcke zu kaufen, die mit Klettverschlüssen verschlossen werden. Diese müssen aber relativ passgenau sein, denn sonst schwimmt das Baby in ihnen umher und fühlt sich nicht ausreichend geborgen. Das bringt einen häufigen Größenwechsel der fertigen Pucksäcke mit sich und macht die Anschaffungen relativ kostenintensiv.

Schub lass' nach!

Wie schon erwähnt macht jedes Baby bisweilen Phasen besonders schneller Entwicklung durch. Am Anfang folgen mehrere dieser Phasen innerhalb weniger Wochen dicht aufeinander.

Je älter das Kind, desto seltener – aber nicht weniger heftig – werden die Entwicklungssprünge. In dieser Zeit wird das Gehirn des Babys ordentlich umprogrammiert und verfeinert: Plötzlich nimmt es seine Umgebung ganz anders wahr als vorher. Plötzlich kann es sich umdrehen, vom Fleck bewegen und vieles mehr.

Diese neuen, ungewohnten Eindrücke sind anstrengend für das Kleine, und dies äußert sich nicht zuletzt in Unruhe und Geschrei.

Nicht immer kannst du also die Ursachen für Quengelei einfach abschalten, indem du die Brust gibst, für Toilettengang oder eine trockene Windel sorgst. Vielfach kannst du nur da sein, beruhigen, tragen, pucken und mit deinem Baby zusammen diese anstrengenden Zeiten ganz einfach aushalten. Die Belohnung bekommt ihr danach: Dein Baby wird wieder ruhiger und hat plötzlich neue Fähigkeiten erworben.

Pipi und Kacka

Was oben rein geht, muss unten wieder heraus. Babys erstes Kacka ist grün-bräunlich-schwarz und klebt ordentlich. Es besteht unter anderem aus eingedickter Galle, verschluckten Haaren und abgestorbenen Hautzellen und heißt aufgrund seiner besonders zähen Konsistenz nicht umsonst auch Kindspech. In der Fachsprache nennt man es auch Mekonium.

Damit das Neugeborene diese träge Masse schnell loswerden kann, ist das Trinken der Vormilch besonders wichtig. Je besser der Stillstart, desto schneller wird die klebrige Pampe ausgeschieden und desto geringer ist die Wahrscheinlichkeit für eine ungesunde Form der Neugeborenengelbsucht.

Eine gewisse Gelbsucht ist ein paar Tage nach der Geburt beim Baby übrigens normal, weil der Babykörper das fetale Hämoglobin abbaut. Das fetale Hämoglobin ist der vom Baby gebildete rote Blutfarbstoff, der Sauerstoff besonders gut binden kann. Dadurch kann das Kind im Mutterleib den Sauerstoff, der von der Mutter kommt, optimal ausnutzen. Nach der Geburt wird dieses Hämoglobin nicht mehr benötigt und abgebaut.

Beim Hämoglobin-Abbau entfernt der Körper zuerst das zentrale, sauerstoffbindende Eisen. Dadurch ändert der ehemalig rote Blutfarbstoff seine Farbe und wird erst grün (Galle) und im weiteren Abbau gelb, was der Babyhaut, aber auch dem Babykacka, seine Farbe gibt.

Damit sich die Endprodukte des Hämoglobin-Abbaus nicht im Körper anreichern und eine ungesunde Form der Neugeborenengelbsucht verursachen können, müssen sie über die Galle und dann den Stuhl ausgeschieden werden. Kommt also das Stillen und somit die Kackerei in Gang, ist für die Abfuhr der Stoffe gesorgt, die sonst für das Gelbwerden sorgen.

Bis dein Kind so groß ist, dass es selbst aufs Klo gehen kann, dauert es noch geschätzte zwei oder mehr Jahre. Bis dahin hast du verschiedene Möglichkeiten, die Ausscheidungen deines Kindes so zu lenken, dass Bett, Sofa und Teppich frisch bleiben.

Da wäre der moderne Klassiker: die **Wegwerfwindel**. Dranmachen, vollpinkeln bzw. mit dem großen Geschäft füllen lassen und wegwerfen. Je nach Alter des Kindes brauchst du vier bis sieben Windeln am Tag, zwei oder mehr Jahre lang. Das bedeutet, die kostspieligen Plastikwindeln regelmäßig einkaufen und auch entsorgen zu müssen.

Alternativ bietet sich das klassische **Wickeln mit Stoff** an. Vom Aufwand her ist modernes Stoffwickeln dank ausgefeilter Systeme (Gummibündchen, Klettverschlüsse, Einlagen) kaum von der Einmal-Windel zu unterscheiden.

Kostenmäßig lohnt sich die Stoffwindel aber wohl erst bei mehr als einem Kind, und die tägliche Wäsche darf ebenfalls nicht vergessen werden. Es entfällt jedoch der regelmäßige Windeleinkauf, und auch die Restmülltonne quillt nicht über.

Und dann wäre da noch, was man hierzulande als **natürliche Säuglingspflege**, **windelfrei** oder **topffit** bezeichnet, das Modell (fast) unten ohne.

Babys ohne Windeln? Geht das?

Tatsächlich ging das auf der ganzen Welt schon lange, bevor es die Windel zum Wegwerfen oder auch die Stoffwindel gab. Babys merken von Geburt an, wenn sie einmal müssen, und sie signalisieren es auch. Erst wenn man ihnen das Gefühl fürs Müssen per Supersaugstark-Windel abtrainiert hat, lässt das Baby offenbar unkontrolliert ab.

Kam es gar so zum Märchen vom unreifen Schließmuskel?

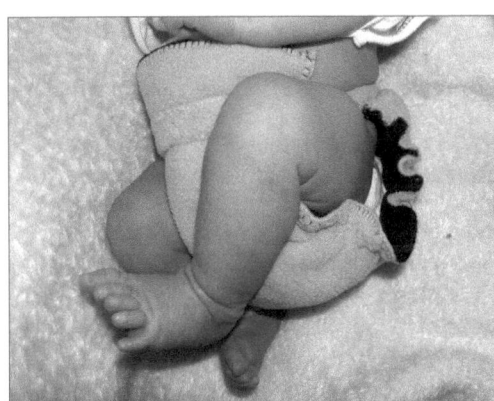

Selbst genähte Fleeceüberhose mit eingelegter Mullwindel zum Aufklappen und schnellen Abhalten.

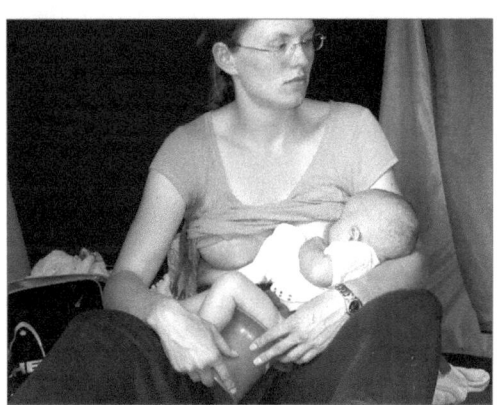

Auf dem Asia-Töpfchen (und unterwegs hinter einem Busch oder über einem Gullideckel) lassen sich auch die Kleinsten abhalten.

Zahlreiche Beobachtungen in Ländern, denen die Wegwerfwindel unbekannt oder zu teuer ist, belegen, dass Babys und selbst Neugeborene schon spüren, wenn sie müssen. Achtet man auf ihre Signale und gibt ihnen regelmäßig die Möglichkeit, sich zu entleeren, lernen sie bald, auch länger anzuhalten und erst dann abzulassen, wenn der passende Ort dafür erreicht ist.

Es ist also möglich, sein Baby von Anfang an abzuhalten und so zwar nicht alle, aber sehr viele Windeln zu sparen. Die Methode ist natürlich nicht frei von Pannen und die Erfolgsquote schwankt stark, je nach Alter des Babys und dem Auftreten von Entwicklungssprüngen. Das Baby komplett unten ohne auf dem teuren Teppich zu lassen ist also selbst bei bester Motivation nicht drin, will man den Teppich frisch halten. Aber beispielsweise das große Geschäft wird bei regelmäßigen Toilettengängen mit dem Kleinen fast nie in der Windel landen.

Stoffwindeln lohnen sich sehr gut als Backup, denn das Baby verliert so die Verbindung zwischen Müssen und Nässe nicht, wie das bei modernen Supersaugwindeln der Fall ist. Da mit etwas Übung kaum Kacki-Windeln anfallen, hält sich auch der Reinigungsaufwand der fallweise vollgepieselten Stofftücher bzw. Stoffwindeln in Grenzen.

Tatsächlich gibt es Mamas, die entfernen sämtliche Teppiche und verzichten vollständig auf Backups. Auch hier sind der Fantasie und Experimentierfreude keine Grenzen gesetzt.

Für detaillierte Informationen zum Thema windelfrei und Abhalten von Babys gibt es neben zahlreichen Internetseiten und Foren unter anderem folgende Bücher: „TopfFit! – Der natürliche Weg mit oder ohne Windeln" (Boucke 2004); „Es geht auch ohne Windeln! – Der sanfte Weg zur natürlichen Säuglingspflege" (Bauer 2004) und für Kinder zum Vorlesen „Baby Lulu kann es schon" (Oblasser 2013). Wer wissen will, wie der Abschied von der herkömmlichen Windel – mit sehr kleinem Baby oder auch größerem Kleinkind – gelingen kann, der holt sich Anregungen aus dem Buch „Ausgewickelt!" (Oblasser 2013).

Die alte und die neue Form

Die Veränderungen, die dein Körper nach der Geburt erfährt, sind ähnlich spektakulär wie die Veränderungen in der Schwangerschaft.

In den ersten Tagen nach der Geburt sieht dein Bauch so ähnlich aus wie eine große, weiche Birne. Du kannst aber beobachten, wie deine Birne von Tag zu Tag deutlich kleiner wird, und wenn du in der Schwangerschaft nicht allzu viele Pfunde angesammelt hast und auch halbwegs sportlich warst, siehst du bald wieder ziemlich unschwanger aus.

Dafür gewinnt etwas anderes an Größe: deine Brüste. Aus bescheidener Körbchengröße A wird jetzt D. Die alten Kleider würden zwar bald wieder um den Bauch passen, aber deine neue Oberweite macht der direkten Rückkehr zur alten Garderobe einen Strich durch die Rechnung. Jedenfalls, wenn es sich um schicke, enganliegende Teile handelt.

Eine weitere Veränderung spürst du in deinem Schritt. Der kann sich in den ersten Tagen anfühlen wie eine ausgeleierte Hängematte. Dein Beckenboden braucht nämlich ein paar Wochen, um in seinen Ausgangszustand zurückzukehren.

Aber keine Angst, nur in den ersten Tagen fühlt es sich an, als könnte alles unten herausfallen, und du schaffst es vielleicht noch nicht, weitere Strecken zu laufen oder etwas zu tragen, das schwerer ist als das eigene Baby. Das sollte jetzt auch keiner von dir verlangen!

Regelmäßiges Beckenbodentraining hilft dir, nach und nach wieder in Form zu kommen. Dafür werden heutzutage sogenannte Kegel-Übungen empfohlen. Für diese Übungen musst du die Muskeln des Beckenbodens anspannen, so wie wenn du das Wasserlassen verhindern willst. Diese Spannung soll dann für einige Sekunden gehalten werden, bevor man sanft wieder entspannt.

Allerdings können alleinige Kegel-Übungen ein Problem mit dem Beckenboden auch verstärken. Für einen gut funktionierenden Beckenboden sind nämlich nicht nur die Muskeln des Beckenbodens wichtig, sondern auch die Gesäßmuskeln und die Sehnen, über die der Beckenboden am unteren Ende deiner Wirbelsäule wie eine Hängematte aufgehängt ist. Machst du viel Kegelübungen und ziehst durch die Anspannung des Beckenbodens den hinteren Pfosten deiner Hängematte (= das Ende deiner Wirbelsäule) näher zur Mitte heran, dann können deine Beckenbodenmuskeln noch so stark sein: Sie können trotzdem durchhängen, weil du einen Pfosten verrückt hast.

Eine Störung des Beckenbodens entsteht gern aus der Kombination: schwache Gesäßmuskeln plus fleißige Kegelübungen.

Deshalb sollte man für ein optimales Ergebnis regelmäßig tief in die Hocke gehen. Dabei stellt man die Füße parallel zueinander und ein Stück auseinander, die Fersen bleiben am Boden, der Rücken bleibt locker und gerade und der Blick geht geradeaus. Ganz so, wie es unzählige Menschen in der dritten Welt jeden Tag tun, weil sie keine bequemen Stühle, Sofas und Toiletten wie wir haben. In der tiefen Hocke dehnst du die hintere sehnige Aufhängevorrichtung deines Beckenbodens, trainierst gleichzeitig deinen Beckenboden und deine Gesäßmuskeln und hältst so dein Becken weit und in Form.

Diese für Beckenbodenexperten revolutionären, aber eigentlich völlig logischen Erkenntnisse stammen von der Amerikanerin Katy Bowman, die zu diesem Thema im Internet aktiv ist und auch ein Buch geschrieben hat. (Bowman 2013)

Das klassische Hocken wiederzuentdecken, hilft dir nicht nur nach der Geburt, wieder in Form zu kommen, sondern es ist auch eine gute Vorbereitung auf die Geburt. Katy Bowman mag übertreiben, wenn sie sagt: „300 mal hocken am Tag und deine Geburt wird leicht." Aber sie bringt die Wichtigkeit eines auf diese Weise gut trainierten Beckens damit auf den Punkt. Wahrscheinlich ist ein Becken, das an regelmäßiges Hocken gewöhnt ist, sogar einer der Gründe, warum Frauen gesunder traditioneller Kulturen das Gebären in der Regel sehr leicht fiel.

Weitere schöne Möglichkeiten, seinem Beckenboden etwas Gutes zu tun, sind Übungen auf dem Trampolin und Tanzen. Merkst du, dass du hierbei leicht Urin verlierst, ist das ein Zeichen, dass dein Beckenboden eine Kräftigung gut vertragen kann. Vermeide dabei aber solche Übungen, die den Beckenboden sehr stark belasten, vor allem, wenn dein Beckenboden sowieso schwach ist. Schwingen auf dem Trampolin, ohne dass die Füße abheben, reicht aus, um Rumpf- und Beckenmuskulatur zu kräftigen.

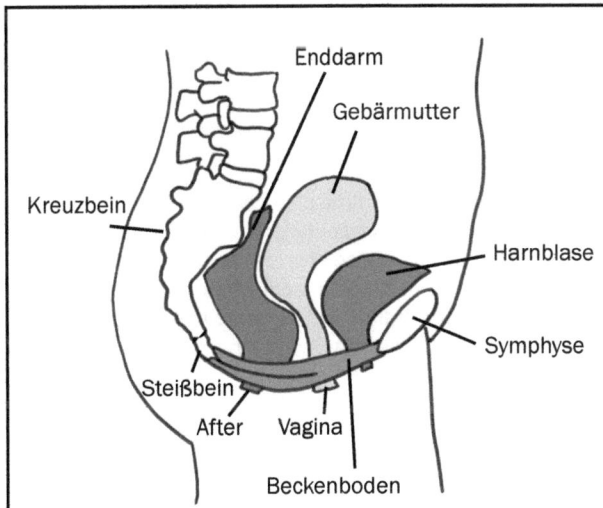

Abb. 16: Weiblicher Beckenboden
Als Beckenboden wird der aus Bindegewebe und mehreren Muskeln bestehende, federnde Boden bezeichnet, der den Beckenkanal nach unten begrenzt.

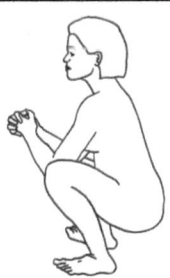

Abb. 17: Hocken
Die meisten Erwachsenen haben verlernt, so zu hocken. Aber keine Sorge, wenn du anfangs nicht herunter kommst. Gehe immer so weit, wie es dir gerade noch angenehm ist – auch wenn dein Po dabei erst einmal mehr als einen halben Meter über dem Boden schweben mag. Durch regelmäßige Übung trainierst du ganz natürlich deinen Beckenboden und bald kannst auch du wieder, was kleinen Kindern und Menschen in der Dritten Welt noch ganz leicht fällt: bequem und tief hocken.

Wie du anhand der Nachwehen spüren kannst, ist deine Gebärmutter fleißig mit der Rückbildung beschäftigt. Über die Bauchdecke kannst du diesen Vorgang ertasten. Wenn die obere Kante der Gebärmutter hinter dem Schambein verschwunden und nicht mehr fühlbar ist, hat dein Superorgan seine vorschwangerschaftliche Größe wieder erreicht.

Möglicherweise ist aber deine Bauchmuskulatur noch Wochen später offener als vor der Schwangerschaft und wartet darauf, wieder sanft von dir in Form trainiert zu werden.

Viele kleine Dinge, die du schon unzählige Male getan hast, haben nach der Geburt ein erstes Mal: das erste Mal Wasserlassen, der erste Stuhlgang, das erste Mal Sex. Dein Unterleib ist noch empfindlich und fühlt sich noch eine Weile anders an. Gib dir Zeit, auch was deine zusätzlichen Pfunde betrifft. Die werden dir zwecks reichlicher Milchproduktion in den nächsten Monaten noch nützlich sein.

Fühlst du dich wieder halbwegs fit, ist auch gegen regelmäßigen Sport nichts einzuwenden. Ausdauer, eine gute Körperhaltung – alles, was dich in Form hält, wird deiner Gesundheit langfristig nützen, solange du dich wohl damit fühlst.

Der Wochenfluss

Am Tag der Geburt und danach meist noch überregelstark nimmt der Wochenfluss in den folgenden Tagen immer weiter ab.

Der Wochenfluss wird begleitet von spürbaren und mitunter unangenehmen sogenannten Nachwehen, die besonders auch beim Stillen auftreten. Sie bewirken eine Rückbildung, also Verkleinerung der Gebärmutter, und ihre Schmerzhaftigkeit kann durch bewusstes Ablassen der Wochenflüssigkeit auf der Toilette verringert werden. Diese kann sich nämlich hinter dem wieder geschlossenen Muttermund stauen und dort mitunter einen unangenehmen Druck bewirken.

Mehr zum Thema Regelblut und Wochenfluss ablassen findet sich im Buch „Regelschmerz ade! Die freie Menstruation" (Oblasser 2011).

Als Schmierblutung kann der Wochenfluss noch eine Weile bestehen und auch für ein paar Tage fast verschwunden sein, um dann wieder für ein bis zwei Tage stärker aufzutreten. Es können jetzt immer noch schleimig-klumpige Reste der Eihäute abgehen, die bei der Geburt eventuell in der Gebärmutter geblieben sind.

Sechs bis acht Wochen nach der Geburt ist die Wundfläche, die durch die Ablösung der Plazenta entstanden ist, geheilt, die Gebärmutter hat ihre alte Größe zurück und der Wochenfluss versiegt. Man sollte sich bis dahin bewusst schonen und auf sich achten, und nicht umsonst versteht man unter der Zeit des Wochenbetts die ersten acht Wochen nach der Geburt.

Entgegen früherer Meinungen ist der Wochenfluss nicht infektiös, außer man hat eine echte Infektion. Sonst enthält der Wochenfluss zwar Keime, aber keine, die krank machen. Man darf also durchaus ein Bad genießen, ohne Angst haben zu müssen, Bakterien an die Brüste zu bekommen und damit das Kind zu infizieren oder sich eine Brustentzündung zu holen.

In manchen Fällen kommt es vor, dass Reste der Plazenta in der Gebärmutter verbleiben. Das kann selten auch mal passieren, wenn die Plazenta eigentlich vollständig ausgesehen hat und niemand die Plazenta unter Gewalt herausgezogen hat.

Man bemerkt das daran, wenn der Wochenfluss länger und stärker andauert als normal und/oder Bauchkrämpfe, eventuell gepaart mit Fieber, auftreten.

Bestätigt eine Ultraschalluntersuchung das Vorhandensein von Plazentaresten, kann man natürlich abwarten, ob diese doch noch von allein herauskommen. Der Arzt wird einem Methergin-Tabletten (und bei Fieber Antibiotika) verschreiben und bei ausbleibendem Erfolg von Methergin eine Ausschabung anraten.

Manche Frauen berichten im Wochenbett vom Abgang größerer Brocken, die gewebe- oder leberartig aussehen. Dabei handelt es sich meist um altes, gestocktes Blut, selten können aber auch eventuell verbliebene Plazentareste herauskommen.

Hormone und Gefühle

Die Geburt hat ein Feuerwerk an Hormonen in dir ausgelöst, dessen unmittelbare Nachwirkungen du noch ein bis zwei Tage lang spürst. Du schwebst auf Wolke sieben und bist stolz wie Oskar auf dein Prachtbaby und deine Leistung.

Aber dann verändert sich etwas in deinem Körper. Du spürst es am deutlichsten am plötzlichen Überangebot von Milch in deinen Brüsten, was ein sichtbares Ergebnis der abrupten Hormonumstellung ist, die auch den sogenannten Baby Blues mit sich bringt. Ist die Geburt deinen Wünschen entsprechend verlaufen und sind die Umstände gut, wird dir vielleicht nur an einem Tag zum Heulen zumute sein.

Lass raus, was raus muss: Milch, Tränen und Wochenfluss. Einen Stau kannst du jetzt nicht gebrauchen, in keiner der drei Abteilungen. Alle drei stehen interessanterweise in gewisser Verbindung miteinander. Emotionale Belastungen können einen unangenehmen Milchstau oder, was allerdings viel seltener vorkommt, einen Wochenflussstau bedingen.

Die ersten Wochen mit einem Neugeborenen bedeuten eine enorme Umstellung, vor allem wenn es das erste Kind ist. Der Tages- und Nachtrhythmus richtet sich nun nur nach einem: dem Baby. Du hockst in deiner Stillblase und fragst dich, wahrscheinlich übermüdet, wann dein Leben jemals wieder anders beziehungsweise halbwegs normal werden wird. Wann du jemals wieder duschen kannst, ohne ein Ohr in Richtung Schlafzimmer haben zu müssen und dann tropfnass herauszuspringen, wenn das Kleine schreit. Wann du einmal wieder eine ganze Nacht durchschlafen wirst. Wann du wieder vor lauter Stilldemenz und Schlafmangel klar denken kannst.

Besonders beim ersten Kind kommt einem das Zeitgefühl manchmal abhanden. Man kann sich nicht vorstellen, dass es sich bei der intensiven Anfangs-rund-um-die-Uhr-Betreuungsphase nur um ein paar Monate handelt, dass das Baby ganz schnell groß wird, und dass auf jeden anstrengenden Entwicklungssprung auch eine ruhige Phase folgt.

Hab also keine Angst! Es geht vorbei – und im Rückblick war diese Zeit nur ein Augenzwinkern lang. Sobald dein Baby nicht mehr ganz so klein ist, kannst du es auch für eine oder mehrere Stunden deinem Partner oder der Oma überlassen. Dann raus aus dem Haus und tu' dir was Gutes! Lass frischen Wind um deinen Kopf wehen, danach liebst du deine Familie noch mal so doll.

Über die Wochen werden sich deine Hormone und auch deine Stimmung stabilisieren und du kannst dein neues Leben in emotional ruhigeren Bahnen genießen. Passiert das nicht und hast du Probleme, Gefühle für dein Baby zu entwickeln, vertraue dich jemandem an und suche dir, wenn nötig, professionelle Hilfe.

Die wohlgemeinten Ratschläge der anderen

In den ersten Wochen darfst du ganz egoistisch nur an dich und dein Baby denken und jeden störenden Besuch abweisen. Wenn es sein muss, schalte das Telefon ab und ertrotze dir deine Wochenbettruhe. Jetzt zählt nur, was dem Baby und dir guttut, und aufdringliche Verwandte dürfen sich in Geduld üben. Bei uns waren in der ersten Zeit allerdings alle willkommen, die etwas zu Essen mitbrachten oder für uns kochten.

Es wird nicht ausbleiben, dass du irgendwann ungebetene Ratschläge bekommst. Solange das nicht überhandnimmt, lächle freundlich und denk dir deinen Teil. Solche Ratschläge werden selten in böser Absicht erteilt, sondern vielmehr aus Anteilnahme heraus und weil man der jungen Mama etwas Gutes tun will.

Wird es dir mit den gratis erteilten Tipps jedoch zu viel, sage es höflich und deutlich. Du wirst auch erleben, dass sich (speziell) die ältere Generation schnell persönlich angegriffen fühlt, wenn du bestimmte Dinge ganz anders tust, als sie es getan hat.

Hier ist für ein versöhnliches Miteinander Fingerspitzengefühl gefragt, und wer zu arg stresst, bekommt eben die Besuchserlaubnis eingeschränkt oder ganz ausgesetzt. Setze deinen Partner als Puffer ein, wenn dir diesbezügliche Diskussionen zu mühsam sind, und gib ihm klare Anweisungen.

Die Kommentare auch fremder Menschen können zu Herzen gehen, aufwühlen und verunsichern – gerade wenn man beim ersten Kind noch unsicher ist.

Mir hat es geholfen, mich in meinem jeweiligen Haus- und Hof-Forum im Internet bei den anderen auszujammern. Was früher die Frauen-Gemeinschaft am Dorfbrunnen oder in der Nähstube war, findet sich heute im Internet, und inzwischen habe ich einige dieser Frauen auch im echten Leben kennengelernt. Wenn weit und breit niemand Gleichgesinntes in deiner Nähe wohnt: Im Internet sind alle nur einen Klick voneinander entfernt.

Behördenkram: Die Anmeldung des Kindes

Die Gesetze in Deutschland, Österreich und der Schweiz erlauben es theoretisch, dass die Eltern ihr Neugeborenes anmelden, ohne dass einer vom Fach seinen Segen dazu gibt.

Aus diversen Erfahrungsberichten weiß ich allerdings, dass man in der Praxis teils skeptisch beäugt wird (Hausgeburten sind schon selten, aber Alleingeburten …) und die meisten Beamten doch einen schriftlichen Beleg vom Experten verlangen. Aber das ist eigentlich unnötig. Im Gesetzestext steht, dass jeder, der von einer stattgefundenen Geburt Kenntnis hat, diese melden kann.

Bevor man bei der Jagd nach einer Geburtsurkunde einen nervenaufreibenden Behördenmarathon beginnt, lohnt es, folgende Tipps zu beachten:

- Rufe vor dem eigentlichen Besuch beim Standesamt an und erkläre die Umstände deiner Geburt. Du kannst sagen, dass es diese und jene Zeugen für deine Schwangerschaft und beispielsweise deinen Partner als direkten Zeugen für die Geburt gibt. Sollte – was zu erwarten ist – kein Formular für Alleingeburten existieren, so reicht es aus, ein formloses Schreiben aufzusetzen, in dem du als Mutter bestätigst, dein Kind am soundsovielten um soundsoviel Uhr dort und dort zur Welt gebracht zu haben. Dein Partner kann, falls erforderlich, als Zeuge seine Unterschrift unter dieses Papier setzen.

- Verlangen die für dich zuständigen Standesbeamten dennoch offizielle „Beweise", ist es das einfachste, eine Hebamme zu bitten, ein formloses Schriftstück zu unterzeichnen, worin sie bestätigt, dass euer Kind an diesem Tag und zu jener Uhrzeit zu Hause geboren wurde. Diese Hebamme muss mit der Schwangerschaft nichts zu tun gehabt haben, sie muss nur bereit sein, ihre Unterschrift zu leisten. Du kannst also jede x-beliebige Hebamme darum bitten, falls du nicht sowieso eine Hebamme in der Hinterhand hast.

- Du kannst aber auch den Behördenmenschen bitten, dir den Text zu zeigen, der ihn dazu bemächtigt, dies oder jenes von dir zu fordern. In der Regel wird er da nichts vorweisen können.

Muttersein in Eigenregie

Selbstverantwortete Entscheidungen zu treffen, hast du nun gelernt. Mit deinem kleinen Baby bist du aber erst am Anfang, und viele Entscheidungen warten noch darauf, von dir getroffen zu werden. Es bleibt auch sonst spannend, denn viele Irrtümer unserer Gesellschaft warten darauf, von dir enttarnt und überwunden zu werden.

Bei der Suche nach dem Weg, der für euch richtig ist, kann folgende Daumenregel weiterhelfen: „Fühlt es sich richtig gut an?" Lass dich niemals von außen zu etwas drängen, was du im Inneren nicht mittragen kannst oder wo du auch nur den leisesten Zweifel hegst.

Informiere dich gut und entscheide dich für die Option, hinter der du mit ganzem Herzen stehst. Ob es sich um eure Schlaflösung, eure Stillzeit, die Impfentscheidung, den Umgang mit Krankheiten, die Entscheidung für Fremdbetreuung oder später die Schule handelt.

Ihr habt noch viel vor euch. Aber du bist eine starke Frau und – hoffentlich unterstützt durch Familie und Freunde – wirst du das Kind bzw. die Kinder schon schaukeln.

Und wann kommt das nächste?

Hattest du Freude am Schwangersein und Gebären? Genießt du dein Prachtbaby und denkst schon über das nächste nach? Willst du, dass sich auch dein nächstes Baby optimal entwickelt und gesund ist? Dann kann es sinnvoll sein, noch ein bisschen zu warten und nicht allzu schnell wieder schwanger zu werden.

Weston Price, der Zahnarzt und Forscher, von dem am Anfang schon einmal die Rede war, untersuchte Geschwisterfolgen im Hinblick auf ihre körperliche Entwicklung und Gesundheit. Bei sich nach westlichem Vorbild ernährenden Menschen fand er, je weiter hinten ein Kind in der Geschwisterfolge stand, regelmäßig eine zunehmende Abweichung von der optimalen körperlichen Entwicklung, sowie eine Zunahme an Fehlbildungen und Krankheiten.

Hierzulande schiebt man bestimmte Krankheiten auf das Alter der Mutter. Allerdings scheint es plausibel, dass in vielen Fällen nicht vorwiegend das Alter der Mutter eine Rolle spielt, sondern auch ihr, mit der Zahl der (oft dicht aufeinander folgenden) Schwangerschaften, zunehmender Nährstoffmangel. Deshalb ist es – vor allem, wenn man sich viele Kinder wünscht – äußerst wichtig, bei der Ernährung nicht nachlässig zu sein und sich auch einmal eine Pause zwischen den Kindern zu gönnen. Denn wenn, dann will man ja nicht nur viele, sondern auch starke und gesunde Kinder.

Interessant ist in dem Zusammenhang, welche Abstände zwischen den Geschwistern bei Urvölkern üblich waren. Nicht nur, dass diese Völker ohne unsere minderwertigen Lebensmittel viele unserer Krankheiten und Mangelzustände nicht kannten, sie bereiteten ihre Mädchen und Frauen auch gezielt mit speziellen Lebensmitteln auf eine Schwangerschaft vor und achteten auf Mindestabstände zwischen den Geburten. All das mit dem Ziel, gesunden, robusten Nachwuchs zu garantieren.

> Die Mindestabstände zwischen den Geburten wurden durch lange Stillzeiten, Enthaltsamkeit oder Polygamie erreicht und lagen in einer Zeitspanne zwischen 18 Monaten und vier Jahren. Im Mittel wurden drei Jahre eingehalten. (Morell 2013)

Eine zu dichte Schwangerschaftsfolge hat nachweislich Auswirkungen auf die Gesundheit und Überlebenschancen des Neugeborenen. Die Chancen auf ein gesundes Folgekind sind Studien zufolge am größten, wenn die Zeit zwischen den Schwangerschaften nicht weniger als 18 Monate und nicht mehr als 5 Jahre beträgt (Conde-Aqudelo 2006), das ältere Kind bei der Geburt also mindestens 27 Monate und maximal knapp 6 Jahre erreicht hat.

> Ich will damit nicht sagen, dass alle Kinder, die in kleineren Abständen geboren werden, automatisch krankheitsanfällig und schwach sind. Aber man sollte bei der Familienplanung die eben beschriebenen Tatsachen mit einrechnen und als Mutter darauf achten, für sich selbst optimal zu sorgen und die Kinder nicht zu dicht purzeln zu lassen – aus Rücksicht auf die eigene Gesundheit und alle weiteren Kinder.

Ich denke, wenn man in sich hineinhorcht, merkt man als Frau gut, wann die Zeit für eine Pause gekommen ist. Und dann lohnt es, sich die Zeit zu nehmen, die man zur Erholung braucht, auch wenn die Hormone einem in den Tagen vor dem Eisprung etwas anderes einflüstern.

Heutzutage gibt es für den passenden Geschwisterabstand zum Glück mehr Möglichkeiten als Polygamie oder jahrelange Enthaltsamkeit. Wer billig und ohne Chemie trotzdem eine hohe Sicherheit bei der Verhütung haben will, dem sei die sympto-thermale Methode empfohlen, die auch in der Stillzeit Anwendung finden kann. Durch die Beobachtung der Aufwachtemperatur in Kombination mit dem Zervixschleim erreicht man bei richtiger Anwendung eine Verhütungssicherheit („Pearl-Index"), die jener der Pille entspricht.

Man kann Kurse besuchen, um diese Methode zu erlernen, oder auch einschlägige Bücher studieren. Ich habe die Methode aus dem Buch „Natürlich und sicher" (Arbeitsgruppe NFP 2011) gelernt und wir wenden sie seit Jahren erfolgreich an – zum Kinder machen und zum Kinder verhüten, je nachdem, was gerade aktuell ist.

Alleingeburt – Mütter erzählen

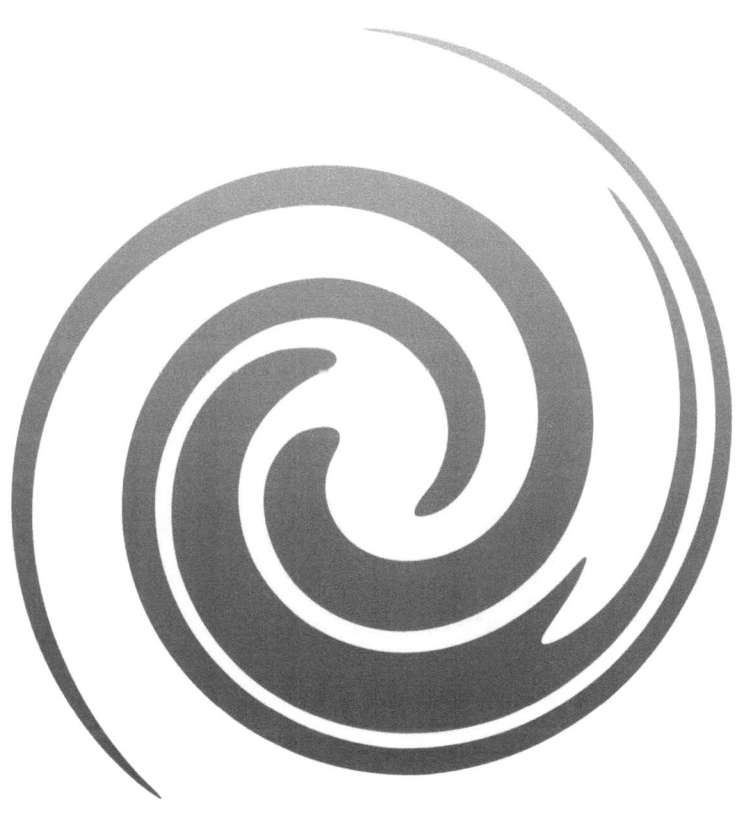

Der Aufruf

Anfang 2014 war der Sachteil dieses Buches fertig gestellt. Meine Verlegerin und ich entschieden uns recht spontan, neben meinen Ausführungen auch andere alleingeburtserfahrene Mütter zu Wort kommen zu lassen. Denn tatsächlich gibt es Geburten, die ohne Hebamme stattfinden, gar nicht so selten.

So haben wir im Internet zur Teilnahme am Buchprojekt aufgerufen. Natürlich dort, wo sich die Alleingebärerinnen tummeln. Das waren vornehmlich das Hausgeburtsforum (www.hausgeburtsforum.de), die Netmoms-Gruppe „Geburt in Eigenregie" und die Facebook-Gruppe „Natürliche Geburt-Hausgeburt-Alleingeburt".

Explizit suchten wir auch und gerade solche Geburten, wo es Komplikationen gab, wo die Alleingeburt abgebrochen werden musste oder wo eine Verlegung notwendig wurde. Schließlich sollte nicht der Eindruck erweckt werden, eine Alleingeburt wäre automatisch eine Traumgeburt.

Nach und nach erhielten wir die unterschiedlichsten Geschichten vorwiegend aus Deutschland und der Schweiz:

- über Blitzgeburten und Hebammen, die zu spät kamen;
- über den heimlichen Wunsch, allein zu gebären, der wahr wurde, weil es so schnell ging, die Hebamme im Stau steckte oder gar nicht kommen wollte - oder weil sie nicht glaubte, dass die Frau schon Presswehen hatte, und
- über akribisch geplante und vorbereitete Alleingeburten, sogar nach Kaiserschnitt und bei Beckenendlage.
- Außerdem fragten wir gezielt nach Fehlgeburten und Totgeburten in Eigenregie, um zu zeigen, wie Frauen auch in einer solchen Situation selbstbestimmt und unverletzt gebären können.

Jede Geschichte auf den folgenden Seiten ist einzigartig, so wie jede Geburt durch die daran beteiligten Menschen und die Umstände einzigartig ist. Dabei fällt auch auf, wie sehr die gehegten Erwartungen das Erleben der Frauen beeinflusst haben.

Die ungeplante Alleingeburt: Wenn das Kind schneller ist

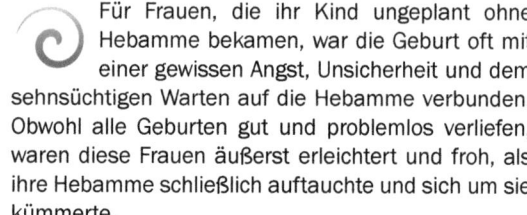

Für Frauen, die ihr Kind ungeplant ohne Hebamme bekamen, war die Geburt oft mit einer gewissen Angst, Unsicherheit und dem sehnsüchtigen Warten auf die Hebamme verbunden. Obwohl alle Geburten gut und problemlos verliefen, waren diese Frauen äußerst erleichtert und froh, als ihre Hebamme schließlich auftauchte und sich um sie kümmerte.

Die ungeplanten Alleingeburten dieses Buches verliefen allesamt sehr schnell oder unvorhersehbar.

„Die Wehen waren da ca. alle drei bis vier Minuten. Allerdings so leicht, dass ich nicht an eine baldige Geburt glaubte." (Kathrin, 28)

„Als ich endlich begriffen hatte, dass es sich hier nicht um die Eröffnungs-, sondern die Austreibungsphase handelt, und zur richtigen Atemtechnik überging, ging alles ganz schnell." (Uta, 35)

„Mein Baby war, von der ersten Wehe an, innerhalb von 28 Minuten geboren." (Beate, 41)

„Wir warteten lange (12h) nach dem Blasensprung auf Wehen. ... Dann endlich ein paar wenig schmerzhafte Wehen, nichts Geburtsrelevantes, dachte ich, kein Grund, die Hebamme anzurufen ..." (Yvonne, 44)

„Endlich konnte ich mich aufs Bett setzen, das nackte Bündel im Arm. In diesem Augenblick kam U. (die Hebamme, Anm.) zur Tür herein. Nun konnte ich mich entspannen. U. war da und kümmerte sich um alles Weitere." (Franziska, 37)

Einige Frauen wollten die Hebamme nicht zu früh rufen.

„Da ich nichts weniger wünschte, als zu früh die Hebamme zu alarmieren und dass die Wehen wieder aufhörten, blieb ich einfach im warmen Bett liegen und atmete freudig jeder Wehe entgegen." (Franziska, 37)

Manche Frau kam mit den Wehen allein gut zurecht und unterschätzte dabei, wie weit sie eigentlich schon war.

„Die Wehen wurden etwas intensiver, waren aber absolut auszuhalten. Gegen 12.10 Uhr wurde es dann schmerzhaft und wir haben die Hebamme angerufen. Wenige Wehen später hatte ich das Bedürfnis, noch einmal auf Toilette zu gehen. Allerdings war

das Bedürfnis, mich vor das Sofa zu knien, stärker. Bei der nächsten Wehe merkte ich dann auch, dass ich gar nicht auf Toilette muss ... Mein Mann konnte auch schon das Köpfchen sehen."(Kathrin, 28)

Der Übergang zur halb geplanten Alleingeburt ist fließend.

Die halb geplante Alleingeburt: Wenn es allein doch schöner ist

Zwischen einer völlig ungeplanten Alleingeburt und einer Alleingeburt, die akribisch im Voraus geplant wurde, gibt es ein Zwischending: Die Frau träumt eigentlich von einer Geburt allein, aber da in ihrer Vorstellung zur Geburt eine Hebamme dazugehört oder zum Beispiel der Partner verlangt, dass eine Hebamme dabei ist, engagiert sie auch tatsächlich eine. Insgeheim lässt sich die Frau aber offen, wann sie die Hebamme ruft, und spielt auch mit dem Gedanken, sie zu spät zu rufen.

„Das erste Mal den Gedanken, evtl. auch ohne Hebamme zu gebären oder ‚das Risiko' einzugehen, dass sie vielleicht zu spät kommt, hatte ich ziemlich früh, so um die 12. SSW." (Kathrin, 31)

Die Gründe für dieses Vorgehen sind ähnlich wie bei den geplanten Alleingeburten.

„Ich wollte nicht, dass die Hebamme bei 3 cm Muttermundöffnung hier ‚rumsitzt und mich nervös macht'." (Kathrin, 31)

Mancher Frau wird erst während der Geburt bewusst, dass sie alles alleine machen will:

„Der Entschluss, dass ich mein Kind ohne Hilfe meiner Hebamme bekomme, fiel allerdings erst während der Geburt." (Amelie, 25)

„Alle Anwesenden – egal wie nett und/oder zurückhaltend – wären Störfaktoren und damit eine Gefahr für meine perfekte Geburt gewesen. Es hat einige Minuten gedauert von dieser Erkenntnis bis zu der Sicherheit: Ich will niemanden, ich brauche niemanden, verdammt noch mal, ich bin auch niemandem verpflichtet (weder Menschen noch Normen)." (Magda, 26)

Der Übergang zur geplanten Alleingeburt ist abermals fließend.

Die geplante Alleingeburt: Die eigene Freiheit und Gebärkraft feiern

Der bewusste Verzicht auf eine Hebamme ist bei der ersten Alleingeburt, die eine Frau macht, ein großer Schritt: weg von gesellschaftlichen Normen, hin zu einem uneingeschränkten Ja zu sich selbst sowie den eigenen Bedürfnissen und Gefühlen. Vorrangig führt dabei das Bedürfnis nach Ungestörtheit und Privatsphäre zu dieser Entscheidung – darin scheinen sich unsere Frauen einig zu sein.

„Viele Frauen, da gehöre ich dazu, können sich am besten alleine oder im Beisein von sehr nahen und vertrauten Personen öffnen und einlassen. Eine Alleingeburt in meiner vollen Kraft, ohne Fremdeinflüsse, erschien mir da die notwendige und ehrliche Konsequenz." (Romy, 33)

„Ich dachte, obwohl ich keine vorausgegangene Geburtserfahrung hatte, dass ich jemand bin, für den maximale Privatsphäre bei einer Geburt das Wichtigste ist." (Sandra, 41)

„Gebären ist so intim wie Sex haben oder zur Toilette gehen, das macht man auch nur mit dem Partner bzw. ganz alleine." (Eileen, 26)

„Ich finde die Geburt sehr intim und privat, ähnlich wie Sex. Da möchte ich keinen dabei haben, der mir sagt, was ich zu tun habe oder auch ‚nur' zuschaut. Ich bin mir über den Einfluss der Gefühle von Anwesenden klar! Jeder von außen kommende Impuls muss entweder beachtet, beantwortet oder nach Entscheiden ignoriert werden, was Zeit und Kraft kostet, die Frau bei der Geburt stört und von sich weg bringt. Jede Störung/Unruhe verändert die Hormonlage, was Komplikationen oder auch ‚nur' Schmerzen nach sich ziehen kann." (Sarah, 32)

Erfahrungen bei früheren Geburten, ob in der Klinik oder mit einer Hebamme im Geburtshaus oder zu Hause, spielen bei der Entscheidung für den Alleingang eine große Rolle.

„Ich habe diese Art der Geburt für mich gewählt, weil ich in meiner Freiheit gebären wollte, ohne Einschränkungen und Interventionen, und mir die Hebamme bei der ersten Geburt die Plazenta zu schnell herauszog, woraufhin ich stark blutete (12 Minuten nach Geburt)." (Yvonne, 38)

„Weil ich unverletzt bleiben wollte und mir endlich mal eine normale Geburt wünschte." (Angela, 39)

„Bei der ersten Geburt im Krankenhaus empfand ich die ständigen Untersuchungen und Kontrollen am CTG als sehr störend. Ich fühlte mich nicht heimisch und konnte mich nicht frei bewegen. Ich war extrem eingeschränkt und wurde vom Personal bevormundet." (Birgit, 25)

„Ich habe mir nach meiner traumatischen Erfahrung durch die erste Geburt (ich wurde sehr fremdbestimmt) bewusst gemacht, dass ich ohne Einmischung gebären muss, sonst wird mein natürlicher Geburtsverlauf gestört." (Lisa, 29)

Ein weiterer Grund sind Geburten, bei denen die Hebamme die Betreuung ablehnt, wie Beckenendlagen oder größere Terminüberschreitungen.

„Bei einer sogenannten Lageanomalie (BEL) dürfen Hebammen aufgrund ihres Haftungsrisikos nicht betreuen ... Die Hebamme hätte den Notarzt rufen müssen, wenn ich mit ihr einen Behandlungsvertrag eingegangen wäre und mich nach ihrer Aufforderung nicht ins KH begeben hätte. Nur in wenigen Krankenhäusern wird ... eine Spontangeburt bei Steißlage „versucht". Eine Wassergeburt ist kontraindiziert, da nicht permanent mit dem CTG überwacht werden kann, eine Verlegung erschwert wäre und die Ärzte einfach nicht gut „dran" kommen. Ein Anästhesieteam und ein Arzt würden unter der Geburt für den Notfall dabei sein. Die Geburtsposition würde vorgeschrieben werden, wenn nicht auf dem Rücken, dann im Vierfüßlerstand, sofern nicht sowieso eine PDA gesetzt würde. Unter der spontanen, vaginalen Geburt werden meist bestimmte Kopfentwicklungs- und Armlösungs-Manöver angewendet ... Insofern war der Wunsch nach einer natürlichen, ungestörten und selbstbestimmten Geburt bei BEL nur als Alleingeburt möglich!" (Stefanie, 33)

„Am Schluss der Schwangerschaft überschritt ich den Entbindungstermin und meine Hebamme wollte mich nicht länger begleiten. Sie führte ein langes Gespräch mit mir und bat mich, mich im Krankenhaus vorzustellen!" (Steffi, 28)

Einer Frau aus Australien war es unmöglich, eine Hebamme für die Geburt zu bekommen, weil den Hebammen in ihrem Fall eine Hausgeburtsbetreuung vom Gesetz her verboten war.

„Wir sind gerade von Queensland, wo es viele Hausgeburtshebammen gibt, in das Northern Territory gezogen. Hier müssen alle Hebammen strenge Richtlinien befolgen. Zum Beispiel ist es ihnen nicht erlaubt, eine Geburt außerhalb der größeren Städte zu betreuen. Wir wohnen 3 Autostunden von Darwin und dem nächsten Krankenhaus entfernt, eine Hausgeburt mit Hebamme kam also nicht in Frage." (Rebekka, 33)

Frauen, die bewusst ohne Hebamme gebären, verwenden viel Zeit darauf, sich umfassend zu informieren und auf ihre Alleingeburt vorzubereiten.

„Ich habe viel im Internet und auch Bücher über Risiken gelesen und wie mit diesen umzugehen sei. Dabei habe ich allerdings vor allem gelernt, dass die meisten Risiken keine sind." (Tina, 32)

„Ich habe sehr viele Bücher über natürliche Geburt gelesen, außerdem ‚Unassisted Childbirth' (Shanley). In der Schwangerschaft habe ich viel Yoga und Bauchtanz gemacht und Entspannungs-CDs à la Hypnobirthing gehört." (Sandra, 41)

„In der dritten Schwangerschaft habe ich mir auch genau aufgeschrieben, was mir wichtig ist für die Geburt, wie sie sein soll; das hat mir unter der Geburt geholfen, meine Gedanken in diese Richtung zu bewegen; also nicht in Richtung was ich nicht will, sondern WAS ich will (leicht und freudig)." (Sarah, 32)

Schwangerenvorsorge

Vor allem jene Mütter, die eine geplante Alleingeburt hatten, haben die offiziellen Schwangeren-Vorsorgeuntersuchungen entweder reduziert oder (fast) komplett darauf verzichtet.

„Einmal kurze Arztvorsorge (inkl. 2 US), bis eine Hebamme gefunden war. Einmal reine Hebammenvorsorge, ohne US und reduziert (weniger Blutuntersuchungen, kein HB-Test), dafür mehr Wohl-fühl-Termine zur Massage." (Magda, 26)

„Bei der zweiten Schwangerschaft war ich einmal bei der Frauenärztin beim mittleren Ultraschall, und eine erfahrene Hebamme hat mich ein paar Mal begleitet, allerdings sehr zurückhaltend (ohne Blutuntersuchungen, ohne vaginale Untersuchungen)." (Sarah, 32)

„Bei der zweiten Schwangerschaft hatte ich lediglich zwei Gespräche mit einer Hebamme, jedoch ohne Untersuchungen. Bei der dritten und vierten Schwangerschaft hatte ich gar keine Vor-SORGE." (Nadine, 35)

Gründe für einen Verzicht auf Vorsorgeuntersuchungen sind auch hier in störenden Erfahrungen bei früheren Schwangerschaften zu finden, in dem Bedürfnis, sich von der als Gängelei oder Angstmache empfundenen Vorsorge freizumachen sowie dem (oft erst durch mehrere Schwangerschaften und Geburten endlich erlangten) tiefen Vertrauen in die eigene Intuition und Gebärkraft.

„Nach der Geburt erkannte ich, dass mir die Vorsorgetermine bei der FÄ immer das Gefühl gegeben hatten, ich sei krank, obwohl es mir blendend ging und alle Werte prima waren." (Tina, 32)

„In der dritten Schwangerschaft vertraute ich endlich meiner Intuition und verzichtete auf Vorsorgen. Dadurch war es die beste Schwangerschaft!" (Stefanie, 33)

„Allein das Wort ‚Geburtshilfe' wirkt auf mich, als würde man mir die Fähigkeit zu gebären absprechen." (Jobina, 35)

„In der ersten Schwangerschaft hatte ich drei Gespräche mit der regionalen Hebamme. Nach dem zweiten realisierte ich, dass all die Tests und Untersuchungen nichts zu einer gesunden, freudigen Schwangerschaft und Geburt beitragen." (Beatrice, 36)

Frauen, die der offiziellen Schwangerschaftsvorsorge skeptisch gegenüberstehen oder diese vollständig ablehnen, kümmern sich in der Schwangerschaft meist gründlich um sich selbst. Sie tun, was ihnen gut tut, und erheben auch gewünschte Befunde selbst.

„Ich habe mir sehr viel Zeit für mich selbst genommen, denn mir war bewusst, wie viel Zeit ich gewonnen hatte, indem ich mich nicht der üblichen Vorsorge zuwandte." (Jobina, 35)

„Ich war sehr sportlich unterwegs (viel Yoga) und noch am Tag vor der Geburt einen Kilometer schwimmen." (Caroline, 37)

„Ich lernte auch zum ersten Mal, die Kindslage zu erfühlen." (Stefanie, 33)

„Beide Schwangerschaften verliefen sehr gut. Es konnte ja auch niemand Anomalien feststellen und ich war frei und freudig. Ich las ein paar Bücher, sah mir Geburts-DVDs an und zog mich regelmäßig in mich selbst zurück. Die Stille war meine vertrauensvollste und treueste Begleiterin bis heute." (Beatrice, 36)

Besonderheiten und Komplikationen

Natürlich haben wir unsere Frauen auch nach Komplikationen gefragt. Diese Antworten haben wir in den meisten Fällen bekommen:

„Nach allen Alleingeburten war ich unversehrt, hatte keine Geburtsverletzungen und war topfit." (Constanze, 35)

„Es gab keine Komplikationen." (Saskia, 29)

„Wegen Au-Pair im Haus dauerte das „Einwehen" und Entspannen ziemlich lange. Später verlief die Geburt ganz ruhig ohne Komplikationen. Und das erste Mal, ohne dass ich Probleme mit der vorderen Muttermundslippe hatte." (Kathrin, 31)

Die vorliegenden Berichte enthalten teilweise Besonderheiten, von denen einige in der Klinik vermutlich als krankhaft oder behandlungsbedürftig eingestuft worden wären. In der heimischen Ruhe ließen sich solche aufkommenden Probleme aber (fast) immer lösen bzw. stellten kein Problem dar.

„Später, als ich das Kind hinausschieben wollte, ging es erst nicht weiter. Ich spürte mit der Hand, dass etwas am Kopf im Weg war. Der Kleine musste erst noch mal ein Stück zurück rutschen und dann ohne Hand am Kopf geboren werden." (Tina, 32)

„Nach einer weiteren halben Stunde kam die Plazenta auf unser Gebet hin. Die Hebamme war nämlich gerade da und sie wollte mich beinahe ins Krankenhaus schicken, da die Plazenta noch stockfest saß." (Yvette, 32)

„Die Plazenta kam eine Stunde später, kurz bevor meine Hebamme eintraf." (Saskia, 29)

„Beide Male riss mein Damm ca. 6–8cm und verheilte problemlos wieder von selbst." (Beatrice, 36)

„Man sah aber auch die Anhaftungsstelle einer zweiten Plazenta, und als ich die Unterlagen, auf denen ich geboren hatte, aus dem Müll fischte, entdeckte ich darin den zurückgebildeten, abgestorbenen Zwilling." (Caroline, 37)

„N. hatte die erste Nacht etwas Untertemperatur. Wahrscheinlich, weil wir keine warmen Tücher parat hatten. Er war im Gesicht recht gestaut und hatte eine ganze Weile Petechien (stecknadelkopfgroße Einblutungen, als kleine, rote Punkte zu sehen, Anm.) auf der Stirne und in den Augen." (Rebekka, 26)

„Gleich lief sie knallblau an und hustete. Instinktiv fasste ich an die Nabelschnur. Sie pulsierte noch und ich war beruhigt, sie war ja noch bestens versorgt." (Yvonne, 38)

„Er hatte die Nabelschnur um den Hals, die musste mein Mann erst entwirren, bevor er ihn mir durchreichen konnte. Bin ein wenig gerissen, aber das konnte die Hebamme später dann ohne Probleme nähen." (Kathrin, 28)

„Dann fühlte ich einmal an ihr entlang, um zu schauen, ob die Nabelschnur irgendwo herumgewickelt war. War sie nicht, sie war komplett abgerissen, direkt am Bauchnabel des Kindes! Folglich konnten wir nichts abklemmen und ich legte mir das Kind auf den Bauch und versuchte so, die Wunde etwas zu komprimieren. Dann, um 7:10 Uhr, kam die Hebamme und ich gebar die Plazenta noch mit ihr. Die Blutung stoppte, und wir mussten das Kind einmal komplett abwaschen. (Lisa, 29)

Alleingeburten mit Hindernissen

Fast alle als Alleingeburt geplanten Geburten fanden auch wie als solche statt. Aber manchmal lief doch nicht alles wie gedacht. In einem Fall hatte die Mutter ein ungutes Gefühl während der Geburt und rief die Hebamme dazu.

„Irgendwann dann ein ganz dummes Gefühl – das Wissen, ich würde Hilfe brauchen. Meine Hebamme hielt sich sehr zurück, beobachtete, ließ mich machen, wie es mir gut tat. 1,5 Stunden nach Eintreffen der Hebamme dann Geburt aus Scheitelbeinlage – Plazenta nach 45 Minuten (ohne Eingreifen!) leider unvollständig – manuelle Lösung durch Hebamme." (Sarah, 29)

In einem weiteren Fall lief alles gut, aber als das Baby blau geboren wurde und nicht gleich atmete, rief der Vater nicht die für diesen Fall bereitstehende Hebamme, sondern die Rettungsstelle an, was für die Mutter und Kind unnötig dramatische Folgen hatte.

„Mein Mann konnte die Situation leider nicht einschätzen und rief den Notarzt, was unnötige medizinische Übergriffe nach sich zog. Sie brachten meinen Sohn auf die Neugeborenen-ITS. Als ich dort ankam, hatte er eine Magensonde und war an diverse Tröpfe angeschlossen. Obwohl alle Befunde unauffällig waren, beharrte man auch darauf, dass er prophylaktisch ein Antibiotikum bekam: ‚Bei einer Hausgeburt sind ja sehr viel Keime im Spiel. Das geben wir, bis bewiesen ist, dass keine Infektion vorliegt.'" (Nancy, 27)

Und es gab schließlich auch einen Fall, wo schließlich ein Kaiserschnitt notwendig war, um das Kind zur Welt zu bringen. In diesem Fall handelte es sich um eine vorzeitige Plazentaablösung bei tiefsitzender Vorderwandplazenta nach vorzeitigem Blasensprung und Kind in Querlage:

„32 Stunden nach Blasensprung ohne Wehen merkte ich, dass irgendetwas im Bereich oberhalb der Symphyse anders war. Das Gefühl war ein ‚mir geht was im Darm rum' und später ein Unwohlsein im Bauchbereich. Ich ging kurz darauf auf Toilette, weil ich meinte, wieder Fruchtwasser zu verlieren (was sich ja bekanntlicherweise immer neu nachbildet und das Kind NICHT 32 Stunden ‚trocken' lag). Da stellte ich dann fest, dass ich blutete. Stärke der Blutung etwa wie ‚dünner Wasserstrahl'. Ich versuchte mich umzuziehen, was aber zwecklos war, da alle Einlagen und Wäsche binnen kürzester Zeit blutdurchtränkt waren. Ich rief im KH an, um uns anzukündigen, und gab einen kurzen Abriss zur Vorgeschichte, mit der Ansage, dass ich eine Notsectio bräuchte und sie das Team bitte informieren sollen. Die Großeltern waren bereits zur Kinderbespaßung gekommen und fuhren mich und meinen Mann ins KH. Dort war ich nach der vaginalen Untersuchung binnen kürzester Zeit im OP. 30 Minuten nach Beginn der Blutungen war unser Kind geboren, mit kollabierter Nabelschnur und reanimationspflichtig. (schwere Asphyxie, Apgar 3/4/6) Unmittelbar vor der Sectio hat es sich übrigens wieder in Querlage gedreht." (Seraphine, 41)

Kleine und stille Alleingeburten

Auch wenn ein Baby aus irgendeinem Grund im Mutterleib nicht weiterlebt, gibt es Frauen, die sich lieber den medizinischen Interventionen entziehen. Diese Frauen vertrauen ihrem Körper, dass er in der Lage ist, die zu frühe oder stille Geburt gut und ohne Hilfe von außen zu bewältigen. Die Gründe für eine unbegleitete Fehl- oder Totgeburt sind prinzipiell die gleichen wie bei der Entscheidung für eine freie Geburt bei einem lebenden Kind.

Annalies (39), die eine Allein-Fehlgeburt in der 13. SSW erlebte, berichtet:

„Als ich (von der Hebamme, Anm.) erfuhr, dass keinerlei Komplikationen zu erwarten waren, solange ich mich gesund fühlte, und das Entzündungsrisiko bei kleinen Geburten ähnlich hoch ist wie bei Ausschabungen im KH, war mir klar, dass ich der Natur freien Lauf lassen wollte." (Annalies, 39)

Katharina (28), die eine unbegleitete Kleine Geburt in der 10. SSW hatte, erzählt:

„Ich wollte nicht noch mal ins Krankenhaus und keine Operation. Ich hatte nach der zweiten Geburt bereits eine Ausschabung. Ich spürte, dass ich da alleine durch muss und auch alleine durch kann. Helfen konnte mir sowieso niemand, und im Notfall kann ich mir immer noch Hilfe holen."

Selten endet das Leben eines Kindes auch in einer späteren Schwangerschaftswoche. Kerstin berichtet von ihrer selbstständig gemeisterten stillen Geburt in der 27. SSW:

„Ich wollte die Geborgenheit in meinem eigenen Zuhause; die wenigen mir gegebenen Momente mit meinem schon in meinem Bauch verstorbenen Kind in Ruhe und ohne jegliche medizinische Interventionen oder fremde Einflussnahme in vollem Bewusstsein erleben."

Anna (25) ging mit Blutungen in der Frühschwangerschaft ins Krankenhaus, wollte dort aber nicht bleiben:

„Im Krankenhaus wurde mir gesagt, dass mein Baby noch lebt, das Herz schlägt, es gewachsen ist, aber ich es bald verliere. Ich wollte aber auf keinen Fall im Krankenhaus bleiben und bin heimgefahren."

Nicht selten dauerte es aber auch mehrere Wochen von der Diagnose, dass das Baby nicht mehr lebte, bis zur eigentlichen Fehlgeburt.

„Ich fühlte den Verlust und trauerte. Interessanterweise bekam ich die Zeit dafür, denn der Abschied dauerte ca. 4 Wochen. Meine Hebamme beriet mich, was ich mit Homöopathie und Kräutertees bei Sorgen oder starken Blutungen tun kann. Und dann hieß es warten und beobachten, wie mein Körper ganz langsam wieder nicht-schwanger wurde. Ich spürte förmlich, wie das Niveau des SS-Hormonspiegels sank und das Ende der Schwangerschaft sich näherte." (Annalies, 39)

Trotz der Traurigkeit, die mit der Geburt eines im Mutterleib verstorbenen Kindes einhergeht, kann diese Erfahrung, wenn sie selbstbestimmt und im Vertrauen in den Körper geschehen darf, einer Frau aber auch sehr viel Kraft und Selbstvertrauen für spätere Schwangerschaften geben.

Annalies (39) berichtet:

„Nach der Fehlgeburt erholte ich mich noch etwa einen Tag im Bett, das Erlebte reflektierend, und – eventuell klingt das merkwürdig, aber – glücklich. Ich hatte es allein geschafft. Insgesamt eine sehr heilende Erfahrung ... In der dritten Schwangerschaft dann war diese Erfahrung mein Anker. Ich hatte das Gefühl, es wird alles ‚gut' laufen, wenn ich selbst entscheiden kann."

Die Mütter aus diesem Buch

Auf den folgenden Seiten kommen die Frauen, die sich bereit erklärt haben, ein Teil dieses Buchprojekts zu werden, mit eigenen Worten und Bildern zu Wort.

Der Seitenaufbau folgt immer dem gleichen Prinzip:

Auf der linken Seite findet sich eine Kurzvorstellung der Mutter, bestehend aus:

- Vorname der Mutter (Manche Mütter wählten zur Wahrung ihrer Anonymität ein Pseudonym.)
- Alter zum Zeitpunkt der Befragung
- Beruf
- Kinder: jeweils mit Geschlecht, Alter und Geburtsmodus

Außerdem findet sich auf der linken Seite oben rechts ein aus dem jeweiligen Interview entnommenes Zitat.

Es folgen die Interviewfragen mit den gegebenen Antworten. Sie wurden im Originalwortlaut übernommen, aber in einigen Fällen mit Einverständnis der Verfasserin gekürzt.

Auf der rechten Seite geben ein oder mehrere Fotos persönliche Einblicke in die Familien. Die Fotos entstammen allesamt dem Archiv der jeweiligen Familie. In drei Fällen (Sarah, 32; Stefanie, 33; Annalies 39) erstreckt sich das Interview samt Fotos über vier Seiten.

Die Berichte, also geplante, halb geplante und ungeplante Alleingeburten, wurden nach Alter der Teilnehmerinnen und bei gleichem Alter nach alphabetischer Reihenfolge der Vornamen sortiert. Da der Übergang zwischen geplant, halb geplant und ungeplant fließend ist und auch, weil manche Teilnehmerinnen zuerst eine ungeplante bzw. halbgeplante und bei einem weiteren Kind eine geplante Alleingeburt hatten, wurde keine weitere Unterteilung vorgenommen.

Ungeplante bzw. halb geplante Alleingeburten sind als solche gekennzeichnet, geplante Alleingeburten werden ohne Zusatz einfach als „Alleingeburt" bezeichnet.

Im Anschluss finden sich, ebenfalls alphabetisch geordnet, die Berichte über abgebrochene oder komplizierte Alleingeburten. Danach folgt ein Abschnitt über kleine und und stille Geburten.

Ein paar Zahlen

Für unser Projekt konnten wir im Zeitraum von Januar bis März 2014 insgesamt 36 Frauen gewinnen, die uns zu ihren Alleingeburtserfahrungen Rede und Antwort standen.

Unsere jüngsten Teilnehmerinnen sind 25 Jahre, unsere älteste Teilnehmerin ist 48 Jahre alt. Das Durchschnittsalter liegt bei 33,1 Jahren.

27 Frauen, und damit die deutliche Mehrheit, stammen aus Deutschland. Danach folgt die Schweiz mit sechs Teilnehmerinnen. Jeweils eine Teilnehmerin kommt aus Österreich, aus Spanien und aus Australien.

Insgesamt haben die Frauen dieses Buches 107 Kinder geboren, davon ein Zwillingspärchen. Im Schnitt hat jede 3,0 Kinder, was deutlich über dem Durchschnitt der deutschen Gesamtbevölkerung von 1,38 Kindern liegt. (Statistisches Bundesamt 2012)

44 dieser Kinder kamen ohne die Begleitung einer Hebamme auf die Welt. Zwei als Alleingeburt geplante Geburten fanden schließlich auf andere Weise statt. Dazu kommen fünf Berichte von unbegleiteten kleinen Geburten (zwei davon bei derselben Frau) und einer stillen Geburt. Jede Mutter berichtet von mindestens einer bis maximal drei Alleingeburten. Bei manchen Teilnehmerinnen, die von ihrer Alleingeburt berichten, gab es außerdem unbegleitete kleine Geburten in der Geschichte. Da der Fokus ihrer Berichte aber auf die Alleingeburt gerichtet ist, wird die Fehlgeburt nur dort erwähnt, wo die Teilnehmerin uns das mitgeteilt hat und die Erwähnung ausdrücklich wünscht.

Von den übrigen Kindern der teilnehmenden Frauen wurden 30 Kinder im Krankenhaus geboren, 19 Geburten fanden im Geburtshaus und zehn zu Hause in Begleitung einer Hebamme statt.

Vier Frauen berichteten von einem Kaiserschnitt in ihrer Geschichte. Von den vier Teilnehmerinnen, die angeben, derzeit wieder schwanger zu sein, wünschen sich alle auch für das neue Kind eine Alleingeburt, beziehungsweise halten sie sich offen, die Hebamme (zu) spät dazuzurufen.

Ungeplante, halb geplante und geplante Alleingeburten

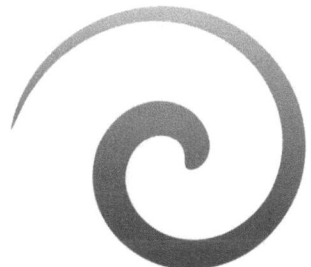

Amelie, 25
Beruf: Fotografin

„Ich träumte nachts davon, mein Baby allein zu bekommen."

1. Kind: Mädchen (4 Jahre), Klinikgeburt
2. Kind: Mädchen (5 Monate), halb geplante Alleingeburt

Wenn ich das Wort „Alleingeburt" höre, kommen mir spontan folgende Gedanken in den Sinn: Größtmögliche Selbstbestimmtheit, Ruhe, keine „Störungen"

Wann hattest du das erste Mal die Idee, ohne Hebamme zu gebären? In der Mitte der Schwangerschaft. Der Entschluss, dass ich mein Kind ohne Hilfe meiner Hebamme bekomme, fiel allerdings erst während der Geburt.

Wen hast du in dein Vorhaben eingeweiht? Ich erzählte einer Freundin (ebenfalls Hausgeburts-Mutter), dass ich nachts davon träumte, mein Baby alleine zu bekommen. Ihre Reaktion war geschockt: „Das machst du bitte nicht! Was ist, wenn was passiert?"

Ebenfalls erzählte ich meiner zweiten Hebamme, bei der ich ein paar Mal zur Fußmassage war, von meinem Traum und fragte sie, was sie von Alleingeburten hielte. Sie meinte, grundsätzlich hätte sie nichts dagegen, ich sei aus ihrer Sicht allerdings noch nicht so weit. Vielleicht bei der dritten Geburt.

Wie verlief die Schwangerschaft und von wem hast du dich begleiten lassen? Sehr schön. Ich fühlte mich von Anfang an wohl und hatte einen guten Kontakt zu meinem Baby. Wir - mein Mann, meine Tochter und ich - freuten uns sehr auf die Kleine.

Bereits in der 7. SSW nahm ich Kontakt zu meiner Hebamme auf, da ich wusste, dass es schwer werden könnte, später noch eine Hebamme für Hausgeburten zu finden. Sie war mir sofort sehr sympathisch und ich beschloss, die komplette Vorsorge, bis auf den Zweittrimester-Ultraschall, von ihr machen zu lassen.

Im Vergleich zu meiner ersten ausschließlich vom Frauenarzt begleiteten Schwangerschaft empfand ich die Betreuung durch meine Hebamme als totalen Luxus.

Warum hast du die Geburt in Eigenregie für dich gewählt? Weil es für mich in dem Moment absolut das Beste war. Ich weiß nicht, ob ich die tiefe Entspannung hätte halten können, wenn meine Hebamme dabei gewesen wäre und mir möglicherweise Anweisungen erteilt hätte. Ja, schon Sprechen hätte mich wahrscheinlich aus dem Konzept gebracht. Mit meinem Mann wechselte ich auch nur wenige, leise Worte in den Pausen zwischen den Wellen.

Wie hast du dich auf die Geburt vorbereitet? Ich habe zu Beginn der Schwangerschaft das Buch „Hypnobirthing" gekauft, welches dann in den kommenden Monaten mein Begleiter war. Das Buch gab mir viel Selbstvertrauen und neue Erkenntnisse, zum Beispiel wie die Gebärmuttermuskeln zusammenarbeiten. Die Entspannungsübungen konnte ich gut umsetzen. Ich machte sie fast jeden Abend und hörte meine Entspannungsmusik.

Wie verlief die Geburt? Gab es Komplikationen? Die Geburt fing am sechsten Tag nach dem errechneten Stichtag an. Es war ein schöner, warmer Tag und mein Mann, meine Tochter und ich machten am frühen Abend einen langen Spaziergang, um die ersten Wellen in Gang zu bringen.

Um halb 9 brachte ich unsere Tochter ins Bett und ließ sie zum Einschlafen extra lange an meiner Brust trinken. Dabei wurden die Wellen stärker. Gegen halb 10 machte ich mich auf zu einem zweiten Spaziergang, diesmal alleine. Ich war gut gelaunt, genoss die lauwarme Luft und redete mit meinem Baby, wie schön es wäre, wenn es nun kommen würde.

Ich schaute immer wieder auf mein Telefon, um die Abstände der Wellen im Blick zu haben. Sie betrugen mittlerweile drei Minuten, ich kehrte um. Die Wellen waren angenehm, ich wendete nun die langsame Atmung, die ich in der Schwangerschaft mit Hypnobirthing gelernt hatte, an.

Zu Hause angekommen berichtete ich meinem Mann, dass es bald losginge, dann schlief ich noch etwa eine Stunde. Gegen ein Uhr stand ich wieder auf, da die Wellen noch intensiver geworden waren. Ich beschloss zu baden. Ich fühlte mich gut und war total entspannt.

Mein Mann kam ins Badezimmer und fragte, ob wir nicht langsam die Hebamme oder unsere gute Freundin, die ich gern dabei haben wollte, rufen sollten. Ich hatte bis zu dem Zeitpunkt noch gar nicht daran gedacht! Ich meinte zu ihm, dass wir noch warten können.

Bei einem Wellenabstand von einer Minute spürte ich plötzlich großen Drang, aufs Klo zu gehen. Dort platzte die Fruchtblase und die Wellen wurden noch stärker, aber nicht schmerzhaft. Mein Mann fragte erneut nach der Hebamme, ich verneinte wieder.

Für die nächste Welle ging ich in den Vierfüßler. Der Druck nach unten war nun sehr stark. Mit einer Hand stützte ich meinen Damm und fühlte schon das Köpfchen des Baby.

Da hörten wir, dass die Große wach geworden war. Mein Mann holte sie und stellte sie zu mir. Anfangs war sie etwas verwirrt, aber ich beruhigte sie schnell. Ich sagte ihr, dass alles in Ordnung sei und unser Baby jetzt käme. Ich wendete die gelernte Geburtsalmung an und spürte, wie mein Körper und mein Baby alles alleine machten.

Ich presste nicht mit, atmete nur tief und auf einmal hielt ich den Kopf ich meinen Händen. Der Körper folgte wenige Sekunden später, gegen 1.35 Uhr, und ich hatte die Kleine im Arm.

„Das war so leicht! Das war so leicht!", rief ich immer wieder. Die Hebamme hatte mein Mann wenige Minuten vor der Geburt angerufen und so kam sie eine Viertelstunde zu spät, als wir bereits im Bett lagen und kuschelten.

Wie hast du dein Wochenbett erlebt? Die ersten Tage habe ich mein Bett fast nicht verlassen. Mein Mann kümmerte sich um unsere Große, bekochte mich und machte den Haushalt. Besuch dosierten wir sehr sparsam, so kamen am ersten Tag unsere Eltern kurz vorbei und die Tage darauf wenige ausgewählte Verwandte und Freunde. Es war eine schöne Zeit, einzig der dritte Tag war für mich anstrengend, da ich mit einem Milchstau und beginnendem Wochenflussstau zu tun hatte. Hier hat mir meine Hebamme gut helfen können. Sie schaute die erste Woche einmal täglich nach uns, auf ihren Besuch habe ich mich jedes Mal gefreut.

Was würdest du werdenden Müttern mit auf den Weg geben? Hör auf dein Herz und deine Intuition! Umgib dich in der Schwangerschaft mit Menschen, die dir gut tun, und genieße diese so wertvolle Zeit.

Was würdest du bei einer folgenden Schwangerschaft und Geburt anders machen? Ich denke, ich würde nichts anders machen. Für uns war es so der richtige Weg, die Geburt war wunderschön, schmerzfrei und selbstbestimmt.

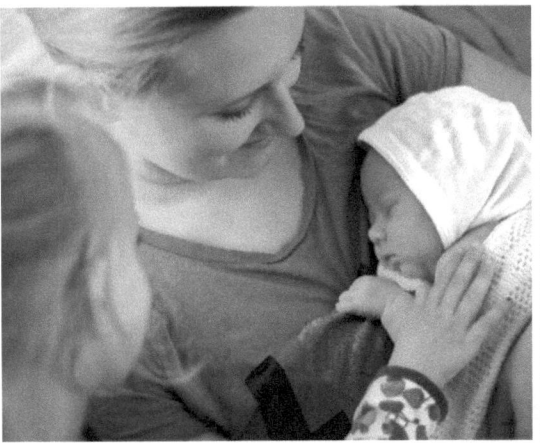
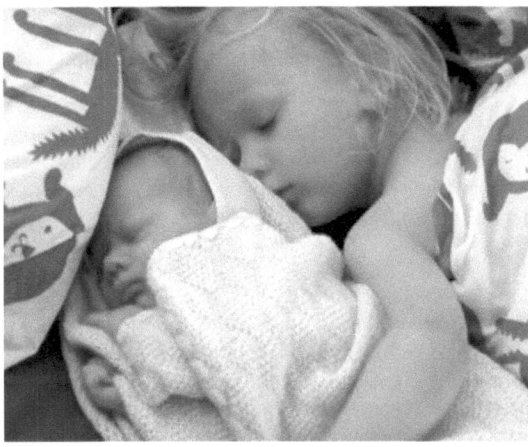

Birgit, 25
Beruf: Mutter und Hausfrau

1. Kind: Junge (7 Jahre), Klinikgeburt
2. Kind: Mädchen (1 Jahr), Alleingeburt

„Niemand, der mir sagt, was ich tun soll und über mich ‚bestimmt'."

Wenn ich das Wort „Alleingeburt" höre, kommen mir spontan folgende Gedanken in den Sinn: Man kann als Frau selbstbestimmend gebären. Keine störenden Untersuchungen. Ich kann mich frei bewegen und machen, was mir gut tut. Ein sanfter Start ins Leben für das Neugeborene. Niemand, der mir sagt, was ich tun soll, und über mich „bestimmt".

Wann hattest du das erste Mal die Idee, ohne Hebamme zu gebären? Am Anfang der zweiten Schwangerschaft ...

Wen hast du in dein Vorhaben eingeweiht? Alle, die mich gefragt hatten, wo ich entbinden werde. Ich sah keinen Grund zu lügen, nur um eventuell Diskussionen aus dem Weg zu gehen.

Wie verlief die Schwangerschaft und von wem hast du dich begleiten lassen? Die Schwangerschaft verlief problemlos. Ich war dreimal beim Arzt. Ansonsten habe ich jegliche Vorsorge abgelehnt.

Warum hast du die Geburt in Eigenregie für dich gewählt? Weil eine Geburt für mich ein sehr intimes Erlebnis ist und ich nicht wollte, dass ich fremde Menschen dabei dulden muss. Bei der ersten Geburt im Krankenhaus empfand ich die ständigen Untersuchungen und Kontrollen am CTG als sehr störend. Ich fühlte mich nicht heimisch und konnte mich nicht frei bewegen. Ich war extrem eingeschränkt und wurde vom Personal bevormundet.

Wie hast du dich auf die Geburt vorbereitet? Wir hatten ein Gespräch mit einer Hebamme, und über das Internet habe ich mich einer Gruppe angeschlossen.

Wie verlief die Geburt? Gab es Komplikationen? Die Geburt verlief ruhig und entspannt. Ich lief sehr viel hin und her und hatte die ganze Zeit damit zu tun, die Wehen zu veratmen. Als die Geburt schon sehr weit fortgeschritten war, fühlten sich meine Beine bei den Wehen wie gelähmt an und somit war ich gezwungen, zu sitzen oder zu knien. Ich schrie sehr viel und laut in ein Kissen. Das war unglaublich entspannend und ich hatte das Gefühl, die Geburt damit besser vorantreiben zu können.

Nach Mitternacht spürte ich dann einen starken Druck und begann zu pressen. Ich ging auf die Knie und lehnte mich auf die Couch. Nach wenigen Minuten war der Kopf geboren und mein Partner saß hinter mir, um unser Baby in Empfang zu nehmen. Der große Bruder wurde dann geweckt, um auch unser neues Familienmitglied zu begrüßen. Nach einer Stunde durfte unser Großer die Nabelschnur zusammen mit dem Papa durchschneiden. Die Plazenta kam etwa zwei Stunden später.

Zuerst hatte ich unsere Tochter angelegt, damit die Gebärmutter angeregt wird, sich zusammenzuziehen. Doch die Blutungen wurden nicht weniger. Danach drückte ich mir über den Bauch auf die Gebärmutter – doch auch das brachte nichts. Ich bat dann unseren Sohn, mir ein kaltes, nasses Handtuch zu bringen, das ich mir auf den Bauch legte. Einige Minuten später wurden die Blutungen weniger. Aber auch diese „Ausnahmesituation" verlief völlig ruhig und ohne Panik.

Wie hast du dein Wochenbett erlebt? Oh, das war sehr schön. Wir haben alle viel im großen Familienbett gekuschelt und konnten uns in aller Ruhe kennenlernen.

Was würdest du werdenden Müttern mit auf den Weg geben? Es ist großartig, seinen Körper während einer Geburt neu kennen zu lernen. Wir müssen anfangen, uns wieder selbst zu verstehen und zu vertrauen. Eine Geburt ist etwas Wundervolles, doch es selbstbestimmend zu tun ist einfach unbeschreiblich schön.

Was würdest du bei einer folgenden Schwangerschaft und Geburt anders machen? Ich würde bei einer normal verlaufenden Schwangerschaft auf die komplette Vorsorge verzichten. Für die Geburt würde ich mich wieder so entscheiden.

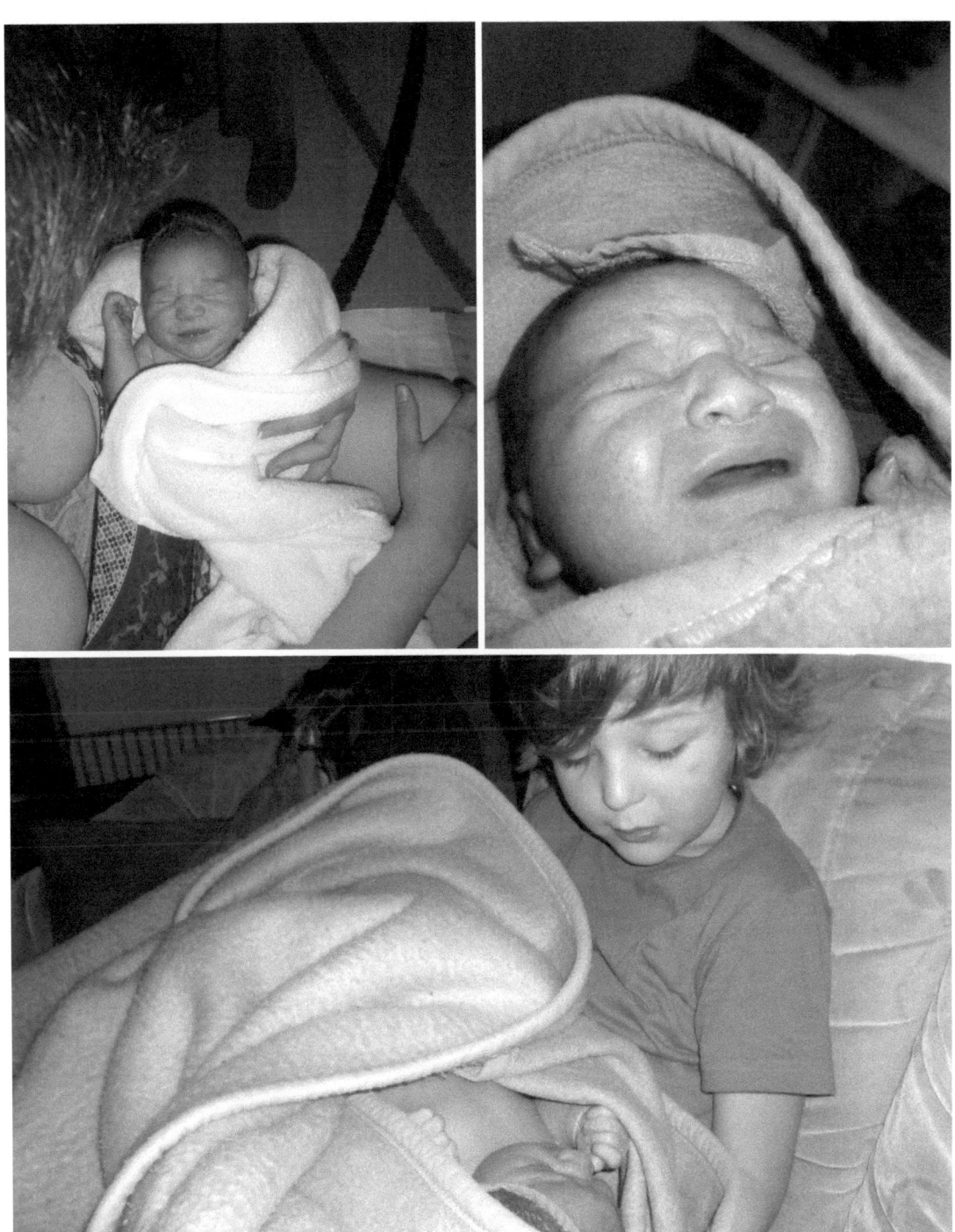

Eileen, 26
Beruf: Lehrerin

1. Kind: Mädchen (6 Jahre), Klinikgeburt
2. Kind: Mädchen (3 Jahre), Geburtshaus
3. Kind: Junge (9 Monate), Alleingeburt

„Nach fünf Stunden gebar ich unseren Sternengucker kniend im Wasser, ohne Pressen, ohne Verletzung."

Wenn ich das Wort „Alleingeburt" höre, kommen mir spontan folgende Gedanken in den Sinn: Selbstbestimmung, Kraft, volle Verantwortung, ich kann mich absolut hingeben und gehenlassen, Geborgenheit für Mutter und Kind, Gottvertrauen, Kerzenlicht, mein Gitarre spielender Mann, das gigantischste und kraftgebendste Ereignis meines Lebens

Wann hattest du das erste Mal die Idee, ohne Hebamme zu gebären? Schon vor der dritten Schwangerschaft. Mein Verstand argumentierte anfangs aber noch dagegen. Als ich dann schwanger war, gab mir mein Kind den Impuls, dass wir es allein am besten schaffen.

Wen hast du in dein Vorhaben eingeweiht? Familie und Freundinnen

Wie verlief die Schwangerschaft und von wem hast du dich begleiten lassen? Komplikationslos, aber anstrengend wg. Hausrenovierung und schwerer Übelkeit zum Schwangerschaftsende. Betreuung durch Hebamme (ohne Muttermundskontrollen etc., das Gespräch war mir wichtig, v.a. über den spirituellen Aspekt meiner Schwangerschaft).

Ich war nie beim Arzt und wollte keinen Ultraschall. Die Kommunikation mit meinem Kind war intensiv.

Warum hast du die Geburt in Eigenregie für dich gewählt? Die Alleingeburt ist die sicherste und schonendste Art zu gebären. Sie ermöglicht einen friedlichen und würdevollen Einstieg ins Leben. Gebären ist so intim wie Sex haben oder zur Toilette gehen, das macht man auch nur mit dem Partner bzw. ganz alleine.

Hebamme oder Arzt stören den Instinkt und die Intuition, selbst gut gemeinte Tipps sind hinderlich, da nur der Körper der Frau weiß, was zu tun ist. Ich vertraute mir und dem Leben mehr als jeder „Expertin von außen".

Wie hast du dich auf die Geburt vorbereitet? Mit Literatur, z.B.: Unassisted Childbirth (Shanley), Babyglück (Wenger), Gebären ohne Aberglauben (Rockenschaub) – Meditation – Geburtsraum eingerichtet – Gespräche mit meinem Mann – Spazierengehen – Stressreduktion, Konzentration auf Schönes – AG-Berichte gelesen und AG-Videos geschaut – wichtige Telefonnummern aufgeschrieben – Wissen aufgefrischt: Was tun bei starker Blutung? Erste Hilfe?

Wie verlief die Geburt? Gab es Komplikationen? Die Wehen begannen nachts. Wir haben Kerzen angezündet und ich habe im warmen Pool laut ‚Aaaa' und ‚Oooo' getönt. Wehen waren sehr schmerzhaft diesmal, aber alles war wunderschön. Nach fünf Stunden gebar ich unseren Sterngucker kniend im Wasser, ohne Pressen, ohne Verletzung. Die Schwestern erwachten kurz darauf und staunten.

Wie hast du dein Wochenbett erlebt? Königlich, in tiefem Frieden und endloser Liebe. Ich kuschelte zwei Wochen mit dem Baby im Schlafzimmer, mein Mann und meine Eltern und Schwiegereltern umsorgten mich. Ich fühlte mich kraftvoll (habe ein Stück Plazenta gegessen).

Was würdest du werdenden Müttern mit auf den Weg geben? Hört auf die wilde Frau in euch. Sie weiß, dass sie abgeschieden und ohne Beobachter bzw. Autoritätspersonen selbstbestimmt gebären will und kann. DU bist die einzige Expertin für DICH! Vorsicht vor der Spirale ‚Einleitung – PDA – Geburtsstillstand – Kaiserschnitt'!

Was würdest du bei einer folgenden Schwangerschaft und Geburt anders machen? Nichts!

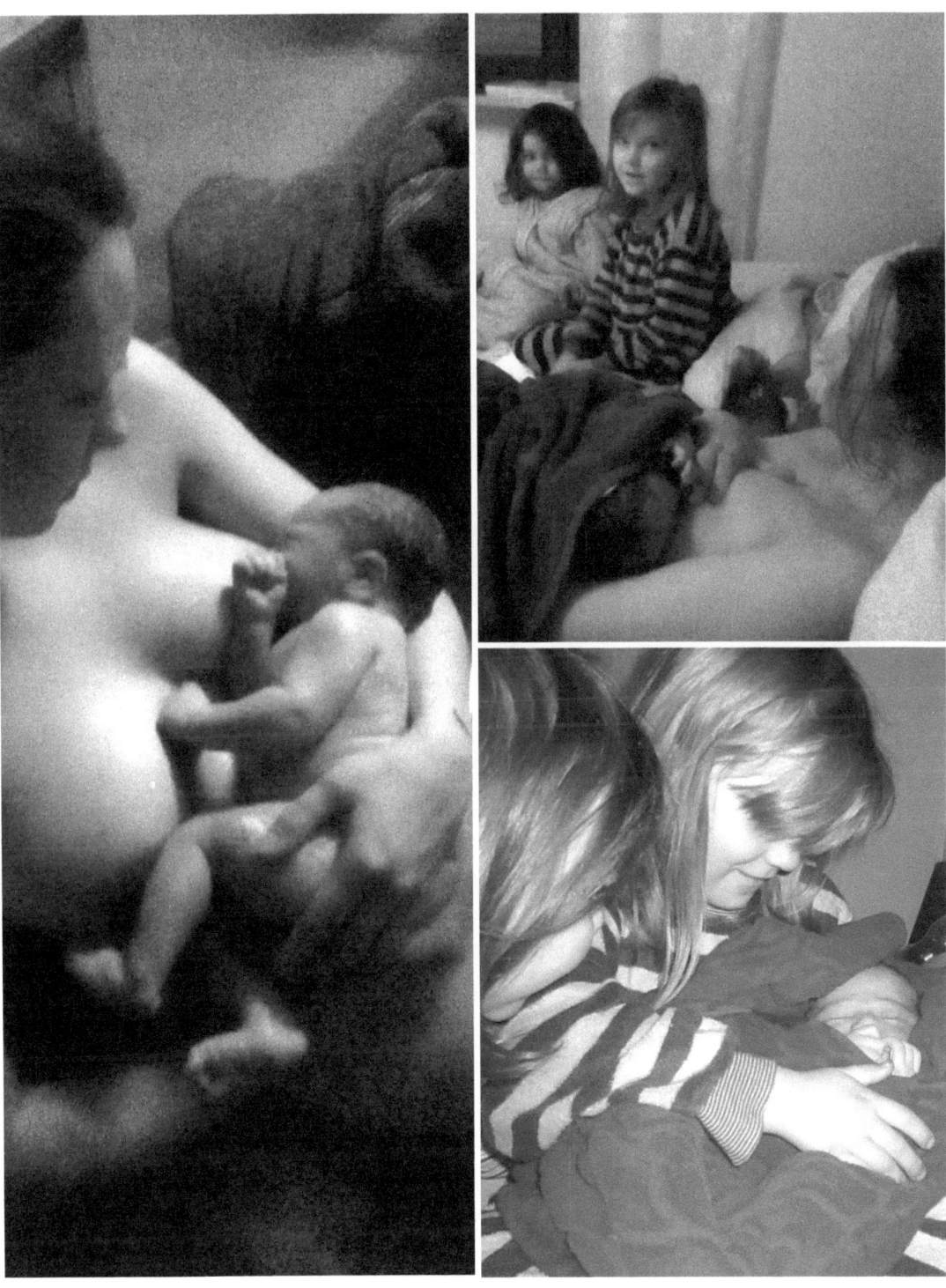

Magda, 26
Beruf: Pädagogin (BA) /
 selbstständig in der Elternberatung

1. Kind: Mädchen (9 Jahre), Klinikgeburt
2. Kind: Junge (4 Jahre), halb geplante Alleingeburt
3. Kind: Junge (1,5 Jahre), Alleingeburt

„Die Erkenntnis, dass ich weder jemanden brauche noch jemanden da haben will, kam erst während der Wehen."

Wenn ich das Wort „Alleingeburt" höre, kommen mir spontan folgende Gedanken in den Sinn: Selbstbestimmung, Sicherheit vor Ein-/Übergriffen, einzige echte Option, ein Kind zu gebären, krasse Urgewalt. Eine solche Geburtserfahrung ist eigentlich Grundrecht jeder Frau und jeden Kindes!

Wann hattest du das erste Mal die Idee, ohne Hebamme zu gebären? In der zweiten Schwangerschaft auf meinem Weg von der KH-Geburt zur Hausgeburt. Es war eher ein Liebäugeln mit der Idee als ein konkreter Plan.

Wen hast du in dein Vorhaben eingeweiht? Niemanden, weil die Entscheidung zur AG letztlich während der Geburt gefallen ist. Die Erkenntnis, dass ich weder jemanden brauche noch jemanden da haben will, kam erst während der Wehen. Vor der zweiten AG war klar, dass es wieder so laufen wird. Das wussten alle, die sich dafür interessieren inkl. der begleitenden Hebamme(n). Meine Selbstverständlichkeit bei diesem Thema und mein umfassendes Wissen zu allen „Was wäre wenn..."-Fragen haben alle negativen Kommentare o.Ä. gar nicht aufkommen lassen oder schnell abgestellt.

Wie verlief die Schwangerschaft und von wem hast du dich begleiten lassen? Einmal kurze Arztvorsorge (inkl. 2 US), bis eine Hebamme gefunden war. Einmal reine Hebammenvorsorge, ohne US und reduziert (weniger Blutuntersuchungen, kein HB-Test), dafür mehr Wohl-fühl-Termine zur Massage.

Warum hast du die Geburt in Eigenregie für dich gewählt? Die erste AG war eher eine spontane Idee. Dank umfassender Information und gutem Kontakt zu meinem Körper und dem Baby wurde mir während der Geburt klar, dass ich niemanden dabei haben will und vor allem auch niemanden brauche. Alle Anwesenden – egal wie nett und/oder zurückhaltend - wären Störfaktoren und damit eine Gefahr für meine perfekte Geburt gewesen. Es hat einige Minuten gedauert von dieser Erkenntnis bis zu der Sicherheit: Ich will niemanden, ich brauche niemanden, verdammt noch mal, ich bin auch niemandem verpflichtet (weder Menschen noch Normen).

Die zweite AG war die logische Konsequenz aus dem ersten unfassbar bereichernden und bestärkenden Geburtserlebnis.

Seit ich weiß, wie Geburt wirklich funktioniert (nämlich genau so! Aus mir selbst heraus ohne Störung/ Beobachtung oder gar Einmischung), gibt es für mich keine Alternative zur AG mehr. Außerdem ist AG die einzige Garantie dafür, dass niemand im falschen Moment fragt, einen Vorschlag macht oder gar Kontrollen zur eigenen Absicherung (Herzton-Kontrollen o.Ä.) vornimmt. Selbst ein Blick kann den Unterschied zwischen unfassbar gewaltiger Kraft-Erfahrung und Höllenqual ausmachen. Jede Geburt gibt es nur genau einmal! Zu meiner eigenen Sicherheit und der meines Kindes muss ich mich absichern, dass es einen bestmöglichen Geburtsverlauf gibt. Das geht nur, wenn alle Unwägbarkeiten in Form anderer Menschen ausgeschaltet sind.

Wie hast du dich auf die Geburt vorbereitet? Lesen, lesen, noch mehr lesen. In erster Linie gute Fachliteratur. Wie funktioniert Geburt? Was kann schiefgehen und warum passiert so etwas? Wie kann ich Komplikationen vorbeugen und was ist zu tun, wenn es doch so weit kommt? Geburtshilfliches Wissen in Verbindung mit Gespür für das Ungeborene und den eigenen Körper ergibt mehr Wissen (und Sicherheit), als irgendein Außenstehender erreichen kann.

Wie verlief die Geburt? Gab es Komplikationen? 1. AG: 4h, unkompliziert, gewaltig und beinahe schmerzfrei mit langer und anstrengender Austreibungsphase. Die Kraft und Urgewalt war stellenweise schwer auszuhalten. 2. AG: Beginn mit Blasensprung, leichte Eröffnungsphase, kurze Übergangsphase und lediglich 3 Presswehen. Ebenfalls schmerzfrei und unkompliziert.

Wie hast du dein Wochenbett erlebt? Das Wochenbett war gekennzeichnet durch äußeren Trubel (Umzug) und viel Chaos. Trotzdem war mein Baby beim Ankommen im Leben genauso entspannt, wie der Start einfach war.

Was würdest du werdenden Müttern mit auf den Weg geben? Lesen, lesen und mehr Vertrauen in sich selbst und das Baby haben und weniger in fremde „Fachleute". Niemand kann den eigenen Körper besser kennen als man selbst! Weite Teile der Vorsorge und vor allem der Geburts"hilfe" dienen der Absicherung der betreuenden Ärzte oder Hebammen und nicht der Gesundheit von Mutter und Kind.

Wir sind Kunden einer Dienstleistung bei Ärzten, in Krankenhäusern und jeder sonstigen medizinischen Begleitung. WIR bestimmen! Niemand kann über uns oder über das Baby bestimmen, uns etwas erlauben/verbieten oder Vorschriften machen. Vorschläge ja, Vorschriften nein!

Habt Mut zum Dialog auf Augenhöhe und dazu, das Wort „Nein!" zu benutzen.

Was würdest du bei einer folgenden Schwangerschaft und Geburt anders machen? Nicht viel. Eventuell noch mehr Massage- und ähnliche Wohl-fühl-Termine, um dem Ungeborenen und der Schwangerschaft Zeit einzuräumen.

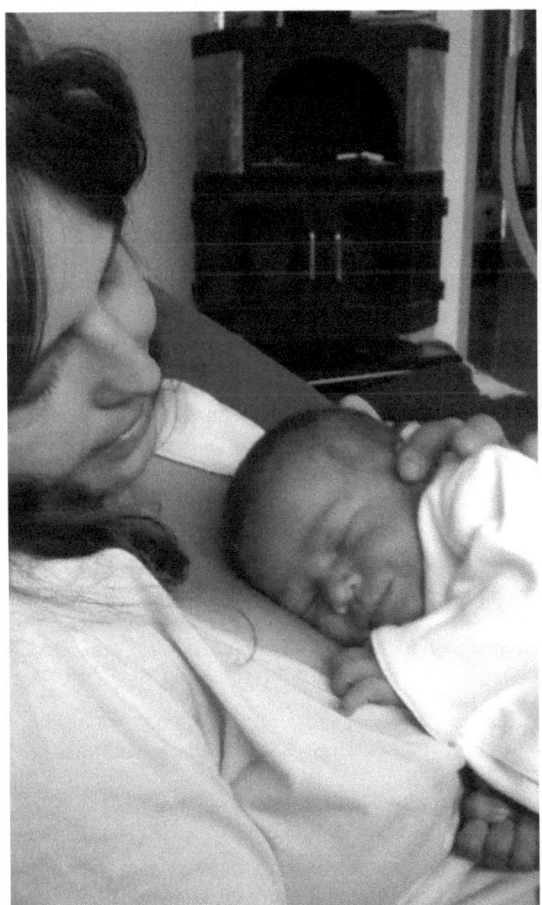
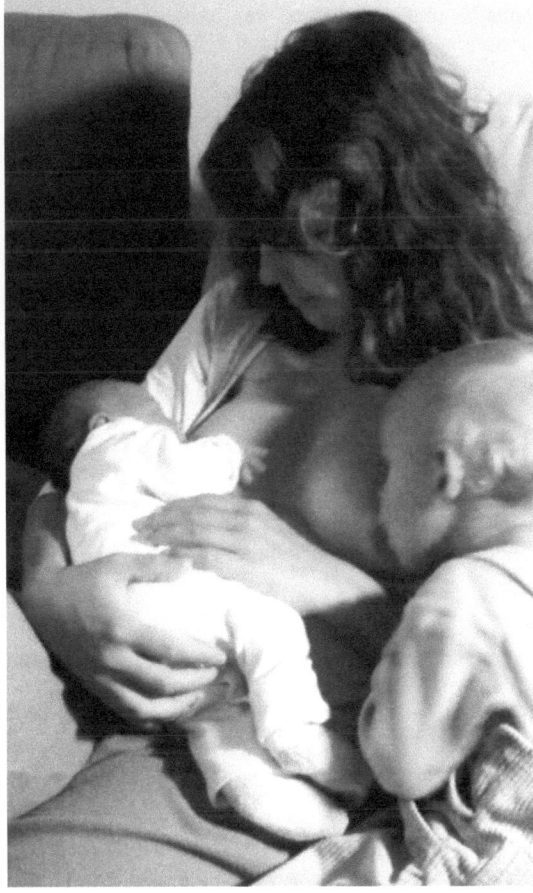

Rebekka, 26
Beruf: Hausfrau und Mutter

„Unser Baby war gar nicht so leicht und klein wie erwartet. Sehr schnell ging es trotzdem!"

1. Kind: Junge (5 Jahre), Klinikgeburt
2. Kind: Mädchen (3 Jahre), Hausgeburt
3. Kind: Junge (5 Monate), ungeplante Alleingeburt bei geplanter Hausgeburt

Wenn ich das Wort „Alleingeburt" höre, kommen mir spontan folgende Gedanken in den Sinn: Ungestörte, selbstbestimmte Geburt.

Wann hattest du das erste Mal die Idee, ohne Hebamme zu gebären? Wir hatten keine Alleingeburt geplant, sondern wieder eine Hausgeburt mit Hebamme. Da jedoch einerseits die ersten zwei Geburten schon relativ schnell gingen und unsere Hebamme andererseits keine Vertretung gehabt hätte, falls sie verhindert gewesen wäre und das Krankenhaus für uns keine Option war, habe ich mich in der dritten Schwangerschaft damit befasst.

Wen hast du in dein Vorhaben eingeweiht? Mein Mann und ich haben ab und zu darüber geredet, ansonsten wusste niemand Bescheid.

Wie verlief die Schwangerschaft und von wem hast du dich begleiten lassen? Die Schwangerschaft verlief absolut problemlos und ohne Beschwerden. Meine Hebamme machte die Vorsorgeuntersuchungen, zweimal war ich für einen Ultraschall beim Frauenarzt.

Warum hast du die Geburt in Eigenregie für dich gewählt? Es hat sich so ergeben und war nicht geplant.

Wie hast du dich auf die Geburt vorbereitet? Ich hatte einige Geburtsberichte gelesen und Videos von Alleingeburten angesehen.

Wie verlief die Geburt? Gab es Komplikationen? Kurz nach Mitternacht, ich war gerade ins Bett gegangen, bemerkte ich das erste, deutliche Ziehen im Unterbauch. Kurz danach nochmals und gleich nochmals. Liegen war unbequem, also stand ich wieder auf.

Meinem Mann sagte ich, er soll weiterschlafen. Ich war mir noch nicht sicher, ob ich nur Vorwehen hatte. Diese blieben in dieser Schwangerschaft bis jetzt nämlich aus. Das Ziehen kam und ging alle zwei bis drei Minuten, ich fühlte mich alleine wohl und konnte gut mitatmen. Etwa um 1.20 Uhr weckte ich meinen Mann. Ich war mir nun sicher, dass unser Kind diese Nacht zur Welt kommen wird, und wollte, dass er wach ist, wenn ich ihn brauche.

Wir redeten kurz und dann musste ich dringend zur Toilette. Da bemerkte ich, dass ich blute, und war ein wenig verunsichert. Bei den ersten beiden Geburten war dies immer erst nach Blasensprung und kurz vor der Geburt des Kindes so. Ich hatte aber nicht das Gefühl, dass es nun bereits so weit sei.

Ich bat meinen Mann, unsere Hebamme anzurufen. Um 1.36 Uhr erreichte er sie und fragte mich, ob sie denn schon kommen solle, es sei sicher noch etwas früh. Sie wartete meine Antwort nicht ab und meinte, sie mache sich auf den Weg. Sie dachte, das Baby sei eher leicht und klein, dann könne es plötzlich schnell gehen. Während mein Mann im Wohnzimmer anfing, alles für die Geburt parat zu machen, wollte ich tasten, wie weit der Muttermund schon offen ist. Zu meinem Erstaunen berührte ich mit den Fingern den Kopf des Babys, der bereits relativ weit unten war.

Mein Mann wollte mir ins Wohnzimmer helfen. Ich konnte und wollte aber nirgends mehr hingehen und er brachte mir einige Handtücher ins Badezimmer zum Draufknien und setzte sich hinter mich. Bald platzte die Fruchtblase, und danach kam auch schon das Köpfchen des Kindes. Als dies draußen war, wurde mein Mann nervös. Er fand, es sieht zu zerdrückt und zu blau aus, und bat mich zu pressen. Ich musste jedoch einen Moment warten und konnte erst danach wieder mitschieben.

Unser Sohn wurde um 1.50 Uhr mit der Nabelschnur um den Hals geboren. Mein Mann wickelte sie weg und legte ihn mir hin, damit ich ihn nach vorne nehmen konnte. Unser Sohn schaute etwas verdutzt, ohne zu schreien, in die Welt. Ich war von der schnellen Geburt noch völlig überrascht und bestaunte unser kleines Wunder. Kurz danach wurde auch die

Plazenta geboren, und einige Minuten danach traf dann unsere Hebamme ein. Unser Baby war mit seinen 3740g und 50cm gar nicht so leicht und klein wie erwartet. Sehr schnell ging es trotzdem!

Es hatte die erste Nacht etwas Untertemperatur. Wahrscheinlich, weil wir keine warmen Tücher parat hatten. Er war im Gesicht recht gestaut und hatte eine ganze Weile Petechien auf der Stirne und in den Augen, entweder wegen der Nabelschnur oder weil er irgendwo hängen blieb.

Wie hast du dein Wochenbett erlebt? Mir ging es sehr gut, ich hatte keinerlei Verletzungen und fast keine Nachwehen. Schade fand ich, dass mein Mann bereits am vierten Tag nach der Geburt wieder voll arbeiten musste. Da ich niemand Fremdes bei mir haben wollte und von der Familie niemand kommen konnte, musste es dann wieder alleine gehen. Gerne hätte ich noch etwas länger nur Baby gekuschelt und sonst nichts gemacht.

Was würdest du werdenden Müttern mit auf den Weg geben? Habt Vertrauen in euren Körper!

Was würdest du bei einer folgenden Schwangerschaft und Geburt anders machen? Ich hätte gerne weniger Überwachung während der Schwangerschaft. Meine Hebamme wollte dieses Mal viel testen. Und ich wäre gerne nach der Geburt länger alleine. Obwohl ich einerseits froh war, dass meine Hebamme kam, empfand ich es andererseits auch als störend.

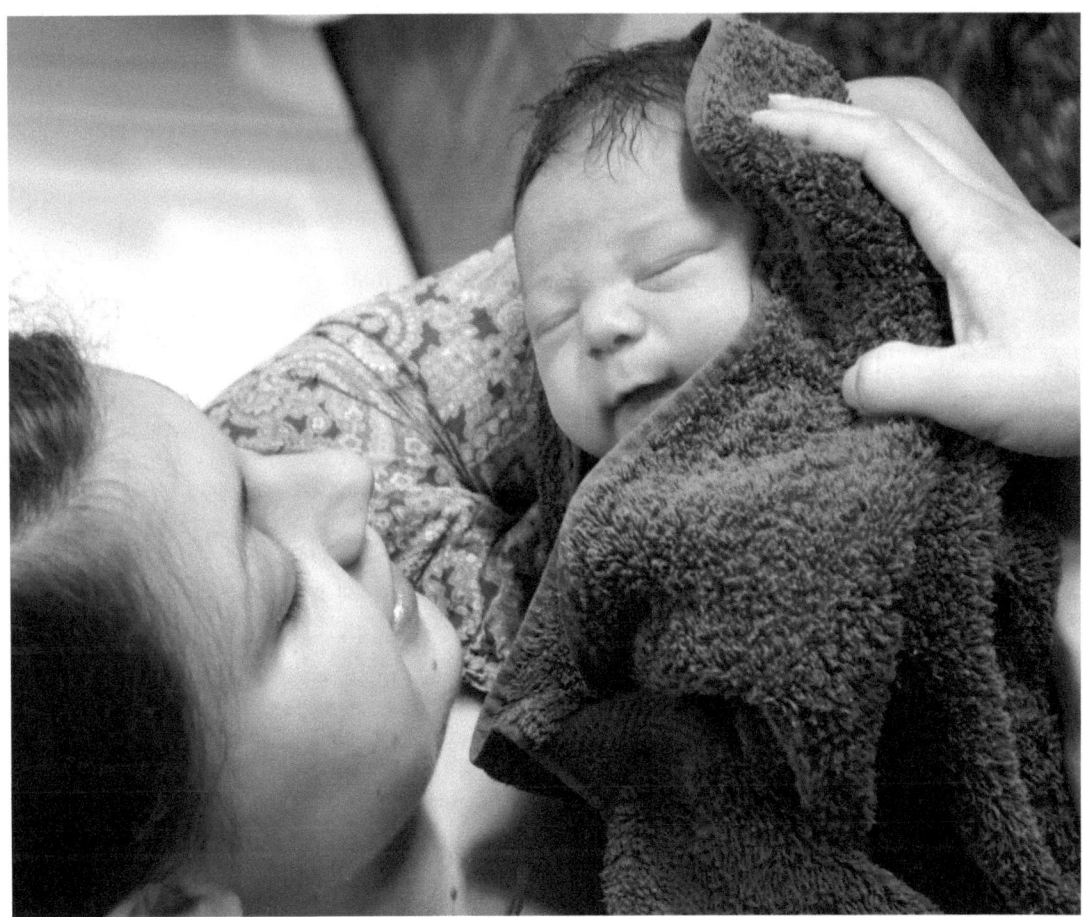

Kathrin, 28
Beruf: Studentin

„Hört auf euer Bauchgefühl und lasst jeden noch so exotisch wirkenden Gedanken zu."

1. Kind: Junge (4 Jahre), Hausgeburt
2. Kind: Junge (5 Monate), ungeplante Alleingeburt bei geplanter Hausgeburt

Wenn ich das Wort „Alleingeburt" höre, kommen mir spontan folgende Gedanken in den Sinn: Selbstvertrauen, Geborgenheit, Über sich hinauswachsen

Wann hattest du das erste Mal die Idee, ohne Hebamme zu gebären? Mich hat es unbewusst immer wieder zu dem Thema hingezogen. So wirklich zugelassen habe ich den Gedanken aber nicht. Geplant war eine Geburt mit meinem Mann, unserem großen Sohn und meiner Hebamme.

Wen hast du in dein Vorhaben eingeweiht? Niemanden. Eigentlich ja nicht mal mich selbst. ;-)

Wie verlief die Schwangerschaft und von wem hast du dich begleiten lassen? Die Schwangerschaft war für uns ein unbeschreibliches Geschenk. Wir haben 1,5 Jahre auf dieses Wunder gewartet. Wie schon in der ersten Schwangerschaft verlief alles ohne Probleme. Hier und da mal ein kleines Wehwehchen, aber ansonsten einfach traumhaft. Mir ging es richtig gut und ich habe die Zeit sehr genossen. Betreut hat mich von der Feststellung bis zum Schluss meine Hebamme. Bei meiner Frauenärztin war ich nur zu den drei Screenings und außerplanmäßig ein Mal in der 33. Woche, da ich ein undefinierbares Ziehen am Muttermund hatte.

Warum hast du die Geburt in Eigenregie für dich gewählt? Ich habe die Geburt nicht bewusst gewählt. Habe mich zwar mit dem Thema beschäftigt und die Frauen im Stillen sehr bewundert, aber für mich selbst habe ich das nicht in Erwägung gezogen. Ich nehme an, dass ich mir das einfach nie zugetraut hätte und deswegen diesen Weg gar nicht erst gegangen bin.

Wie hast du dich auf die Geburt vorbereitet? Ich habe viele außerklinische Geburtsberichte gelesen und im Internet Videos dazu angeschaut. Wusste ja durch meine erste Geburt schon grob Bescheid, was in etwa auf mich zukommen wird. Was mir auch sehr wichtig war, dass ich mich bewusst auf das unausweichliche Ende der Schwangerschaft vorbereitete. Ich hatte nach der ersten Geburt arg damit zu kämpfen, dass die schöne Zeit so plötzlich vorbei war. Dies wollte ich nun gern etwas „abfangen".

Wie verlief die Geburt? Gab es Komplikationen? Die Geburt begann für mich an dem Tag, wo ich es im Vorfeld absolut nicht wollte - an Heilig Abend. Schon in der Nacht hatte ich so ein komisches Gefühl, schob es aber auf die innere Anspannung, dass es die kommenden drei Tage nicht losgehen darf. Morgens verabschiedete sich dann der Schleimpfropf.

Die Wehen waren da ca. alle drei bis vier Minuten. Allerdings so leicht, dass ich nicht an eine baldige Geburt glaubte. Um 11.25 Uhr platzte dann die Fruchtblase. Die Wehen wurden etwas intensiver, waren aber absolut auszuhalten. Gegen 12.10 Uhr wurde es dann schmerzhaft und wir haben die Hebamme angerufen. Wenige Wehen später hatte ich das Bedürfnis, noch einmal auf Toilette zu gehen. Allerdings war das Bedürfnis, mich vor das Sofa zu knien, stärker. Bei der nächsten Wehe merkte ich dann auch, dass ich gar nicht auf Toilette muss ... Mein Mann konnte auch schon das Köpfchen sehen. Unser großer Sohn kam dazu, er hatte sich bis dahin ins Nebenzimmer zurückgezogen.

Die nächste Wehe ließ nicht lange auf sich warten, und schon war der Kopf geboren. Mit der nächsten Wehe gebar ich unseren Sohn in die Hände meines Mannes (12.40 Uhr). Komplikationen gab es keine. Er hatte die Nabelschnur um den Hals, die musste mein Mann erst entwirren, bevor er ihn mir durchreichen konnte. Bin ein wenig gerissen, aber das konnte die Hebamme später dann ohne Probleme nähen.

Wie hast du dein Wochenbett erlebt? Das habe ich sehr genossen. Allerdings fiel es ziemlich kurz aus. Ich war ziemlich angespannt und kam schlecht damit klar, dass ich unserem Großen nicht die Zuwendung geben konnte, wie ich es gern gewollt hätte. Außerdem konnte ich es nicht lang ertragen, dass mein Mann den Haushalt schmiss. Er hat sich wirklich sehr, sehr, sehr bemüht, aber mir kann man(n) es einfach nicht recht machen. ;-)

Was würdest du werdenden Müttern mit auf den Weg geben? Hört auf euer Bauchgefühl und lasst jeden noch so exotisch wirkenden Gedanken zu. Es ist eure Geburt und sie ist einmalig. Deswegen solltet ihr sie genauso gestalten, wie ihr euch das wünscht. Das wird euch stärken und ihr werdet in schwachen Momenten ungemein davon zehren.

Was würdest du bei einer folgenden Schwangerschaft und Geburt anders machen? Ich glaube, ich würde nichts anders machen. Natürlich versuchen, die Zeit mehr zu genießen, aber ansonsten fühlte sich für mich alles richtig an, so wie es war.

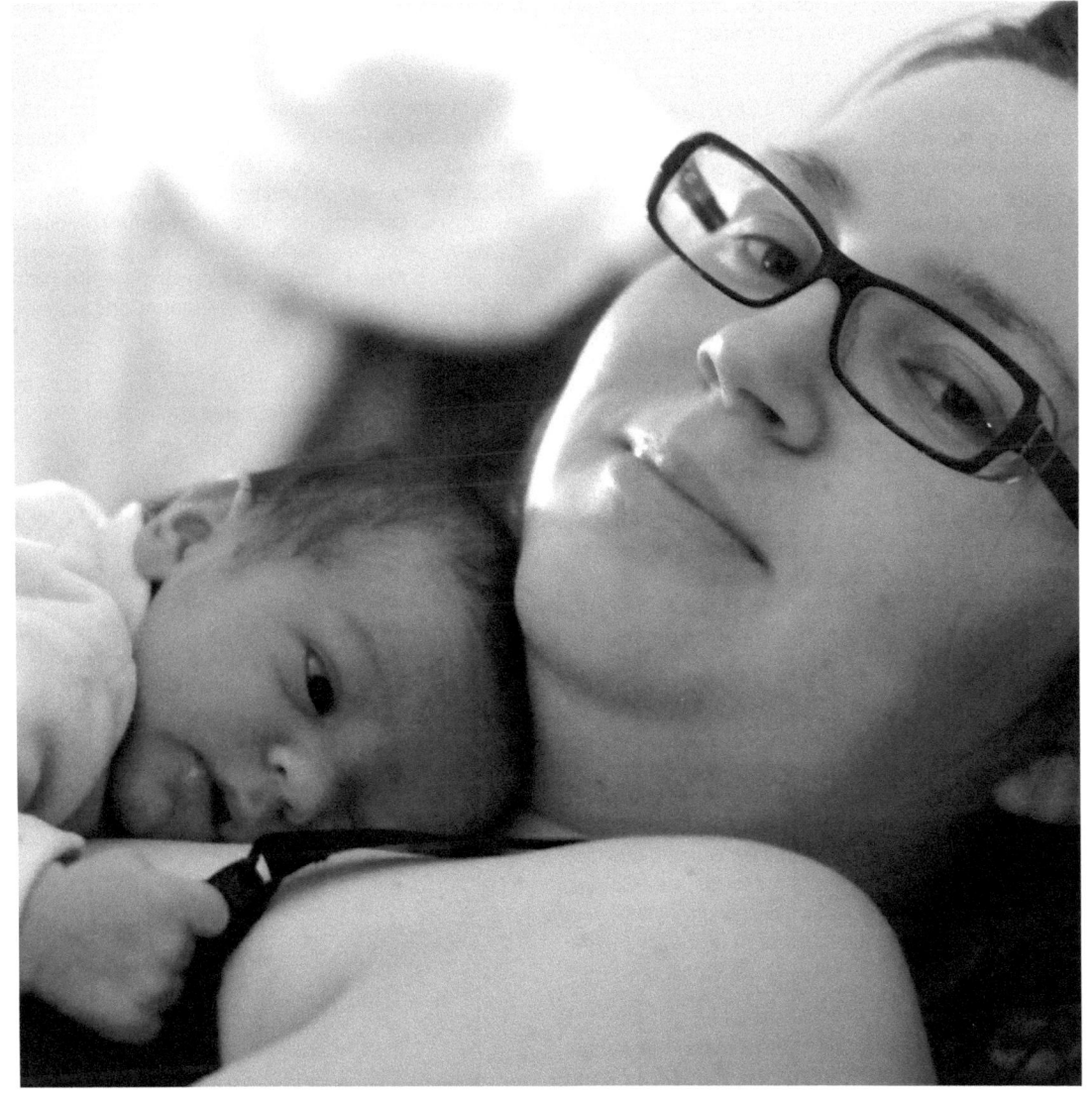

Steffi, 28
Beruf: Studentin

1. Kind: Mädchen (4 Jahre), Hausgeburt
2. Kind: Mädchen (1 Jahr), halb geplante Alleingeburt

„Am Schluss der Schwangerschaft überschritt ich den Entbindungstermin und meine Hebamme wollte mich nicht länger begleiten."

Wenn ich das Wort „Alleingeburt" höre, kommen mir spontan folgende Gedanken in den Sinn: Wundervoll, kraftvoll, stärkend, Power, das unglaublichste Erlebnis, das man als Frau haben darf, vollkommene Liebe, schöner Schmerz

Wann hattest du das erste Mal die Idee, ohne Hebamme zu gebären? Schon während der Schwangerschaft mit dem ersten Kind, dann aber beim zweiten Kind durch den Umstand, dass meine Hebamme Ende des Entbindungsmonats weg sein würde, und schlussendlich, dass ich weit über ET ging und sie mich nicht weiter begleiten wollte.

Wen hast du in dein Vorhaben eingeweiht? Meinen Mann, 2-3 Freunde und intensiv eine Freundin, die die Alleingeburt begleiten sollte (um mich im Problemfall ins 7 Min. entfernte KH fahren zu können, da man so keinen Krankenwagen zu rufen bräuchte).

Wie verlief die Schwangerschaft und von wem hast du dich begleiten lassen? Problemlose Schwangerschaft mit etwas Übelkeit. Begleitet wurde ich vom Frauenarzt, dann Wechsel zu einer anderen Frauenärztin, und von meiner Hebamme. Ferner kam am Ende eine Freundin (sie ist Doula) zu Besuch.

Warum hast du die Geburt in Eigenregie für dich gewählt? Am Schluss der Schwangerschaft überschritt ich den Entbindungstermin und meine Hebamme wollte mich nicht länger begleiten. Sie führte ein langes Gespräch mit mir und bat mich, mich im Krankenhaus vorzustellen. Mein Mann und ich sahen uns eine Klinik an und ich wusste, dass ich dort nicht gebären konnte. Am Morgen der Geburt, also am Morgen nach dem KH-Besuch, wusste ich, dass es die „echten" Wehen waren und dass ich daheim bleiben würde.

Wie hast du dich auf die Geburt vorbereitet? Ich hatte alles da, was die Hausgeburts-Hebi wollte, und die Sachen dann einfach so gelassen. Ferner meine Freundin informiert und sonst nichts weiter. Dank der ersten schönen Hausgeburt hatte ich bei der zweiten wenig Sorge. Habe eine wunderbare Hebamme aus Ingolstadt telefonisch an der Seite gehabt.

Wie verlief die Geburt? Gab es Komplikationen? Ganz entspannt und wunderschön. Ich hatte mir die Wanne vorbereitet und in den letzten Presswehen stand ich auf. Es stagnierte kurz, als der Kopf schon fast da war, und ich habe irgendwie selbst ein wenig eine Drehung am Kind durchgeführt, sodass es dann einfach „rausflutschte". Sie guckte mich mit großen Augen einfach nur an und weinte nicht – es war einfach unglaublich entspannt und wunderschön.

Wie hast du dein Wochenbett erlebt? Nicht intensiv, ich lag auf dem Sofa und dann auch mal im Bett, aber durch das ältere Kind war ich eher viel auf.

Was würdest du werdenden Müttern mit auf den Weg geben? Hört auf euer Gefühl, eure Natur – ich wollte in kein KH, weil ich keine Fremdbestimmung und keine fremden Hände nach der Geburt an meinem Kind wollte!!! Ein KH ist gut, wenn es Probleme gibt, dann wäre ich dorthin. Für alle Gesunden ist es daheim (oder wo auch immer man sich wohl fühlt) ideal.

Was würdest du bei einer folgenden Schwangerschaft und Geburt anders machen? Noch mehr Verlass auf mich selbst haben. Weniger Zweifel.

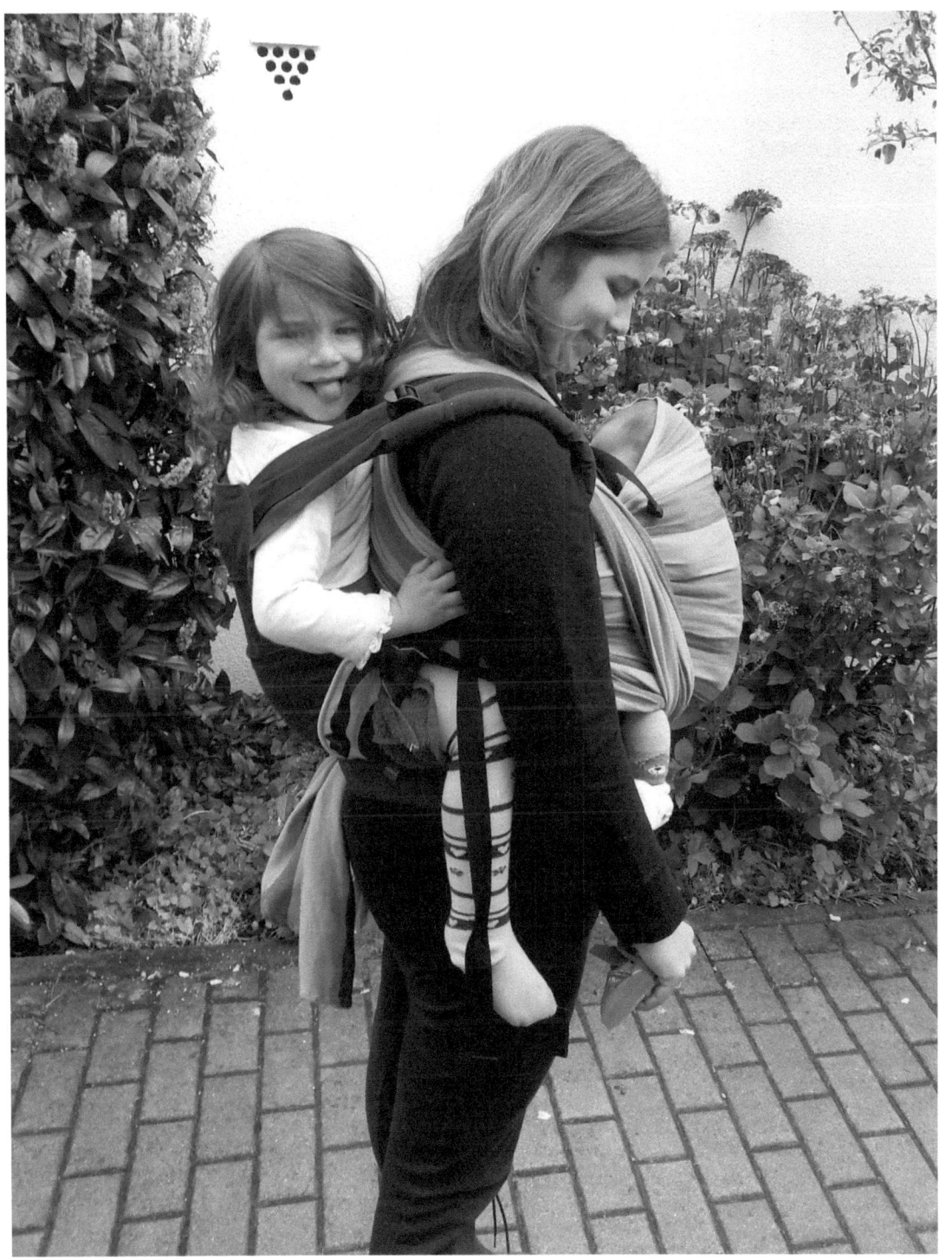

Lisa, 29
Beruf: Anthroposophische Krankenschwester

„Also beschloss ich, es einfach so zu handhaben, denn ich trage selbst die Verantwortung für mich und mein Kind."

1. Kind: Mädchen (fast 4 Jahre), Geburt im Geburtshaus (Saugglocke)
2. Kind: Junge (2,5 Jahre), Hausgeburt
3. Kind: Mädchen (8 Monate), ungeplante Alleingeburt

Wenn ich das Wort „Alleingeburt" höre, kommen mir spontan folgende Gedanken in den Sinn: Ruhe, ich selber bleiben, Konzentration nach innen, Selbstbewusstsein, Ungestörtheit, natürlicher Verlauf. Aber allein ist man ja nicht, es gehören immer mindestens zwei zum Geburtsgeschehen. Also innige Verbundenheit mit dem Kind ohne Störung.

Wann hattest du das erste Mal die Idee, ohne Hebamme zu gebären? Die Idee hatte ich während der dritten Schwangerschaft. Gedacht habe ich aber, dass ich doch gerne Unterstützung da hätte, wenn auch im Nebenraum. Also doch lieber mit Hebamme ...

Dass es dann so wunderbar ohne Hebamme geklappt hat, gibt mir große Sicherheit in Hinblick auf eine eventuelle weitere Geburt.

Wen hast du in dein Vorhaben eingeweiht? Alle wussten von der geplanten Hausgeburt. Reaktionen waren durchwegs positiv. Über Alleingeburt habe ich nur mit meiner ebenfalls schwangeren Freundin ab und zu gesprochen.

Wie verlief die Schwangerschaft und von wem hast du dich begleiten lassen? Diese Schwangerschaft war wieder vollkommen komplikationslos, wenn auch anstrengender als die beiden vorangegangenen, hatte ich nun doch zwei Kleinkinder zu betreuen. Begleitet haben mich verschiedene Hebammen: Meine ursprüngliche wurde selber schwanger, also musste ich eine neue finden. Das hat aber auch gut gepasst. Einmal war ich zum zweiten Screening beim Frauenarzt und einmal gegen Ende der Schwangerschaft notfallmäßig in der Klinik zum CTG.

Warum hast du die Geburt in Eigenregie für dich gewählt? Ich habe mir nach meiner traumatischen Erfahrung durch die erste Geburt (ich wurde sehr fremdbestimmt) bewusst gemacht, dass ich ohne Einmischung gebären muss, sonst wird mein natürlicher Geburtsverlauf gestört. Das zweite Kind habe ich ja dann mit Hebamme geboren, sie hat sich aber im Wesentlichen im Hintergrund gehalten.

So wünschte ich mir das auch für meine dritte Geburt. Nur leider war die Hebamme nahezu beleidigt, als ich sie fragte, ob ich sie so spät wie nötig anrufen könne, damit mich niemand in der Geburtsarbeit stört. Also beschloss ich, es einfach so zu handhaben, denn ich trage selbst die Verantwortung für mich und mein Kind. Letztendlich kam es doch noch anders ...

Wie hast du dich auf die Geburt vorbereitet? Ich habe wieder einen Yogakurs für Schwangere besucht, mich viel mit den Hebammen unterhalten und mit meiner ebenfalls schwangeren Freundin getroffen. Außerdem war ich dreimal bei einer Osteopathin, weil ich eine Verdrehung in der Lendenwirbelsäule hatte. Sie vermutete, dass damit meine beiden langen und schwierigen Geburten zusammenhängen könnten. Und ich habe versucht, in Bewegung zu bleiben, damit meinem Körper die Geburt leichter fällt.

Wie verlief die Geburt? Gab es Komplikationen? Als ich am 24.5. (40+1 SSW) um 4.20 Uhr aufwachte, bemerkte ich bald, dass ich nun endlich richtige Geburtswehen habe (ich hatte schon seit dem letzten Besuch bei der Osteopathin 10 Tage zuvor immer wieder länger am Stück Senkwehen gehabt).

Ich beschloss, mich nochmal ins Bett zu legen und auszuruhen, weil ich mich wieder auf eine Geburt einstellte, die den ganzen Tag dauert. Da hielt es mich aber nicht lange. Bald konnte ich wegen stärker werdender Wehen nicht mehr liegen und weckte meinen Mann. Um 6.00 Uhr beschlossen wir, meine Hebamme anzurufen, die heute auf eine Fortbildung fahren wollte. Sie riet mir, gegen 8.00 Uhr ihre Kollegin anzurufen, die sie vertreten sollte (das war die, die mich bei der Geburt meines zweiten Kindes betreut hatte). Wir gingen ins Wohnzimmer, wo ich mich immer wieder an verschiedene Möbel hängte und zwischendurch ein Brot aß. Um ca. 6.15 Uhr dachte ich: „Wenn das so weitergeht, halte ich das nicht den ganzen Tag durch", und rief die Hebamme an. Die hörte mich vertönen und sagte, dass sie nun losfahre (40 Minuten Fahrtweg).

Ich konzentrierte mich nun ganz auf die Wehen, die immer stärker wurden, und hängte mich an meinen Mann. Plötzlich fühlte ich, wie sich die Fruchtblase in mir aufblähte wie ein Ballon. Sie platzte dann mit der ersten Presswehe. Als ich hinfühlte, konnte ich das Köpfchen schon spüren!

Mein Mann zog mir schnell die Hose ganz herunter und ich schob ganz vorsichtig, um den Damm nicht zu verletzen. Und dann kam sie rausgeschossen, komplett (es war 6.37 Uhr)! Ich hatte mir überlegt, mich hinzuhocken, wenn der Kopf da ist ... Mein Mann nahm sie schnell hoch und ich hatte das starke Gefühl, dass sie atmen muss, und rieb ihr den Rücken.

Dann fühlte ich einmal an ihr entlang, um zu schauen, ob die Nabelschnur irgendwo herumgewickelt war. War sie nicht, sie war komplett abgerissen, direkt am Bauchnabel des Kindes! Folglich konnten wir nichts abklemmen, und ich legte mir das Kind auf den Bauch und versuchte so, die Wunde etwas zu komprimieren. Dann, um 7.10 Uhr, kam die Hebamme und ich gebar die Plazenta noch mit ihr. Die Blutung stoppte, und wir mussten das Kind einmal komplett abwaschen. Ein Mädchen war geboren, eine echte Sturzgeburt, aber kerngesund.

Wie hast du dein Wochenbett erlebt? Wir waren schnell wieder im Alltag angekommen, weil ich mich fit fühlte. Die Nachwehen waren allerdings heftig, heftiger als die ganze Geburt, obwohl ich extra ein Stück Plazenta gegessen habe.

Was würdest du werdenden Müttern mit auf den Weg geben? Ihr seid stark, jede auf ihre ganz eigene Weise! Ihr bewegt euch im Strom der Frauen, der seit Jahrtausenden fließt. Was für eine Energie! Fühlt euch frei, ungebunden, geerdet, seid ganz ihr selbst unter der Geburt (und singt). So wird es seinen natürlichen Weg gehen.

Was würdest du bei einer folgenden Schwangerschaft und Geburt anders machen? Nichts, es kommt sowieso alles anders, denn es wird ein anderes Kind sein!

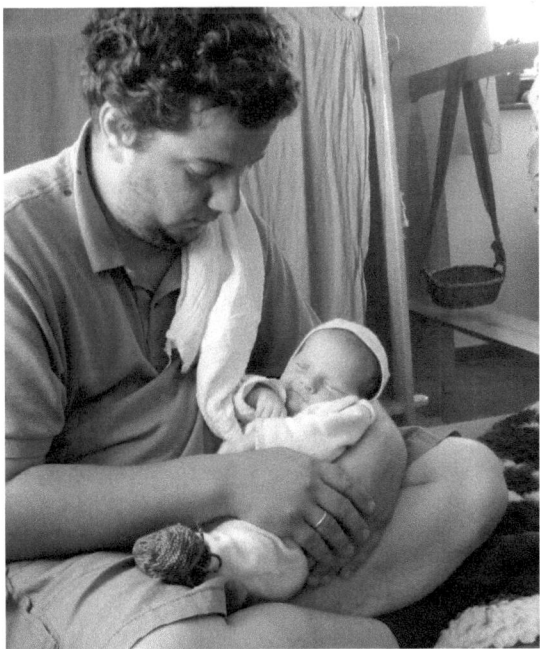
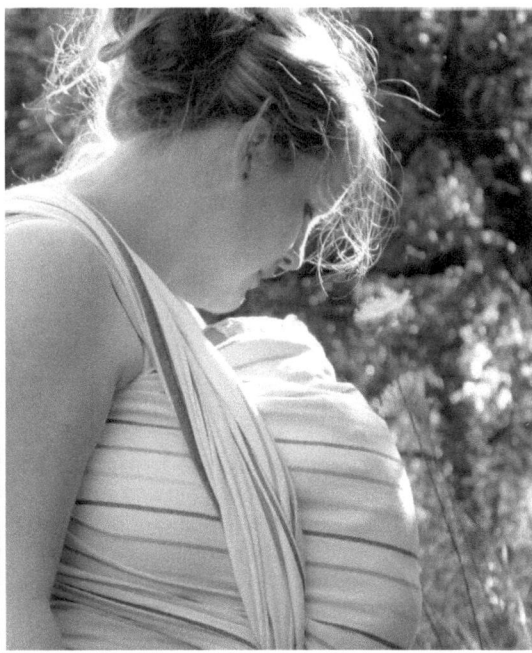

Saskia, 29
Beruf: Zahnmedizinische Fachangestellte in Elternzeit

„Als ich mich dann aus dem Gefühl heraus zum Mitschieben entschloss, war mir klar, dass meine Hebamme es nicht mehr rechtzeitig schaffen würde."

1. Kind: Junge (5 Jahre), Klinikgeburt mit Beleghebamme
2. Kind: Mädchen (3 Jahre), Klinikgeburt mit Beleghebamme
3. Kind: Mädchen (8 Monate), ungeplante Alleingeburt

Wenn ich das Wort „Alleingeburt" höre, kommen mir spontan folgende Gedanken in den Sinn: Ruhe, Ich-Selbst-Sein, keine unnützen und gefährlichen Interventionen, Urkräfte

Wann hattest du das erste Mal die Idee, ohne Hebamme zu gebären? Noch vor der Schwangerschaft mit unserem dritten Kind. Als mir bewusst wurde, wie viel Glück ich und meine Kinder hatten, dass meine ersten beiden Geburten trotz mehrerer Interventionen komplikationslos verliefen. Als ich begriff, wie sehr die gängige Geburtshilfe krankt.

Wen hast du in dein Vorhaben eingeweiht? Meinen Mann und später meine Hebamme.

Wie verlief die Schwangerschaft und von wem hast du dich begleiten lassen? Die Schwangerschaft verlief unauffällig, begleitet wurde ich sporadisch, immer dann, wenn Bedarf bestand, von meiner Hausgeburtshebamme.

Zwei recht kurze Ultraschalluntersuchungen zum Ausschluss offensichtlicher Fehlbildungen in der 14. und in der 22. SSW beim niedergelassenen Gynäkologen mit der Bitte, nicht nach dem Geschlecht zu schauen.

Warum hast du die Geburt in Eigenregie für dich gewählt? Ich hielt mir die Option der Alleingeburt lange offen, wollte spontan nach Gefühl entscheiden, ob ich meine Hebamme anrufe oder nicht. Ich fühlte mich während der Geburt sehr sicher, wusste, dass alles gut ist. In der Übergangsphase wollte ich meine Hebamme dann doch da haben, weil ich selbst nicht an den Muttermund kam und gern überprüft hätte, dass dieser vollständig eröffnet ist. Als ich mich dann aus dem Gefühl heraus zum Mitschieben entschloss, war mir klar, dass meine Hebamme es nicht mehr rechtzeitig schaffen würde. Ich hatte keine Ängste, war sehr klar und sicher.

Wie hast du dich auf die Geburt vorbereitet? Ich habe mich sehr gut ernährt, mich viel bewegt, sehr viel zum physiologischen Geburtsablauf und Notfallmanagement gelesen und auf meine Intuition vertraut.

Wie verlief die Geburt? Gab es Komplikationen? Die Geburt verlief stressarm. Ich bewegte mich viel, musste nirgendwo hin, war konzentriert. Mein Mann füllte den Geburtspool immer wieder mit heißem Wasser auf, massierte mir den Rücken und strahlte mit seiner Anwesenheit Ruhe aus. Ich wartete sehr lange auf Pressdrang, der sich aber nicht einstellte, hatte keinen Muttermundsbefund und entschied mich dann aus dem Gefühl heraus mitzuschieben, kurz darauf schwamm unsere Tochter in meine Hände. Es gab keine Komplikationen. Die Plazenta kam eine Stunde später, kurz bevor meine Hebamme eintraf. Ob man der Plazenta in der Klinik eine ganze Stunde Zeit gelassen hätte, wage ich zu bezweifeln.

Wie hast du dein Wochenbett erlebt? Ich war nicht weg, wir waren direkt eine Familie, gemeinsam mit den großen Geschwistern. Es war wahnsinnig schön, mit der Kleinen ins eigene Bett zu können. Ich war und bin so stolz auf diese Geburt. Mein Mann und ich ganz allein haben dieses Kind geboren.

Was würdest du werdenden Müttern mit auf den Weg geben? Sich gut zu informieren, sich klar zu machen, was einem wichtig ist, und dafür zu kämpfen. Begreifen, wie Geburt eigentlich funktioniert. Mut haben, andere Wege zu gehen, über den Tellerrand zu blicken. Sich nicht blind dem hingeben, was gesellschaftlich erwartet wird.

Was würdest du bei einer folgenden Schwangerschaft und Geburt anders machen? Ich würde auf den Ultraschall in der 14. SSW verzichten.

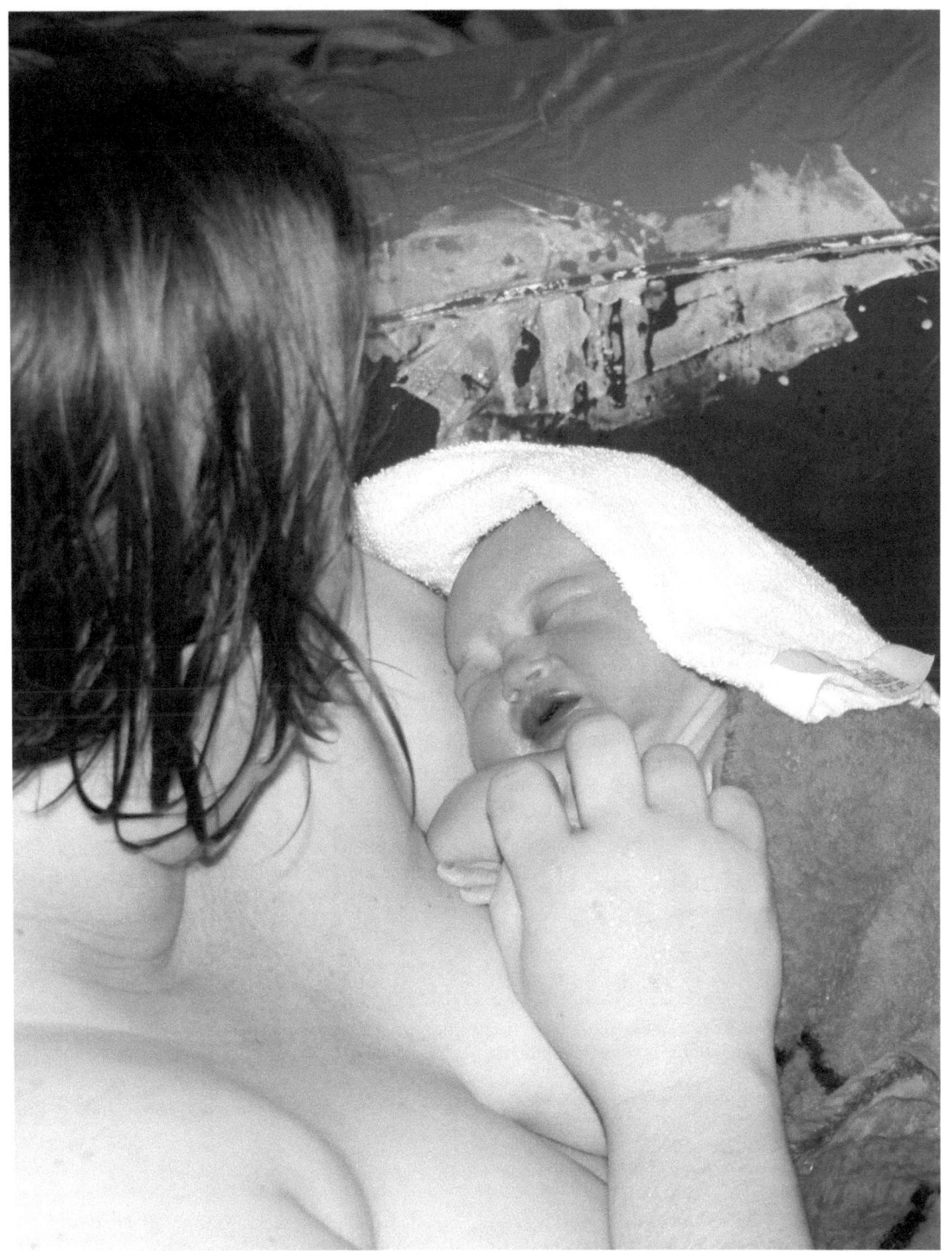

Kathrin, 31
Beruf: Studentin

„Unser kleiner Mann erblickte das Licht der Welt im Beisein seiner ganzen Familie, fast genau an der Stelle, wo er nun Nacht für Nacht schläft."

1. Kind: Mädchen (6 Jahre), Geburt im Geburtshaus
2. Kind: Mädchen (4,5 Jahre), Hausgeburt
3. Kind: Mädchen (3 Jahre), Hausgeburt
4. Kind: Mädchen/Junge (vor 2,5 Jahren), kleine Alleingeburt in der 11. SSW
5. Kind: Junge (1,5 Jahre), halb geplante Alleingeburt

Wenn ich das Wort „Alleingeburt" höre, kommen mir spontan folgende Gedanken in den Sinn: Mein schönstes Geburtserlebnis, Liebe, Familie, Einheit, Ruhe, Selbstbestimmtheit

Wann hattest du das erste Mal die Idee, ohne Hebamme zu gebären? Die Geburt war nicht zu 100% als Alleingeburt geplant. Das erste Mal den Gedanken, evtl. auch ohne Hebamme zu gebären oder „das Risiko" einzugehen, dass sie vielleicht zu spät kommt, hatte ich ziemlich früh, so um die 12. SSW herum.

Ich wollte nicht, dass die Hebamme bei 3 cm Muttermundöffnung hier „rumsitzt und mich nervös macht". Deswegen haben wir vereinbart, sollten wir sie rufen, dass sie in diesem Falle nochmal fährt und wir anrufen, wenn wir sie (wieder) brauchen. Uns war klar, dass dies in einer Alleingeburt enden könnte, und das war für uns so ok. Als ich das nächste Mal den Gedanken hatte, wir könnten sie „dann jetzt vielleicht mal anrufen", sprang die Fruchtblase, die Presswehen setzten ein und ein paar Minuten und 3 Wehen später war unser Sohn da

Wen hast du in dein Vorhaben eingeweiht? Meinen Mann, meine Hebamme

Wie verlief die Schwangerschaft und von wem hast du dich begleiten lassen? Die Schwangerschaft verlief komplikationslos, ich war zu den drei Screenings bei meiner Frauenärztin und habe die restlichen Vorsorgen bei meiner Hebamme gemacht.

Warum hast du die Geburt in Eigenregie für dich gewählt? Bei den vorangehenden Geburten hatte ich eine andere Hebamme. Rückblickend verlief nicht immer alles so, wie ich das gerne gehabt hätte, auch wenn die Geburten schön waren. Ich wollte es mir offen halten, sie zu rufen bzw. sie auch wieder wegzuschicken und ggf. nochmal zu uns zu bitten.

Wie hast du dich auf die Geburt vorbereitet? Ich habe „Die selbstbestimmte Geburt" von Ina May Gaskin gelesen und im „Rockenschaub" geblättert, Gespräche mit meiner Hebamme und meinem Mann geführt und mich mit anderen Schwangeren/(Alleingeburts-)Müttern ausgetauscht.

Wie verlief die Geburt? Gab es Komplikationen? Wegen Au-Pair im Haus dauerte das „Einwehen" und Entspannen ziemlich lange. Später verlief die Geburt ganz ruhig ohne Komplikationen. Und das erste Mal, ohne dass ich Probleme mit der vorderen Muttermundslippe hatte. Bei den drei vorangegangenen Geburten wurde diese unter den Wehen wohl immer gegen das Schambein gedrückt, was zum Anschwellen und starken Schmerzen führte. Durch gute Tipps von meiner Hebamme und bewusste Lagewechsel und viel „Aufrecht"sein (knien) hatte ich dieses Problem bei der vierten Geburt nicht. Unser kleiner Mann erblickte das Licht der Welt im Beisein seiner ganzen Familie, fast genau an der Stelle, wo er nun Nacht für Nacht schläft.

Die Plazenta kam relativ zügig noch vor der Hebamme, und die großen Schwestern haben sehnsüchtig gewartet, bis die Nabelschnur auspulsiert war, damit sie diese durchtrennen konnten.

Wie hast du dein Wochenbett erlebt? Verliebt, glücklich, ruhig, entspannt, stillend

Was würdest du werdenden Müttern mit auf den Weg geben? Sich gleich zu Anfang eine gute Hebamme zu suchen, in sich hineinzuhorchen, auf das eigene (Bauch-)Gefühl zu hören und sich nicht unnötig in eine „Ärzte- und Interventionsmühle" drücken zu lassen.

Was würdest du bei einer folgenden Schwangerschaft und Geburt anders machen? Mir beruflich und privat mehr Ruhe gönnen und noch bewusster genießen.

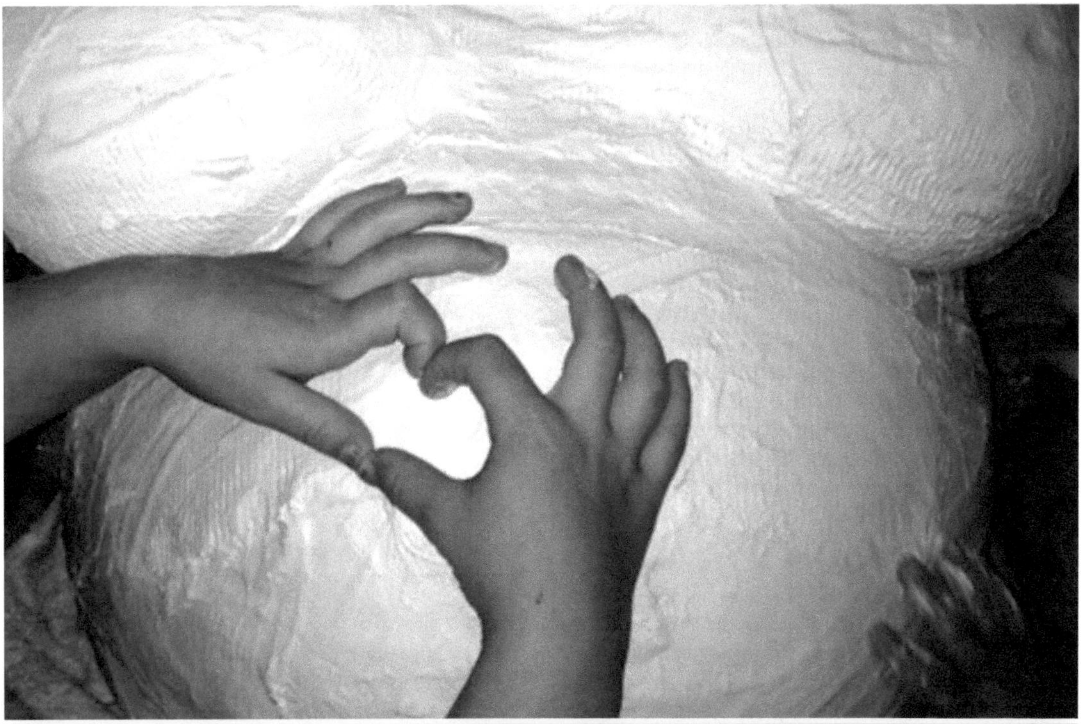

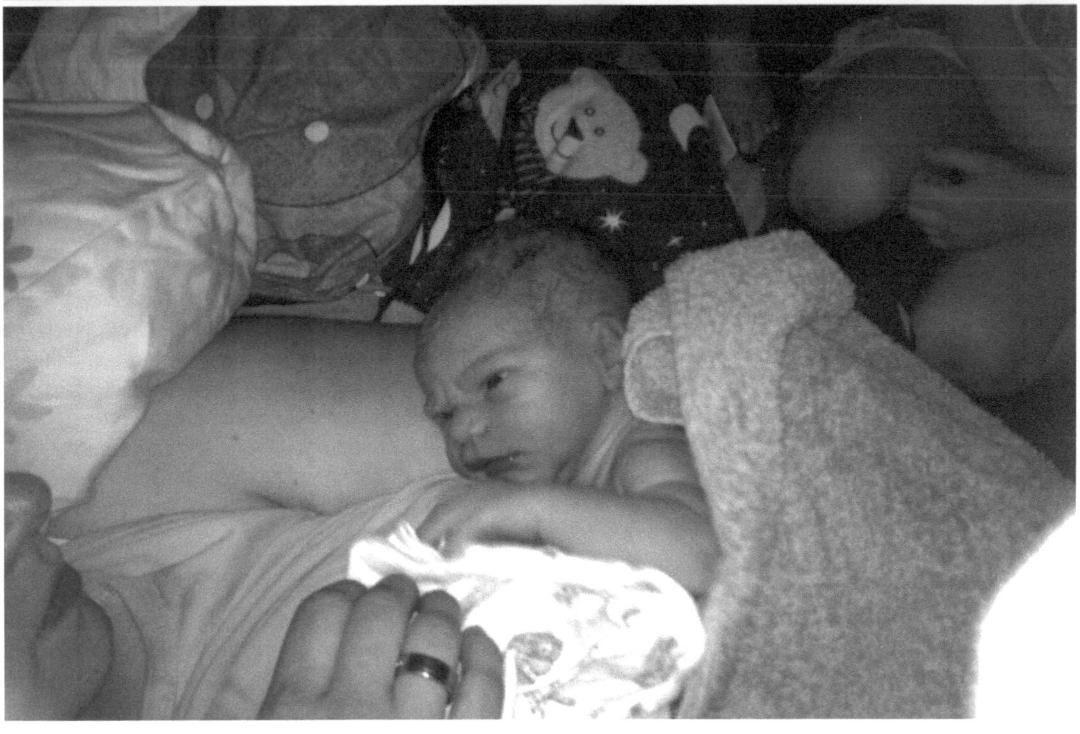

Tina, 32
Beruf: kurz vor Studienabschluss
(Europäische Ethnologie)

1. Kind: Mädchen (5 Jahre), Geburt im Geburtshaus
2. Kind: Junge (3 Jahre), Alleingeburt
3. Kind: Junge (1 Jahr), Alleingeburt

„Ich empfinde den Prozess, den ich im Laufe der Schwangerschaften und Geburten durchgemacht habe, als Befreiung."

Wenn ich das Wort „Alleingeburt" höre, kommen mir spontan folgende Gedanken in den Sinn: Lieber als von „Alleingeburt" rede ich eigentlich von einer „Freien Geburt". Ich empfinde den Prozess, den ich im Laufe der Schwangerschaften und Geburten durchgemacht habe, als Befreiung. Ich habe mich hauptsächlich von dem Gefühl befreit, Untersuchungen machen zu müssen.

Wann hattest du das erste Mal die Idee, ohne Hebamme zu gebären? Zufällig bin ich im Internet über den Film einer Freien Geburt in den USA gestolpert. Davor hatte ich es für unmöglich gehalten, dass es Frauen gibt, die sich so weit aus dem System rund um Schwangerschaft und Geburt entfernen. Ungefähr zeitgleich wurde ich zum zweiten Mal schwanger. In den folgenden Monaten beschloss ich zuerst, Alleingeburt zum Thema meiner Abschlussarbeit für die Uni zu machen, und anschließend selbst auch „frei" zu gebären.

Wen hast du in dein Vorhaben eingeweiht? Alle, die mich danach fragten. Außer die Frauenärztin, aber zu der bin ich dann ohnehin irgendwann nicht mehr gegangen.

Wie verlief die Schwangerschaft und von wem hast du dich begleiten lassen? Meine drei Schwangerschaften verliefen sehr gut. Während der ersten SS habe ich mich noch viel von einer Frauenärztin und nach meiner Anmeldung im Geburtshaus im Wechsel von den Hebammen dort betreuen lassen. Nach der Geburt erkannte ich, dass mir die Vorsorgetermine bei der FÄ immer das Gefühl gegeben hatten, ich sei krank, obwohl es mir blendend ging und alle Werte prima waren.

In der zweiten SS suchte ich nach einem Weg, mich von den gefühlten Zwängen zu befreien. Ich lehnte viele Untersuchungen ab, besonders das CTG, Ablehnung bestimmte meine Herangehensweise an das medizinische Vorsorgesystem. Als ich einmal bei der FÄ war, wurde ich automatisch wieder von der Vorsorgeroutine aufgesogen, ein Termin ergab den nächsten. Den dritten habe ich telefonisch abgesagt und mich danach erleichtert gefühlt. Ich nahm Kontakt zur Nachsorgehebamme meiner ersten Geburt auf, mit der ich mich sehr gut verstehe. Sie erklärte sich bereit, im Fall von Komplikationen und sonst nach der Geburt zu kommen. Es war toll, im Wochenbett wieder von ihr besucht zu werden.

In der dritten SS merkte ich, dass ich die Vorbehalte, die ich gegenüber der medizinischen Schwangerenbetreuung hatte, nicht auf einzelne Ärztinnen übertragen muss. Die FÄ (andere als zuvor) waren gern bereit, sich nach meinen klar geäußerten Wünschen zu richten, wenn sie auch darüber erstaunt waren, wie wenige der vorgesehenen Untersuchungen ich auswählte. Eigentlich nur einmal US, um den Sitz der Plazenta festzustellen.

Es fühlte sich gut an, diese ganzen Untersuchungen nicht mehr als Zwang wahrzunehmen, sondern als Angebot. Meine Hebamme arbeitete zu der Zeit nicht. Ich fand eine andere, die Unterstützung zusagte, aus familiären Gründen ihr Angebot aber zurückziehen musste, was ich aber nicht schlimm fand. Nach der Geburt fand ich eine Hebamme, die uns das Papier für die Anmeldung ausfüllte. Von dieser Geburt war mein Beckenboden sehr beansprucht und ich hatte das Gefühl, mein Innenleben würde aus mir herausfallen. Ich brauchte jemanden, der mir versicherte, dass alles in Ordnung war, was sie nach einer Bauchmassage auch tat.

Warum hast du die Geburt in Eigenregie für dich gewählt? Ich habe mich für eine Freie Geburt entschieden, weil ich mir die Geburt so am schönsten vorstellte. Für die meisten Menschen, die mir genau diese Frage gestellt und die genannte Antwort erhalten haben, war „schön" allerdings kein Argument, ja nicht einmal eine Kategorie, die mit Gebären überhaupt in Zusammenhang steht.

Wie hast du dich auf die Geburt vorbereitet? Meine erste Geburt (Geburtshaus) war sehr schnell verlaufen und sie hat mir großes Vertrauen in mich gegeben. Ich wusste einfach, dass ich gut gebären kann. Ich habe im Internet und in Büchern viel über Risiken gelesen und wie mit diesen umzugehen sei. Dabei habe ich allerdings vor allem gelernt, dass die meisten Risiken keine sind.

Wie verlief die Geburt? Gab es Komplikationen? Die erste Freie Geburt verlief sehr gut, wenn sie mit sechs Stunden auch länger dauerte als die erste Geburt, weil ich an diesem Abend sehr erschöpft war. Deutlich konnte ich jede einzelne Wehe kommen und gehen spüren und auch, wie sich das Köpfchen durch den Geburtskanal bewegte, wie sich die Schultern nach der Geburt des Kopfes drehten und der Rest des Körpers geboren wurde.

Meine Hand begleitete den kleinen Wuschelkopf nach draußen, was sich toll anfühlte. Bei der zweiten Freien Geburt hatte ich keine Lust auf Gebären, was ich auch lautstark äußerte, aber natürlich nützte das nichts. Später, als ich das Kind hinausschieben wollte, ging es erst nicht weiter. Ich spürte mit der Hand, dass etwas am Kopf im Weg war. Der Kleine musste erst noch mal ein Stück zurück rutschen und dann ohne seine Hand am Kopf geboren werden. Ich weiß nicht, ob andere das als Komplikation bezeichnen würden. Ich tue es nicht und war hinterher froh, dass niemand anwesend war, der in irgendeiner Weise eingreifen wollte.

Wie hast du dein Wochenbett erlebt? Die Geburt eines Kindes ist für mich ein Prozess, der länger andauert als die eigentliche Geburt. Insbesondere in den ersten Tagen und Wochen hatte ich das Gefühl, das Baby, das ich bis dahin in mir getragen hatte, nun auf mir zu tragen, immer noch als Teil von mir. Dieser Abnabelungsprozess dauert bis heute an. Die Wochenbettzeit ist für mich eine intensive Zeit, in der wir als Familie in der neuen Konstellation zusammenzuwachsen. Meine Schwester und meine WG haben mich und meine Familie in dieser Zeit unterstützt.

Was würdest du werdenden Müttern mit auf den Weg geben? Dass Gebären lange nicht so riskant ist, wie viele glauben.

Was würdest du bei einer folgenden Schwangerschaft und Geburt anders machen? Bei einer weiteren Schwangerschaft würde ich dem medizinischen System mit weniger Ablehnung gegenübertreten, sondern mich stattdessen noch mehr darüber freuen, dass ich den Luxus habe, mir die Untersuchungen auswählen zu dürfen, die ich in dem Moment für wichtig erachte.

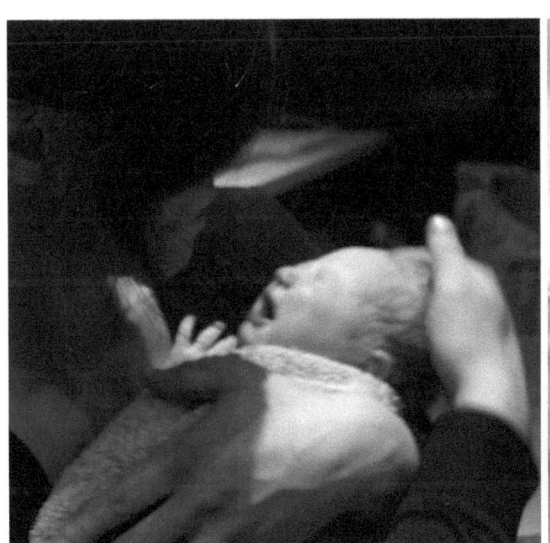
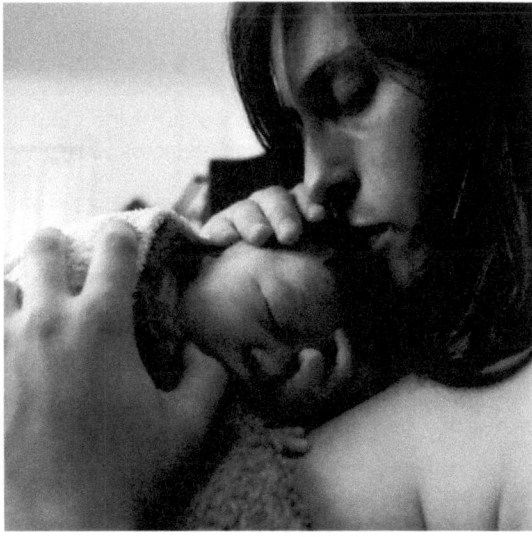

Sarah, 32
Beruf: Heilpraktikerin

1. Kind: Mädchen (10 Jahre), Hausgeburt
2. Kind: Mädchen (4 Jahre), Alleingeburt
3. Kind: Mädchen (2 Jahre), Alleingeburt
4. Kind: Mädchen (3 Wochen), Alleingeburt

„Kurz nachdem ich meine erste Tochter zu Hause mit ‚Hilfe' einer Hebamme geboren hatte, dachte ich mir: ‚Na, das wäre doch auch alleine gegangen.'"

Wenn ich das Wort „Alleingeburt" höre, kommen mir spontan folgende Gedanken in den Sinn: * Eine Geburt, bei der die alleinige Verantwortung die gebärende Frau innehat (anstatt dass sie Hilfe suchend von sich wegschauen oder weggehen könnte).

* Die Frau weiß, was am besten für sie ist, steht in Verbindung mit sich und ihrem Kind und wird daher zur bestmöglichen Geburt und zum optimalen Ablauf für sich selbst und für das Baby geführt.

* Die Frau bestimmt und entscheidet selbst, was für sie und ihr Baby gut ist, und wird dabei von niemandem gestört – keine Kommentare, Ratschläge, Störungen, aber auch keine Gefühle oder Gedanken von Außenstehenden (Unsicherheiten, Befürchtungen, Sorgen), die die Frau beeinflussen könnten.

* Eine Alleingeburt ist was für Frauen, die an sich glauben und sich selbst, der Natur und dem Leben vertrauen. Setzt Zeichen auch für andere Frauen, wieder an sich zu glauben!

* Eine Alleingeburt verbinde ich persönlich mit der optimalen Geburt – und eine harmonische Geburt legt den Grundstein für ein positiv erlebtes und glückliches Menschen-Leben!

Wann hattest du das erste Mal die Idee, ohne Hebamme zu gebären? Kurz nachdem ich meine erste Tochter zu Hause mit „Hilfe" einer Hebamme geboren hatte, dachte ich mir: „Na, das wäre doch auch alleine gegangen." Und ich glaube, damals entstand schon der Gedanke, dass es beim nächsten Mal auch ohne Hilfe sein würde…

Damals war ich gerade 22 und ich wusste nicht, dass es Frauen gibt, die „sowas" tun. Aber für mich schien es irgendwie normal zu sein.

Wen hast du in dein Vorhaben eingeweiht? Relativ am Anfang meiner zweiten Schwangerschaft war mir klar, dass ich dieses Kind in Ruhe gebären wollen würde, sprich ohne äußere Einflüsse. Ich habe diese Entscheidung meinem Partner mitgeteilt, der damit einverstanden war, und kurz darauf auch dem damals bei mir stattfindenden Singkreis. Es gab keine negativen Reaktionen darauf.

Erst ein paar Monate später habe ich davon erfahren, dass es einen Namen für eine Geburt ohne fremde Hilfe gibt, und bin so zu dem Buch „Unassisted Childbirth" geführt worden, was mich nochmals darin bestärkt hat. Umso schöner finde ich, dass es bald ein deutsches Buch geben wird – danke an Sarah!

Bei der dritten und vierten Schwangerschaft wussten dann schon alle Bescheid…

Ich habe noch keinen Widerstand von außen erfahren, allerdings achte ich ein wenig darauf, wem ich es wie mitteile – und gehe auch nicht wirklich Diskussionen ein, da diese bei nicht offenen Menschen eh zu nichts führen würden.

Wie verlief die Schwangerschaft und von wem hast du dich begleiten lassen? Bei der zweiten Schwangerschaft war ich einmal bei der Frauenärztin beim mittleren Ultraschall und eine erfahrene Hebamme hat mich ein paar Mal begleitet, allerdings sehr zurückhaltend (ohne Blutuntersuchungen und vaginale Untersuchungen). Ich habe ihr beim zweiten Termin mitgeteilt, dass ich das Kind gerne alleine zur Welt bringen wollen würde, was für sie in Ordnung war.

Anscheinend hat aber meine Entscheidung in einem Hebammenforum für viel Furore gesorgt: Einige waren begeistert, andere wiederum fanden es „daneben". Ich habe ihr unterschrieben, dass ich die alleinige Verantwortung für die Geburt übernehme.

Die Schwangerschaften verliefen neben der anfänglichen ganztägigen Übelkeit problemlos.

Bei der dritten und vierten Schwangerschaft war ich auch beim mittleren Ultraschall, und eine Hebamme war einmal kurz vor den Geburten da und hat uns einen Geburtspool ausgeliehen. Sie kam auch noch zwei, drei Mal in den Tagen und Wochen nach den Geburten.

Warum hast du die Geburt in Eigenregie für dich gewählt? Ganz einfach gesagt war es ein Gefühl, ein Impuls, dem ich gefolgt bin! Für mich ist es das Normalste, das ich mir denken kann.

Aber hier noch ein paar genaue Gründe:

* Mich hat bei der ersten Geburt gestört, dass die Hebamme als Erste mein Kind berührt hat und nicht ich als ihre Mama; sie hat meine Tochter zwar nur aufgefangen und auf den Boden gelegt, damit ich sie selber zu mir nehmen konnte, aber dennoch fand ich es irritierend, dass eine „wildfremde" Frau, die nach der Geburt wieder aus meinem Leben verschwindet, mein Kind als Erste berührt.

* Außerdem hat sie mich während der Pressphase aus der Badewanne „rausgeholt", und im Nachhinein wurde mir klar, dass ich wohl drin geblieben wäre, wenn ich selber die Verantwortung behalten hätte; und dieser „Gefahr" der Steuerung von außen wollte ich einfach entgehen.

* Ich finde die Geburt auch sehr intim und privat, ähnlich wie Sex, und auch da möchte ich niemanden dabei haben, der mir sagt was ich zu tun habe, oder auch „nur" zuschaut. Und ich bin mir über den Einfluss der Gefühle von anderen Anwesenden klar, der nicht zu unterschätzen ist! Jeder von außen kommende Impuls muss entweder beachtet, beantwortet oder nach Entscheiden ignoriert werden, was Zeit und Kraft kostet und die Frau unter der Geburt stört und von sich weg bringt. Und jede Störung oder Unruhe verändert die Hormonlage, was Komplikationen oder auch „nur" Schmerzen nach sich ziehen kann ...

* Die Geburt ist der Anfang eines jeden (!) Menschenlebens und ist nichts, was überwacht werden muss!

* Ich bin eher der Do-It-Yourself-Typ und treffe lieber meine eigenen Entscheidungen, anstatt denen anderer zu folgen! ☺

Wie hast du dich auf die Geburt vorbereitet? Ich habe in den ersten Schwangerschaften sehr viel gelesen. Und da ich selber Heilpraktikerin bin und über die Macht des Unterbewusstseins weiß, habe ich viele negative Gedanken und Ängste, die auch nur ansatzweise aufgetaucht sind, in verschiedenen Sitzungen mit mir selbst oder anderen bearbeitet und gelöst.

In der dritten Schwangerschaft habe ich mir auch genau aufgeschrieben, was mir wichtig ist für die Geburt und wie sie sein soll; das hat mir unter der Geburt geholfen, meine Gedanken in diese von mir gewollte Richtung (leicht und freudig) zu bewegen.

Wie verlief die Geburt? Gab es Komplikationen? Alle Geburten verliefen soweit sehr gut und ohne Probleme. Für Außenstehende oder im Vergleich zu manch herkömmlichen Krankenhausgeburten waren meine wohl Bilderbuchgeburten.

Allerdings gab es für mich persönlich trotzdem einen deutlichen Unterschied im Empfinden des Prozesses und auch bei der Bewältigung der „Schmerzen". Bei jeder Geburt wurde ich innerlich gelassener und ich habe sie auch als zunehmend stimmiger für meine Vorstellung, wie Geburt sein soll (nämlich leicht und freudig), wahrgenommen. Ich denke dennoch, dass jede Geburt eine Herausforderung ist, über innere Grenzen zu gehen – und wo frau gefragt ist, sich hinzugeben und loszulassen, zu vertrauen und die Dinge einfach und ohne Widerstände und Kontrolle passieren zu lassen (was nicht jedermanns Sache ist ☺).

Die letzten beiden Geburten waren „leicht" – die einzigen Presswehen bestanden jeweils aus dem Gebären des Köpfchens und dem Gebären des Körpers; die Eröffnungsphase fand ich bei allen Geburten harmlos (vergleichbar mit etwas stärkeren Regelschmerzen); und die Übergangsphase konnte ich vor allem bei den letzten beiden Geburten nicht als solche erkennen (bis auf einen kurzen Gedanken). Daher finde ich es in manchen Büchern auch unangemessen zu lesen, wie oft und in welchen Abständen Wehen kommen müssen (!), um eine Phase zu durchschreiten; diese Gedanken können einem das Gebären in Leichtigkeit erschweren!

Meine zweite Tochter hat mein Partner, der mich während dieser Geburt sehr liebevoll und verbunden unterstützt hat, in Empfang genommen und mir dann auf den Bauch gelegt; und für die dritte und vierte

Geburt war es mir aber sehr wichtig, bei vollem Gewahrsein mein Baby selbst in Empfang zu nehmen, was auch so war!

Bei der zweiten Geburt hat es sich so ergeben, dass die 6-jährige Schwester dabei war, was sehr stimmig war; bei der dritten Geburt wollte ich doch lieber ohne Kinder sein – meine dritte Tochter wurde dann während der Schulzeit der größten Schwester und dem einstündigen Mittagsschlaf ihrer 2-jährigen Schwester geboren; und bei der Geburt meiner vierten Tochter habe ich die ganze Nacht gedacht, sie würde geboren werden, aber sie hat bis zum Morgen gewartet, bis alle drei anderen Mädels zuschauen konnten ☺!

Ich finde es sehr schön, dass meine drei Töchter erlebt haben, dass Gebären auch entspannt und leicht sein kann!

Und noch was Konkretes, vielleicht als interessanter Hinweis:

Nach der zweiten Geburt habe ich mir selber viel Stress gemacht, weil die Plazenta nicht direkt kam; das hat uns viel von der Entspanntheit genommen, die dagewesen wäre (Hebamme angerufen, Baby hat geschrien ...).

Daher habe ich mir für die nächste Geburt vorgenommen, dass die Plazenta dann kommt, wenn mein Körper sie gebären mag, ob das jetzt eine, zwei oder drei Stunden sind. Sie kam nach plötzlichem und deutlichem Drang nach ca. 1 ½ Stunden, und ich war sowohl vorher als auch nachher total entspannt (soweit es die Nachwehen zuließen ☺).

Wie hast du dein Wochenbett erlebt? Als eine sehr besondere und innige Zeit, bis auf die Nachwehen und ein paar gefühlsmäßige Schwankungen ☺!

Auch ist es für die Kinder, die schon da sind, nicht nur schön, da sie großen Veränderungen unterworfen sind. Da ist es hilfreich, wenn der Partner so viel und so lange wie möglich ganz in der Familie präsent sein kann, damit man das neue Leben, sich selbst als Frau und neue Mutter und auch die „hohe Zeit" der Partnerschaft mehr genießen kann!

Und ich habe den Wunsch, dass man sich gegenseitig unter Frauen wieder mehr in dieser Zeit unterstützt (vielleicht wie früher (?) oder als gesellschaftliches Ritual), damit man noch mehr entspannen kann und damit diese Zeit wieder als etwas Heiliges erlebt und geschätzt wird!

Was würdest du werdenden Müttern mit auf den Weg geben? Frauen, wacht auf! Werdet euch eurer Kraft und Weisheit wieder bewusst und übernehmt wieder die Verantwortung für euch, euer Baby und eure Geburt (sonst tut es jemand anderes)!

Erweitert euren Horizont in eine positive Richtung – Gebären kann viel schöner und leichter sein, als von vielen Frauen, Büchern und Medien dargestellt!

Lest gute und liebevolle Bücher; tauscht euch mit Frauen aus, die eine achtsame oder positive Sichtweise auf Geburten haben. Schaut euch eure Ängste genauestens an, evtl. auch mit Hilfe von außen, und seid dabei ehrlich zu euch (mein Mittel der Wahl ist u.a. EFT (Emotional Freedom Techniques), damit kann man wunderbar schnell Blockaden lösen).

Übt euch in Vertrauen in euch selbst, eure Impulse, euren Körper und handelt danach! Bleibt euch treu, auch wenn jemand während der Geburt (oder überhaupt im Leben) was anderes sagt.

Falls ihr begleitet werden wollt, dann sucht eine Frau, die an euch und eure Fähigkeit zu gebären glaubt!

Alles Gute für alle Leserinnen und ihre Kinder!!!

Was würdest du bei einer folgenden Schwangerschaft und Geburt anders machen? Nichts!

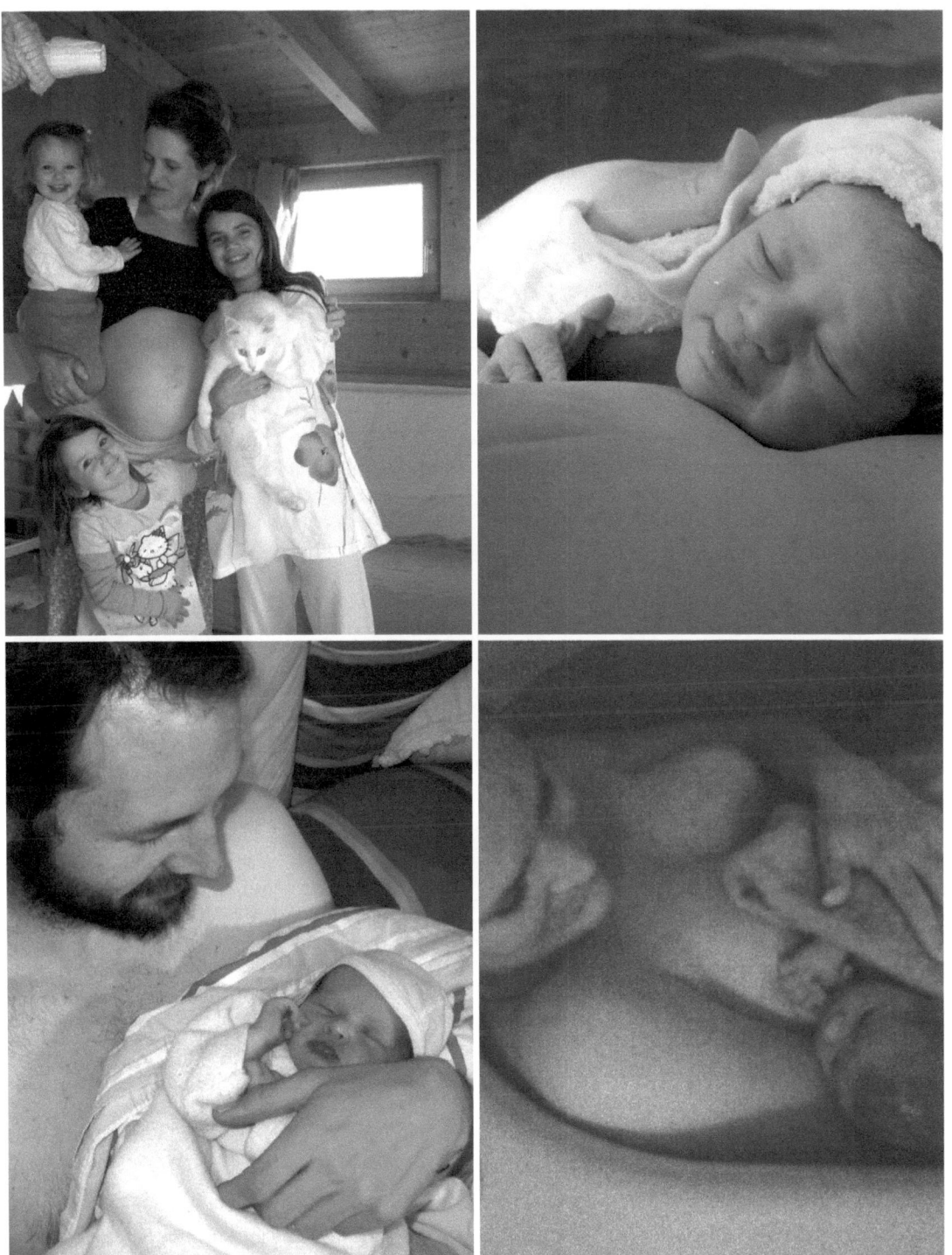

Yvette, 32
Beruf: Familienmanagerin

1. Kind: Mädchen (6 Jahre), Hausgeburt
2. Kind: Mädchen (4 Jahre), Hausgeburt
3. Kind: Junge (2 Jahre), Hausgeburt
4. Kind: Junge (6 Monate), Alleingeburt

„Ich entspannte in dem Wissen, dass Gott die schmerzlose, unkomplizierte Geburt für mich im Sinn hatte."

Wenn ich das Wort „Alleingeburt" höre, kommen mir spontan folgende Gedanken in den Sinn: Ruhe; intime Zeit mit Gott, Mann und Baby; gute eigene Reaktion

Wann hattest du das erste Mal die Idee, ohne Hebamme zu gebären? Von mir vorher nicht erkennbar war die Alleingeburt das Hauptthema in einem Buch, das ich las. Da ich mich mit dem Thema der schmerzlosen Geburt beschäftigte, meinte ich, dass diese Art der Geburt sehr gut dazu passen würde. Das war nach der Geburt meines dritten Kindes.

Wen hast du in dein Vorhaben eingeweiht? Ich habe keinem gegenüber ein Geheimnis daraus gemacht, außer bei meiner Hebamme.

Wie verlief die Schwangerschaft und von wem hast du dich begleiten lassen? Diese Schwangerschaft war besser als die drei davor. Ich hatte mittlerweile mehr darüber gelernt, wer Gott ist, und dass Er uns nur Gutes gibt; dass Er unsere Krankheit und Schmerzen schon getragen hat (Jesaja 53:4); ich es aber annehmen muss.

So fing ich an, in diesem Bewusstsein zu wachsen und danach zu handeln. Dabei konnte ich erfahren, wie ich diesmal keinerlei Schwangerschaftsbeschwerden hatte und sogar keine Kompressionsstrümpfe brauchte – bei den vorigen Schwangerschaften hatte ich starke Wassereinlagerungen und Schmerzen. Ich ließ mich nur von einer Hebamme begleiten.

Warum hast du die Geburt in Eigenregie für dich gewählt? Ich wusste, dass es mir ohne unerwünschte Zuschauer und Ablenkung besser gelingen würde, mich in aller Ruhe mit Gott zurückzuziehen und zu entspannen. Keine Fachkraft sollte mich eventuell irritieren.

Wie hast du dich auf die Geburt vorbereitet? Außer, dass ich mir etwas über die Anatomie des Körpers während der Geburt durchgelesen habe, habe ich sehr viel Zeit mit Gott verbracht, indem ich die Bibel gelesen, gebetet und für Gott gesungen habe. Öfters auf Spaziergängen und Fahrradtouren. In dieser Zeit, wo ich Gott stets besser kennenlernte, wurde ich so froh über Gott, dass alles andere – wie die schmerzlose Geburt – mir nicht mehr so wichtig war. Ich entspannte in dem Wissen, dass Gott die schmerzlose, unkomplizierte Geburt für mich im Sinn hatte, und dass, wenn ich es jetzt noch nicht erreichte, ich dies ein anderes Mal tun würde.

Wie verlief die Geburt? Gab es Komplikationen? Die Geburt war wunderschön! Viel, viel schöner als erwartet. 20 Minuten erlebte ich eine Anstrengung in meinem Körper, ohne etwas Bestimmtes zu spüren. Danach ruhte ich eine Stunde lang aus; zuerst im Bett, danach in der Badewanne. Da hatte ich plötzlich meine erste (schmerzlose!) Kontraktion, und das war sofort eine Presswehe.

Es folgten noch zwei solche, und dann platzte in einem Ruck die Fruchtblase und das Kind kam raus. Ich spürte dies sehr bewusst und fing das Baby auf. Ich war ausgeruht und fit und konnte das Baby sofort mit meinem Mann genießen. Das Baby trank ein paar Schlückchen bei mir und schlief dann eine Stunde lang auf meiner Brust. So friedlich waren meine neugeborenen Babys da noch nie gewesen.

Nach einer weiteren halben Stunde kam die Plazenta auf unser Gebet hin. Die Hebamme war nämlich gerade da und sie wollte mich beinahe ins Krankenhaus schicken, da die Plazenta noch stockfest saß.

Wie hast du dein Wochenbett erlebt? Im Wochenbett war ich fit und unser Baby sehr friedlich. Er hatte deutlich keinen Stress erlebt. Wir haben die

Zeit sehr genossen. Auch habe ich nachher, genau wie bei der Geburt, kaum geblutet.

Was würdest du werdenden Müttern mit auf den Weg geben? Matthäus 6:33: „Trachtet zuerst nach dem Reich Gottes und nach Seiner Gerechtigkeit, so wird euch dies alles hinzugefügt werden!" Das heißt hier: Das Augenmerk nicht so stark auf die Geburt legen oder auf das, was alles schief gehen könnte, wann die Schmerzen kommen etc., sondern auch in dieser Situation den Fokus auf den lebendigen Gott, der uns beschenkt, segnet, liebt, schützt und bewahrt. Wenn wir unser Leben Gott unterstellt haben, dann brauchen wir den Fluch der Geburtsschmerzen nicht mehr zu erwarten und zu ertragen – dann kann diese besondere Situation von Vertrauen in Gottes aktiven Schutz geprägt sein.

Was würdest du bei einer folgenden Schwangerschaft und Geburt anders machen? Ich würde nur weiterwachsen in meiner Beziehung mit Gott und an erster Stelle Sein Königreich suchen!

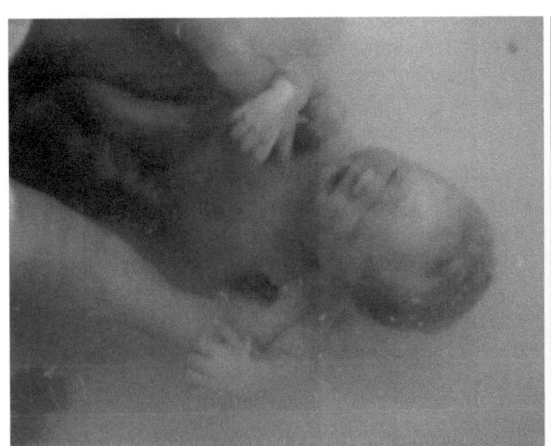
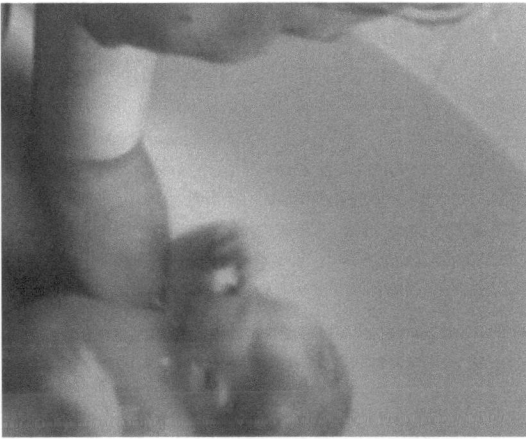
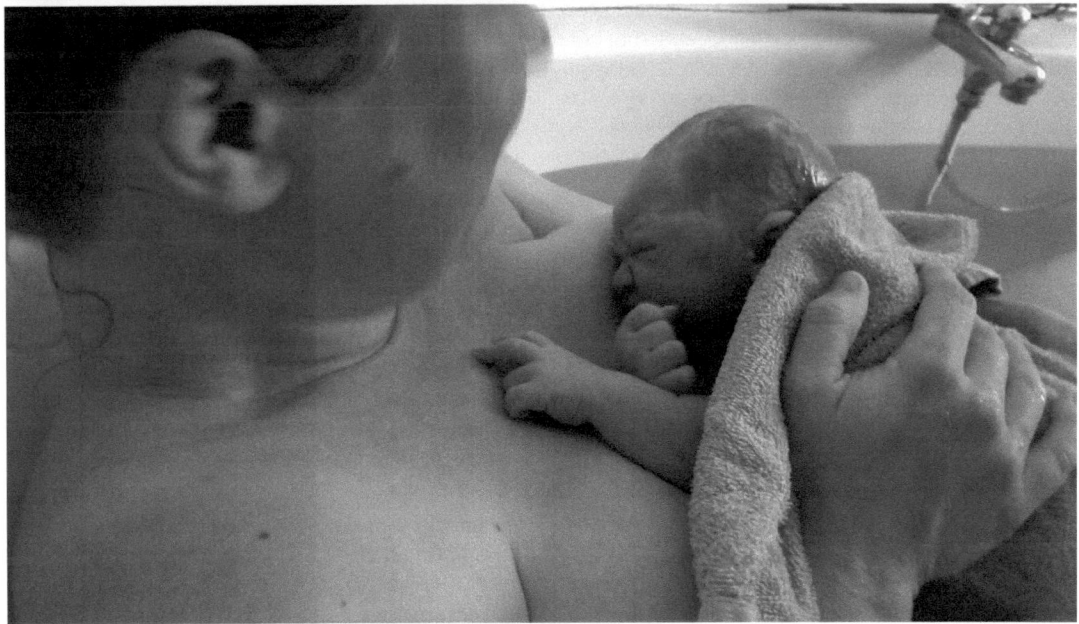

Rebekka, 33
Beruf: Ingenieur, zuletzt Manager Governance in der Regionalverwaltung West Arnhem Shire, Northern Territory, Australien

1. Kind: Junge (7 Monate), Alleingeburt

„Der Gedanke einer freien Geburt fühlte sich intuitiv sofort richtig an."

Wenn ich das Wort „Alleingeburt" höre, kommen mir spontan folgende Gedanken in den Sinn: Im Englischen heißt es „Free Birth", diese Bezeichnung finde ich zutreffend. Frei sein, Platz haben, sich ausbreiten, entfalten und austoben können, unbeeinflusst und ohne Vorgaben, Druck von außen oder Zeitplan.

Wann hattest du das erste Mal die Idee, ohne Hebamme zu gebären? Lange bevor ich schwanger war. Mit der Idee einer Hausgeburt war ich bereits vertraut. In einschlägiger Literatur las ich von Alleingeburten. Der Gedanke einer freien Geburt fühlte sich intuitiv sofort richtig an. Damals allerdings schloss ich dies für meine erste Geburt noch aus.

Als ich schwanger war, machte ich mich auf die Suche nach einer Hebamme für die Hausgeburt. Wir sind gerade von Queensland, wo es viele Hausgeburtshebammen gibt, in das Northern Territory gezogen. Hier müssen alle Hebammen strenge Richtlinien befolgen. Zum Beispiel dürfen sie keine Geburt außerhalb der größeren Städte betreuen. Wir wohnen 3 Autostunden von Darwin und der nächsten Klinik entfernt, eine Hausgeburt mit Hebamme kam so nicht in Frage.

Wir zogen jede erdenkliche andere Alternative (z.B. das Birth-Center) in Betracht, aber alle damit verbundenen Kompromisse schienen uns doch zu groß. Eine freie Geburt war unsere nächstbeste Option. Obwohl es etwas dauerte, bis ich mich damit abfinden konnte, dass mir eine Hebamme für die erste Geburt verwehrt wurde.

Wen hast du in dein Vorhaben eingeweiht? „Gewusst" haben es nur wenige Freunde. Wir wohnen in einem kleinen Ort, mein Partner arbeitet zudem noch in der ansässigen Klinik, die Hausgeburten im Ort strikt nicht unterstützt. Geahnt haben es aber wohl die meisten. Spätestens als ich kurz vor der Geburt immer noch im Ort war, anstatt die letzten Wochen in Darwin zu verbringen, wie es sonst üblich ist.

Wie verlief die Schwangerschaft und von wem hast du dich begleiten lassen? Die Schwangerschaft war ein einziges großes Staunen für mich. Faszinierend, wozu unsere Frauenkörper fähig sind! Die ersten Monate empfand ich die Vorstellung, ein Baby in mir zu tragen, noch recht abstrakt, aber dann, der Bauch wird immer größer und das Baby fängt an, sich zu bewegen und zu strampeln – wunderbar! Ich habe stundenlang Zeit mit dem Baby verbracht.

Wir haben fast keine der „üblichen" medizinischen Tests, Untersuchungen oder Screenings wahrgenommen. Das war eine informierte und diskutierte Entscheidung. Kein Ultraschall, keine vaginalen Untersuchungen, ich habe mich nicht mal gewogen. Einen Arzt habe ich ebenfalls nicht aufgesucht.

Warum hast du die Geburt in Eigenregie für dich gewählt? Erstens ist eine Geburt für mich ein äußerst intimes Familienereignis und kein medizinischer Vorfall. Deshalb finde ich „zu Hause" auch den geeignetsten Ort, um ein neues Familienmitglied angemessen zu begrüßen und auf der Welt zu empfangen. Zudem ist für mich eine Geburt ein kraftvoller Prozess, der in sich auf physikalischer, emotionaler und spiritueller Ebene fein abgestimmt ist.

Ich wollte jede Störung dieser sensiblen Abläufe vermeiden, und damit das Risiko von Komplikationen minimieren. Eine Hausgeburt war für uns normal und selbstverständlich. Auch ohne Hebamme.

Wie hast du dich auf die Geburt vorbereitet? Ich war schon immer sportlich und so fiel es mir leicht, mich auch während der Schwangerschaft fit zu halten. Ausdauertraining, Krafttraining, Boot Camp, Schwimmen, Laufen, Boxen, Spazieren, und viel, viel Yoga.

Zudem habe ich so viel wie möglich über die Schwangerschaft und Geburt gelesen, viel recherchiert, und mich in einschlägigen Foren mit anderen ausgetauscht.

Wie verlief die Geburt? Gab es Komplikationen? Die Geburt meines Sohnes: das absolut beeindruckendste, schönste und anstrengendste Ereignis meines Lebens.

Die aktive Geburt begann ca. eine halbe Stunde, nachdem die Fruchtblase gesprungen war. Dass die Kontraktionen gleich so energisch sein würden, hat mich überrumpelt. Eigentlich wollte ich noch spazieren gehen und einen Kuchen backen! Tatsächlich startete aber schon der intensive Teil und ich musste mich voll auf die Wehen konzentrieren.

Mein Partner und eine Freundin, die zur emotionalen Unterstützung gekommen ist, bauten den Geburtspool auf. Leider war der undicht und es gab eine Überschwemmung im Wohnzimmer. Bis alles wieder trocken war, war ich stattdessen in der Badewanne und unter der Dusche.

Nach etwa zehn Stunden intensiver „Arbeit" war der Muttermund vollständig geöffnet.

Die zweite Phase der Geburt empfand ich als viel angenehmer und schöner. Von meiner Umwelt habe ich da nicht mehr viel mitbekommen, ich war wohl im Feenland. Es dauerte aber noch weitere sechs Stunden, bis unser Sohn geboren war. Mein Partner war eine wundervolle Unterstützung, wir haben toll als Team zusammengearbeitet. Er hat unser Baby bei der Geburt empfangen.

Ob es Komplikationen gab, finde ich schwer zu beurteilen, denn mein Wissen war ja rein theoretischer Natur. Es lief nichts Offensichtliches schief. Ich denke aber, in einer Klinik wäre die Länge der zweiten Phase an sich schon eine Komplikation gewesen (und hätte mit Sicherheit zu Interventionen und wahrscheinlich zum Kaiserschnitt geführt).

Wie hast du dein Wochenbett erlebt? Ich war unheimlich froh, dass wir direkt zu Hause waren, und ich tun und lassen konnte, was ich wollte. Ich war im Lalaland und wollte nicht in die Realität zurückkehren. Es dauerte fast zwei Wochen, bis wir das Haus verließen. Eine ganz besondere Zeit.

Was würdest du werdenden Müttern mit auf den Weg geben? Die Verantwortung für Schwangerschaft, Geburt, und Baby nicht abzugeben. Sich ausführlich informieren, nachfragen, bewusst Entscheidungen treffen. Körperlich fit und gesund in die Schwangerschaft gehen, zahlt sich aus. Bei allem nicht vergessen, dieses Wunder zu genießen.

Was würdest du bei einer folgenden Schwangerschaft und Geburt anders machen? Nichts Wesentliches. Eine Geburt mit Hebamme würde ich zwar auch toll finden, aber wirklich NUR dann, wenn sie ALLE meine Wünsche akzeptiert und wenn ich auf persönlicher Ebene ein 100% gutes Gefühl habe. Ansonsten wieder eine Alleingeburt. Und die Hebamme vielleicht auf Abruf.

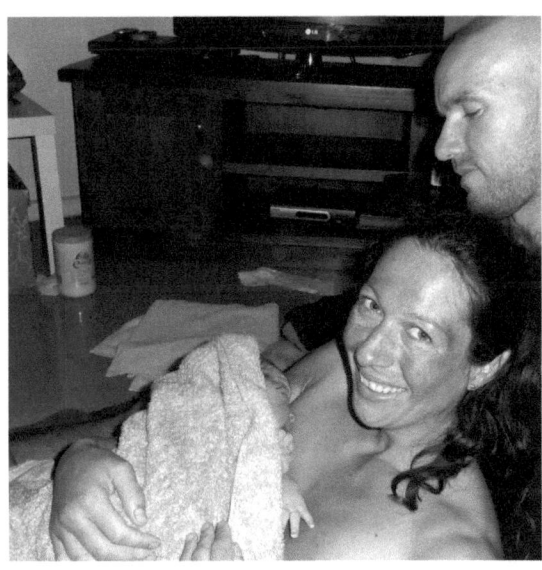
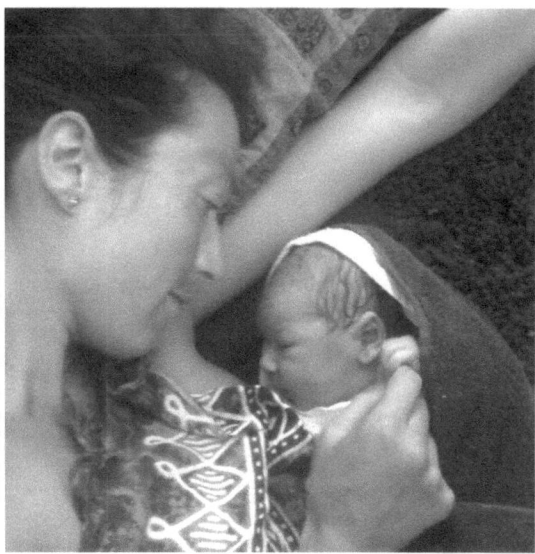

Romy, 33
Beruf: Mutter, Musikerin, Trageberaterin, Hypnobirthing-Instruktorin u.v.m.

„Es kam mir vor, als ob die Welle mich ergriff, ich ritt auf ihr und ich wusste, ich bin die Wellenreiterin."

1. Kind: Junge (11 Jahre), Klinikgeburt
2. Kind: Junge (8 Jahre), Klinikgeburt
3. Kind: Mädchen (6 Jahre), Alleingeburt
4. Kind: Junge (3 Jahre), Alleingeburt
5. Kind: Mädchen (1 Jahr), Alleingeburt

Wenn ich das Wort „Alleingeburt" höre, kommen mir spontan folgende Gedanken in den Sinn: In jeder Geburt kommt irgendwann der Moment, in dem die Gebärende realisiert, dass sie die Einzige ist, die gebiert. Egal, wie viele Menschen anwesend sind, sie ist die einzig wirklich Aktive, die es mit ihrer Kraft zu einem erfüllenden Geburtserlebnis bringen kann. Der Schlüssel für eine Traumgeburt ist, wenn sie in diesem Augenblick in ihre Kraft kommt, indem sie die volle Verantwortung übernimmt und die Regie ihrer Geburt selber in die Hand nimmt. In der Alleingeburt ist für mich die Essenz der Geburt am ehesten erfahrbar in ihrer vollen transformierenden, magischen und spirituellen Größe, die es der Gebärenden ermöglicht, ihr vollkommenes weibliches Kraftpotential zu entfalten und zu nutzen.

Wann hattest du das erste Mal die Idee, ohne Hebamme zu gebären? Während meiner zweiten Geburt, als mir bewusst wurde, wie anwesende Personen und Fremdbestimmung während der Geburt Einfluss nehmen auf mein Empfinden und somit den Geburtsverlauf beeinträchtigen können.

Wen hast du in dein Vorhaben eingeweiht? Nur meinen Mann.

Wie verlief die Schwangerschaft und von wem hast du dich begleiten lassen? Während meiner dritten Schwangerschaft suchte ich zuerst nach einer Hebamme. Der Wunsch ganz alleine zu gebären entstand erst sehr spät in dieser Schwangerschaft. Die Hebamme hat mich einmal zu Hause besucht und die Lage des Kindes getastet. Bei der vierten und fünften Geburt habe ich mich von meiner Intuition leiten lassen und von einer Hebamme nur die Lage meiner Kinder bestätigen lassen. Meine Schwangerschaften waren wunderschön und gleichzeitig intensiv und ich setzte mich jeweils tief mit den anstehenden Themen auseinander.

Warum hast du die Geburt in Eigenregie für dich gewählt? Als ich zum ersten Mal von der Alleingeburt hörte, war ich fasziniert. Ich stellte mir vor, wie ich mich mit meinem Körper und mit meinem Baby alleine, ruhig und konzentriert auf die sanfte Öffnung einlassen würde. Sich zu öffnen und sich hinzugeben ist bei der natürlichen Geburt essentiell. Und viele Frauen, da gehöre ich dazu, können sich am besten alleine oder im Beisein von sehr nahen und vertrauten Personen öffnen und einlassen. Eine Alleingeburt in meiner vollen Kraft, ohne Fremdeinflüsse, erschien mir da die notwendige und ehrliche Konsequenz.

Wie hast du dich auf die Geburt vorbereitet? Ich habe mich täglich intensiv auf meine Geburten vorbereitet, mental, mit Affirmationen, Entspannungs-, Atem- und zahlreichen anderen Übungen. Zudem habe ich mich in einem positiven Umfeld bewegt. Ich habe mich gesund ernährt und mir bewusst viel Ruhe und schöne Momente mit meinen Liebsten gegönnt. Des Weiteren habe ich mich physisch mit Yoga und anderen Körperübungen in Form gehalten und regelmäßig in meinen Körper reingefühlt. Mit meinem Baby war ich in tiefer Verbindung.

Wie verlief die Geburt? Gab es Komplikationen? Meine drei Alleingeburten verliefen absolut reibungslos, schnell, entspannt, wunderschön und ohne Schmerzen. Meine dritte Alleingeburt als Beispiel: Die Stimmung im Zimmer war geheimnisvoll. Ich entzündete Kerzen. Überall standen Blumen. Es duftete weich und erdig. Ich entspannte mich, war hochkonzentriert und mit meinem Baby verbunden.

Ich war ganz alleine. Und doch fühlte ich mich so getragen und behütet wie selten. Ich atmete sanft, aber hochfokussiert, mein Baby mit jeder Welle langsam und stetig den Geburtsweg entlang. Mit jeder Welle atmete ich sie ein kleines Stück weiter vor und während jeder Wellenpause entspannte ich mich bewusst und spürte, wie das Köpfchen jedes Mal etwas zurückglitt.

Obwohl alles schließlich sehr schnell ging, hatte ich genügend Zeit, mich zu entspannen. Alles wurde weit und weiter. Meine Tochter ging langsam aber sicher ihren Geburtsweg, bis ich ihre Fruchtblasenhaube ganz nah am Damm spürte. Die Weite wurde immer intensiver, und dann ergriff mich eine enorme Kraft, eine unbeschreiblich starke Welle. Sie kam von tief unten mit solch einer Wucht und schob sanft, aber mit unsäglicher Kraft.

Die Fruchtblase ging auf, und ich spürte ein paar weiche Härchen. Es kam mir vor, als ob die Welle mich ergriff, ich ritt auf ihr und ich wusste, ich bin die Wellenreiterin und würde meine Welle nicht verlassen. Ich atmete stimmlos, führte jedoch die Luft fokussiert durch meinen Körper in Richtung Öffnung. Ich konnte eine Blüte sehen, die ihre Blätter ganz sachte entfaltete. Ich führte mit meinem Atem und meinen beiden Händen sanft ihr Köpfchen über den Damm – maximale Weite und Offenheit – und ihr Köpfchen

war da und sie gab ihre ersten Laute von sich! Ich lachte laut auf vor Freude und Glück, und mit der nächsten Welle glitt ihr Körper nach. Ich nahm sie in meine Arme an mein Herz, und mein Mann, der kurz vorher das Zimmer betreten hatte, deckte uns beide mit einer Decke in einer Umarmung zu. Ein Moment, in dem die Zeit stehen bleibt. Ein absolut magisches und bahnbrechendes Erlebnis! Bei einer solch wunderschönen Geburt werden alte Wunden geheilt und Energien freigesetzt. Über Generationen und Welten hinweg.

Wie hast du dein Wochenbett erlebt? Am schönsten empfand ich das Wochenbett zu Hause. Besonders wertvoll war jeweils auch der Start für uns mit den älteren Kindern, die im Wochenbett mit dabei waren. Wir alle durften zusammen diese wundervolle Zeit erleben, und sie hat uns tief geprägt und genährt.

Was würdest du werdenden Müttern mit auf den Weg geben? Hört auf euer Herz, eure Intuition, vertraut eurem Körper und tretet in eure Kraft. Jede Geburt ist ein magisches und zutiefst transformierendes Erlebnis.

Was würdest du bei einer folgenden Schwangerschaft und Geburt anders machen? Nichts.

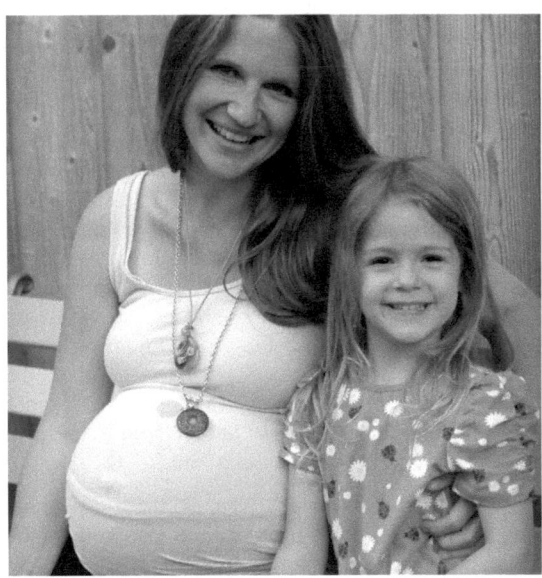
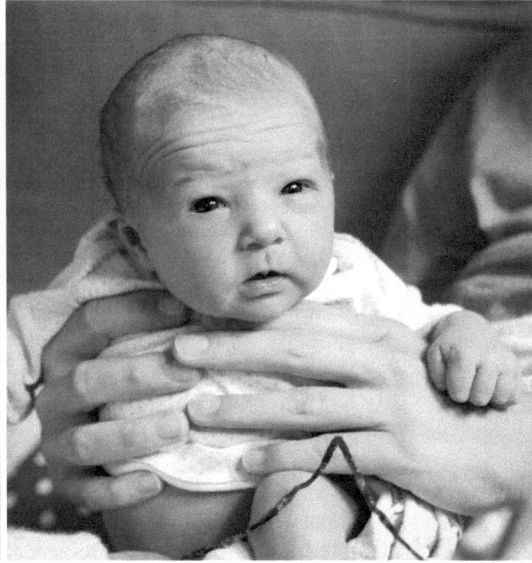

Stefanie, 33
Beruf: Diplom-Psychologin, Systemische Therapeutin

„Die zweite Presswelle brachte schon den Po in Greifweite."

1. Kind: Mädchen (6 Jahre), Klinikgeburt (anthroposophisches KH)
2. Kind: Junge (3 Jahre), halb geplante Alleingeburt
3. Kind: Mädchen (6 Monate), Alleingeburt bei BEL

Wenn ich das Wort „Alleingeburt" höre, kommen mir spontan folgende Gedanken in den Sinn: Eigenverantwortung, Vertrauen, ungestörte Erfahrung, Verbundensein

Wann hattest du das erste Mal die Idee, ohne Hebamme zu gebären? Als ich das erste Mal schwanger war. Damals hätte ich gesagt, aus Furcht vor invasiven Eingriffen. Heute sage ich, aus Intuition und Vertrauen!

Wen hast du in dein Vorhaben eingeweiht? Bei der zweiten Geburt niemanden. Bei der dritten Geburt in BEL: meinen Mann, meine Freundin, drei Hebammen (die ich wegen meinem Mann gefragt hatte), meinen Körpertherapeuten

Wie verlief die Schwangerschaft und von wem hast du dich begleiten lassen? Die zweite Schwangerschaft war anfangs von der Furcht geprägt, ich könnte wie bei der ersten eine Spätgestose bekommen und es könne sich wieder unter der Geburt ein Hämatom im Geburtskanal bilden, welches operativ entfernt werden muss. Und wahrscheinlich würde ich abermals durch eine „Plazentalösungsstörung" nach der Geburt noch zur Ausschabung müssen.

Die Frauenärztin, welche die Schwangerschaft bestätigte, empfahl mir eine „engmaschige Betreuung und einen geplanten Kaiserschnitt, dafür sind wir ja da!" Ich wechselte dann zu der anthroposophischen Frauenärztin, die mich nach der ersten Geburt operiert hatte. Sie ging von einer normalen Schwangerschaft und Geburt aus, wollte mich aber bei jedem zweiten Vorsorgetermin in der Praxis haben. Das Praxisprozedere hatte trotz allem für mich etwas Beunruhigendes: Warten, von Raum zu Raum geschickt werden, hier Urin lassen, da Becher hinstellen, dort Blutdruck messen, hier die Untersuchung und die vermeintliche Expertise-Hierarchie: Die Gynäkologen wissen besser Bescheid als ich selbst. Dazu die Informationsfolter:„Oh, nur eine Niere!", „zu wenig Fruchtwasser", „Kind liegt zu tief", „Gebärmutterhals verkürzt". Alles Befunde, die ich erst nach stundenlanger Internetrecherche und intensivem In-mich-Hineinspüren von mir weisen konnte.

Als ich wegen „drohender Frühgeburt durch Gebärmutterhalsverkürzung" wöchentlich zur Untersuchung kommen sollte, machte ich die Vorsorgen nur noch bei der Hebamme. Das verlief etwas ruhiger, bis der Bluthochdruck gegen Ende der Schwangerschaft wieder bis zur Gestosegrenze (über 140/90) stieg. Zwei Tage nach dem errechneten Entbindungstermin hatte unsere natürliche Einleitungsunterstützung (Prostaglandine im Sperma unterstützen die Öffnung des Muttermundes) rasanten Erfolg. In der dritten Schwangerschaft vertraute ich endlich meiner Intuition und verzichtete auf Vorsorgen.

Dadurch war es die beste Schwangerschaft von allen! Mein Mann wollte eine Hebamme dabei haben, und ich hoffte darauf, dass ich es wieder schaffen würde, vor ihrem Erscheinen zu gebären. Drei Wochen vor dem errechneten Entbindungstermin kam die Hebamme zum ersten Mal. Sie stellte die Beckenendlage fest und sagte, ich solle „mal ein ernstes Wörtchen mit dem Kind reden".

Das war für mich ein Wendepunkt. Ich musste meine Intuition mit Wissen untermauern. Ich recherchierte nächtelang. Ich stellte fest, dass die BEL erst vor ein paar Jahrzehnten zur „Lageanomalie" wurde. Vorher war es eine seltene, aber normale Geburtslage. Ich setzte mich mit den Risiken auseinander und damit, wie ich sie minimieren konnte. Über Alleingeburten in BEL war im deutschsprachigen Raum nichts zu finden. Glücklicherweise gibt es weltweit Frauen, die anderen mit ihren Erfahrungen Mut machen. Je mehr ich mich informierte, desto besser fand auch mein Mann ein „Ja zur Alleingeburt in BEL".

Ich lernte auch zum ersten Mal, die Kindslage selbst zu erfühlen. Ich frage mich, warum man lernt, seine Brust nach Krebsknoten abzutasten, aber nicht, die

Lage seines Kindes zu erspüren! Neben intensiver Recherche lud ich mein Kind täglich zum Drehen ein (Indische Brücke, Rollen im Wasser, Moxen, Globuli), sagte aber auch zu ihm: „Es wäre schön, wenn du dich noch drehst, damit kenne ich mich nämlich aus. Und ich glaube, du liegst zu jeder Zeit in der für dich optimalen Geburtslage!"

Warum hast du die Geburt in Eigenregie für dich gewählt? Weil ich meiner inneren Stimme vertrauen und mich nicht mehr von vermeintlichen Experten verrückt machen lassen wollte. In meiner ersten Schwangerschaft wurde eine Woche vor dem errechneten Entbindungstermin eine leichte Spätgestose diagnostiziert. Die Geburt fand daraufhin im KH statt.

Mit meinem Wissen heute würde ich auch dann allein gebären, da ein solcher Befund bei gut durchbluteter Nabelschnur durchaus als normaler Abstoßungsprozess gewertet werden kann und sich durch Behandlungsfolgen weitaus schwerwiegendere Folgen ergeben können. In der dritten Schwangerschaft lag das Kind „falsch herum". Bei einer sogenannten Lageanomalie (BEL) dürfen Hebammen aufgrund ihres Haftungsrisikos nicht betreuen. Es gibt keine Möglichkeit, sie davon zu entbinden, da Krankenkassen und Staatsanwaltschaft im Schadensfall Ersatzansprüche an sie stellen würden. Die Hebamme hätte den Notarzt rufen müssen, wenn ich mit ihr einen Behandlungsvertrag eingegangen wäre und mich nach ihrer Aufforderung nicht ins KH begeben hätte.

Nur in wenigen Krankenhäusern wird, u.a. nach einer Vermessung des Beckens und der geschätzten Kindsgröße, eine Spontangeburt bei Steißlage „versucht". Eine Wassergeburt ist kontraindiziert, da nicht permanent mit dem CTG überwacht werden kann, eine Verlegung erschwert wäre und die Ärzte einfach nicht gut „dran" kommen. Ein Anästhesieteam und ein Arzt würden unter der Geburt für den Notfall dabei sein.

Die Geburtsposition würde vorgeschrieben werden, wenn nicht auf dem Rücken, dann im Vierfüßlerstand, sofern nicht sowieso eine PDA gesetzt würde. Unter der spontanen, vaginalen Geburt werden meist bestimmte Kopfentwicklungs- und Armlösungs-Manöver angewendet. Im deutschsprachigen Raum habe ich den Begriff „hands off the breech" nicht in den Lehrbüchern für Hebammen gefunden, während es in der englischen Literatur ein stehender Begriff zu sein scheint. „Hands off the breech" bedeutet: Hände weg bei Steißgeburten. Der Geburtshelfer leistet keine Hilfestellung bei der Bein- oder Armausklappung. Auch der Kopf wird nicht durch ein Manöver gedreht. Die Gefahr bei diesen Eingriffen besteht darin, dass das Kind erschrickt und einen oder beide Arme nach oben reißt, wodurch der Kopf schlechter geboren werden kann. Insofern war der Wunsch nach einer natürlichen, ungestörten und selbstbestimmten Geburt bei BEL nur als Alleingeburt möglich!

Wie hast du dich auf die Geburt vorbereitet? Viele Informationen aus Büchern (Gaskin, Odent, Morgan) und dem Internet. Geburtsvideos angeschaut. Sehr einprägsam waren zwei Videos, in denen die Mütter ihr blau geborenes Kind mit schlaffem Muskeltonus intuitiv beatmeten. Daraufhin habe ich mich mit der Wiederbelebung von Säuglingen beschäftigt. Ich studierte die Statistiken, welche die Steißlage zu einer Risikogeburt haben werden lassen. Diese richtungsweisenden Arbeiten haben erhebliche Mängel, dienen aber als Grundlage für die Risikobewertung der Steißgeburten.

Körperlich habe ich mich mit tiefem Atmen, Entspannungsübungen und Dammmassage vorbereitet. Mental bin ich „in mich gegangen" und habe meiner Intuition vertraut. Dazu habe ich einen Geburtspool angeschafft. Gerade bei BEL sollen im Wasser bestimmte Risiken wie z.B. das eines Nabelschnurvorfalls vermindert werden. Ist die Nabelschnur bereits zu sehen, der Kopf aber noch nicht geboren, kann das Kind unterversorgt sein. Die Zeitangaben, wie schnell der Kopf dann geboren werden sollte, differieren erheblich: von zwei Sek. bis fünf Min.! Durch die Auftriebswirkung des Wassers (ab ca. 50 cm Wassertiefe) soll die Nabelschnur bei einem Geburtsstillstand nicht so stark zwischen Kindskopf und Becken eingeklemmt werden. Eine weitere Gefahr besteht in dem eventuell zu frühen Auslösen des Atemreflexes, wenn die Haut des Kindes schon an der kalten Luft ist. Dann kann Fruchtwasser in die Lunge geraten. Die Wärme des Wassers soll das verhindern und die Geburt außerdem beschleunigen.

Wie verlief die Geburt? Gab es Komplikationen? Bei beiden Alleingeburten: Eine Stunde Wehentätigkeit, davon ca. 10 Min. Presswehen. Komplikationslos. Die Nachgeburt kam nach über 1 Stunde in derselben Hockposition, die ich spontan während der Geburt eingenommen habe. Dieser Umstand ist erwähnenswert, da die Plazenta bei meiner ersten

Geburt (selbst in einem anthroposophischen KH) innerhalb von 10 Minuten nach der Geburt im Liegen geboren werden sollte. Als das nicht geschah, wurde gedrückt, gezogen und Oxytocin gespritzt. Als sie dann endlich kam, wurde sie für vollständig erklärt, was sich aber als Fehler erwies. Eine Woche später mussten Plazentareste per Ausschabung entfernt werden. Das nannte man dann „Plazentalösungsstörung".

Bei der zweiten Geburt fingen die Wehen mittags an. Mein Mann rief schließlich die Hebammen, und ich zog schon meine Hose aus. Da war ihm klar, wir fahren nirgendwo mehr hin. Er war etwas unruhig und sagte: „Langsam, langsam." Ich sagte: „Sag lieber, dass ich unendlich weit bin!" Er erwiderte: „Du bist weit wie das Universum." Dann kam eine Presswehe, die Fruchtblase platzte, ich kniete mich hin und der Kopf war schon zu sehen. Bei der letzten Presswehe flutschte der Körper heraus. Der Kleine schrie sofort. Die Nabelschnur hatte er wie einen Rucksack um. Das mussten wir erst entwickeln, um ihn an die Brust zu legen.

Bei der dritten Geburt ging es sechs Tage nach dem errechneten Entbindungstermin mittags wahrnehmbar los. Ich ging den Flur auf und ab, veratmete nach Monganscher Art meine „Wellen" und sagte mir das Gaskinsche Mantra „Ich bin unendlich weit" vor. Dann stieg ich in den vorbereiteten Pool. Zuerst fand ich das unangenehmer als zu laufen. Dann sagte ich mir: Das ist das vielgepriesene Gefühl, weglaufen zu wollen, also geht es nun los! Ich konzentrierte mich auf mein Mantra und das Atmen, um Kontakt zum Stammhirn zu halten. Doch der Neokortex bahnte sich seinen Weg und ich fühlte mal nach, ob schon etwas zu spüren war, da ich den Drang zu pressen hatte.

Ich fühlte nichts. War überhaupt schon etwas auf? Vor 15 Minuten hatte ich erst „gezeichnet". Dann erinnerte ich mich an einen Artikel in dem E-Book „Breechbirth". Eine Hebamme berichtete von der Intuition der Frau und dass man normalerweise bei BEL-Geburten die Frau vom Pressdrang abhält, solange der Muttermund noch nicht vollständig eröffnet ist. Diese Hebamme hatte (als einzige mir bekannte) aber die Erfahrung gemacht, dass der Intuition der Frau zu folgen ist, um Komplikationen zu vermeiden. Dann spürte ich Angst. War das überhaupt richtig, was ich hier mache? Wie soll das jetzt da durchpassen? Und wenn alles doch länger dauert als die mir in Selbsthypnose suggerierte eine Stunde?

Dann dachte ich an die Passage von Odent über die Notwendigkeit der Angst. Durch Angstinduktion wird eine Adrenalinausschüttung möglich, die den Fötus-Ausscheide-Reflex in Gang bringt. Also bewertete ich die Angst als positiv und konnte mich wieder vertrauensvoll auf den Prozess einlassen. Die zweite Presswelle brachte schon den Po in Greifweite. Ich wechselte vom Vierfüßlerstand in die Hocke (so hatte ich auch intuitiv die anderen Geburten vollbracht). Die dritte Presswehe beförderte den Po ein gutes Stück hinaus.

Mit einer Hand hielt ich mich am Griff des Pools fest, die andere hatte ich am Babypo. Obwohl man ja eigentlich „Hands off" sagt, es war einfach intuitiv so. Ich spürte verwundert kein Anzeichen für einen Jungen. Dann fingen die Kinder im Oberstock an, nach mir zu rufen. Ich sagte zu meinem Mann: „Geh hoch! Das Kind kommt von allein!" Als er das Zimmer verließ, brachte die vierte Presswehe den Körper samt Kopf hervor. Ich hob das Baby aus dem Wasser, es schrie sofort. Der Kopf war gleich rosig, nur der Körper noch etwas bläulich.

Mein Mann kam, sah das Kind, jubelte und rannte wieder hoch, um die Kinder zu holen. Beide waren ganz berührt. War das ein heiliger Moment! Als ich nach ein paar Minuten aus dem Wasser stieg, riefen wir die Hebamme an. Sie hatte uns im Vorfeld angeboten, die Geburtsbestätigung für die Anmeldung zu schreiben. Außer der U1 haben wir später keine Untersuchungen gemacht.

Wie hast du dein Wochenbett erlebt? Beide Male sehr geruhsam, bis auf heftige Nachwehen keine Beschwerden, nur leichter Wochenfluss.

Was würdest du werdenden Müttern mit auf den Weg geben? In sich gehen, sich mit der inneren Kraft verbinden. Dem Kind und seinem Körper vertrauen. Sich gut informieren, vor allem auch seinen Ängsten ins Gesicht schauen und sich medial und körperlich vorbereiten.

Was würdest du bei einer folgenden Schwangerschaft und Geburt anders machen? Ich würde selbstbewusster meiner weiblichen Intuition folgen und würde mein Vorhaben niemandem außer meinem Mann und unserem Körpertherapeuten erzählen. Die Auseinandersetzung mit den Ängsten der anderen ist zu kraftraubend. Ich würde unter der Geburt am liebsten ganz allein sein wollen.

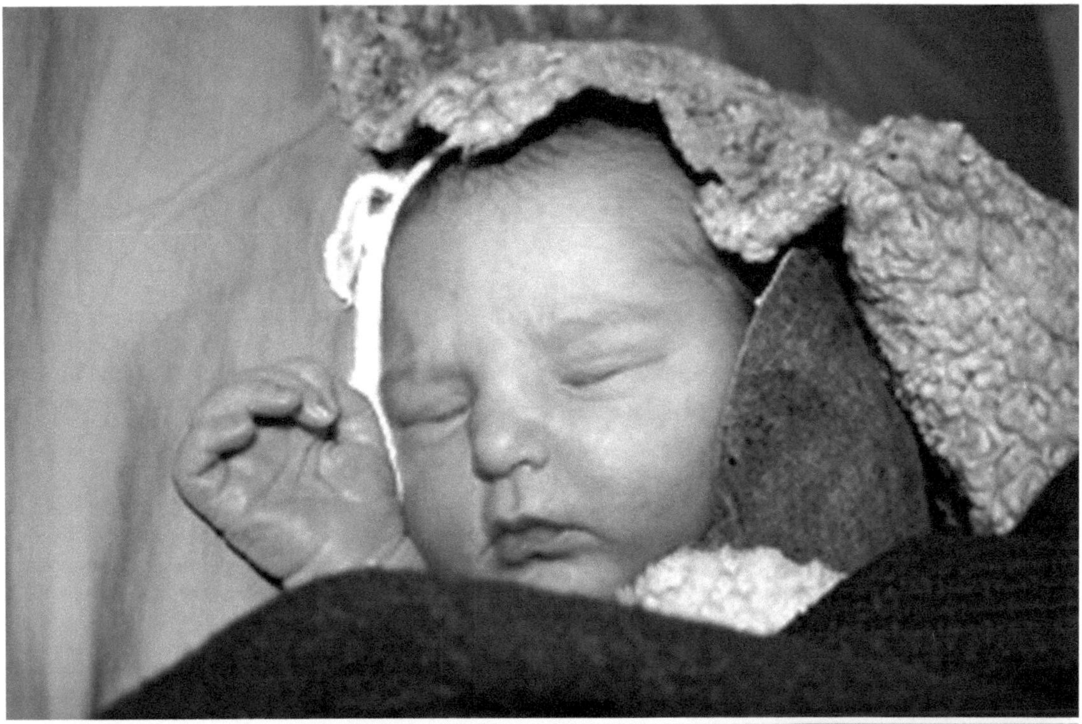

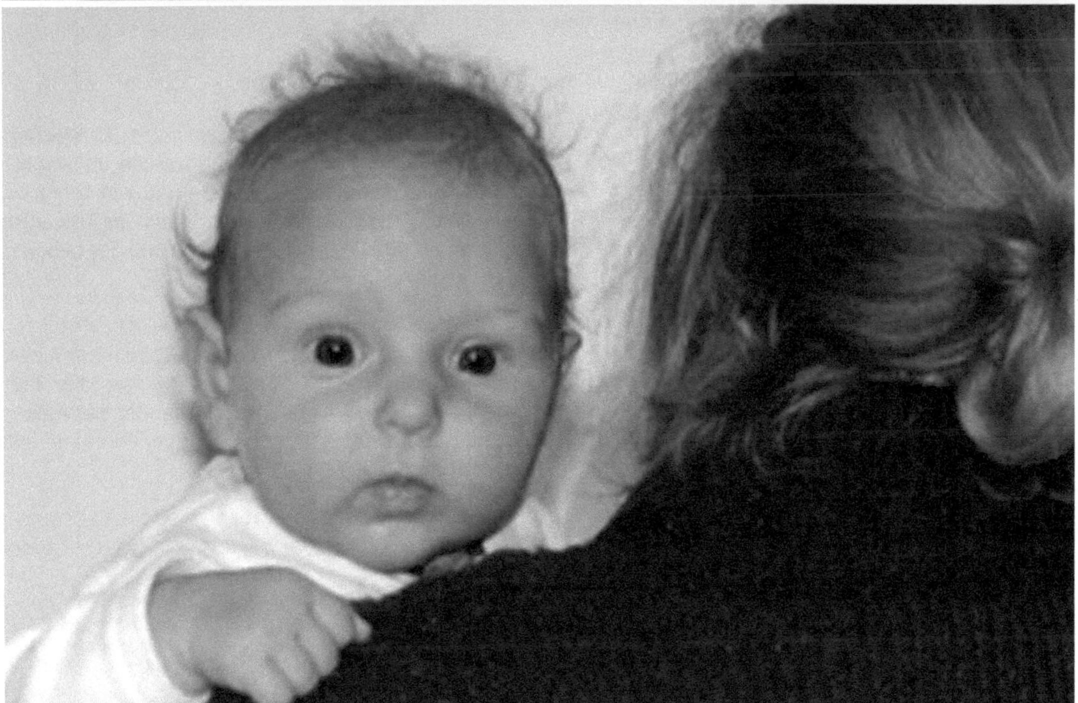

T22 Schwangerschaft und Geburt in Eigenregie

Constanze, 35
Beruf: Diplom-Interaktionsleiterin

1. Kind: Junge (9 Jahre), ambulante Klinikgeburt
2. Kind: Mädchen (7 Jahre), Alleingeburt
3. Kind: Junge (5 Jahre), Alleingeburt
4. Kind: Junge (2 Jahre), Alleingeburt
5. Kind: unterwegs, Alleingeburt geplant

„Nach allen Alleingeburten war ich unversehrt, hatte keine Geburtsverletzungen und war topfit."

Wenn ich das Wort „Alleingeburt" höre, kommen mir spontan folgende Gedanken in den Sinn: Natürlich Gebären, Freiheit und Verantwortung, Selbstvertrauen und Gespür für den eigenen Körper

Wann hattest du das erste Mal die Idee, ohne Hebamme zu gebären? Während der zweiten Schwangerschaft. Wir planten eine Hausgeburt mit meiner Freundin, einer Hebamme, die aber nur für einen bestimmten Zeitraum um den Geburtstermin herum nach Spanien anreisen konnte. Da habe ich angefangen (und nicht mehr aufgehört) zu recherchieren, was zu beachten ist, falls man das Baby allein gebären will. (Alleingeburtsberichte im Internet, damals fast ausschließlich aus den USA, Aufklärung in einem Internet-Forum durch Dagmar Rehak und der Emergency Childbirth Catalogue). Mir wurde klar, das schaffe und will ich auch allein. Und so kam es auch: Meine Freundin war zwar da, aber gemacht habe ich alles selbst.

Wen hast du in dein Vorhaben eingeweiht? Meinen Mann, meine Familie, meine Freundin, die Hebamme ist.

Wie verlief die Schwangerschaft und von wem hast du dich begleiten lassen? Alle Schwangerschaften verliefen problemlos, beim ersten Kind noch mit dem üblichen Programm beim Arzt. Bei den folgenden drei Kindern (und der jetzigen fünften Schwangerschaft) jeweils ein Ultraschall (aus Neugier, ob es Zwillinge werden, was ich gerne für die Alleingeburt wissen will). Begleitet und gestärkt haben mich vor allen Dingen meine Recherchen und mein intensives Gespür für meinen eigenen Körper.

Warum hast du die Geburt in Eigenregie für dich gewählt? Warum nicht? Es ist nur eine von vielen Varianten, sein Kind zu bekommen. Fast alles unter normalen, gesunden Umständen spricht dafür. Heute, nach drei Alleingeburten und mit einer weiteren geplanten Alleingeburt, kann ich mir nichts anderes mehr vorstellen. Die Geburt passiert einfach so im Alltag, körperschonend und beglückend für Frau und Kind. Mann und Kinder sind um einen herum, was gibt es Schöneres?

Wie hast du dich auf die Geburt vorbereitet? Auf die Geburt einstimmend sind immer Alleingeburtsberichte, Alleingeburtsvideos und Zwiegespräche mit dem Baby im Bauch dabei. Praktische Tipps rund um das Thema Alleingeburt habe ich ebenfalls im Netz gefunden.

Und generell übe ich mich in einer gesunden Lebensweise für Körper, Geist und Seele.

Wie verlief die Geburt? Gab es Komplikationen? Alle Alleingeburten verliefen schnell und ohne Probleme für Kind und Mutter.

Wie hast du dein Wochenbett erlebt? Wochenbett? Nach allen Alleingeburten war ich unversehrt, hatte keine Geburtsverletzungen und war topfit. So ist praktisch das Baby aus dem Bauch ins Tragetuch geschlüpft (an die Brust angedockt) und das Leben in der Familie ging weiter.

Was würdest du werdenden Müttern mit auf den Weg geben? Sich umfassend zu informieren. Und sich bewusst machen, dass die Frau das Baby aktiv gebärt, und nicht vom Arzt (außer bei Kaiserschnitt u.Ä.), der Hebamme oder dem Ehemann entbunden wird.

Was würdest du bei einer folgenden Schwangerschaft und Geburt anders machen? Besser dokumentieren.

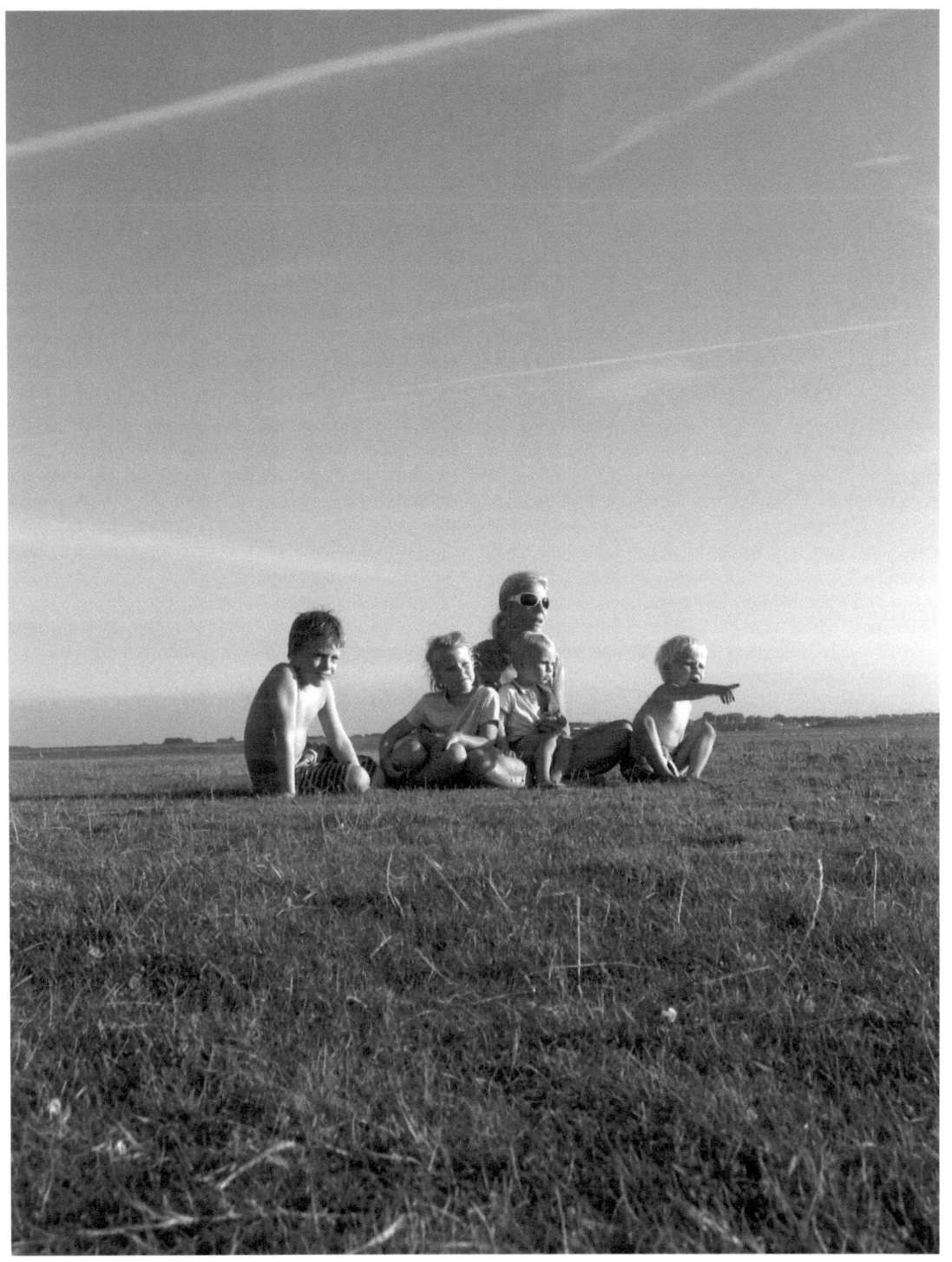

Jobina, 35
Beruf: Life Coach

„Lustvoll hauchte ich dem Baby ‚Mach langsam! Mach langsam!' zu und plötzlich hielt ich das kleine Bündel Mensch in meinen Händen."

1. Kind: Mädchen (7 Jahre), Geburt im Geburtshaus
2. Kind: Junge (2 Jahre), Alleingeburt
3. Kind: unterwegs, Alleingeburt geplant

Wenn ich das Wort „Alleingeburt" höre, kommen mir spontan folgende Gedanken in den Sinn: Der machtvollste Moment in meinem Leben. Verantwortung – Macht – Liebe – wahrhaftig Frau sein/Göttin sein

Wann hattest du das erste Mal die Idee, ohne Hebamme zu gebären? Mit dem Verstreichen des errechneten Geburtstermins in meiner ersten Schwangerschaft wuchs der Druck seitens der Geburtshaus-Hebamme und des Umfelds so stark an, dass ich innerlich rebellierte gegen sämtliche Zeitkonzepte. „Dann geht doch alle sonstwo hin – ich mach das auch allein!", war der unausgesprochene Keim, aus dem sich bei der zweiten Schwangerschaft eine gänzlich unbetreute Bauchzeit und jene fabelhafte Alleingeburt entwickelten.

Wen hast du in dein Vorhaben eingeweiht? Eingeweiht waren alle, die von der Schwangerschaft wussten. Vieles ergab sich im gegenseitigen Spiel der Fragen auf offener Straße. Die Leute gehen einfach davon aus, alles bezüglich einer Schwangerschaft erfragen zu dürfen. Nur konnten nicht alle mit meinen resoluten Antworten umgehen. Es gab einige Arzt- und Hebammen-Empfehlungen und kritische Fragen. Solche Fragen nutzte ich emsig für jede Art der Reflektion. Anfangs suchte ich entsprechende Antworten in der Medizin und in wissenschaftlichen Erkenntnissen, dann jedoch fand ich alle meine Antworten in mir selbst. In meinem Herzen und in meinem Sein.

Wie verlief die Schwangerschaft und von wem hast du dich begleiten lassen? Ich habe mich selbst begleitet. Ich habe mir sehr viel Zeit für mich selbst genommen, denn mir war bewusst, wie viel Zeit ich gewonnen hatte, indem ich mich nicht der üblichen Vorsorge zuwandte.

Warum hast du die Geburt in Eigenregie für dich gewählt? Ich fühle mich sicher. Allein das Wort „Geburtshilfe" wirkt auf mich, als würde man mir die Fähigkeit zu gebären absprechen. Geburt benötigt keine Hilfe. Ich kenne meinen Körper am besten und weiß, dass ich ihn gegebenenfalls mit meinem Geist steuern kann.

Fremde Menschen (auch wenn sie noch so sympathisch sind) stören mich während der Geburt, denn ich gehe in Beziehung mit ihnen. Ich habe feinste Antennen für andere und spüre mit meiner Empathie mehr, als mir manchmal lieb ist. Ich bin nicht immer in der Lage, mich davon abzugrenzen. Einzig meinem Mann gebührt eine Beziehungsebene voller Vertrauen, mich vollends hinzugeben und mich in alle Richtungen öffnen zu können. Jenes Öffnen erlebe ich ja auch in den Zusammenkünften sexueller Art mit ihm.

Wie hast du dich auf die Geburt vorbereitet? Im siebenten Monat fing ich mein tägliches Training an, um mich mental und geistig vorzubereiten. Ich erarbeitete mir eine Art „Geisteszustand", mit dem ich die Erfahrungen der ersten Geburt umprogrammierte. In meinem Fokus hatte ich stets eine schmerzlose Geburt, und dieses Bild hielt ich für meinen inneren Beobachter aufrecht.

Wie verlief die Geburt? Gab es Komplikationen? Mich hingebend in all diese fein abgestimmten Prozesse des Körpers, ließ ich alles zu. Ich wusste tief in mir, dass mein Gehirn als Steuerungszentrale jede noch so kleine Zelle meines Körpers versorgen würde und den nötigen biochemischen Cocktail (Hormone) anliefern würde, mit dem sich mein weiblicher Schoß ganz und gar öffnet, um unser Kindlein hervorzubringen.

So brachte ich die gesamte Eröffnungsphase nahezu allein und unbemerkt zu. Als mein Mann in meinem Blickfeld auftauchte, fing ich an zu jammern. Ich sagte ihm, dass ich keine Lust mehr hätte und er doch bitte weitermachen solle. Als er mir antwortete, er hätte noch gar nicht bemerkt, dass ich schon angefangen hätte, schickte ich ihn los, mir einen Eimer zu holen. Als ich mich übergeben musste, realisierte mein Verstand, dass ich mich mitten in der Übergangsphase befand. Dann folgte der spannendste Moment der Alleingeburt: LOSLASSEN.

Instinktiv wusste ich: jetzt war es Zeit loszulassen, den eigenen Mann auszublenden und meine Persönlichkeit/meinen Verstand/mein Ego beiseite zu legen. In diesem Moment, als ich meine Augen schloss und von innen die Worte „Lass los" auf meiner Stirn geschrieben sah, fühlte ich mich, als wenn ich flüssig werden würde. Als würde ich einen anderen Bewusstseinszustand fließen. In diesem Zustand hatte ich keinerlei Zeitgefühl und ich schwebte in völliger Glückseligkeit vor mich hin. Dann merkte ich das Köpfchen durchtreten und genoss geradezu die volle Dehnung. Lustvoll hauchte ich dem Baby „Mach langsam! Mach langsam!" zu und plötzlich hielt ich das kleine Bündel Mensch in meinen Händen.

Mein Mann brachte die Geburt ganz unmittelbar mit nur einem Wort auf den Punkt: majestätisch.

Wie hast du dein Wochenbett erlebt? Komplett in meiner Würde und Macht als Frau zu stehen, ließ mich allzu übereifrig wieder in den Alltag starten. Ich hatte zwei, drei Heultage, an denen mir alles zu viel war und ich mich alleingelassen fühlte. Ich musste lernen, den Haushalt liegen zu lassen und meinem Mann klare Anweisungen zu geben. Rein körperlich beobachtete ich eine schnelle Rückbildung und genoss eine wunderbare Stillzeit ohne Probleme.

Was würdest du werdenden Müttern mit auf den Weg geben? Gibt es eine bedeutungsvollere Erfahrung im Leben einer Frau als die Geburt eines Kindes? Eine selbstbestimmte Geburt bereichert den Selbstwert und das Selbstvertrauen einer Frau um Unvorstellbares. Liebe Frauen, holt euch euer Selbstverständnis und die Kraft zu gebären zurück. Es steckt in euch, so sehr, wie ihr bereits Frau seid! Erobert die Ängste und fragt nicht immerzu nach den Risiken und Komplikationen! Fragt danach, was ihr gewinnen könnt! Fangt an, euch die schönste Geburt zu erträumen. Ihr müsst erst die Vision davon haben, dann realisiert sich der Traum. Ihr habt es verdient.

Was würdest du bei einer folgenden Schwangerschaft und Geburt anders machen? Aktuell schwanger gestalte ich die Bauchzeit wie gehabt. Für die anstehende Alleingeburt könnte ich mir bei diesem Sommerkind tatsächlich eine Geburt in der freien Natur vorstellen. Unmittelbar mit Mutter Erde verbunden zu gebären wäre die einzige Sache, die ich noch anders machen würde.

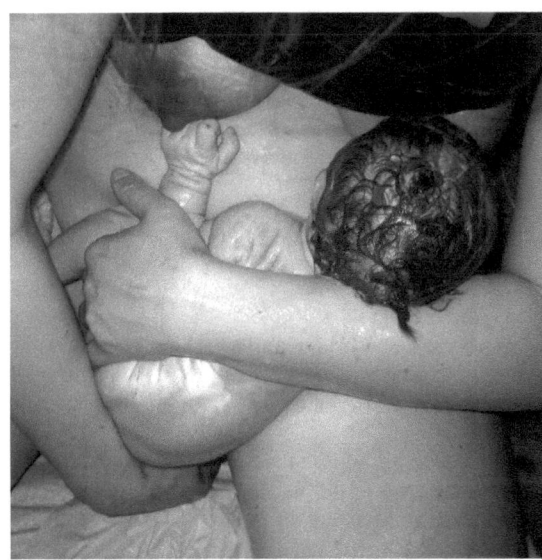
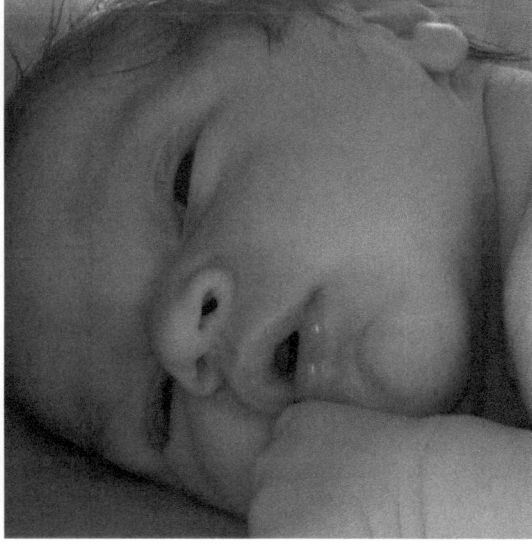

Nadine, 35
Beruf: Autorin, Coach für Schwangerschaft, Geburt und Babyzeit

„Traumgeburten, die ich immer in meinem Herzen tragen werde."

1. Kind: Mädchen (9 Jahre), Geburt im Geburtshaus
2. Kind: Junge (7 Jahre), Alleingeburt
3. Kind: Junge (4 Jahre), Alleingeburt
4. Kind: Mädchen (1 Jahr), Alleingeburt

Wenn ich das Wort „Alleingeburt" höre, kommen mir spontan folgende Gedanken in den Sinn: Bei all meinen Alleingeburten war ich wohl physisch ganz allein, doch fühlte ich mich dabei umso mehr getragen und beschützt von Wesen der ‚Anderswelt': Geburtsengeln, weisen Frauen und Mutter Erde. Diese halfen mir, fokussiert in meiner Mitte zu bleiben, die Energien durch meinen Körper fließen zu lassen, und gaben mir Selbstvertrauen in den Geburtsprozess und die weibliche Kraft.

Wann hattest du das erste Mal die Idee, ohne Hebamme zu gebären? Nach meiner ersten Geburtserfahrung im Geburtshaus, die schön, doch sehr schmerzvoll war, wusste ich, dass es auch anders geht. In absoluter Ruhe, völliger Entspannung und Geborgenheit, verbunden mit wenig Schmerzen und Wehen, ganz einfach ohne jeglichen Einfluss von außen. Es war mir klar, dass ich dies am besten ganz alleine erleben würde, und so war es dann auch.

Wen hast du in dein Vorhaben eingeweiht? Bei der ersten Alleingeburt war lediglich mein Mann eingeweiht. Diese verlief so einfach und traumhaft schön, dass bei den folgenden Geburten auch unseren Verwandten und Freunden klar war, dass ich nur noch alleine gebären werde.

Wie verlief die Schwangerschaft und von wem hast du dich begleiten lassen? Bei der zweiten Schwangerschaft hatte ich lediglich zwei Gespräche mit einer Hebamme, jedoch ohne Untersuchungen. Bei der dritten und vierten Schwangerschaft hatte ich gar keine Vor-SORGE. Ich war gesund und brachte meinen Körper bei leichten Beschwerden mit Homöopathie, Ölen, Energiearbeit und anderen Methoden wieder ins Gleichgewicht.

Warum hast du die Geburt in Eigenregie für dich gewählt? Ich kannte mich und meinen Körper sehr genau und wusste, dass ich mich ganz alleine einfach am besten entspannen und gehen lassen kann. Dies ist die beste Voraussetzung für eine Geburt.

Wie hast du dich auf die Geburt vorbereitet? Wie in meinem Buch „Natürliche Wege zum Babyglück" beschrieben, habe ich mich für alle Alleingeburten körperlich und mental mit verschiedenen Techniken vorbereitet. Ich war sehr kreativ, habe gemalt und Geburtsamulette angefertigt.

Da ich vor der ersten Alleingeburt im deutschen Raum kaum Informationen darüber fand und selber eine Pionierin war, las ich viel in amerikanischen Yahoo-Groups und lernte von den Erfahrungen anderer Frauen. Die bekannte Amerikanerin Laura Shanley hat mich mit ihrem Buch über ihre Alleingeburten immer wieder sehr inspiriert.

Wie verlief die Geburt? Gab es Komplikationen? Bei allen drei Allein- und Lotusgeburten erlebte ich eine tiefe Ruhe und Verbundenheit mit dem Baby und dem Kosmos. Sie waren einfach, fast schmerzlos und doch intensiv in ihrer Energie und der Urkraft des Gebärens – Traumgeburten, die ich immer in meinem Herzen tragen werde.

Auszug aus meinem Geburtsbericht: „Im schummrigen Kerzenlicht konnte ich durch das Wasser nichts erkennen, aber ich tastete nach meinem Baby. Ich fühlte mit den Händen ein samtweiches Köpfchen und winzige Ohren. Was für ein Wunder! Ich musste während den letzten beiden Wehen so lachen und konnte gar nicht mehr aufhören. Mit der nächsten Wehe gebar ich lachend unser Kind in meine eigenen Hände und hob es sanft aus dem Wasser an meine Brust. – In diesem Moment war ich eins mit der Schöpfung, verschmolz mit meinem Baby zu einer Einheit aus purem Glück und absoluter Liebe. Ich spürte den Hauch des Universums und den Atem von Mutter Natur."

Wie hast du dein Wochenbett erlebt? Da wir uns auch für Lotusgeburten entschieden hatten, verbrachte ich die ersten Tage vorwiegend kuschelnd mit dem Baby im Bett. Mein Mann hat uns nach allen Geburten liebevoll umsorgt und wir konnten das neue Familienmitglied zusammen mit den älteren Geschwistern begrüßen und genießen. Ich fühlte mich umhüllt und geborgen in einem Kokon voller Liebe.

Was würdest du werdenden Müttern mit auf den Weg geben? Geburt ist ein tief prägendes, intensives Erlebnis für das Baby wie auch für die Mutter. Es setzt den ersten, wichtigen Imprint für den Rest des Lebens. Aufgrund dieser Wichtigkeit rate ich jeder Frau, sich darauf besonders mental gut vorzubereiten und einen optimalen Geburtsrahmen zu schaffen. Wählt Ort und Begleitpersonen mit Bedacht! Jeder gesunden, schwangeren Frau würde ich eine Hausgeburt mit einer liebevollen Hebamme empfehlen, welche selber eine tiefe Kraft und das Vertrauen in den Geburtsvorgang und die Gebärende in sich trägt.

Was würdest du bei einer folgenden Schwangerschaft und Geburt anders machen? Vom Gefühl her bin ich mir fast sicher, dass noch ein Baby kommen möchte. Für mich ist es ganz klar, dass dieses wieder alleine und zu Hause geboren wird. Trotzdem trage ich auch noch die Sehnsucht einer Geburt im Meer in meinem Herzen. Ich habe bereits viel über Meeresgeburten mit Delfinen gelesen und geschrieben. Wer weiß, vielleicht lasse ich mich davon doch noch selber inspirieren.

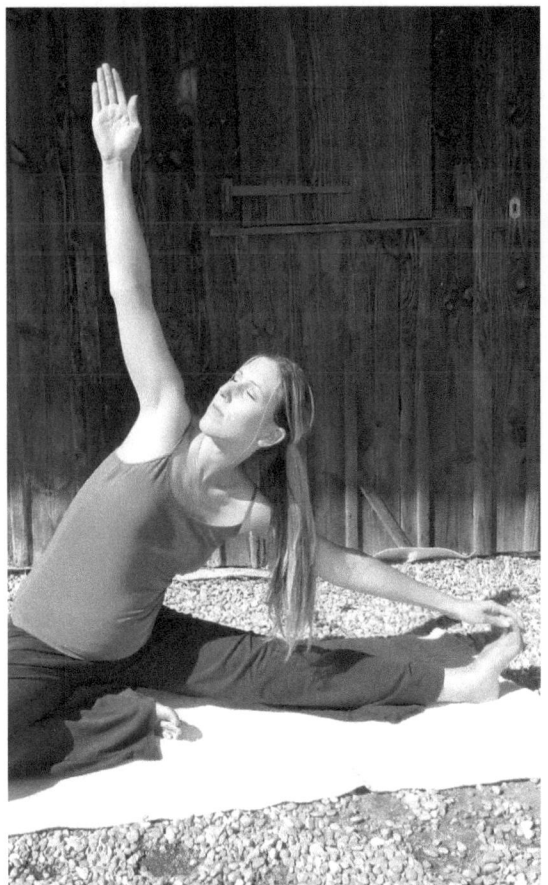
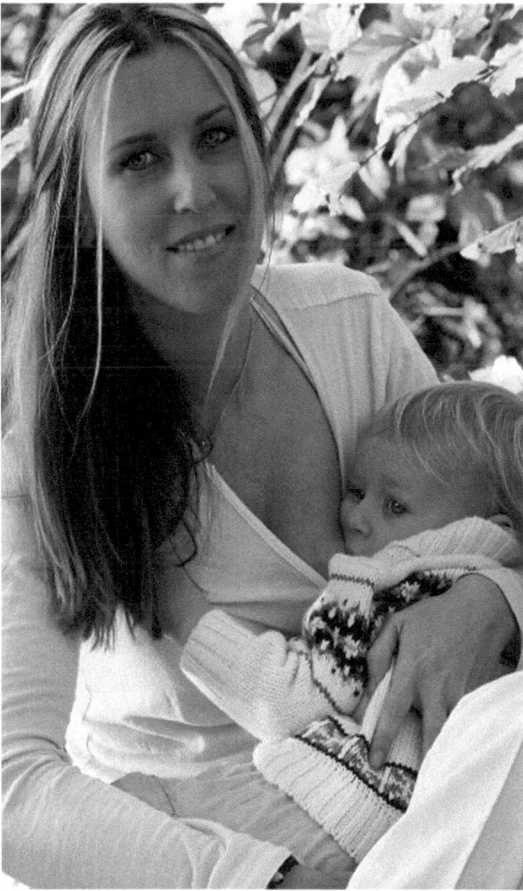

Uta, 35
Beruf: Buchhändlerin

„Ich habe die aufgehende Lotusblüte visualisiert und meine dritte Tochter schmerzfrei herausgeatmet."

1. Kind: Mädchen (9 Jahre), Geburtshausgeburt
2. Kind: Mädchen (7 Jahre), Hausgeburt
3. Kind: Mädchen (4 Jahre), ungeplante Alleingeburt
4. Kind: unterwegs, Alleingeburt geplant

Wenn ich das Wort „Alleingeburt" höre, kommen mir spontan folgende Gedanken in den Sinn: Unsere Alleingeburt war ein unglaublich schönes, stärkendes Erlebnis, für das wir ewig dankbar sein werden.

Wann hattest du das erste Mal die Idee, ohne Hebamme zu gebären? Die Alleingeburt war nicht geplant (Geburt verlief sehr rasch und komplikationslos), unsere Hebamme kam schlicht und ergreifend zu spät.

Wen hast du in dein Vorhaben eingeweiht? Niemanden, da nicht geplant.

Wie verlief die Schwangerschaft und von wem hast du dich begleiten lassen? Wir haben die Vorsorge im Wechsel bei der Frauenärztin und der Hebamme machen lassen. Im letzten Trimester haben wir einen Hypnobirthingkurs gemacht.

Warum hast du die Geburt in Eigenregie für dich gewählt? Aus der Not heraus – und dennoch war es eine der besten und kräftigendsten Erfahrungen meines Lebens.

Wie hast du dich auf die Geburt vorbereitet? Durch all die wunderbaren Hypnobirthing-Übungen und insbesondere die tägliche Regenbogenentspannung.

Wie verlief die Geburt? Gab es Komplikationen? Ich bin um 4 Uhr mit regelmäßigen Wellen aufgewacht, die ich gut veratmen konnte. Um 4.45 Uhr habe ich meinen Mann geweckt und nach dem „Badewannentest" waren die Wellen so kräftig, dass ich durch das Anwenden der „falschen" Atemtechnik Schwierigkeiten bekam, bei mir zu bleiben.

Als ich endlich begriffen hatte, dass es sich hier nicht um die Eröffnungs-, sondern die Austreibungsphase handelt, und zur richtigen Atemtechnik überging, ging alles ganz schnell. Ich habe die aufgehende Lotusblüte visualisiert (und beinahe noch meinen Mann weggeschickt, um Teekompressen für den Dammschutz zu holen – zum Glück habe ich ihn gleich wieder zurückgerufen!) und meine dritte Tochter schmerzfrei herausgeatmet. In einem Schwall von Fruchtwasser kam sie um 6.43 Uhr heraus – direkt in die Arme meines Liebsten, für den diese Alleingeburt ebenfalls ein Riesengeschenk war.

Wie hast du dein Wochenbett erlebt? Als eine traumhaft ruhige Kuschelzeit, völlig dem Alltag entrückt: meine lieben Schwiegereltern haben sich vier Wochen lang komplett um den Haushalt und die älteren Geschwister gekümmert, mein Mann hatte Urlaub, und so hatten wir viel Zeit, um unser jüngstes Familienmitglied kennenzulernen.

Was würdest du werdenden Müttern mit auf den Weg geben? Glaubt an eure Kraft, Stärke und Weisheit: Euer Körper weiß, wie er ein Kind sanft, sicher und schmerzfrei gebären kann – vertraut ihm und den himmlischen Mächten und gebt euch während der Geburt völlig diesen Urgewalten hin. Habt Vertrauen! In euch und euer Kind.

Was würdest du bei einer folgenden Schwangerschaft und Geburt anders machen? Die Geburtsvorbereitung war optimal. Für die nächste Geburt wünsche ich mir die Anwesenheit meiner Lieblingshebamme und meiner Freundin (die Hebammenschülerin ist): die beiden dürfen ruhig im Garten sitzen und Tee trinken, denn eigentlich träume ich wieder von einer Alleingeburt mit meinem Liebsten – aber ich hätte einfach gerne diese Sicherheit, die sie durch ihre bloße Anwesenheit ausstrahlen.

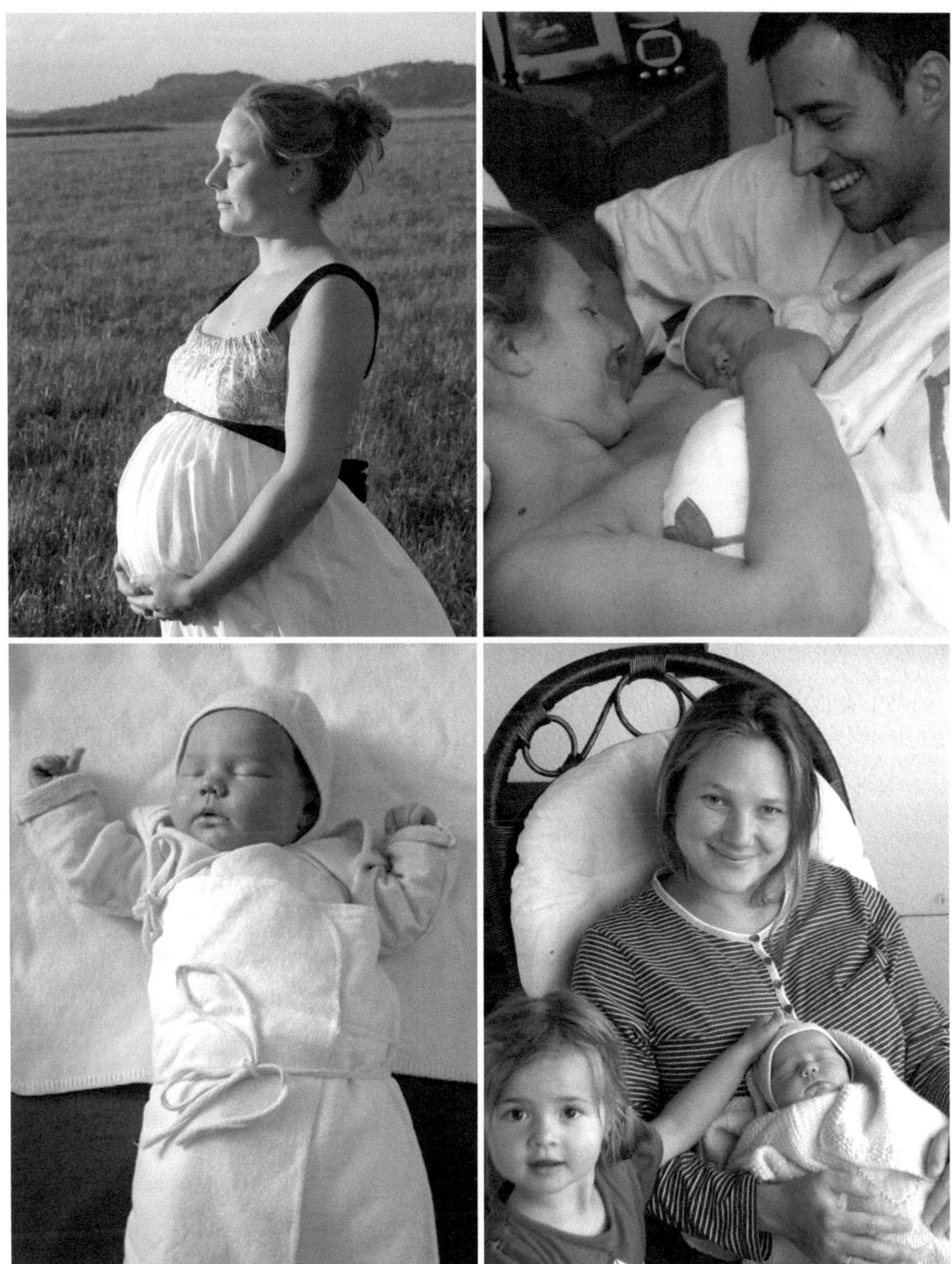

Schwangerschaft und Geburt in Eigenregie

Beatrice, 36
Beruf: Erwachsenenbildnerin, Mutter

1. Kind: Mädchen (5 Jahre), Alleingeburt
2. Kind: Junge (2 Jahre), Alleingeburt

„Ich war bereit, die Verantwortung von Anfang an für meine Familie zu übernehmen."

Wenn ich das Wort „Alleingeburt" höre, kommen mir spontan folgende Gedanken in den Sinn: Friede, Verantwortung, Familie, Selbständigkeit, Bewusstsein, Stille, lebensverändernde Erfahrung, Erfüllung, universelle Unterstützung, Freude, All-ein-sein

Wann hattest du das erste Mal die Idee, ohne Hebamme zu gebären? In der ersten Schwangerschaft hatte ich drei Gespräche mit der regionalen Hebamme. Nach dem zweiten realisierte ich, dass all die Tests und Untersuchungen nichts zu einer gesunden, freudigen Schwangerschaft und Geburt beitragen. Ich empfand Stress und Unverständnis. Die Maschinerie rund ums Gebären wollte ich nicht. Also machte ich das lieber selbst.

Wen hast du in dein Vorhaben eingeweiht? Beim ersten Mal alle, die mich fragten. Ich wollte meine Entscheidung bis zum Schluss prüfen und festigen. In den Gesprächen mit anderen wollte ich mich selbst erfahren und sicherstellen, dass ich da nicht einen komischen Ego-Trip vorhatte. Und nein, es war ganz und gar kein Ego-Trip. Ich überzeugte und überraschte mich mit Standfestigkeit, Klarheit und Liebe. Ich war bereit, die Verantwortung von Anfang an für meine Familie zu übernehmen.

Wie verlief die Schwangerschaft und von wem hast du dich begleiten lassen? Beide Schwangerschaften verliefen sehr gut. Es konnte ja auch niemand Anomalien feststellen und ich war frei und freudig. Ich las ein paar Bücher, sah mir Geburts-DVDs an und zog mich regelmäßig in mich selbst zurück. Die Stille war meine vertrauensvollste und treuste Begleiterin bis heute.

Warum hast du die Geburt in Eigenregie für dich gewählt? Es war mir zu riskant, eine Hebamme dabei zu haben. Am Ende rettet sie sich selbst und nicht mich. Aufgrund der rechtlichen Lage ist das eine Tatsache.

Wie hast du dich auf die Geburt vorbereitet? Ich schaute in mich hinein. Malte intuitive Bilder zu Lage des Babys, Geburtsverlauf, innerer Einstellung, möglichen Blockaden. In Träumen bekam ich Informationen wie z.B. Geschlecht der Kinder, Bereitschaft und Erwartungen der Babys.

Wie verlief die Geburt? Gab es Komplikationen? Beide Geburten waren kurz und bündig. Jeder Moment brannte sich freudig und klar in mein Herz. Beide Male riss mein Damm ca. 6–8 cm und verheilte problemlos wieder von selbst.

Wie hast du dein Wochenbett erlebt? Das erste sehr stressig. Das Stillen klappte nicht gleich und die familiäre Situation war schwierig. Das zweite Mal hatten wir Unterstützung aus dem Umfeld und es war sehr entspannt.

Was würdest du werdenden Müttern mit auf den Weg geben? Seid still und ruhig. Prüft Aussagen, Diagnosen und Gerede genau und folgt eurem inneren Weg. Gebären ist das, wofür wir gebaut und bestimmt sind. Gebären bedeutet zur Frau werden und die brüllende Löwin in sich zu entdecken. Genießt es!

Was würdest du bei einer folgenden Schwangerschaft und Geburt anders machen? Ich würde es mir wieder in jedem Moment offen lassen, frei zu entscheiden und Entscheidungen ggf. zu revidieren. Die Verantwortung behalte ich weiterhin selbst – für meine Kinder, mich und meine Familie.

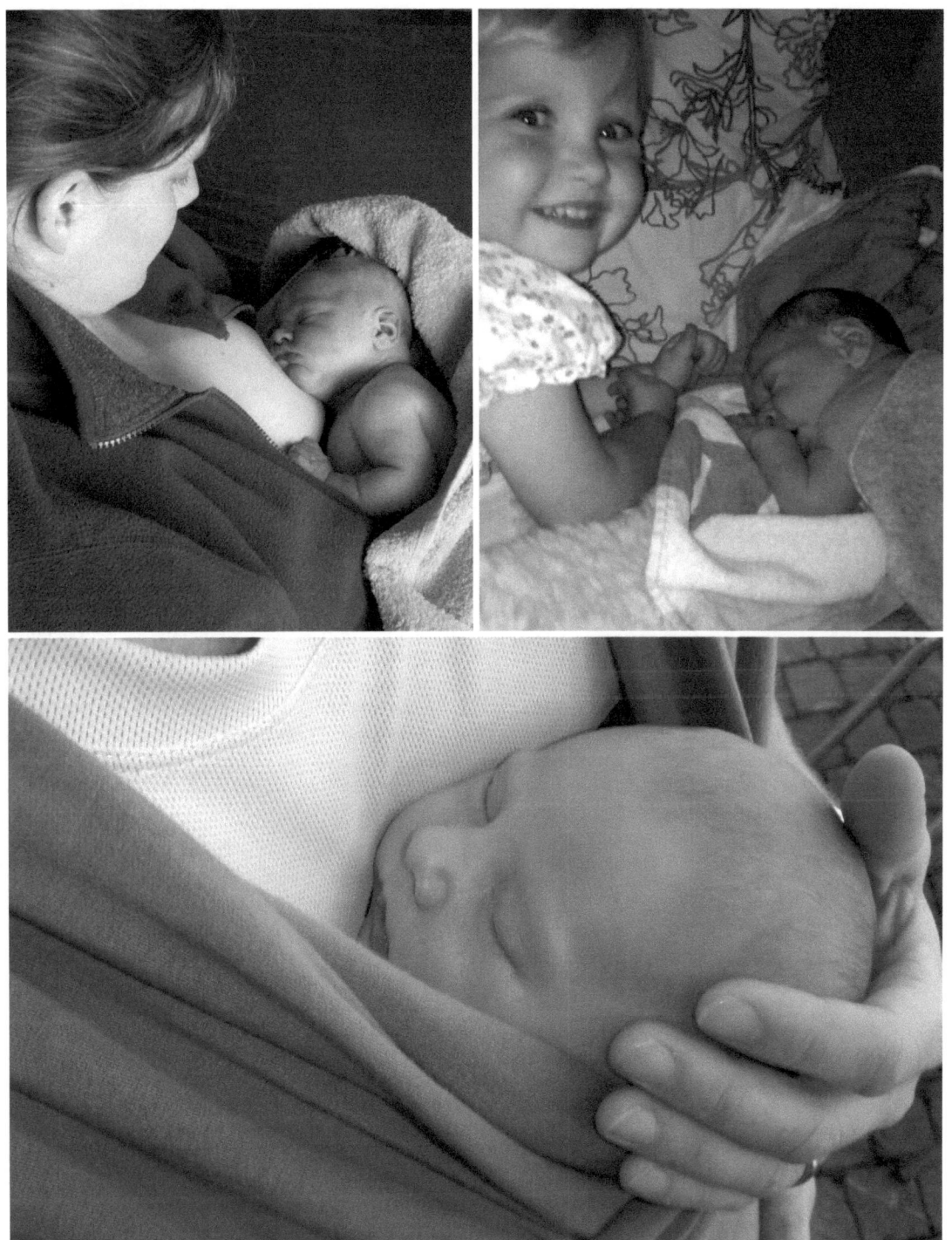

Caroline, 37
Beruf: Musikerin, Autorin

1. Kind: Mädchen (8 Jahre), Klinikgeburt (Kaiserschnitt)
2. Kind: Mädchen (6 Jahre), Hausgeburt
3. Kind: Mädchen (10 Monate), Alleingeburt

„Mein Mann stand etwa eine Minute nach der Geburt im Bad, verschlafen und erstaunt."

Wenn ich das Wort „Alleingeburt" höre, kommen mir spontan folgende Gedanken in den Sinn: Wundervoll! Ich ahnte schon beim ersten Kind, dass das die beste Option für mich ist. Leider war ich damals nicht intuitiv genug unterwegs und ließ mich vom Gequatsche anderer beirren. Ich bezahlte meine Sorglosigkeit mit einer ungewollten Sectio, die ich nur schwer verdaute und die mich von meinem Körper entfremdete.

Wann hattest du das erste Mal die Idee, ohne Hebamme zu gebären? Spätestens, als ich den Waldbericht von Sarah in „Luxus Privatgeburt" gelesen habe. Da hatte ich meine erste, sehr schöne Hausgeburt bereits hinter mir und dachte mir: So ganz ohne Hebamme, das wäre noch mal das Tüpfelchen auf dem i. Wenn auch nicht auf der Picknickdecke im Wald.

Wen hast du in dein Vorhaben eingeweiht? Erstmal mich selbst. Dann das Baby. Dann meinen Mann. Dann meine beiden Töchter. Immerhin sollten alle erfahren, dass ich wünschte, dass sie die Geburt verschlafen würden. Mit Ausnahme des Babys, versteht sich. Aber auch das war letztlich nur eine Stunde munter und hat sich die Kraft für den anstrengenden Teil aufgespart.

Wie verlief die Schwangerschaft und von wem hast du dich begleiten lassen? Die Schwangerschaft verlief komplikationsfrei. Ich war sehr sportlich unterwegs (viel Yoga) und noch am Tag vor der Geburt einen Kilometer schwimmen. Meine Begleitung übernahm ich selbst, und für einige wenige, spezielle Fragen besprach ich mich mit meinen Vertrauten und telefonierte bzw. mailte mit meiner Hausgeburtshebamme. Einmal traf ich sie auch. Untersuchungen gab es aber keine.

Warum hast du die Geburt in Eigenregie für dich gewählt? Weil es, wie ich immer schon spürte, eine hervorragende Option für mich war. Als Musikerin bin ich gewohnt, mich auf mich selbst zu konzentrieren, und weiß auch, wie leicht es ist, abgelenkt zu werden. Gerade bei der Geburt wollte ich keine Ablenkung mehr, und die Hebammen-Herbeischaffung (meine Hebamme wohnt sehr weit entfernt) mit zwei kleinen Kindern und so weiter wäre mir beim dritten Kind viel zu mühsam gewesen. Das hätte mich schon vor der Geburt aus dem Takt gebracht, weil ich ja nicht wusste, wann mein Baby beschließen würde, geboren zu werden.

Wie hast du dich auf die Geburt vorbereitet? Ich habe mir ein dickes Fell gegen die stumpfsinnigen Schwangerschafts-Kommentare von außen wachsen lassen. Vor allem die „Wann kommt es denn?"-Frage hat zunehmend genervt und ich sagte dann nur noch: Sobald es warm ist. Außerdem habe ich sehr auf meine Ernährung geachtet, Süßkram und Mehlspeisen, Brot, Nudeln, Reis etc. fast vollkommen gestrichen – und, wie erwähnt, viel Sport gemacht. Ich nahm 6,5 kg zu und mein Baby wog 3 kg. Meine Dritte ist auch heute ein Yoga-Baby, offenbar sind ihr die Bewegungen aus der Schwangerschaft in Fleisch und Blut übergegangen.

Wie verlief die Geburt? Gab es Komplikationen? Die Geburt verlief komplikationsfrei und sehr rasch, ab Blasensprung gegen halb zwei Uhr nachts arbeitete ich drei Stunden, davon war aber nur eine Stunde wirkliche Geburtsarbeit. Ich habe, wie ich es schon von der zweiten Geburt kannte, auf der Toilette in aller Ruhe zuerst die Fruchtblase, die Harnblase und den Darm (ohne Einlauf, das macht mein Körper bei Geburten selbstständig) entleert und mich dann auf produktive Wehen eingestellt, die auch einsetzten. Fast die komplette Gebärzeit verbrachte ich in unserem kleinen Badezimmer und schraubte dort durch geeignete Hüftbewegungen (kreisend) mein Baby herunter bzw. half ihm, sich richtig einzudrehen. Auch notierte ich mir immer wieder den Geburtsfortschritt. Bei der letzten Notiz schaffte ich es nur noch, die Uhrzeit aufzuschreiben.

Dann ging's zur Sache, und ich machte alles richtig, ganz ohne Anleitung von außen. Ich wusste ganz einfach, was zu tun war, und feuerte mein Baby die letzten großen Wellen über lautstark an: „Komm schon, mach mit, zwei Wehen noch, dann bist du da!" Wie gewünscht wurde ich auch von meiner Familie nicht gestört. Mein Mann stand etwa eine Minute nach der Geburt im Bad, verschlafen und erstaunt. Er dachte, das Geräusch, das ihn geweckt hatte, sei von über uns gewesen. Seine Frage, ob es ein Junge sei, konnte ich erst mal nicht beantworten. Ich war noch beim Abzählen der kleinen Zehen und Finger und beim Kontrollieren, ob der Gaumen geschlossen ist und der Rücken intakt. Dann kam eine unserer beiden Hündinnen ins Bad, und danach dann – mit Taschenlampe – die beiden großen Schwestern. Beim Anblick des Babys hörte ich ein „Ihhh!" – was sich wohl auf die Käseschmiere bezog.

Nach der Geburt der Plazenta (ich drückte sie etwa eine Viertelstunde nach der eigentlichen Geburt heraus und zog gleichzeitig sanft an der Nabelschnur) biss ich die Nabelschnur durch. Später dann bemerkte ich einen übermäßig starken Abgang an mit Schleimklumpen durchsetzter Flüssigkeit, vor allem Blut. Ich war unsicher, was da alles rauskam, und rief meine Hebamme an. Sie meinte, ich solle die Plazenta nochmal genau untersuchen und ihr ein Foto malen, was ich auch tat. Auf dem Foto dann sah man, dass die Plazenta vollständig geboren war. Man sah aber auch die Anhaftungsstelle einer zweiten Plazenta, und als ich die Unterlagen, auf denen ich geboren hatte, aus dem Müll fischte, entdeckte ich darin den zurückgebildeten, abgestorbenen Zwilling. Meine Vermutung aus der Frühschwangerschaft, es würde sich diesmal um zwei Kinder handeln, hatte sich also bestätigt. So erklärte sich auch die übergroße Traurigkeit, die ich etwa um die 20. SSW herum verspürt hatte.

Wie hast du dein Wochenbett erlebt? Ekstatisch, stolz, tendenziell aufgedreht, aber auch ultramüde und schlafbedürftig. Zum Glück konnte ich, dank der Unterstützung meines Mannes, morgens häufig liegen bleiben, weil er die Großen versorgte und das Baby und mich schlafen ließ. Ich begann früh, wieder Sport zu treiben, und übernahm mich fallweise ein bisschen. Aber gut: Wenn der Akku erschöpft ist, zwingt mich die Leistung meines Systems ohnehin zum Liegen.

Was würdest du werdenden Müttern mit auf den Weg geben? Trau deinem Gefühl, sei egoistisch und frage 1000 Mal nach, wenn es um die Geburt deines Kindes geht. Gute Geburten gibt es nicht in der Schnäppchentheke, sondern das Beste ist gerade gut genug! So oft wirst du nicht gebären. Es lohnt sich daher, ganz genaue Vorbereitungen zu treffen und nur jene Leute einzuweihen, zu denen man absolutes Vertrauen hat.

Was würdest du bei einer folgenden Schwangerschaft und Geburt anders machen? Im Vergleich zur letzten Geburt? Gar nichts! Da war alles perfekt.

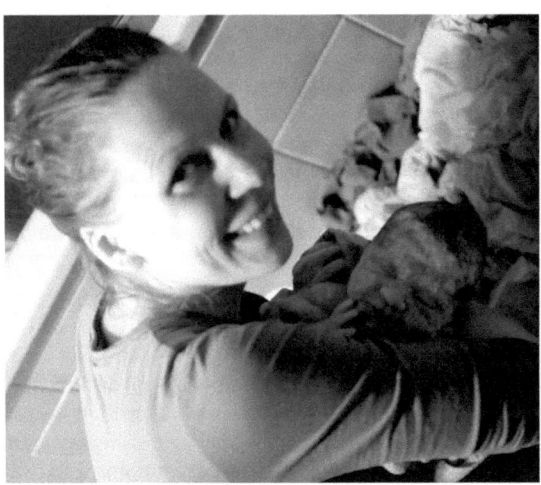
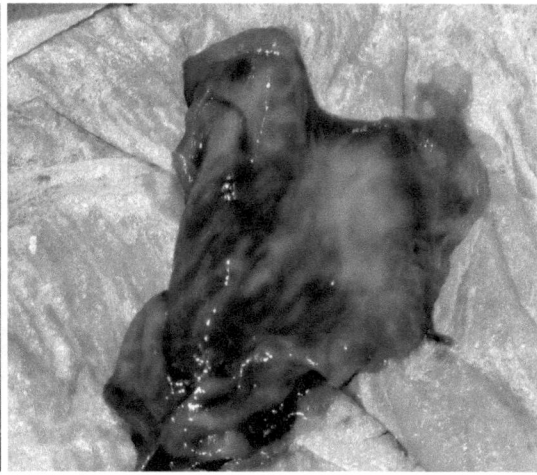

Franziska, 37
Beruf: Pflegefachfrau

„Ich solle gebären, hörte ich sie durchs Telefon sagen."

1. Kind: Mädchen (6 Jahre), ambulante Klinikgeburt
2. Kind: Mädchen (4 Jahre), Geburt im Geburtshaus
3. Kind: Junge (14 Monate), ungeplante Alleingeburt bei geplanter Hausgeburt

Wenn ich das Wort „Alleingeburt" höre, kommen mir spontan folgende Gedanken in den Sinn: ... die erstaunten Gesichter, wenn wir Freunden von unserem Geburtserlebnis erzählen und mein Mann stolz erklärt, dass er alles alleine gemacht habe!

Wann hattest du das erste Mal die Idee, ohne Hebamme zu gebären? Die Idee hatte ich gar nie. Es ist einfach so gekommen, ohne dass ich eine Alleingeburt bewusst gewollt habe.

Wen hast du in dein Vorhaben eingeweiht? Alle uns nahestehenden Personen (Familie, Freunde, Nachbarn) wussten, dass wir eine Hausgeburt planten.

Wie verlief die Schwangerschaft und von wem hast du dich begleiten lassen? Ich hatte eine komplikationslose Schwangerschaft. Allerdings wurde ich vom fünften Monat an von recht mühsamen Schmerzen wegen einer Beckenringlockerung geplagt. Das hat meine Freude an der SS etwas getrübt. Begleitet wurde ich von der Hebamme, die mich schon bei der Geburt und im Wochenbett unseres zweiten Kindes betreut hat. U. war also für die ganze Familie eine vertraute Person. Die Schwangerschafts-Kontrollen fanden bei uns zu Hause, im Beisein unserer zwei Mädchen, statt. Mit U. konnte ich all meine „Sörgeli" besprechen und fühlte mich gut aufgehoben.

Warum hast du die Geburt in Eigenregie für dich gewählt? Ich hatte eigentlich eine Hausgeburt mit meiner Hebamme gewählt. Die Situation war folgende: Das Geburtshaus, in dem unsere zweite Tochter geboren war und wo ich mich sehr wohlgefühlt hatte, war geschlossen worden. Eine Geburt im Krankenhaus war für mich nicht denkbar. So blieb mir keine andere Wahl: Ich musste meinen Mann davon überzeugen, dass ich zu Hause gebären will. Das war harte Arbeit, aber ich habe es geschafft. Und dann ist es nochmals ganz anders gekommen, als wir uns das dachten.

Wie hast du dich auf die Geburt vorbereitet? In den Sommerferien (ich war im fünften Monat schwanger) habe ich „Die selbstbestimmte Geburt" von Ina May Gaskin gelesen. Das hat mich geprägt und ermutigt, auf mich und das Baby zu vertrauen. Ich habe während der ganzen Schwangerschaft Beckenboden-Gymnastik gemacht und ging ins Schwangeren-Yoga.

Drei Wochen vor der Geburt haben wir den Gebärpool im Schlafzimmer aufgestellt und alle Utensilien bereitgestellt. Ich denke, wenn ein Paar eine Hausgeburt plant, ist die Vorbereitung automatisch intensiver als bei einer Geburt im Krankenhaus. Ich habe mich bewusst entschieden, mit wem ich den intimen und prägenden Moment der Geburt teilen möchte. Und mir auch genau vorgestellt, in welchem Raum und in welcher Atmosphäre ich mir das wünsche. Jeden Abend, wenn ich schlafen ging und den Pool sah, malte ich mir aus, wie ich bald da drinnen sitzen und mein Kind auf die Welt bringen würde.

Wie verlief die Geburt? Gab es Komplikationen? Die Wehen begannen nachts. Da ich nichts weniger wünschte, als zu früh die Hebamme zu alarmieren und dass die Wehen wieder aufhörten, blieb ich einfach im warmen Bett liegen und atmete freudig jeder Wehe entgegen. Schon bei meiner zweiten Geburt genoss ich es, nachts alleine mit dem Kind die ersten Wellen der Wehen zu erleben. Als am frühen Morgen der Wecker meines Mannes klingelte, weihte ich ihn in mein Geheimnis ein.

Nun war die Ruhe vorbei. In hektischer Aufregung fing er an, das Wasser in den Pool einlaufen zu lassen. Unsere Kinder erwachten und füllten das Haus mit Leben. In der Zwischenzeit hatte ich den Blasensprung. Nun kamen die Wehen heftig und in kurzen Abständen und ließen mir kaum Zeit zum Nachdenken. Ich „tigerte" im Wohnzimmer herum. Jetzt war auch ich der Meinung, dass es Zeit war, die Hebamme anzurufen. Mein Mann brachte die Kinder zur Nachbarin. Kaum waren sie aus dem Haus, ging ich ins Obergeschoss – als ich Presswehen verspürte. Der Pool war erst halb mit Wasser gefüllt. „Das Kind kommt!", sagte ich zu meinem Mann. Er geriet in Panik, rief erneut U. an. Sie war unterwegs, kam aber im Morgenverkehr nur langsam voran. Ich solle gebären, hörte ich sie durchs Telefon sagen.

Ich stand immer noch, mich auf den Rand des Gebärpools stützend. Jetzt war es also ernst. Bei der nächsten Wehe spürte ich das Köpfchen. „Es ist alles gut", versuchte ich meinen Mann zu beruhigen. Dann war das Köpfchen draußen. Einen kurzen Moment dachte ich: "Wenn es bloß lebt!" Es schien eine Ewigkeit zu dauern, bis die nächste Wehe kam und unseren Sohn ins Leben brachte! Die Hände seines Vaters empfingen ihn, dann durfte ich glückselig unseren Jungen begrüßen. Endlich konnte ich mich aufs Bett setzen, das nackte Bündel im Arm. In diesem Augenblick kam U. zur Tür herein. Nun konnte ich mich entspannen. U. war da und kümmerte sich um alles Weitere. Sie deckte uns zu, nabelte das Baby ab und verhalf der Nachgeburt auf die Welt. Bald darauf durften unsere beiden Mädchen ihren Bruder begrüßen.

Wie hast du dein Wochenbett erlebt? In den ersten Stunden war ich unendlich froh, dass unsere Hebamme dafür sorgte, dass ich und das Baby warm eingepackt Haut an Haut in unserem Nest verbrachten. Auch im Frühwochenbett bestand sie darauf, dass ich mir immer wieder Inseln schuf, um alleine mit dem Baby zu sein. Mein Mann und meine Mutter sorgten sich die ersten zwei Wochen hauptsächlich um die größeren Kinder. Die Spitex (spitalexterne Hilfe und Pflege, Schweiz, Anm.) besorgte den Haushalt.

Was würdest du werdenden Müttern mit auf den Weg geben? Je weniger Technik während Schwangerschaft und Geburt benötigt wird, desto mehr kann das Vertrauen der Frau in sich und ihren Körper wachsen. Eine natürliche Geburt in Begleitung von vertrauten Menschen zu erleben ist ein wunderbares Ereignis, das einer Frau anhaltende Kraft und Energie verleihen kann. Es ist nicht egal, wie wir geboren werden. Die Schwangerschaft beeinflusst die Geburt, die Geburt beeinflusst den Stillbeginn. Dies alles ist der Grundstein für eine gute Mutter-Kind-Beziehung.

Was würdest du bei einer folgenden Schwangerschaft und Geburt anders machen? Bei einer weiteren Schwangerschaft würde ich dafür sorgen, dass ich weniger Stress und Druck ausgesetzt bin und die Zeit mehr genießen kann. Die Geburt war einmalig schön!

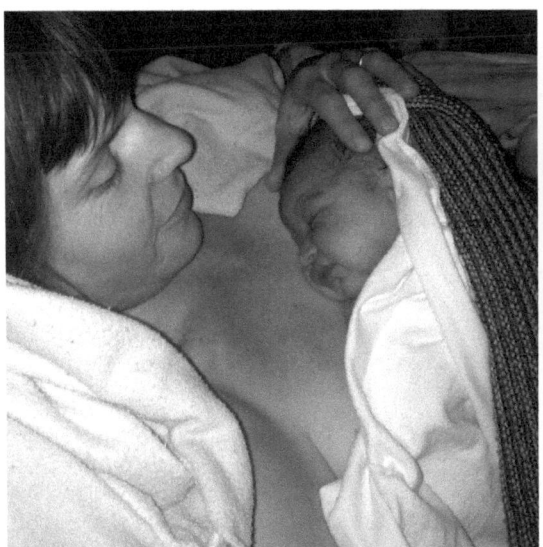
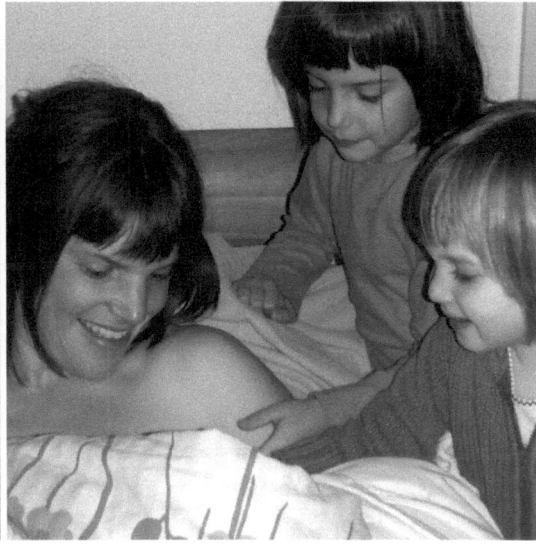

Yvonne, 38
Beruf: Kaufmännische Angestellte

1. Kind: Junge (11 Jahre), Hausgeburt
2. Kind: Mädchen (8 Jahre), Alleingeburt
3. Kind: Junge (7 Jahre), Alleingeburt

„Die Erinnerungen an die erste Geburt vor zwei Jahren holten mich ein, wo ich fast verblutet wäre, weil mir die Hebamme die Plazenta so früh rausgezupft hatte."

Wenn ich das Wort „Alleingeburt" höre, kommen mir spontan folgende Gedanken in den Sinn: Vertrautheit, Zuhause sein, Selbstbestimmt, Intimität, Freiheit, Eigenverantwortung

Wann hattest du das erste Mal die Idee, ohne Hebamme zu gebären? Als ich mit dem zweiten Kind schwanger war und mir die Hebamme die Freiheit mit Interventionen einschränken wollte.

Wen hast du in dein Vorhaben eingeweiht? Meinen Mann.

Wie verlief die Schwangerschaft und von wem hast du dich begleiten lassen? Alle Schwangerschaften verliefen so weit gut, auch wenn ich schon Beschwerden wie Wassereinlagerungen, Sodbrennen und Kreuzschmerzen hatte. Bei der ersten Schwangerschaft ging ich hauptsächlich zur Frauenärztin, in der zweiten Schwangerschaft war ich mehrheitlich bei der Hebamme, und beim dritten Kind habe ich die Betreuung bei beiden nur wenig wahrgenommen.

Warum hast du die Geburt in Eigenregie für dich gewählt? Weil ich in meiner Freiheit gebären wollte, ohne Einschränkungen und Interventionen, und mir die Hebamme bei der ersten Geburt die Plazenta zu schnell herauszog (12 Minuten nach der Geburt), woraufhin ich stark blutete.

Wie hast du dich auf die Geburt vorbereitet? Ich habe viele Berichte über Hausgeburten gelesen, die mir das Vertrauen in mich und meinen Körper gaben, aber auch Berichte über Krankenhausgeburten, die mich abschreckten.

Wie verlief die Geburt? Gab es Komplikationen? Erste Alleingeburt: Die Erinnerungen an die erste Geburt vor zwei Jahren holten mich hin und wieder ein, wo ich fast verblutet wäre, weil mir die Hebamme die Plazenta so früh rausgezupft hatte. Die gleiche Hebamme betreute mich während dieser Schwangerschaft wieder, unter Androhung, mir einen Venenkatheter zu setzen und dass eine Zweithebamme dabei sein sollte. Nein! Das wollte ich definitiv nicht und beschloss, allein zu gebären. Um 5 Uhr morgens, 8 Tage über ET, die erste Welle. Ich versorgte noch schnell meine Tiere, und mein Mann füllte den Geburtspool auf. Im Wasser waren die Wellen viel leichter zu ertragen. Mit zwei überwältigenden, ineinander übergehenden Presswehen platzte schließlich die Fruchtblase und mein Baby schoss aus mir heraus. Ich zog die Kleine sanft aus dem Wasser, wunderschön wie sie war. Gleich lief sie knallblau an und hustete. Der einzige Schreckmoment, der mir durch Mark und Bein fuhr. Instinktiv fasste ich an die Nabelschnur. Sie pulsierte noch und ich war beruhigt, sie war ja noch bestens versorgt. Über eine Stunde hing meine Tochter an der Nabelschnur, die bis zur Durchtrennung pulsierte. Die Plazenta hatte diesmal genug Zeit, sich komplikationslos abzulösen.

Zweite Alleingeburt: 10 Tage nach ET ging es mitten in der Nacht endlich los. Die anderen beiden Geburten schritten ja nach dem Startschuss zackig voran. Doch nicht diese. Mir riss schließlich der Geduldsfaden, so dass ich mich entschloss, meine Tiere im Stall zu versorgen - wohlgemerkt sehr verärgert, dass die Geburt nicht voranging. Das Versorgen der Tiere verringerte den Wehenabstand von 60 auf 20 Minuten.

Auch dieses Mal sagte ich meinem Mann, er solle den Gebärpool mit Wasser füllen. Die Wellen kamen weiter im Abstand von 20 Minuten. Ich verlor echt die Geduld. Um kurz vor 7 Uhr stieg ich ins wohlig warme Wasser, wo sich gleich ein Schalter in mir umlegte. Wellen alle 2 Minuten. Um kurz nach halb acht Pressdrang. Mein Sohn kam, wie seine Schwester, aus mir rausgeschossen wie ein Pfeil. Kurz und heftig. Ich verstand erst nicht, was mir der Anblick bot.

Mein Sohn war in intakter Fruchthülle geboren. Ich musste sie also erst aufreißen, um ihn hochnehmen zu können. Diese Fruchthülle sanft und zart anzufassen, doch so zäh auch – ich benötigte richtig Kraft.

Sanft ließ ich meinen Sohn an die Luft kommen. Er betrachtete mit wachen Augen seine Umgebung und seine Mama. Alles lief so friedlich ab. Nach 20 Minuten Kuscheln im Wasser gab ich ihn meinem Mann, nachdem er die Nabelschur durchtrennt hatte.

Ich gebar problemlos die Plazenta im Wasser, stieg aus dem Wasser und kuschelte mit meinem Drittgeborenen. Kurz darauf wurden auch die beiden Geschwister wach und begrüßten staunend ihren kleinen Bruder.

Wie hast du dein Wochenbett erlebt? Beim ersten Wochenbett war ich erschöpft durch den Blutverlust und bekam eine massive Brustentzündung, erholte mich jedoch schnell. Ich fühlte mich ansonsten wohl, noch etwas unsicher, aber mit jedem Tag mehr bekam ich mehr Routine. Die anderen beiden Wochenbetten hab ich als gut erlebt.

Was würdest du werdenden Müttern mit auf den Weg geben? Eigenverantwortung zu übernehmen und selbstbestimmt durch Schwangerschaft und Geburt zu gehen. Und Vertrauen zu haben in den Körper und in die Fähigkeiten, ein Kind zu gebären.

Was würdest du bei einer folgenden Schwangerschaft und Geburt anders machen? Ich würde auf sämtliche Vorsorgeuntersuchungen verzichten und wieder alleine gebären – je natürlicher, umso besser!

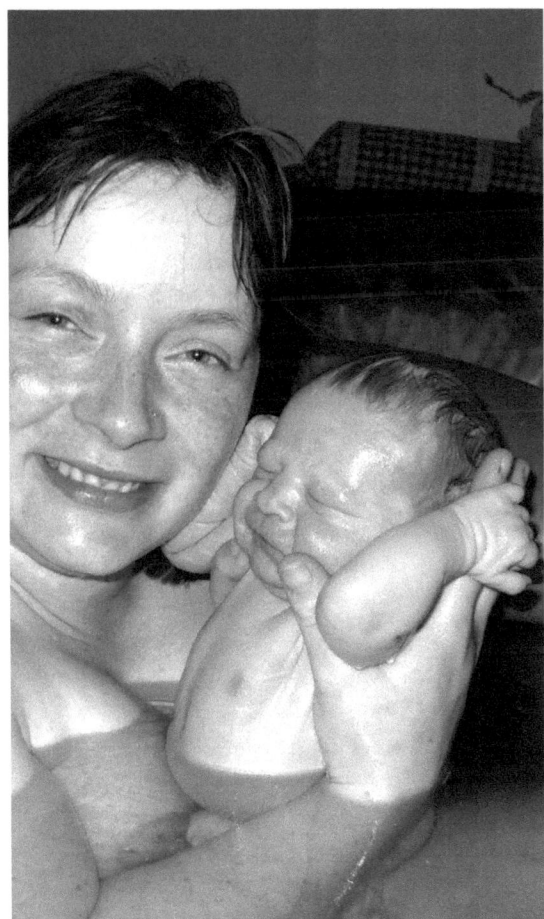
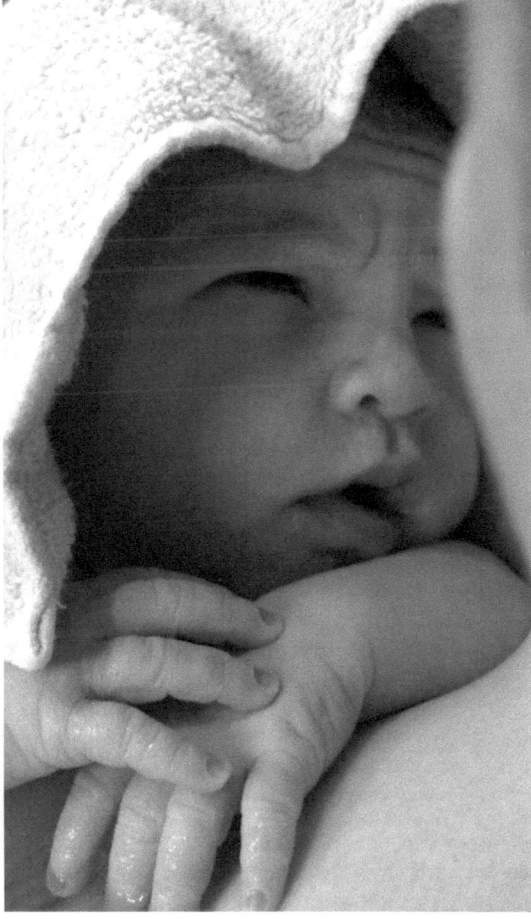

Angela, 39
Beruf: Architektin

1. Kind: Bub (9 Jahre), Klinikgeburt (Kaiserschnitt)
2. Kind: Bub (7 Jahre), Klinikgeburt (Saugglocke)
3. Kind: Mädchen (4 Jahre), halb geplante Alleingeburt

„Mein drittes Kind sollte nicht das erleben, was die ersten beiden mitmachen mussten."

Wenn ich das Wort „Alleingeburt" höre, kommen mir spontan folgende Gedanken in den Sinn: In Ruhe sein und in Ruhe gelassen zu werden. Verantwortung tragen, bewusst in die Geburt gehen. Dabei sein, Kontrolle haben über meinen Körper, sich gehen lassen können, ohne Hindernisse ...

Wann hattest du das erste Mal die Idee, ohne Hebamme zu gebären? Nach der Geburt meines zweiten Sohnes, aber es war ziemlich unterbewusst. Eigentlich dachte ich „Jetzt reicht's. Ich lass mich nicht noch einmal im Krankenhaus grundlos auf- und zerschneiden."

Wen hast du in dein Vorhaben eingeweiht? Niemanden.

Wie verlief die Schwangerschaft und von wem hast du dich begleiten lassen? Vor allem von „meinen" Hebammen und Freundinnen. Eigentlich bezahlten wir auch ein Hebammenteam für die Geburt, aber irgendwie wusste ich immer, dass ich sie nicht brauchen würde.

Warum hast du die Geburt in Eigenregie für dich gewählt? Es war keine bewusste Entscheidung, nie verbalisiert, aber als die Geburt losging, hatte ich einfach überhaupt kein Bedürfnis nach irgendjemandem. Ich wollte einfach nur alleine sein. Weil ich unverletzt bleiben wollte und mir endlich mal eine normale Geburt wünschte, vor allem weil ich wusste, dass weder der Kaiserschnitt beim ersten Kind noch die Saugglocke und der Dammschnitt beim zweiten Kind notwendig waren. Ich war auch nicht mehr bereit, eine nicht gerechtfertigte Trennung hinzunehmen (meinen ersten Sohn sah ich zum ersten Mal am zweiten Tag). Mein drittes Kind sollte nicht das erleben, was die ersten beiden mitmachen mussten.

Wie hast du dich auf die Geburt vorbereitet? Mit viel Ruhe, hab mich regelrecht abgeschirmt zum Schluss, froh gelogen, wenn es notwendig war, und täglich Mittagsschlaf gemacht!

Wie verlief die Geburt? Gab es Komplikationen? Nein, alles problemlos. Ich wachte auf mitten in der Nacht und langsam, ganz sachte, gingen die Wehen los. Nach einer Stunde weckte ich meinen Mann, um ihm zu sagen, dass er vielleicht doch nicht zum Flughafen fahren sollte ... und ging wieder in die Küche. Eine Küchengeburt, sehr unromantisch, aber es war einfach der beste Platz, ich fand Mannerschnitten (ein süßes Gebäck, Anm.) und war glücklich.

Mir ging's bestens, die Wehen taten nicht weh. Bis ich merkte, dass ich unfähig war, die Uhr zu lesen ... und ein Kochbuch in die Hand nahm. Ich war „auf der Reise", die Ravioli sprangen mich an, die Muscheln öffneten sich, alles schien sich zu bewegen und mich an Vaginas zu erinnern, es war einfach berauschend. Mein Mann kam dann in die Küche und wir überlegten eine Zeitlang, ob das jetzt schon die Geburt war oder nicht. Er rief die Hebamme an, aber nach fünf Minuten wollte ich plötzlich ins Bad und dort konnte ich mich gerade noch in der Tür festhalten und nach meinem Mann schreien, damit er mir die Hosen auszieht. Und dann war das Baby schon da. Er hatte die Hände am richtigen Fleck und da saß er, in unserem Badezimmer zwischen Playmobilschiff und Kindersocken, mit unserem Baby in der Hand. Wunderschön.

Die Plazenta kam direkt hinterher. Die großen Brüder wachten auf und standen mit großen Augen in der Badezimmertür! Wir gingen dann einfach alle zusammen ins große Bett und warteten auf die Hebamme. Das Beste waren die Tage danach, einfach zu Hause. Und Weihnachten!

Wie hast du dein Wochenbett erlebt? Fantastisch.

Was würdest du werdenden Müttern mit auf den Weg geben? Dass sie alles hinterfragen sollten, wirklich alles!

Was würdest du bei einer folgenden Schwangerschaft und Geburt anders machen? Noch mehr Ruhe.

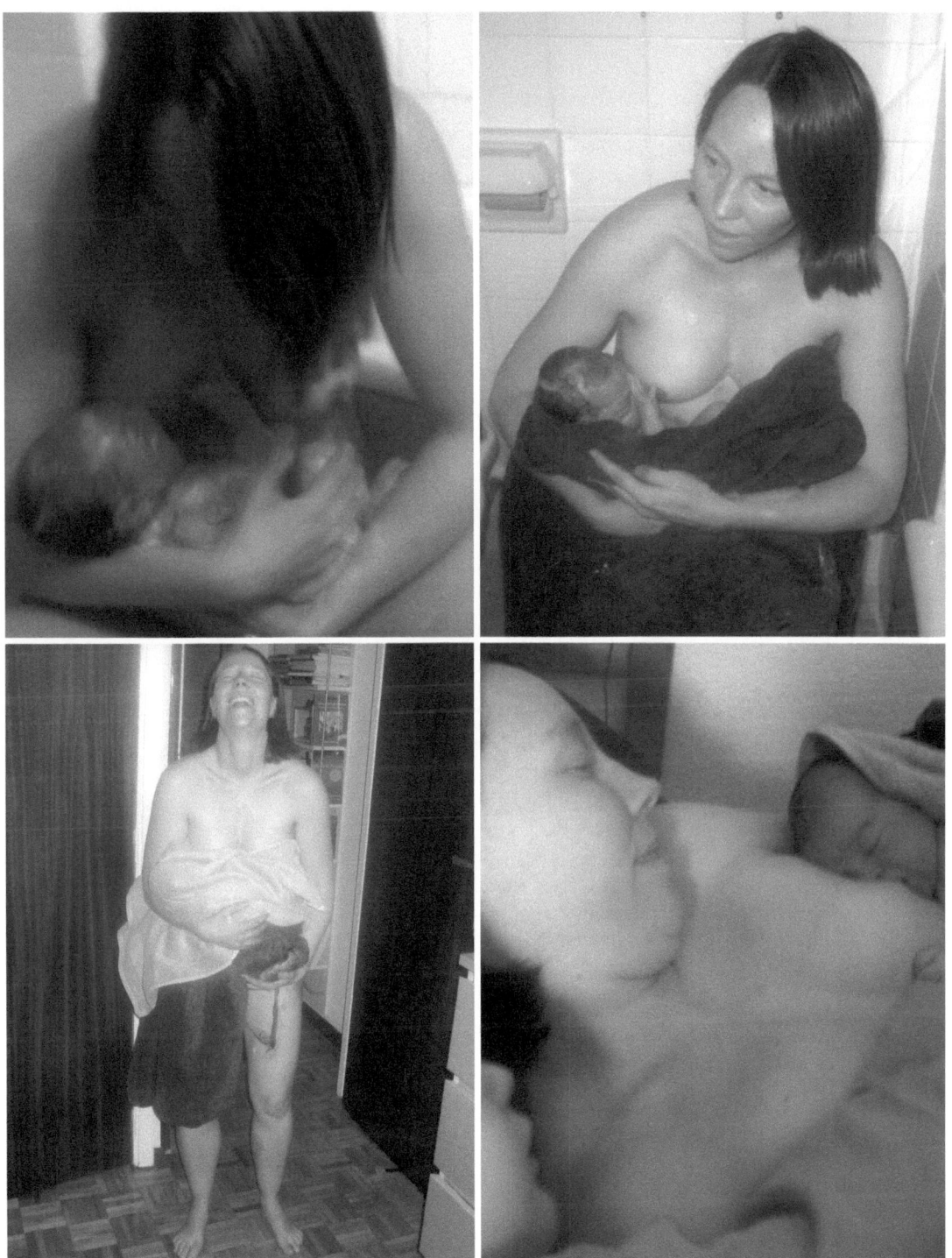

Beate, 41
Beruf: Hebamme

„Es gab keine Komplikationen und zum ersten Mal auch keine Geburtsverletzung."

1. Kind: Junge (25 Jahre), Klinikgeburt
2. Kind: Junge (21 Jahre), Klinikgeburt
3. Kind: Junge (12 Jahre), Klinikgeburt
4. Kind: Mädchen (4 Jahre), ungeplante Alleingeburt bei geplanter Hausgeburt

Wenn ich das Wort „Alleingeburt" höre, kommen mir spontan folgende Gedanken in den Sinn: Selbstbestimmte Geburt im eigenen Zuhause ohne fremdbestimmtes Eingreifen in die Natürlichkeit der Geburt.

Wann hattest du das erste Mal die Idee, ohne Hebamme zu gebären? Schon bei meiner letzten Klinikgeburt hätte ich gern schon eine Hausgeburt gehabt. Beim vierten Kind war dann geplant, dass ich meine Kollegin zur Geburt rufe, wenn ich sie brauche. Ich habe aber für mich schon geplant, dass sie nur da ist – am besten in einem anderen Raum.

Wen hast du in dein Vorhaben eingeweiht? Meinen Mann.

Wie verlief die Schwangerschaft und von wem hast du dich begleiten lassen? Sehr schöne Schwangerschaft, hebammenbegleitet, nur die 3 Ultraschalluntersuchungen bei der Frauenärztin.

Warum hast du die Geburt in Eigenregie für dich gewählt? Weil ich weiß, dass Frauen dafür geschaffen sind, Babys sehr gut alleine zur Welt zu bringen. Schön ist es, wenn man eine vertraute Hebamme zur Seite hat – falls Hebammenhilfe gebraucht wird.

Wie hast du dich auf die Geburt vorbereitet? Ich bin Hebamme und habe vor meiner Tochter drei Kinder spontan und ohne Komplikationen geboren.

Wie verlief die Geburt? Gab es Komplikationen? Sehr!!! schnell. Mein Baby war, von der ersten Wehe an, innerhalb von 28 Minuten geboren. Die Schnelligkeit der Geburt hat mich etwas überfordert, aber alles ging gut! Mein Mann hat unsere Tochter aufgefangen :-). Es gab keine Komplikationen und zum ersten Mal auch keine Geburtsverletzung.

Wie hast du dein Wochenbett erlebt? Sehr entspannt und wunderbar. Zu Hause ist es einfach am schönsten und so entspannend. Ich hatte trotz meiner anderen Kinder viel Ruhe. Mein Mann hat erfolgreich Besucher von mir ferngehalten.

Was würdest du werdenden Müttern mit auf den Weg geben? Wenn es möglich ist, bekommt eure Babys außerklinisch! Wenn das nicht möglich ist, dann ambulante Klinikgeburt.

Was würdest du bei einer folgenden Schwangerschaft und Geburt anders machen? Alles genauso :-)!!

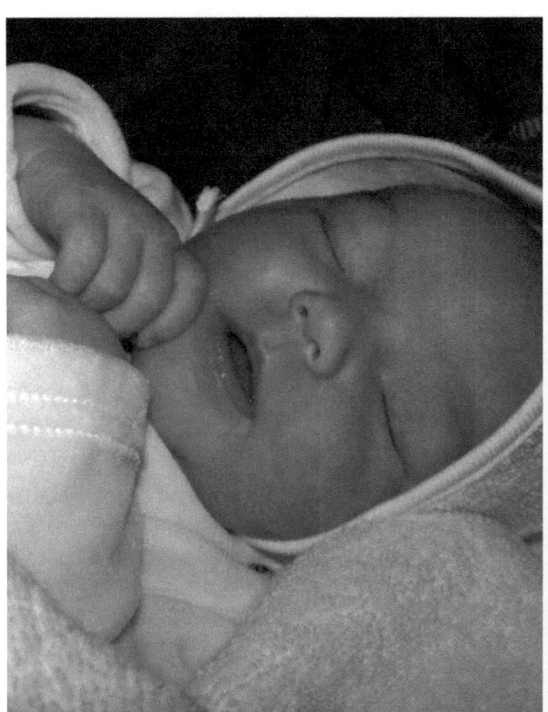
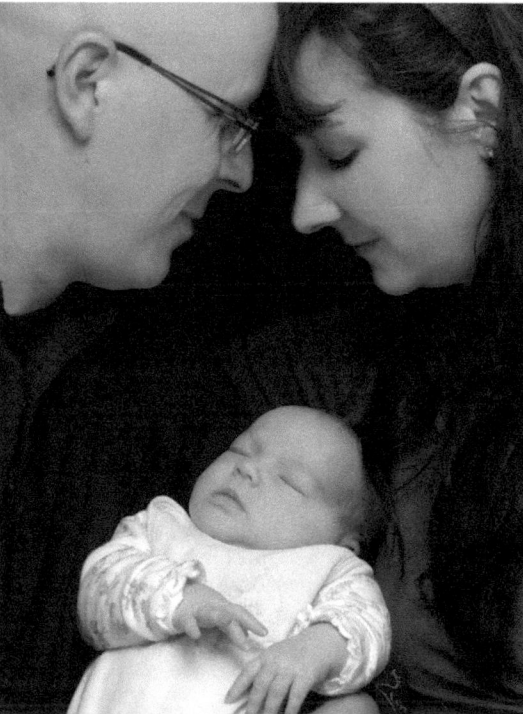

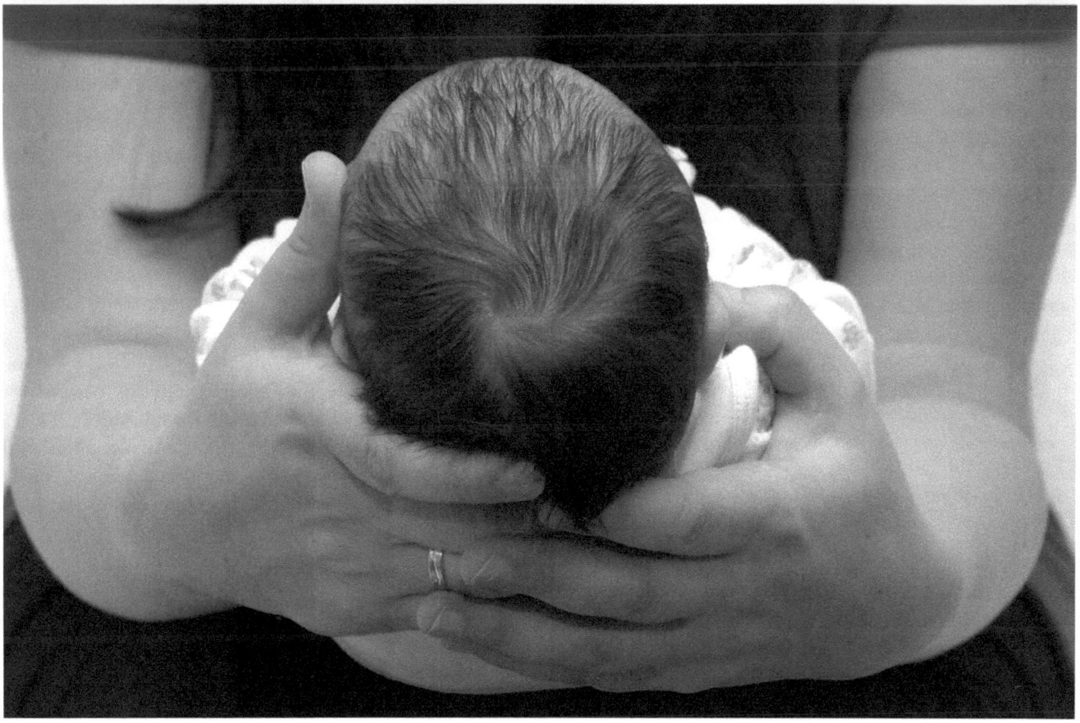

Sandra, 41
Beruf: Autorin

1. Kind: Mädchen (3,5 Jahre), Alleingeburt
2. Kind: Junge (1 Monat), Alleingeburt

„**Eigentlich habe ich mir schon mein ganzes Leben, wenn ich über Geburt nachgedacht habe, überlegt, dass ich eine Geburt lieber alleine mache.**"

Wenn ich das Wort „Alleingeburt" höre, kommen mir spontan folgende Gedanken in den Sinn: Eine Geburt, die man alleine, in Eigenregie, ohne Begleitung macht. Sowohl selbst gewählt und beabsichtigt, also vorausgeplant, als auch „zufällig", weil es beispielsweise so schnell ging.

Wann hattest du das erste Mal die Idee, ohne Hebamme zu gebären? Vielleicht mit 19 oder 20 Jahren. Eigentlich habe ich mir schon mein ganzes Leben, wenn ich über Geburt nachgedacht habe, überlegt, dass ich eine Geburt lieber alleine mache, weil ich mich vom Typ her so eingeschätzt habe, dass ich maximale Privatsphäre brauche und besser zurechtkomme, wenn ich alles selbst bestimme und keine Beobachter dabei habe, die mich hemmen könnten.

Wen hast du in dein Vorhaben eingeweiht? Niemanden direkt. Ich habe es nicht gewagt, bei einer ersten Geburt ganz offen anzugeben, dass ich mir zutraue, alles völlig alleine zu machen. Und ich mich sogar so einschätze, dass es bei mir besser klappt, wenn niemand anders dabei ist. Ich habe öfters anderen gegenüber erwähnt, dass ich mir gelegentlich vorstelle, die Geburt alleine durchzuziehen. Habe dann aber sofort, wenn Kommentare kamen, wie: „Nein! Bei einer Geburt bist du froh, wenn dir jemand hilft." den Mund gehalten und mir gedacht: Genau das will ich nicht, dass mir jemand hilft, weil es mich eher blockieren als unterstützen würde.

Wie verlief die Schwangerschaft und von wem hast du dich begleiten lassen? Die Schwangerschaft verlief komplikationslos und ich habe mich von Geburtshaushebammen begleiten lassen.

Warum hast du die Geburt in Eigenregie für dich gewählt? Ich dachte, obwohl ich keine vorausgegangene Geburtserfahrung hatte, dass ich jemand bin, für den maximale Privatsphäre bei einer Geburt das Wichtigste ist. Und dass ich jemand bin, der eher mit Blockade oder Scham reagiert, wenn ihm andere in die Geburt „hineinpfuschen".

Wie hast du dich auf die Geburt vorbereitet? Ich habe sehr viele Bücher über natürliche Geburt gelesen, außerdem „Unassisted Childbirth" (Shanley). In der Schwangerschaft habe ich viel Yoga und Bauchtanz gemacht und Entspannungs-CDs à la Hypnobirthing gehört.

Wie verlief die Geburt? Gab es Komplikationen? Die Geburt verlief schnell und komplikationslos, von der ersten Wehe bis zur Geburt sind nur 2,5 Stunden vergangen. Die Wehen waren heftiger, als ich erwartet hätte. Das hat mich etwas geschockt. Aber insgesamt kam ich gut alleine zurecht Da meine Tochter nach nur vier oder fünf Presswehen praktisch aus mir herausgeschossen kam, trat auch nie die Sorge auf, dass es irgendwie nicht weitergeht. Ich rief ein paar Minuten vor der Geburt auf Drängen meines Mannes die Hebamme an und sagte ihr, ich hätte seit zwei Stunden Wehen, sie kämen schon in sehr kurzen Abständen, und ich hätte auch schon Pressdrang.

Die Hebamme hat mich nicht ernst genommen, weil die Wehen erst vor zwei Stunden losgegangen waren und weil ich mich am Telefon so normal anhörte. Also kam sie nicht, sondern meinte, ich solle in ein paar Stunden noch mal anrufen. Obwohl ich nach dem Telefongespräch fassungslos war, dass sie mir nicht glaubte, dass ich schon Presswehen habe und mir sogar riet, den Pressdrang zu unterdrücken, war ich in Wirklichkeit und ganz insgeheim froh, dass ich damit freie Bahn hatte, die Geburt allein durchzuziehen. Dann habe ich meine Tochter in meine eigenen Hände geboren: der großartigste Moment von allen! Nur ca. acht Minuten nach dem Telefonat, wie wir später anhand des Einzelverbindungsnachweises der Telefonrechnung rekonstruiert haben.

Wie hast du dein Wochenbett erlebt? Das Wochenbett habe ich nicht so positiv in Erinnerung, weil ich mir bei der Geburt das Kreuzbein verschoben habe. Ich konnte vor Schmerzen kaum laufen und meine Tochter auch die erste Zeit nicht tragen. Das ging erst, nachdem mir nach ein paar Wochen ein Osteopath das Kreuzbein wieder in die richtige Position geschoben hat. Mittlerweile weiß ich von meiner jetzigen Hebamme, dass das ab und zu vorkommt, und nichts mit schnellen Geburten (wie ich vermutet hatte) zu tun hat. Am Anfang hatte ich außerdem Stillprobleme und zusätzlich Probleme mit der damaligen Hebamme, die dabei wenig unterstützend war. Die notwendige Unterstützung habe ich mir dann bei meiner Wochenbettpflegerin und bei der La Leche Liga geholt. Irgendwann klappte das Stillen wunderbar und ich stille meine inzwischen dreieinhalbjährige Tochter immer noch.

Was würdest du werdenden Müttern mit auf den Weg geben? Sie sollten sich ehrlich fragen: Bin ich jemand, der Hilfe von anderen braucht (manche brauchen die tatsächlich), oder bin ich jemand, der alleine in so einer intimen Situation wie der Geburt besser zurechtkommt? Und dann sollten sie nach ihrem Gefühl handeln und sich nicht beirren lassen. Die Ratschläge anderer basieren auf deren Erfahrungen, deren Ängsten und deren Sicherheitsbedürfnis. Selbst hat man jedoch ein ganz anderes Sicherheitsbedürfnis (mir erschienen Hausgeburten schon immer sicherer als Klinikgeburten mit all den Eingriffen, denen man sich dort ausgesetzt sehen kann), und selbst kennt man sich natürlich auch besser als andere Leute, so dass man einschätzen kann, was für einen selbst das Richtige ist. Generell kann man sagen, dass das Gefühl einer Schwangeren oder Gebärenden ein besserer Indikator dafür ist, ob alles „im grünen Bereich" ist, als tausend Geräte und fremde Meinungen.

Was würdest du bei einer folgenden Schwangerschaft und Geburt anders machen? Ich habe mir eine Hausgeburtshebamme für diese Schwangerschaft gesucht, kein Geburtshausteam wie beim letzten Mal. Ich habe bei dieser Hebamme darauf geachtet, dass sie älter ist als ich und schon eigene Kinder hat (was bei der letzten Hebamme beides nicht der Fall war). Außerdem spiele ich dieses Mal mit offenen Karten, d.h. ich sagte der Hebamme gleich bei unserem ersten Gespräch, dass es gut sein könnte, dass ich sie erst nach der Geburt anrufe. Das ist in Ordnung für sie. Sie meinte ganz trocken, dass die meisten Frauen, die eigentlich lieber alleine gebären wollen, eh zu spät anrufen. Das hätte sie schon öfter erlebt.

Nachtrag: Im Mai 2014 habe ich meinen Sohn ganz schnell und komplikationslos – nach nur zwanzig Minuten und insgesamt vier Wehen – alleine zu Hause geboren, nur mein Mann war dabei. Die Hebamme haben wir erst circa eine Stunde nach der Geburt angerufen. Ich bin wirklich dankbar, zwei so schöne, ruhige, problemlose und schnelle Alleingeburten erlebt zu haben, die einfach ganz natürlich passiert sind. Solche Geburten sind ein Geschenk, finde ich. Aber sie sind auch so normal. Wahrscheinlich wäre das die Art, wie Geburten meistens ablaufen würden, wenn die Frauen nicht so auf Drama und Angst gepolt wären.

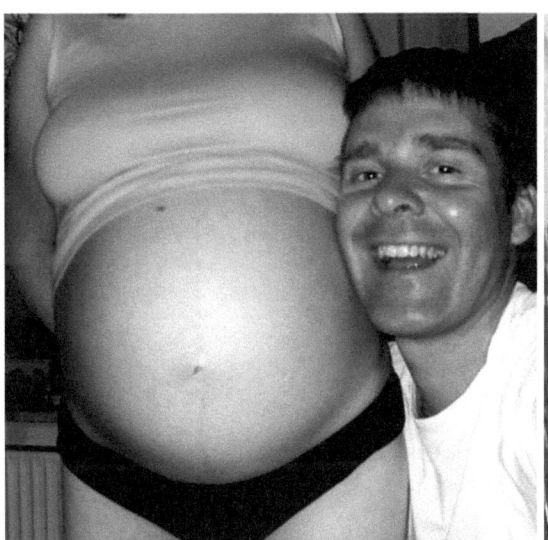
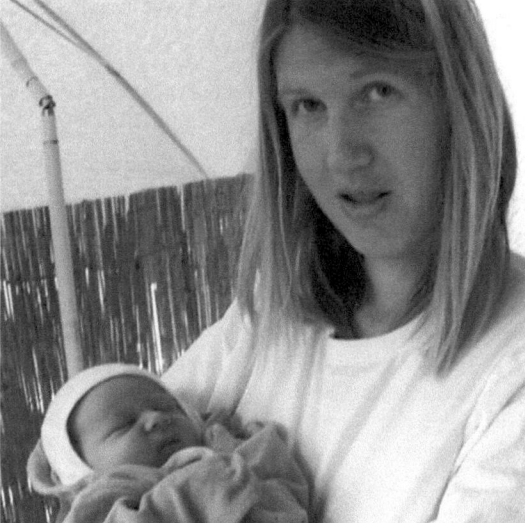

Yvonne, 44
Beruf: Industriekauffrau, Vollzeitmutter

1. Kind: Mädchen (21 Jahre), Klinikgeburt
2. Kind: Mädchen (20 Jahre), Klinikgeburt
3. Kind: Junge (5 Jahre), Hausgeburt
4. Kind: Junge (3 Jahre), Hausgeburt
5. Kind: Mädchen (1 Jahr), ungeplante Alleingeburt

„Ich hatte ohne Hebamme, einfach so, mein Baby geboren! Das lässt mich auch über ein Jahr danach noch strahlen und schweben."

Wenn ich das Wort „Alleingeburt" höre, kommen mir spontan folgende Gedanken in den Sinn: Ungestört, selbstbestimmt, gute Körperwahrnehmung. Andere Menschen erwähnen oft den Mut, der dazugehöre.

Wann hattest du das erste Mal die Idee, ohne Hebamme zu gebären? Es war eher ein unschöner Gedanke während der Schwangerschaft, da ein Winterkind unterwegs war. Mir war etwas mulmig, da meine Hebamme 30 min Fahrzeit (bei freien Straßen) hatte und ich vermutete, dass sie es bei Eis und Schnee (Termin sollte im Dezember sein) nicht rechtzeitig schafft. Wissenssammlung/Vorbereitung des „Ernstfalles" mit der Hebamme begann früh.

Wen hast du in dein Vorhaben eingeweiht? Niemanden, denn es ergab sich so.

Wie verlief die Schwangerschaft und von wem hast du dich begleiten lassen? Die Schwangerschaft verlief unaufgeregt und gut, mit Hebammenbegleitung.

Warum hast du die Geburt in Eigenregie für dich gewählt? Der Gedanke kam bis kurz vor der Geburt (ca. 5 min) gar nicht auf.

Wie hast du dich auf die Geburt vorbereitet? Während der Vorsorgen immer wieder Fragen und mögliche Szenarien mit der Hebamme besprochen „Was wäre, wenn...?". Sonst gar nicht.

Wie verlief die Geburt? Gab es Komplikationen? Wir warteten lange (12 h) nach dem Blasensprung auf Wehen. Meine beiden Söhne kamen innerhalb knapp 2 h nach Geburtsbeginn zur Welt, die Jüngste wollte das offenbar anders – das war für mich ungewohnt.

Meine „kleine" Tochter (18) und meine Babysitterin (21) waren den ganzen Tag da, Mann und Söhne über lange Zeit. Wir scherzten, putzten, kochten und aßen zusammen, die Hebamme war vormittags und spätnachmittags da, nach dem Abendessen, weil alles ruhig war, fuhr sie kurz nach Hause. Die Jungs waren mit Papa auf dem Weg ins Bett (obere Etage), ich war mit den jungen Frauen alleine im Bad. Dann endlich ein paar wenig schmerzhafte Wehen, nichts Geburtsrelevantes, dachte ich, kein Grund, die Hebamme anzurufen – 50 min später war meine kleine Tochter leise, entspannt, friedlich und komplikationslos geboren.

Meine beiden Geburtsbegleiterinnen waren etwas sprachlos, und ich einfach nur überwältigt – ich hatte ohne Hebamme, einfach so, mein Baby geboren! Das lässt mich auch über ein Jahr danach noch strahlen und schweben. Wow!

Wie hast du dein Wochenbett erlebt? Anstrengend, da noch weitere kleine und große Menschen hier herumwuseln. Etwas mehr Ruhe wäre sicher gut gewesen.

Was würdest du werdenden Müttern mit auf den Weg geben? Frühes Informieren und Nachfragen zum Geburtsablauf ist hilfreich. Eine kompetente Hebamme im Hintergrund kann beruhigend sein. Der Gedanke, dass niemand sonst außer mir das Kind gebären wird, war hilfreich für mich. Vertrau deinem Körper, er kann das. Während der Geburt nur Menschen dabeihaben, die dir gut tun. Sagt der Bauch auch noch so leise etwas anderes: die Person unbedingt wegschicken!

Was würdest du bei einer folgenden Schwangerschaft und Geburt anders machen? Für mich war meine fünfte Schwangerschaft rundum toll, ich würde es bei weiteren Kindern genau so wieder machen.

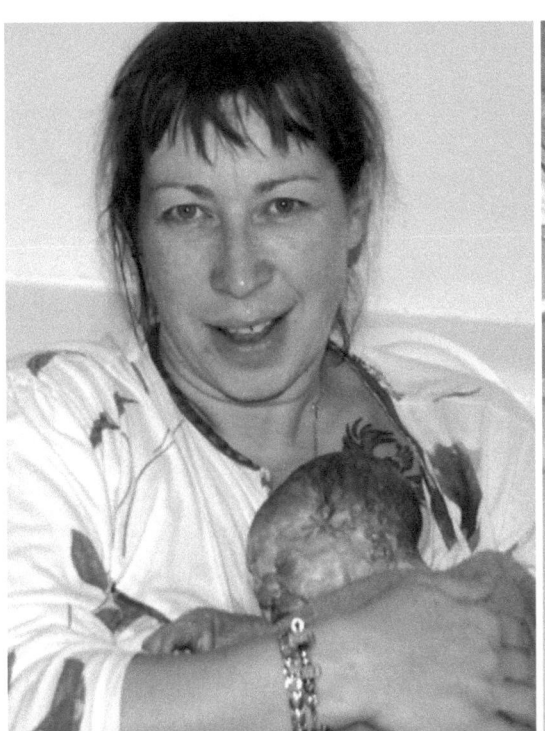
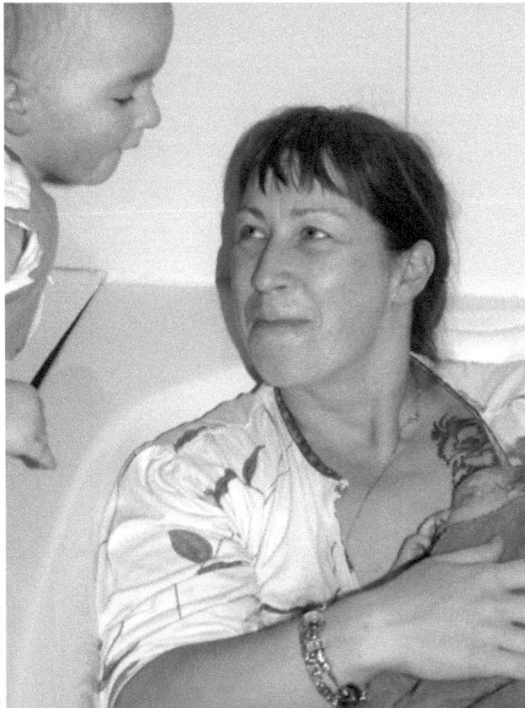

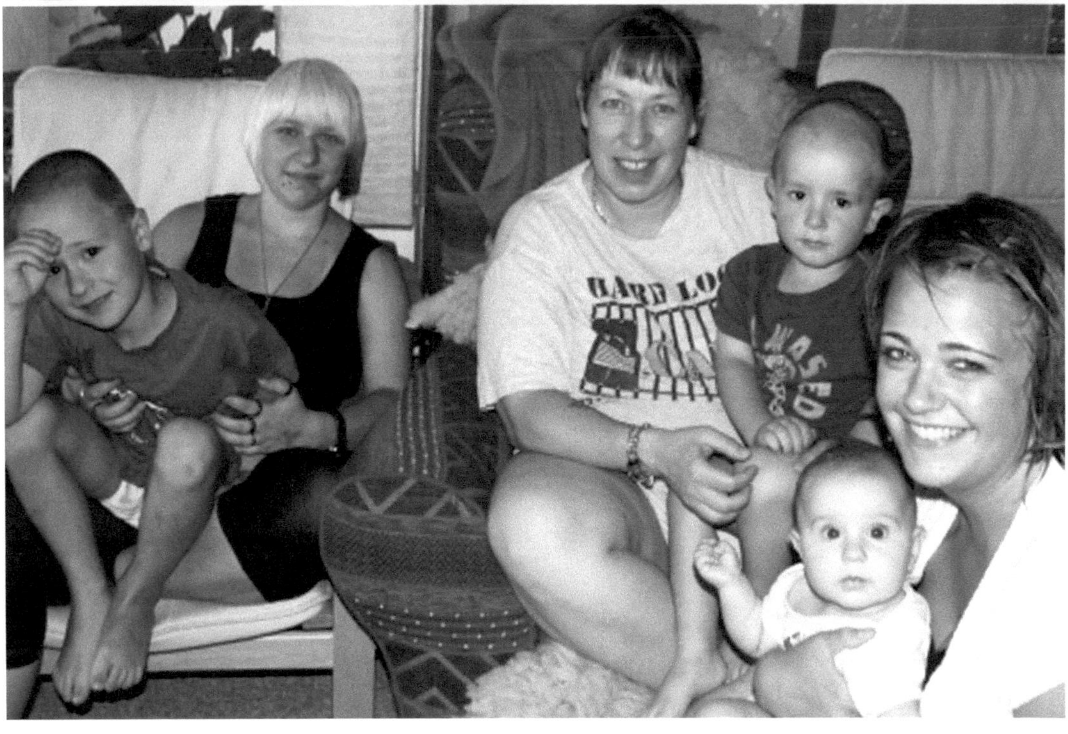

Alleingeburten mit Hindernissen

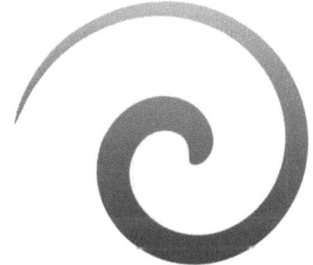

Nancy, 27
Beruf: Krankenschwester, nun Vollzeit-Mama

„Die Geburt selbst war, trotz sehr großem Kind, ganz leicht und wunderschön."

1. Kind: Mädchen (5 Jahre), Klinikgeburt
2. Kind: Mädchen (3 Jahre), Klinikgeburt (fast im Auto)
3. Kind: Junge (1 Jahr), Alleingeburt
4. Kind: unterwegs, Alleingeburt geplant

Wenn ich das Wort „Alleingeburt" höre, kommen mir spontan folgende Gedanken in den Sinn: Selbstbestimmt, ohne Störungen, keine Interventionen, keine „Gefahr von außen" für Geburtsrisiken.

Wann hattest du das erste Mal die Idee, ohne Hebamme zu gebären? Die Idee kam bei mir relativ spät, etwa um die 34. SSW. Es entwickelte sich der Wunsch aus der „Not" heraus, dass die nächste Hebamme eher weit weg praktiziert und eventuell zu spät kommen könnte. Mit der Zeit gefiel mir der Gedanke immer besser, bis es letztendlich planmäßig zur Geburt ohne Fachpersonal kam.

Wen hast du in dein Vorhaben eingeweiht? Nur meinen Mann.

Wie verlief die Schwangerschaft und von wem hast du dich begleiten lassen? Die SS war völlig problemlos bis auf einen angeblichen SS-Diabetes. Ich hab (leider) den Glukosetoleranztest machen lassen. Der Wert war ganz leicht erhöht. Ab da hab ich meinen Blutzucker selbst dreimal täglich kontrolliert. Nachdem ich nach 22 Uhr nicht mehr gesündigt habe, waren alle Werte im Normbereich. Es wurde dennoch viel unnütze Panik verbreitet und es gab überflüssige Untersuchungen.

Warum hast du die Geburt in Eigenregie für dich gewählt? Weil ich unter der Geburt meine Ruhe brauche. Mich stört es, wenn an mir oder gar in mir umher gefummelt wird. Ich will nicht aus meiner Trance gerissen werden und ich kann mich nur dann gehenlassen, wenn ich mich ganz ungestört und sicher fühle. Um mich völlig zu öffnen, benötige ich Privatsphäre, die ich auch mit ganz lieber Hebamme eben nicht habe.

Wie hast du dich auf die Geburt vorbereitet? Ich habe unendlich viel gelesen. Fachliteratur, Erfahrungsberichte und auch Videos haben mich in meinem Wunsch bestärkt. Ansonsten habe ich mir Unterlagen für die Wohnung und Vorlagen für mich besorgt. Mehr benötigte ich nicht.

Wie verlief die Geburt? Gab es Komplikationen? Die Geburt selbst war, trotz sehr großem Kind, ganz leicht und wunderschön. Ich bin weder gerissen, noch habe ich sonst irgendwelche Probleme davon getragen. Aufgrund der Größe des Kindes (Körperlänge 57cm, Gewicht 4698g) und der Schnelligkeit der Geburt war mein Sohn jedoch sehr blau im Gesicht (er war gestaut) und begann erst zu atmen, als ich ihm mit meinem Mund Atmen einhauchte.

Mein Mann konnte die Situation leider nicht einschätzen und rief den Notarzt, was unnötige medizinische Übergriffe nach sich zog. Sie brachten meinen Sohn auf die Neugeborenen-ITS. Als ich dort ankam, hatte er eine Magensonde und war an diverse Tröpfe angeschlossen. Obwohl alle Befunde unauffällig waren, beharrte man auch darauf, dass er prophylaktisch ein Antibiotikum bekam: „Bei einer Hausgeburt sind ja sehr viel Keime im Spiel. Das geben wir, bis bewiesen ist, dass keine Infektion vorliegt."

Da es aber keinen Hinweis auf irgendein behandlungsbedürftiges Problem bei meinem Sohn gab, beschloss ich, ihn mit nach Hause zu nehmen. Die Ärztin erzählte mir daraufhin sämtliche Horrorgeschichten, was alles passieren könne, und wie unverantwortlich ich sei. Glücklicherweise hatte ich den Mut, ihn trotzdem, gegen ärztlichen Rat, noch am selben Tag entlassen zu lassen.

Wie hast du dein Wochenbett erlebt? Aufgrund dessen, was nach der Geburt für mich und meinen Sohn an Strapazen folgte, war mein Wochenbett von vielen Tränen begleitet. Körperlich gab es, bis auf eine Soorinfektion bei meinem Sohn und mir, keine Auffälligkeiten, ich fühlte mich absolut fit.

Was würdest du werdenden Müttern mit auf den Weg geben? Lasst euch eure Mündigkeit während Schwangerschaft und Geburt nicht absprechen! Geburt ist KEIN medizinischer Vorgang – es ist der natürlichste Vorgang der Welt! Ihr könnt gebären! Vertraut darauf!

Was würdest du bei einer folgenden Schwangerschaft und Geburt anders machen? Ich bin derzeit schwanger und werde diesmal keine ärztliche Betreuung in Anspruch nehmen. Die Vorsorge, und auch da nur das Nötigste, übernimmt die Hebamme. Bis auf einen Ultraschall um die 20. SSW zur Lagekontrolle der Plazenta und um grobe Organfehlbildungen auszuschließen, werde ich von der Geburts-/Gerätemedizin Abstand halten.

Gebären werde ich wahrscheinlich ganz allein, auch ohne meinen Mann, um Angst von außen auszuschließen. Nach der Geburt werde ich jedoch die Hebamme hinzubitten.

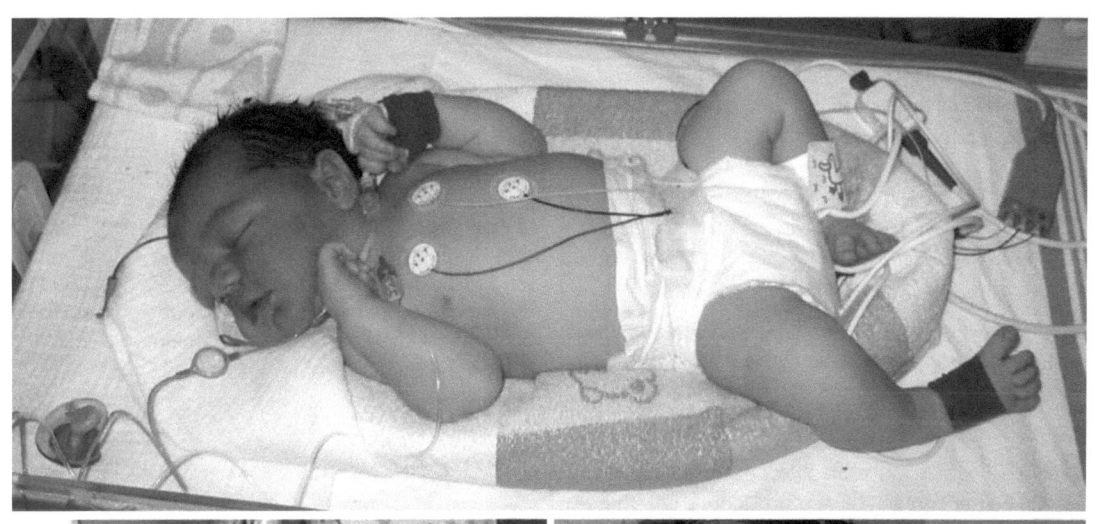

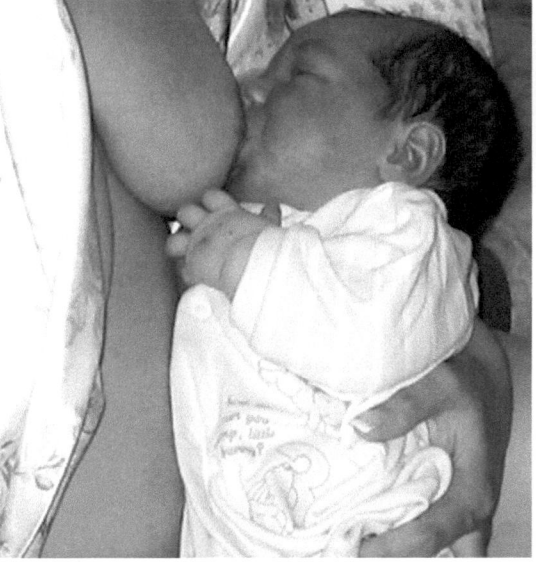

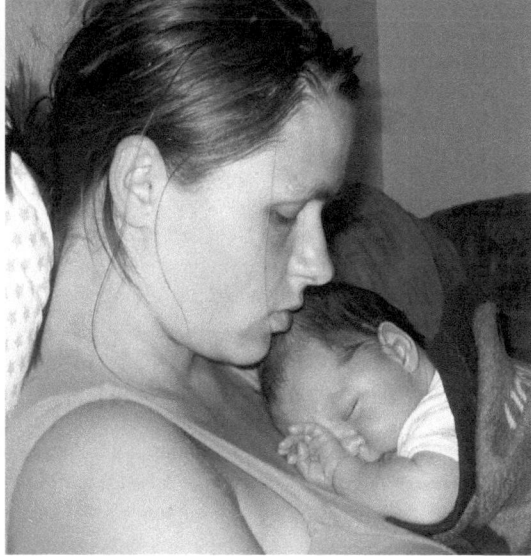

Sarah, 29
Beruf: Mutter, Trageberaterin

„Das Allerwichtigste ist, auf sich selbst und den eigenen Körper zu hören."

1. Kind: Junge (4,5 Jahre), Hausgeburt
2. Kind: Junge (2 3/4 Jahre), Hausgeburt
3. Kind: Mädchen (6 Monate), Hausgeburt nach begonnener Alleingeburt

Wenn ich das Wort „Alleingeburt" höre, kommen mir spontan folgende Gedanken in den Sinn: Vertrauen in sich selbst, friedlich, ungestört

Wann hattest du das erste Mal die Idee, ohne Hebamme zu gebären? Zu Beginn der dritten Schwangerschaft. Die Geburt von Kind Nr. 2 war so einfach und schön, dass ich mir eine Alleingeburt sehr gut vorstellen konnte.

Wen hast du in dein Vorhaben eingeweiht? Meinen Mann. Er stand zu jeder Zeit voll hinter mir. Meine Hebamme wusste auch Bescheid.

Wie verlief die Schwangerschaft und von wem hast du dich begleiten lassen? Eine ruhige und komplikationslose Schwangerschaft. Ab der 35. SSW dann wirksame Wehen und daher viel Schonung.

Warum hast du die Geburt in Eigenregie für dich gewählt? Ich wünschte mir eine Geburt nur im Kreise der Familie, ohne Einmischung von außen.

Wie hast du dich auf die Geburt vorbereitet? Viel gelesen, visualisiert, und mir vorgestellt, wie es werden wird. Ich versuchte, negativen Gedanken keinen Raum zu geben.

Wie verlief die Geburt? Gab es Komplikationen? Abends begannen die Wehen – mein Mann brachte die Großen zu Bett. Ich bereitete zwischen den Wehen alles vor und entzündete unsere Geburtskerze. Schnell starke Wehen, lautes Tönen, viel Becken kreisen. Mein Mann unterstützte mich, atmete mit mir. Irgendwann dann ein ganz dummes Gefühl – das Wissen, ich würde Hilfe brauchen. Meine Hebamme hielt sich sehr zurück, beobachtete, ließ mich machen, wie es mir gut tat. 1,5 Stunden nach Eintreffen der Hebamme dann Geburt aus Scheitelbeinlage – Plazenta nach 45 Minuten (ohne Eingreifen!) leider unvollständig – manuelle Lösung durch Hebamme.

Wie hast du dein Wochenbett erlebt? Ich war sehr erschöpft und brauchte Zeit zum Verarbeiten. Ich wurde aber rundum versorgt und war froh, daheim zu sein.

Was würdest du werdenden Müttern mit auf den Weg geben? Das Allerwichtigste ist, auf sich selbst und den eigenen Körper zu hören.

Was würdest du bei einer folgenden Schwangerschaft und Geburt anders machen? Eine Alleingeburt wäre nach wie vor der Traum. Die Entscheidung, die Hebamme doch zu rufen, war im Nachhinein für mich richtig und ich bin dankbar für ihre zurückhaltende Art während der Geburt und ihre fachliche Kompetenz im Ernstfall – trotzdem vertraue ich weiter auf meine Gefühle und meinen Körper, und würde wieder denselben Weg wählen.

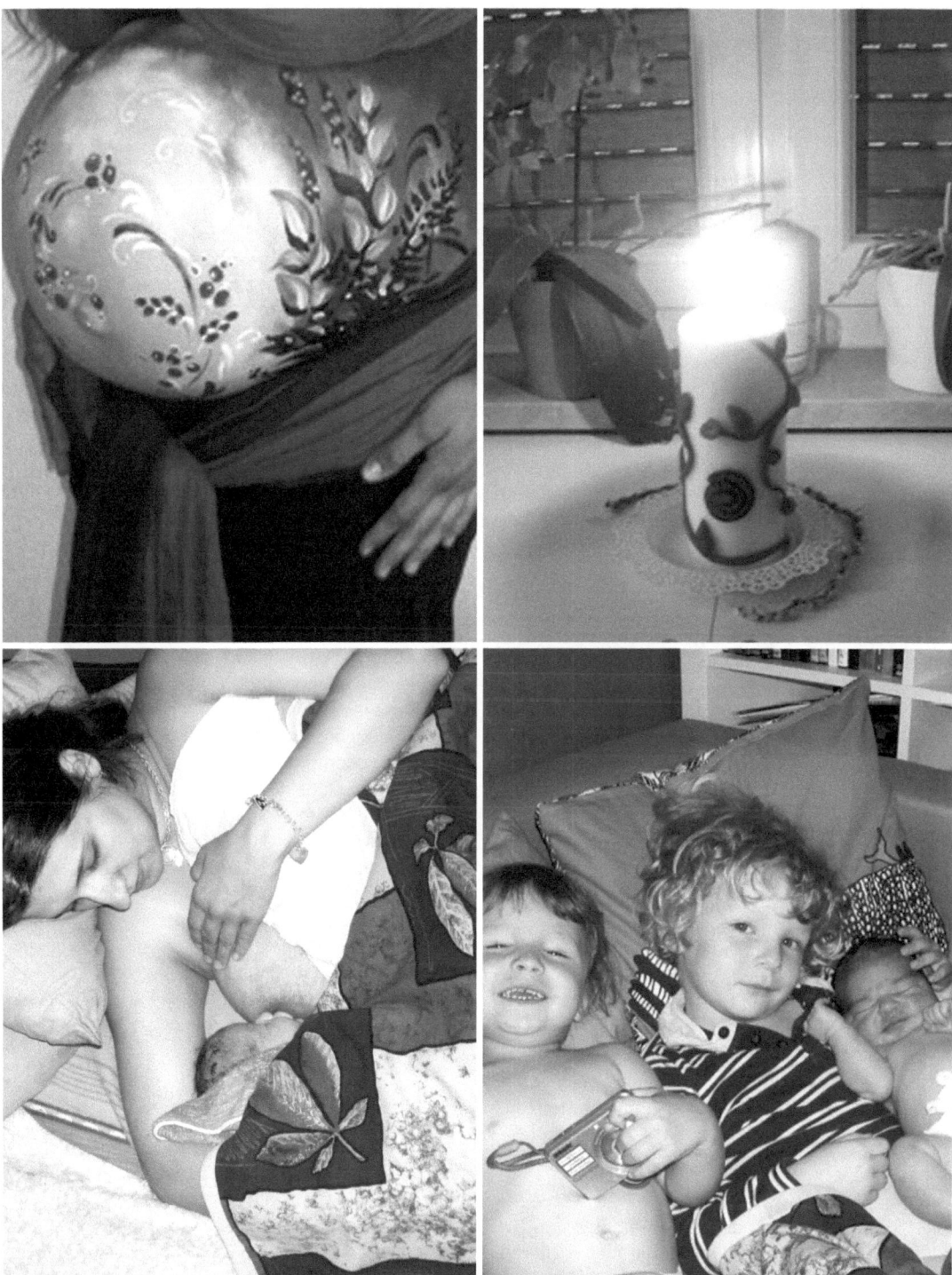

Seraphine, 41
Beruf: Krankenschwester; Dipl. Berufspädagogin (Lebensmittel-, Ernährungs- und Hauswirtschaftswissenschaften und evangelische Religion/Theologie)

„Spätestens nach der Zwillingsfrühgeburt bzw. als das vierte Kind in BEL lag und niemand eine Hausgeburt begleiten wollte, stand für uns fest: DAS wollen und können wir alleine für uns und unser Kind!"

1. Kind: Junge (9 Jahre), ambulante Klinikgeburt
2. Kind: Mädchen (5 Jahre), Zwillingsfrühgeburt im KH
3. Kind: Mädchen (5 Jahre), Zwillingsfrühgeburt im KH
4. Kind: Mädchen (2 Jahre), Alleingeburt
5. Kind: Mädchen (1 Jahr), Klinikgeburt nach geplanter Alleingeburt, Sectio wg. vorzeitiger Plazentaablösung bei tiefsitzender Vorderwandplazenta

Wenn ich das Wort „Alleingeburt" höre, kommen mir spontan folgende Gedanken in den Sinn: Alleingeburt ist für mich in erster Linie selbstbestimmt in meinem Tempo und Rahmen zu gebären, ohne dass mir jemand reinredet, der zu wissen meint, was für mich und/oder mein Kind gut wäre.

Wann hattest du das erste Mal die Idee, ohne Hebamme zu gebären? Spätestens nach der Zwillingsfrühgeburt bzw. als das vierte Kind in BEL lag und niemand eine Hausgeburt begleiten wollte, stand für uns fest: DAS wollen und können wir alleine für uns und unser Kind!

Wen hast du in dein Vorhaben eingeweiht? Wir sind offen mit der Idee umgegangen, haben es aber nicht an unsere Haustür gehängt. Wer gefragt hat, hat eine ehrliche Antwort bekommen: Unser Kind darf zu Hause geboren werden.

Wie verlief die Schwangerschaft und von wem hast du dich begleiten lassen? Wegen Problemen in der vorhergehenden Zwillingsschwangerschaft wurde beim Arzt Kontroll-US gemacht, der bei unserem Baby einen Nierenstau III° feststellte. Bei der Kontrolle mit dem Kinderarzt stand fest, dass das Kind nach der Geburt behandlungsbedürftig sein wird. Ansonsten wenig Vorsorge, weder Arzt noch Hebamme – zum Ende hin dann gar nicht mehr (außer Nierenkontrolle beim Kind). Beim fünften Kind noch weniger Vorsorge, hauptsächlich, um die Lage der Plazenta zu überprüfen.

Warum hast du die Geburt in Eigenregie für dich gewählt? Nach der ersten ambulanten KH-Geburt stand fest, dass alle weiteren Kinder zu Hause geboren werden. Dann kamen die Zwillinge zu früh und wir mussten ins KH. Wieder eine Geburt, bei der ich nicht so gebären konnte, wie ich es gerne gewollt hätte. Ständig wollte jemand etwas von mir: Atme so, halte die Beine so, drücke jetzt, …

Geburt soll etwas Intimes für mich und das Baby sein und auch mit meinem Mann. Ich möchte nicht fremdbestimmt sein. Also entschieden wir uns für die Alleingeburt.

Wie hast du dich auf die Geburt vorbereitet? Wir haben viel recherchiert, gelesen in Büchern (Rockenschaub, Hildebrandt, Odent u.a.) und auch im Netz (hausgeburtsforum.de u.a.). Wir haben uns Videos von Alleingeburten (und anderen Geburten) angeschaut, auch um die Geschwister auf die Geburt des Babys vorzubereiten. Ansonsten haben wir nicht viel vorbereitet: eine Nabelklemme, falls es mit der Lotusgeburt nichts wird; tiefgefrorene Erbsen zum auf den Bauch Legen, falls es zu Blutungen kommt; Babyanziehsachen. Bei der zweiten geplanten Alleingeburt, mit bekannter tiefsitzender Plazenta, haben wir zusätzlich ein Erste-Hilfe-Set mit Infusion und Medikamenten zur Blutstillung dagehabt und Hebammen in Rufbereitschaft mit einer knappen Stunde Anfahrtsweg.

Wie verlief die Geburt? Gab es Komplikationen? Wehen sind bei mir i.d.R. nur kurz, d.h. von Wehenbeginn bis zur Geburt vergehen selten mehr als sechs Stunden. Die Übergangsphasen waren alle erträglich und die Austreibungsphasen immer schmerzhaft. Bei der ersten Alleingeburt (das vierte Kind drehte sich dann doch noch in Schädellage) habe ich das erste Mal einen, zum Glück kurzen, Wehensturm erlebt. Nach der Geburt fing unser Kind nicht spontan an zu atmen, auch nach über einer Minute nicht, wurde aber blau und schlaff. Fußsohlen massieren, Rücken reiben, anpusten brachte alles nichts. Erst das Absaugen und Beatmen des Kindes durch meinen Mund hauchte ihm Atem und Leben ein. Die Nabelschnur war recht kurz und ich konnte das Kind nicht bequem auf die Brust nehmen. Da auch nach knapp zwei Stunden trotz heftiger Nachwehen die Plazenta noch nicht geboren war, entschieden wir uns abzunabeln, damit ich eine andere Position einnehmen konnte. Mit diversen Tricks kam die Plazenta dann auch vollständig und schmerzfrei.

Die zweite geplante Alleingeburt (fünftes Kind) begann mit einem Blasensprung. Untypisch, denn Blasensprung kannte ich bislang nur unter Presswehen. 24 Stunden nach Blasensprung drehte sich das Kind in Querlage. Es lag schon während der Schwangerschaft gelegentlich in Schräglage und hat sich immer durch seitliche Lagerung der Mutter auf Längslage „überreden" lassen. In der Nacht nach Blasensprung habe ich mich wieder, wie in diesen Fällen „üblich", in Seitenlagerung begeben und mir ein festeres Stillkissen unter den Bauch gelegt. Durch die Verengung des Platzes hat sich das Kind wiederholt längs gedreht. So habe ich es in eine fast geburtsfähige Schräglage „überredet".

32 Stunden nach Blasensprung ohne Wehen merkte ich, dass irgendetwas im Bereich oberhalb der Symphyse anders war. Das Gefühl war ein „mir geht was im Darm rum" und später ein Unwohlsein im Bauchbereich. Ich ging kurz darauf auf Toilette, weil ich meinte, wieder Fruchtwasser zu verlieren (was sich ja bekannterweise immer neu nachbildet und das Kind NICHT 32 Stunden „trocken" lag). Da stellte ich dann fest, dass ich blutete. Stärke der Blutung etwa wie „dünner Wasserstrahl".

Ich versuchte mich umzuziehen, was aber zwecklos war, da alle Einlagen und Wäsche binnen kürzester Zeit blutdurchtränkt waren. Ich rief im KH an, um uns anzukündigen, und gab einen kurzen Abriss zur Vorgeschichte, mit der Ansage, dass ich eine Notsectio bräuchte und sie das Team bitte informieren sollen.

Die Großeltern waren bereits zur Kinderbespaßung gekommen und fuhren mich und meinen Mann ins KH. Dort war ich nach der vaginalen Untersuchung binnen kürzester Zeit im OP. 30 Minuten nach Beginn der Blutungen war unser Kind geboren, mit kollabierter Nabelschnur und reanimationspflichtig (schwere Asphyxie, Apgar 3/6/8). Unmittelbar vor der Sectio hat es sich übrigens wieder in Querlage gedreht. Inzwischen ist unser jüngstes Kind vollkommen gesund, es hat keinerlei Schäden davongetragen.

Wie hast du dein Wochenbett erlebt? Bei der ersten Alleingeburt: Ich war sofort nach der Geburt wieder fit und für die Familie da. Allerdings schmerzhafteste Nachwehen, die ich nur mit Schmerzmittel überstanden habe. Ansonsten war nicht viel Wochenbett, da unser Kind in den ersten Wochen mehrere Operationen überstehen musste.

Bei der abgebrochenen Alleingeburt/Sectio: Es ging unserem Kind erfreulich schnell wieder gut und ich habe uns 48h nach der Sectio nach Hause entlassen, weil ich mein Kind und mich nicht unnötigen Interventionen aussetzen wollte. Die Schwierigkeit in diesem Wochenbett bestand nicht nur in der schmerzhaften, frischen OP-Narbe, sondern auch in meinem schlechten Allgemeinzustand wegen massiven Blutverlusts.

Was würdest du werdenden Müttern mit auf den Weg geben? Informiert euch! Geburt ist eure Sache. Gebt sie nicht einfach in fremde Hände. Vertraut euch, eurem Körper und eurem Kind.

Was würdest du bei einer folgenden Schwangerschaft und Geburt anders machen? Meine Folgeschwangerschaft nach der ersten Alleingeburt war eine Schwangerschaft mit Plazenta Praevia marginalis. Dennoch planten wir eine Alleingeburt, diesmal mit Hebammen im Hintergrund und Notfallmedikamenten. Dennoch: Ein nächstes Kind darf gerne wieder als Alleingeburt kommen und wird in der Schwangerschaft voraussichtlich auch nur einen Feindiagnostikultraschall erleben. Ansonsten nur Hebammenbegleitung in Abständen, die ICH möchte.

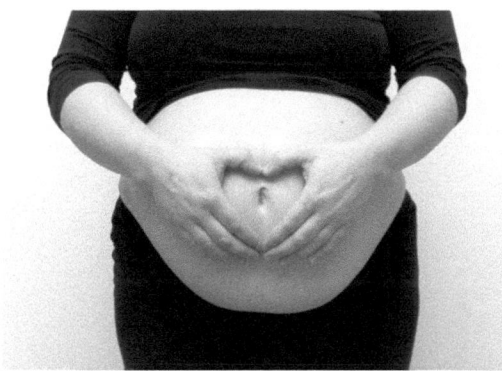

Kleine und stille Alleingeburten

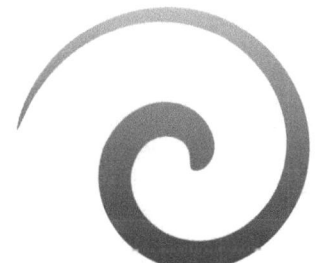

Anna, 25
Beruf: Künstlerin und Hausfrau

„Irgendwann musste ich auf Toilette und da kam es raus ... Hab's dann in die Hand genommen und mich verabschiedet."

1. Kind: Mädchen/Junge (vor 4 Monaten), kleine Alleingeburt in der 9. SSW

Wenn ich das Wort „Alleingeburt" höre, kommen mir spontan folgende Gedanken in den Sinn: Dass Geburt ein schönes Erlebnis sein kann.

Wann hattest du das erste Mal die Idee, ohne Hebamme zu gebären? Gar nicht, da ungeplant.

Wen hast du in dein Vorhaben eingeweiht? Niemanden, da ungeplant.

Wie verlief die Schwangerschaft und von wem hast du dich begleiten lassen? Sie war nur kurz. Mitte November war ich auf einigen Weihnachtsmärkten mit meinen Sachen unterwegs, hatte etwas Stress. Nach dem vorletzten Markt ist mir aufgefallen, dass ich zwei Wochen überfällig bin. Also Test gekauft und positiv. Hab's meinem Freund erzählt und wir standen erstmal 'ne ganze Zeit lang da, haben uns angeschaut und dämlich gelacht. Da werden wir wohl Eltern. *höhö* „Du und Papa!" „Na, du und Mama!" Und wie das so Standard ist, muss man da zum Arzt gehen.

Es wurde Ultraschall gemacht (habe mich dabei nicht sehr wohl gefühlt und hatte auch das Gefühl, dass ich den Schall merke), Würmchen und sogar schon den Herzschlag gesehen! Einfach nur WOW!

Die Ärztin war allerdings seltsam, hat mir nichts erzählt. Hab sie gefragt, ob ich auf was Spezielles achten soll, wie ich mich verhalten soll. „Kein rohes Fleisch!" – Na ja, ich bin Vegetarier, das fällt mir nicht schwer. „Und nicht rauchen oder trinken" Sonst noch was? „Nein."

Alles klar. Also raus aus dem Behandlungszimmer und meinem Schatz das Bild gezeigt. Da war aber jemand ganz stolz. Wir waren beide so glücklich. Und ich hab mich total komplett gefühlt. Vorher hat mir nichts gefehlt, aber jetzt war ich irgendwie ganz.

Warum hast du die Geburt in Eigenregie für dich gewählt? Im Krankenhaus wurde mir gesagt, dass mein Baby noch lebt, das Herz schlägt, es gewachsen ist, aber ich es bald verliere. Ich wollte aber auf keinen Fall im Krankenhaus bleiben und bin heim gefahren.

Wie hast du dich auf die Geburt vorbereitet? Gar nicht.

Wie verlief die Geburt? Gab es Komplikationen? Eines Tages hatte ich ganz leichte Schmierblutungen. Am nächsten Tag beim Ultraschall war aber alles in Ordnung, Kind sogar gewachsen. Wir waren immer noch glücklich, etwas besorgt, aber ich glaubte fest daran, dass alles gutgeht. Die Blutungen hielten an. Immer nur ganz leicht und mit altem Blut. Wenige Tage später (ich kann's nicht mehr genau sagen, wann), hatte ich einen Hauch frisches Blut dabei. Da kein Arzt aufhatte, sind wir ins Krankenhaus gefahren.

Der Notarzt hatte offenbar nicht viel Ahnung. Er fragte, ob sich das Kind bewegt. Nee, mein Guter. In der achten Woche merkste nicht viel. Dann durfte ich im Rollstuhl fahren. (Ich hätte auch laufen können, aber das wollte ich schon immer mal machen, also hab ich mich nicht gewehrt.)

Eine Ärztin hat nachgeschaut, das Kind war inzwischen wieder gewachsen. Ich habe diese Spritze bekommen, weil ich Rhesus-negativ bin. Daheim hat mir mein Freund dann erklärt, wo was auf dem Ultraschall zu erkennen ist. Ich sollte jetzt Ruhe halten, mich nicht anstrengen und viel liegen.

Das hat mir gar nicht gepasst. Ich beweg' mich doch gern und (relativ) viel. Nach ein paar Tagen an einem Samstag hatte ich Bauchschmerzen und blutete relativ stark. Das hat man vom Rumliegen. Also wieder ins Krankenhaus.

Die Ärztin rührte ewig und ziemlich brutal mit ihrem „Besteck" in mir rum. Das tat weh und ich sagte das auch. Keine Reaktion. Sie hat Ultraschall gemacht, aber so, dass ich den Bildschirm nicht sehe.

„Ja. Also. Das Kind lebt. Und das Herz schlägt. ABER nicht mehr lang."

Danke, das werde ich ja sehen. Wir bekommen das schon hin! Ich fahr jetzt heim.

„Also da müssen Sie mir aber noch was unterschreiben."

Wisch unterschrieben, heimgefahren und hingelegt. Mein Schatz hat was zu essen geholt und wir haben uns unterhalten. Irgendwann musste ich auf Toilette und da kam es raus. Ich wollte es nicht wahrhaben. Mit Fruchtblase und allem. Hab's dann in die Hand genommen und mich verabschiedet. Wir haben unser Kind dann im Garten meines Stiefvaters beerdigt.

Wie hast du dein Wochenbett erlebt? Die ganze Nacht hab' ich geheult und geschrien. Hab mir Vorwürfe gemacht und alles und jeden verflucht. Meine Mutter meinte, dass ich noch mal zum Arzt muss. Ich wollte nicht, hab' aber nachgegeben. Also am Montag zur Sprechstunde erschienen.

Die Schwester hat ihre Unterlagen durchwälzt, die Ultraschallbilder angeschaut. „Ach ja. Sie sind das! Dann warten Sie mal bitte." Nach einer halben Stunde kam ich immer noch nicht dran, dabei wurde mir doch am Telefon gesagt, ich solle SOFORT vorbei kommen.

Also noch mal zur Schwester gegangen und gefragt, was das so lang dauert. „Also hören Sie mal, Sie sind ja nicht die Einzigste hier! Wir mussten Sie dazwischenschieben und außerdem sind nur noch zwei vor Ihnen!"

Ich war kurz davor zu heulen. Ich möchte jetzt gehen! „Das empfehle ich Ihnen aber nicht!"

Ich werde jetzt gehen. Laufe Richtung Ausgang. „Dann müssen Sie mir das aber unterschreiben."

Zettel und Stift genommen. ICH GEHE JETZT! *Unterschrift* Rausgestürmt. Während der ganzen Autofahrt wieder geheult und geschrien.

Die Wochen danach waren noch ziemlich schlimm. Meine Familie hatte kaum Verständnis. „Da war ja noch nix, das war ja noch klein. 9. Woche, da ist das noch kein Mensch."

Eigentlich wurde mir geraten, im Bett zu bleiben und mich auszuruhen, aber das wollte ich nicht.

Hab mit meinem Schatz und meiner besten Freundin eine ausgedehnte Shoppingtour gemacht.

Meine Freundin ist extra für mich 500km gefahren, um da zu sein, und wir haben die Woche danach einfach nur gesoffen und gezockt. Körperlich hab ich danach nichts weiter gemerkt.

Ich hatte eine Woche lang meine „Tage". Danach kamen sie wieder wie gewohnt, die ersten zwei Monate etwas stärker als sonst. Bei einem Arzt war ich seitdem nicht mehr.

Was würdest du werdenden Müttern mit auf den Weg geben? Verzichtet auf Ultraschall und unnötige Untersuchungen! Die Ärzte verunsichern euch und euer Kind nur.

Was würdest du bei einer folgenden Schwangerschaft und Geburt anders machen? Keine Ärzte mehr aufsuchen. Keinen Ultraschall mehr machen.

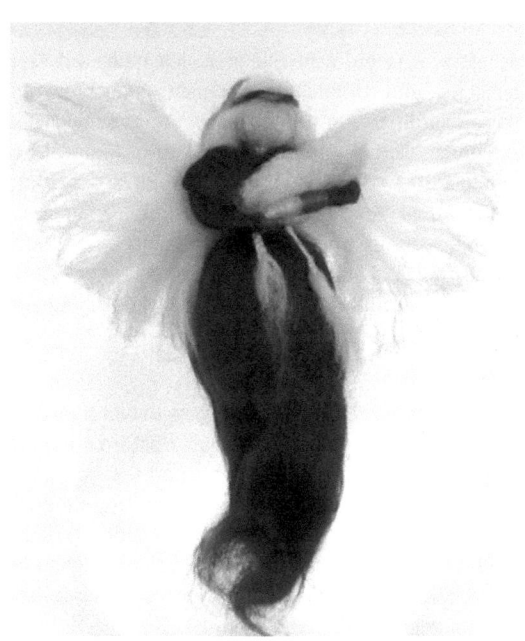

Katharina, 28
Beruf: Mama und Studentin

„Außer viel Schokolade für die Seele hatte ich nichts extra vorbereitet."

1. Kind: Mädchen (4 Jahre), Klinikgeburt
2. Kind: Mädchen (2 Jahre), Hausgeburt
3. Kind: Junge/Mädchen (vor knapp 1½ Jahren), kleine Alleingeburt in der 10. SSW

Wenn ich das Wort „Alleingeburt" höre, kommen mir spontan folgende Gedanken in den Sinn: An die Fähigkeiten seines Körpers glauben, Ruhe, Selbstbestimmung, seine Urkraft komplett entfalten können

Wann hattest du das erste Mal die Idee, ohne Hebamme zu gebären? Ganz kurz mal während meiner zweiten Schwangerschaft, aber eigentlich dachte ich nicht, dass es „mein" Ding ist. Vielmehr habe ich vor und während meiner Fehlgeburt daran gedacht. Jetzt, danach, kann ich mir auch eine glückliche Alleingeburt sehr gut vorstellen!

Wen hast du in dein Vorhaben eingeweiht? Es wusste niemand, dass ich schwanger bin, bis auf meinen Mann und meiner Hebamme. Für beide war es klar, dass ich das hier zu Hause probiere.

Wie verlief die Schwangerschaft und von wem hast du dich begleiten lassen? Die Schwangerschaft währte ca. zehn Wochen. Ich habe auf Arztbesuche und Ultraschall bewusst verzichtet. Ich hatte allerdings von Anfang an ein unterschwelliges „ungutes" Gefühl ganz tief in mir drin. Meine Hebamme hatte mich in der neunten SSW das erste Mal besucht. Kurz darauf bekam ich eine minimale Schmierblutung, wollte urplötzlich sofort einen Ultraschall. Im Krankenhaus wurde dann eine nicht intakte Schwangerschaft festgestellt (kein Herzschlag und viel zu klein).

Warum hast du die Geburt in Eigenregie für dich gewählt? Es war irgendwie selbstverständlich, dass ich es so probieren will. Ich wollte nicht noch mal ins Krankenhaus und keine Operation. Ich hatte nach der zweiten Geburt bereits eine Ausschabung (wegen nachgeburtlicher Blutungen trotz heftiger Nachwehen und augenscheinlich vollständiger Plazenta. Man vermutet, dass es einen abgestorbenen Zwilling gegeben hat.)

Ich spürte, dass ich da alleine durch muss und auch alleine durch kann. Helfen konnte mir sowieso niemand, und im Notfall konnte ich mir immer noch Hilfe holen.

Wie hast du dich auf die Geburt vorbereitet? Eigentlich gar nicht. Ich hatte schon mal Berichte über Fehlgeburten gelesen, aber so hab ich es mir trotzdem nicht vorgestellt. Ich wusste, dass es irgendwann wohl losgehen würde. Außer viel Schokolade für die Seele hatte ich nichts extra vorbereitet.

Wie verlief die Geburt? Gab es Komplikationen? Für mich gefühlt gut. Die Blutung wurde stärker, heftige, schmerzhafte Wehen kamen hinzu. Ich hab mir eine kleine Waschschüssel genommen, zwischen die Beine geklemmt und im Vierfüßler vor/auf der Couch gelehnt, hineingeblutet. Das Blut lief nach jeder Wehe, aber nicht schwallweise. Meist hab ich es als größere Blutkoagel herausgedrückt. Gewebe war nicht zu erkennen.

Nach 3 Stunden war es größtenteils vorbei und es stellte sich eine mensstarke Blutung ein. Am anderen Morgen kam ein größeres Gewebestück. Es sah aus wie Plazentagewebe. Als Laie geschätzt hab ich wohl während der 3 Stunden Geburt nicht viel mehr als 500 ml Blut verloren. Meinem Kreislauf ging es die ganze Zeit hervorragend.

Wie hast du dein Wochenbett erlebt? Ich war erstaunt, dass ich mich nach der Fehlgeburt gefühlsmäßig absolut im Wochenbett befand. Ich wusste nicht, dass es das so gibt nach so einer relativ frühen Fehlgeburt. Ich war glücklich und aufgekratzt, es allein hinbekommen zu haben, ein Hormon-High wie nach einer „richtigen" Geburt.

Danach wurde ich dann doch wieder traurig, aber nicht so, wie man es vielleicht erwartet. Die Blutung wurde immer weniger. Ein paar Tage nach der Fehlgeburt ging noch mal ein größeres Gewebestück ab. Danach wurde die Blutung noch weniger, bis nur eine bräunliche Schmierblutung übrig war. Diese hat nach ein paar Tagen auch aufgehört.

Was würdest du werdenden Müttern mit auf den Weg geben? Eine Ausschabung kann man immer machen, aber der weibliche Körper kann Fehlgeburten auch wunderbar allein bewältigen. Für den Hormonhaushalt und die Seele ist es so in den allermeisten Fällen sicherlich besser. Das Bild von einer Fehlgeburt und möglichen Komplikationen wird heutzutage ganz verschoben dargestellt. Die Risiken einer Ausschabung werden heruntergespielt.

Was würdest du bei einer folgenden Schwangerschaft und Geburt anders machen? Ich würde es genauso wieder machen. Es war alles so, wie es sein musste.

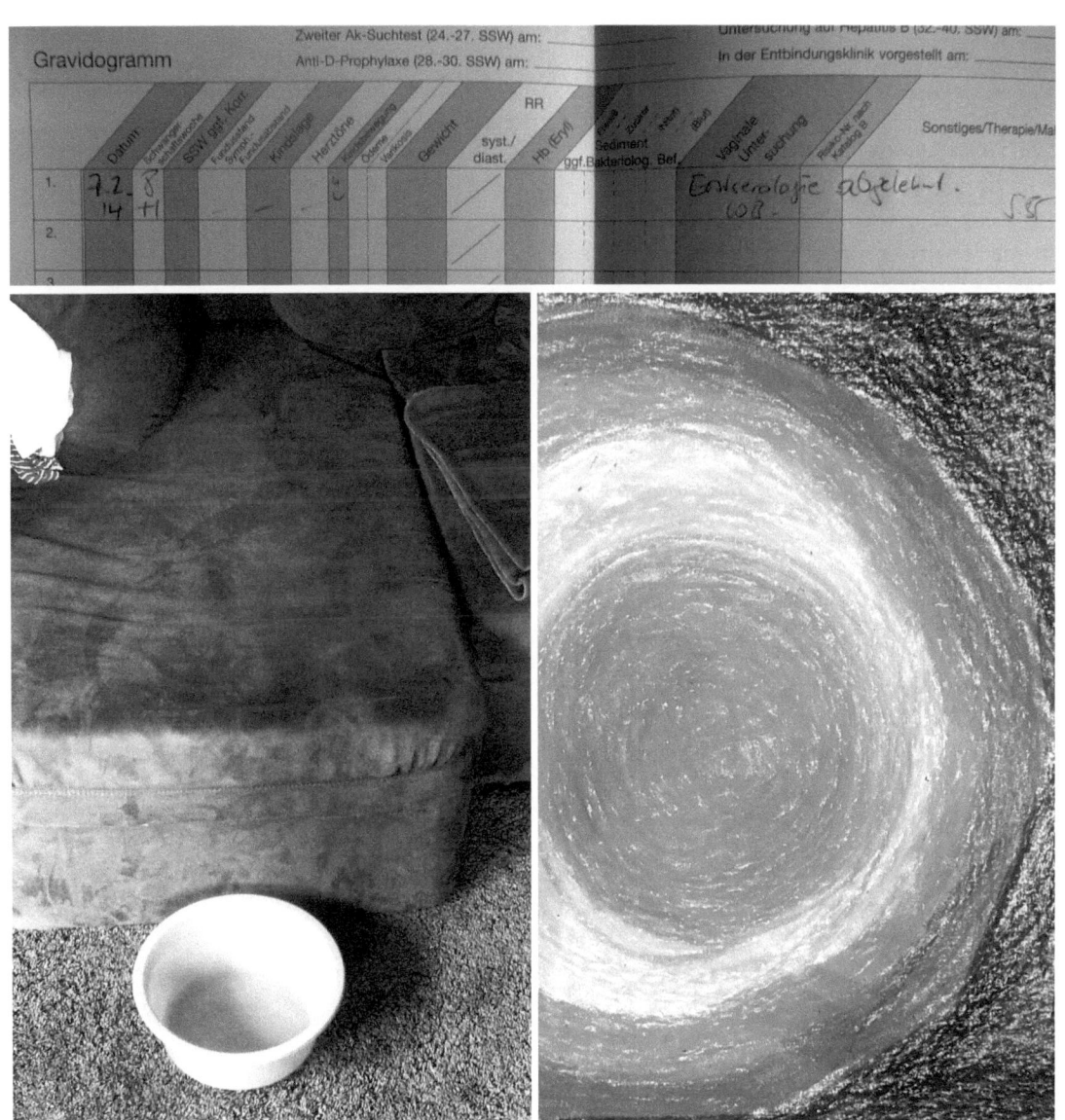

Marina, 32
Beruf: Lehrerin für Deutsch als Fremdsprache, Übersetzerin

„Mir hat meine Frauenärztin empfohlen, einfach zu Hause auf einen natürlichen Abgang zu warten."

1. Kind: Mädchen / Junge (vor 5,5 Jahren), kleine Alleingeburt
2. Kind: Mädchen / Junge (vor 5 Jahren), kleine Alleingeburt
3. Kind: Junge (3 Jahre), Klinikgeburt (Saugglocke)
4. Kind: Mädchen (6 Monate), Hausgeburt

Wenn ich das Wort „Alleingeburt" höre, kommen mir spontan folgende Gedanken in den Sinn: Selbstbestimmt, normal, frei, natürlich

Wann hattest du das erste Mal die Idee, ohne Hebamme zu gebären? Als meine erste Schwangerschaft sich nicht weiter entwickelte, hat mir meine Frauenärztin empfohlen, einfach zu Hause auf einen natürlichen Abgang zu warten.

Wen hast du in dein Vorhaben eingeweiht? Praktisch alle, die über meine Schwangerschaft Bescheid wussten. Bei der ersten Fehlgeburt waren es fast alle Verwandten und Freunde, bei der zweiten nur wenige.

Wie verlief die Schwangerschaft und von wem hast du dich begleiten lassen? Die erste und die zweite Schwangerschaft endeten jeweils mit Missed Abortion und einer „kleinen Geburt". Die dritte: problemlose Schwangerschaft, betreut von meiner Frauenärztin. Die vierte: wieder problemlos, im ersten Schwangerschaftsdrittel betreut von meiner Frauenärztin, danach von einer wunderbaren Hebamme.

Warum hast du die Geburt in Eigenregie für dich gewählt? Beim ersten Mal, weil ich meiner Ärztin und ihrer Erfahrung vertraute und auch mehrere Studien gelesen habe, die diesen Weg als sicher bewiesen. Außerdem wollte ich keinen Krankenhausaufenthalt, wenn nicht unbedingt nötig. Intuitiv spürte ich, es ist der beste Weg für mich. Beim zweiten Mal hatte ich schon selber Erfahrung und wusste, mein Körper kann es.

Wie hast du dich auf die Geburt vorbereitet? Studien zum Thema „abwartendes Verhalten bei Missed Abortion" gelesen, mich mit Frauen unterhalten, die ähnliche Erfahrungen hatten (in Foren), gebetet und die Zeit genutzt, um mich vom verstorbenen Baby zu verabschieden. Vor den Geburten meiner lebenden Kinder habe ich viel über die natürliche, aktive Geburt gelesen.

Wie verlief die Geburt? Gab es Komplikationen? 1. Fehlgeburt: ca. 4 Wochen nach der Diagnose mehrere Tage schmerzvolle Wehen, mal mit längeren, mal mit kürzeren Abständen. Am Tag des Abgangs habe ich noch am Vormittag gearbeitet, zu Hause plötzlich Wehen fast ohne Pausen, starke Blutung. Ich ging intuitiv in die Badewanne, wenige Minuten später kam alles raus und die Blutung stoppte.

2. Fehlgeburt: fast genauso, nur ein bisschen schneller, wieder in der Badewanne. Ohne Komplikationen.

Mein Sohn kam im Krankenhaus durch eine Saugglockengeburt zur Welt. Meine Tochter ganz entspannt zu Hause, zu jedem Zeitpunkt wusste ich, dass es ihr gut geht und was ich im Moment brauchte.

Wie hast du dein Wochenbett erlebt? Nach der ersten Fehlgeburt habe ich schon am nächsten Tag ganz normal (halbtags) gearbeitet. Die zweite Fehlgeburt hatte ich am Heiligabend erlebt und hatte danach ca. zwei Wochen frei, konnte viel liegen, mich ausruhen und ausweinen.

Nach der Geburt meines Sohnes hatte ich viel Stress wegen der Stillprobleme (zum Glück überwunden), war aber sehr stolz und glücklich. Nach der Geburt meiner Tochter habe ich jeden Tag bewusst genossen.

Was würdest du werdenden Müttern mit auf den Weg geben? Vertraut eurem Körper und hört auf eure Intuition.

Was würdest du bei einer folgenden Schwangerschaft und Geburt anders machen? Zur Geburt meines Sohnes ging ich ins Krankenhaus, weil ich so naiv war, dort auf eine natürliche, interventionsfreie Geburt zu hoffen. Die Geburt meiner Tochter habe ich zu Hause als frei und selbstbestimmt erlebt, meine Hebamme kam zur Pressphase. Falls ich noch ein Kind bekomme, weiß ich, dass ich es auch ohne Hilfe zur Welt bringen kann. Während der Geburt weiß ich am besten, ob und wann ich Unterstützung brauche.

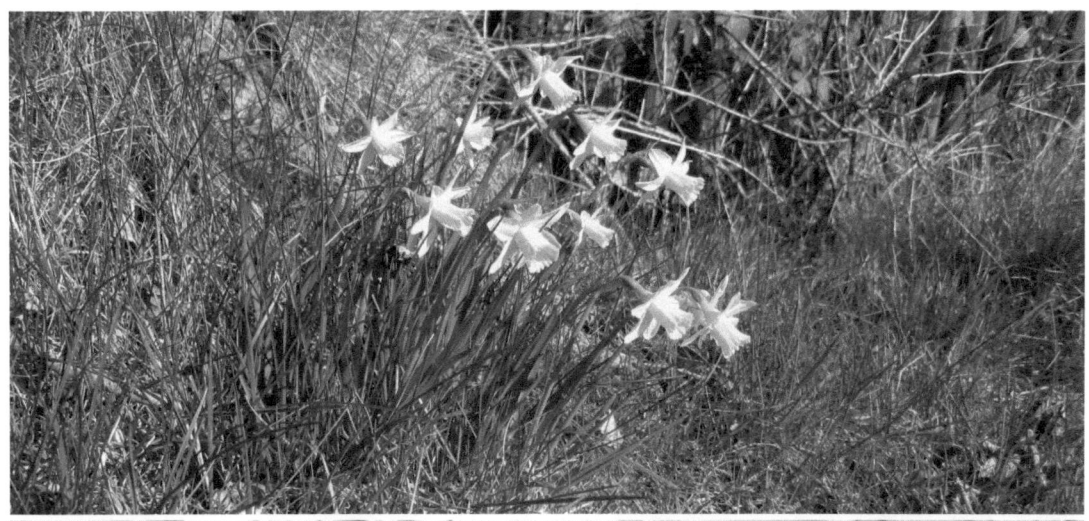

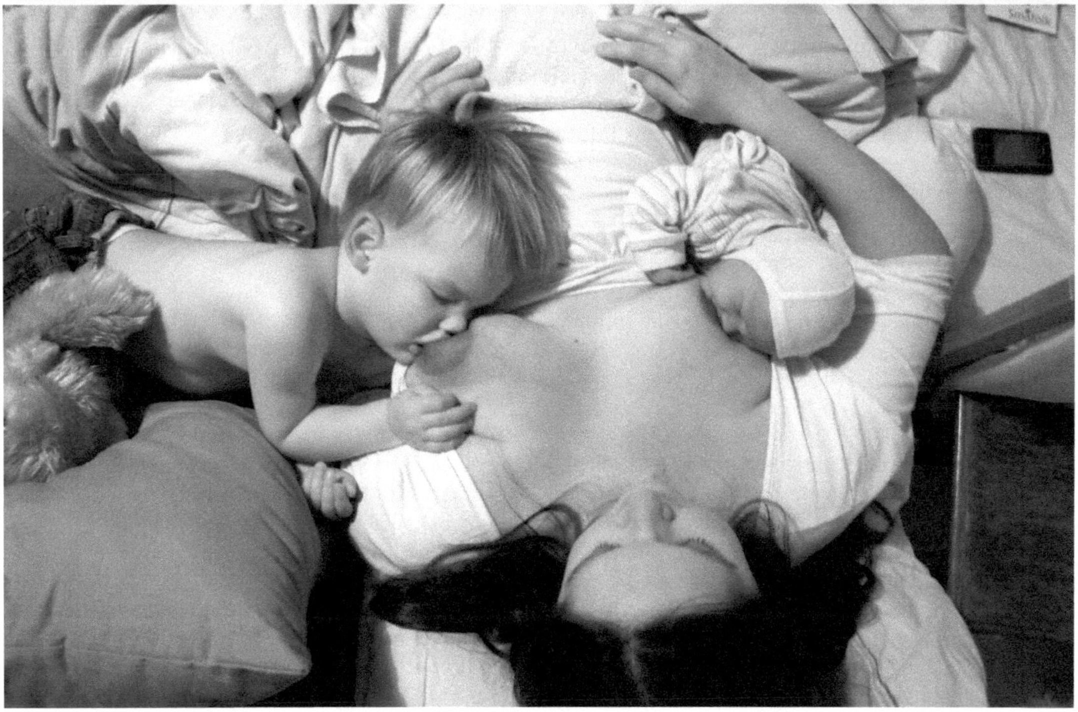

Annalies, 39
Beruf: Projektmanagerin / Beraterin

1. Kind: Junge (6 Jahre), Frühgeburt (36. SSW) im anthroposophischen Krankenhaus
2. Kind: Mädchen/Junge (vor 4 Jahren), kleine Alleingeburt in der 13. SSW
3. Kind: Junge (2 Jahre), Klinikgeburt im anthroposophischen Krankenhaus (= gefühlt eine Alleingeburt mit Mann und Hebamme im Hintergrund)

„Würdig gebären ist für die Frau eine stärkende Erfahrung, die für das weitere selbstbestimmte Leben (aber auch für das Leben des Kindes) nicht unterschätzt werden darf!"

Wenn ich das Wort „Alleingeburt" höre, kommen mir spontan folgende Gedanken in den Sinn: Bei dem Wort „Alleingeburt" denke ich an Ruhe, an ein völliges In-mir/Bei-mir-Sein und daran, den Ablauf der Geburt „allein", also selbstbestimmt, zu meistern. Alleingeburt bedeutet für mich ein ganz starkes Fühlen von Stärke, Würde und Vertrauen in den Ablauf.

Wann hattest du das erste Mal die Idee, ohne Hebamme zu gebären? Als ich in der neunten SSW meiner zweiten Schwangerschaft erfuhr, dass eine Fehlgeburt zu erwarten ist, wollte ich unbedingt Frau der Lage bleiben.

Wen hast du in dein Vorhaben eingeweiht? Nachdem ich mich mit meinem Mann, der Frauenärztin und unserer Vertrauenshebamme beraten hatte, war für uns klar, dass die kleine Geburt zu Hause mein/unser Weg sein würde – zumindest solange ich mich dabei sicher fühlte.

In der dritten Schwangerschaft, gestärkt durch die sehr heilende Fehlgeburtserfahrung, wollte ich bei natürlichem Verlauf allein agieren. Ich machte eine Wunsch-Liste, die ich bei der Anmeldung im (anthroposophischen) Krankenhaus abgab.

Wie verlief die Schwangerschaft und von wem hast du dich begleiten lassen? Die zweite Schwangerschaft verlief zunächst unauffällig. Ich genoss die relativ starke Übelkeit und das Spannen der Brust, und freute mich mit meinem Mann über unser kleines Geheimnis. Interessanterweise hatte ich von Anfang an aber immer einmal Gedanken an ein mögliches frühes Ende. Zwei meiner Freundinnen hatten gerade insgesamt drei Fehlgeburten erlebt und ich dachte, dass das Thema deshalb so präsent sei bei mir. In der neunten SSW wollte ich mir einen Mutterpass geben lassen, um in den folgenden Wochen die bürokratischen Dinge mit Arbeitgeber und Krankenversicherung zu regeln. Der US bei der Frauenärztin ergab dann, dass das Herzlein nicht schlug und das Wachstum nicht der neunten SSW entsprach. Die Frauenärztin war einfühlsam, wollte mir aber sofort eine Überweisung zur Ausschabung am nächsten Tag ausstellen. Traurig und überrumpelt lehnte ich erst einmal ab und wir verabredeten, noch eine Woche zu warten. Ich kontaktierte gleich unsere Hebamme und wir redeten. Mir wurde klar, dass keine Eile geboten ist, solange es mir gut ging. Als eine und dann zwei Wochen vergingen, wurde meine Frauenärztin immer nervöser, zitierte Lehrbücher, aber verstand mich eigentlich. Ich rechne ihr hoch an, dass sie an einem bestimmten Punkt eingestand, dass sie einfach keine Erfahrung mit natürlichen Abgängen hat, weil Frauen in ihrer Praxis diesen Weg praktisch nie gehen. Über meine Hebamme kam ich zu einer anderen Frauenärztin, die mit „natürlichem Abort" Erfahrung hatte. Sie redete einfach nur mit mir und bot sich an, im Notfall oder wenn ich meine Meinung ändern sollte, in ärztlicher Hinsicht für mich da zu sein.

Die dritte Schwangerschaft verlief, abgesehen von ordentlichen Symphysen-Schmerzen und einigen vorzeitigen Wehen in der 32. SSW, unspektakulär. Diesmal hatte ich keine Sorge, ein Seelchen frühzeitig zu verabschieden. Die Vorsorgeuntersuchungen machte die Hebamme. Nur für die Feststellung der Schwangerschaft (Mutterpass) und drei Ultraschalluntersuchungen konsultierte ich die Frauenärztin.

Warum hast du die Geburt in Eigenregie für dich gewählt? Die Geburt unseres ersten Sohnes verlief interventionsarm, zumindest bis ich ihn im Arm hatte. Wir wurden aber nach der Geburt bei SSW 35+5 in eine Klinik mit Neonatologie verlegt –

zur Beobachtung. Dort mussten wir sehr kämpfen, Entscheidungen über den Umgang (Untersuchungen) mit unserem Kind selbst zu treffen. Schnell war klar, dass unser Sohn völlig gesund war, dennoch wollte man uns nicht entlassen. Er war klein und leicht, völlig normal für die 36. SSW. Der Milcheinschuss kam nicht, auch nicht ungewöhnlich für die beängstigende Situation gepaart mit Ärger und Trauer um ein friedliches Wochenbett.

Die Algorithmen im Krankenhaus waren so stark von Blutwerten und Maschinen bestimmt, dass die augenscheinliche Entwicklung des Kindes, das mütterliche Bauchgefühl (und auch das mütterliche Wohlergehen) sehr an den Rand gedrängt wurde. Ich brauchte eine Woche, um wieder die Fäden in die Hand zu bekommen und die Entlassung durchzusetzen. Ich fühlte mich in dieser sensiblen Phase nach der Geburt des ersten Kindes sehr verletzt und rückblickend psychisch traumatisiert.

In den Monaten danach war mir unsere Hebamme eine große Unterstützung und ausdauernde Gesprächspartnerin. Diese Erfahrung lehrte mich, wie wichtig es für meine seelische Gesundheit ist, in solch persönlichen Dingen selbst zu entscheiden.

Die Hebamme war es auch, die ich als Erste kontaktierte, als ich von der anstehenden Fehlgeburt in der zweiten Schwangerschaft wusste. Als ich erfuhr, dass keinerlei Komplikationen zu erwarten waren, solange ich mich gesund fühlte, und das Entzündungsrisiko bei kleinen Geburten ähnlich hoch ist wie bei Ausschabungen im KH, war mir klar, dass ich der Natur freien Lauf lassen wollte. Ich spürte in dieser Zeit sehr viel in mich hinein – ich hatte ja noch deutliche Schwangerschaftsanzeichen. Die Gewissheit stieg, dass ich Vertrauen in meinen Körper haben kann und der Zeitpunkt der Fehlgeburt noch nicht da war. Es folgte eine intensive Abschiedszeit, sowohl seelisch als auch körperlich.

In der dritten Schwangerschaft dann war diese Erfahrung mein Anker. Ich hatte das Gefühl, es wird alles „gut" laufen, wenn ich selbst entscheiden kann.

Wie hast du dich auf die Geburt vorbereitet? Nach den medizinischen Abwägungen mit Frauenärztin und Hebamme folgte eine intensive Phase der „inneren Einkehr". Ich las viel und zog Kraft aus „normalen" Hausgeburtsberichten im Internet. Ich fühlte den Verlust und trauerte. Interessanterweise bekam ich die Zeit dafür, denn der Abschied dauerte ca. vier Wochen.

Meine Hebamme beriet mich, was ich mit Homöopathie und Kräutertees bei Sorgen oder starken Blutungen tun kann. Und dann hieß es warten und beobachten, wie mein Körper ganz langsam wieder nicht-schwanger wurde. Ich spürte förmlich, wie das Niveau des SS-Hormonspiegels sank und das Ende der Schwangerschaft sich näherte.

Die dritte Schwangerschaft war vom Vertrauen in die Schwangerschaft geprägt und dem Gefühl „Ich schaffe das./Ich kann das." Wieder habe ich viele Hausgeburts- und Alleingeburtsberichte im Internet gelesen. Diese haben mir Ruhe und Vertrauen gegeben. Ich danke allen Frauen, die diese sehr persönlichen Berichte und Videos online zur Verfügung stellen!

Ich dachte viel darüber nach, was ich wie möchte, und formulierte das in der bereits erwähnten Liste. Ich wollte allein gelassen werden, bis ich um Hilfe bitte. Und ich wollte die Erste sein, die das Kind aufnimmt.

Weshalb ich nicht zu Hause blieb? Mein Mann ist (Schul-)Mediziner (kein Geburtshelfer). Er hat den Abschnitt der Geburtshilfe in der Uni-Klinik absolviert – mit all den seltenen Komplikationen, die dort vorkommen. Er wollte als Vater bei der Geburt dabei sein, ohne sich ärztlich verantwortlich zu fühlen. Ich wollte ihn als Ehemann dabeihaben. Das anthroposophische Krankenhaus war deshalb für uns der beste gemeinsame Weg.

Wie verlief die Geburt? Gab es Komplikationen? Für mich begann die Fehlgeburt bereits in den ca. drei Wochen vor der eigentlichen Geburt mit dem Rückgang der Schwangerschaftszeichen. Ich bin sehr dankbar, dass ich nicht geschockt mit starken Blutungen in der Klinik von der Fehlgeburt erfahren musste, wie einige meiner Freundinnen. Das gab mir Raum, ruhig und selbst zu entscheiden.

Ca. zwei Tage vor der kleinen Geburt bekam ich Schmierblutungen. Ich sagte eine noch anstehende Dienstreise ab, meldete mich krank und wartete. Ausgerechnet in der Nacht vor dem Geburtstag meines Mannes wachte ich gegen 2 Uhr morgens mit Wehen auf. Ich nahm mir ein Buch (zufällig: Turgenjew „Väter und Söhne"), kuschelte mich in meinen Bademantel und richtete mich im Bad ein. Meine Jungs schliefen fest. So konnte ich mich ganz auf das Geschehen einlassen.

Die Wehen kamen regelmäßig. Ich beatmete sie. Meine Gedanken taumelten zwischen Turgenjew und meinem Körper.

Relativ starke Blutungen begannen mit einigen großen Blutkoageln. Nach ca. 2–3 Stunden, ich weiß es nicht mehr genau, kam die verhärtete Fruchthöhle mit dem Plazentaansatz – das jedenfalls glaubte ich zu erkennen – ein von Wurzeln (Adern) umschlossenes Gebilde. Die Wehen waren vorbei und eine normale Menstruationsblutung begann. Ich hatte das deutliche Gefühl von Vollendung. Alles war gut, wie es war. Die Trauer wurde kleiner. Es fühlte sich gut an, mit der Wehenarbeit eine Art letztes Geleit gegeben zu haben.

Ich denke, ich hatte Hormonausschüttungen wie anscheinend bei jeder Geburt. Ich duschte, pflegte mich und fühlte mich kraftvoll. In dieser Stimmung wurde mir bewusst, welch schöner Zufall der Zeitpunkt vor dem Geburtstag meines Mannes war. Ich hatte es sowieso schon vorbereitet (nicht damit rechnend, dass die Fehlgeburt ausgerechnet in dieser Nacht geschehen würde) und buk eine große Ladung Buttermilch-Frühstück-Scones für meinen Schatz. Er studierte vor Jahren eine Weile in den USA und hatte Scones schon ewig nicht mehr gegessen. So feierten wir zum Frühstück „Geburt" – mit einem zusätzlichen Kerzlein auf dem Tisch.

Das Ende der dritten Schwangerschaft, die Geburt unseres kleinen Sohnes, verlief dann wirklich traumhaft. Nach insgesamt nur drei Stunden Wehenarbeit, davon ca. 25 Minuten im Krankenhaus, konnte ich ihn als Erste in die Arme schließen. Die anwesende Hebamme hatte mir alle Wünsche erfüllt und nichts gemacht ... außer ein abgedunkeltes Zimmer mit Kerzenschein bereitzuhalten und mir eine Matte unter die Knie zu schieben.

Wie hast du dein Wochenbett erlebt? **Nach der** Fehlgeburt erholte ich mich noch etwa einen Tag im Bett, das Erlebte reflektierend, und – eventuell klingt das merkwürdig, aber – glücklich. Ich hatte es allein geschafft. Insgesamt eine sehr heilende Erfahrung. Eine ärztliche Kontrolle einige Tage später bestätigte mein Körpergefühl und ergab, dass mein Zyklus bereits wieder in geordneten Bahnen verlief.

Im Wochenbett mit unserem jüngsten Sohn fragte ich mich immer wieder, wo denn „der Haken" sei. Alles verlief nahezu perfekt – wenn es so etwas gibt. Wir genossen 2 ½ Tage direkten Hautkontakt, bevor ich ihm seinen ersten Body anzog. Bis ungefähr zum 10. Tag wurde ich zu Hause umsorgt, bevor ich wieder in den Alltag integriert war. Meine Familie sicherte ab, dass der Kleine in den ersten 13 (!) Wochen kaum aus dem Haus musste und sich ganz entspannt in unsere Welt einleben konnte.

Was würdest du werdenden Müttern mit auf den Weg geben? Nehmt Euer Bauchgefühl ernst, auch wenn Ihr Erstgebärende seid! Plant Notfallszenarien ein. Legt diese dann aber in die Schublade! Ihr könnt es! Und: Würdig gebären ist für die Frau eine stärkende Erfahrung, die für das weitere selbstbestimmte Leben (aber auch für das Leben des Kindes) nicht unterschätzt werden darf!

Was würdest du bei einer folgenden Schwangerschaft und Geburt anders machen? Ich würde auch zur Geburt nach vollendeter Schwangerschaft zu Hause bleiben! Ich denke, soweit wären wir dann als Familie.

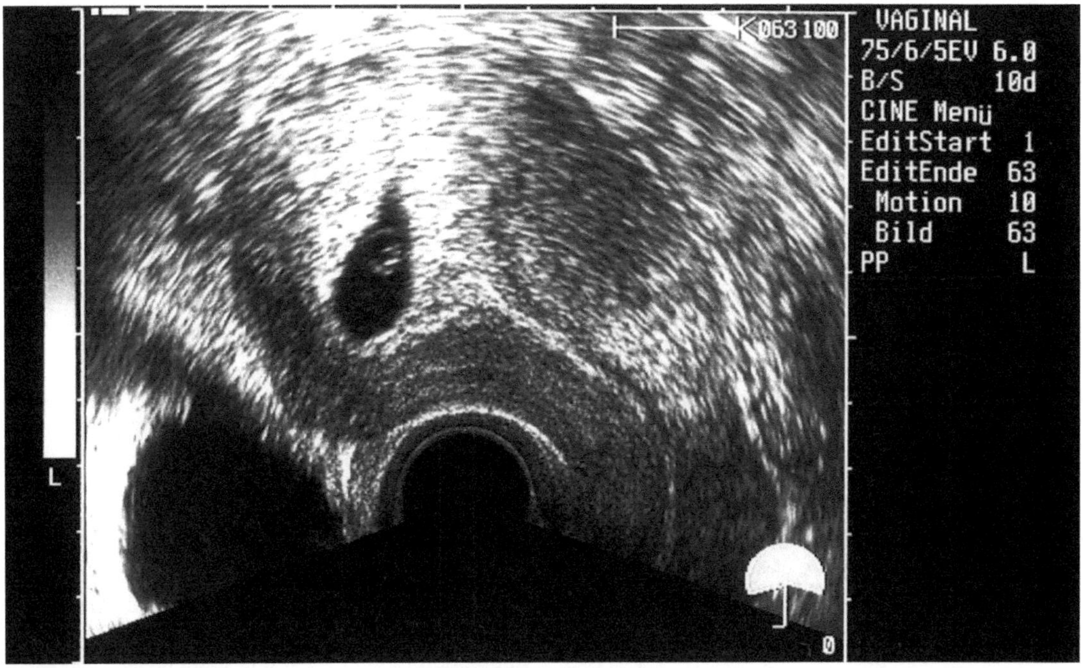

T35　　　　　　　　　　Schwangerschaft und Geburt in Eigenregie　　　　　　　　　227

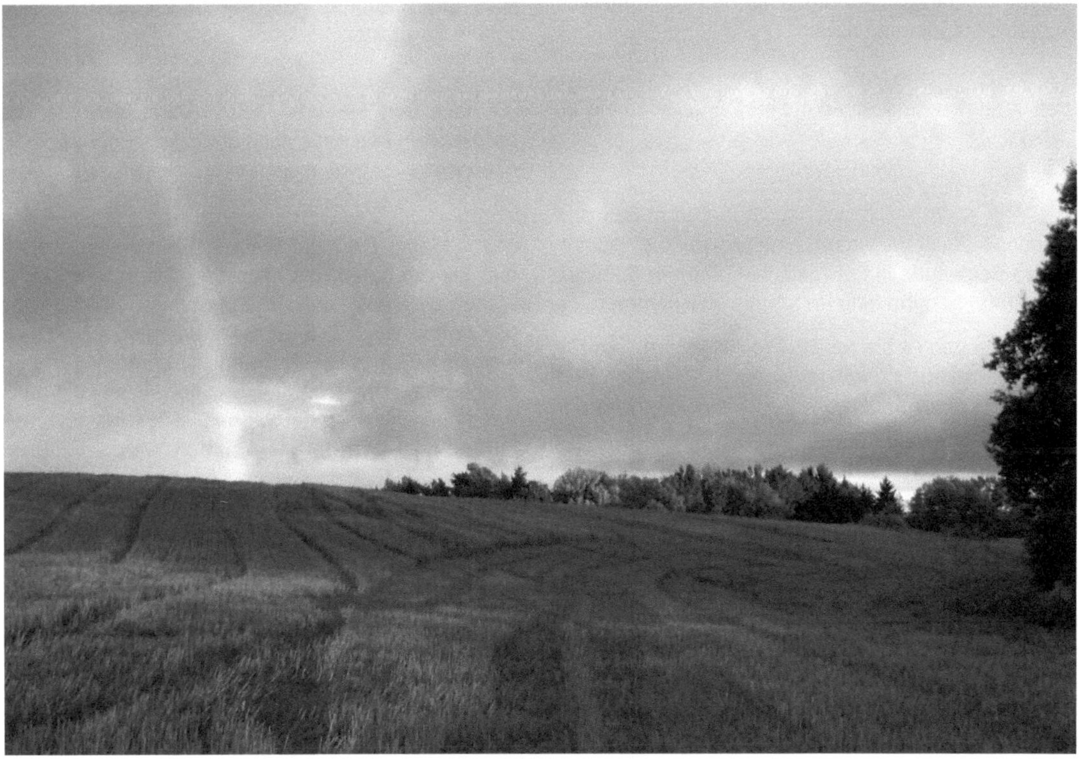

Kerstin, 48
Beruf: Kinderkrankenschwester

„Ich habe eine Freundin, selbst Ärztin, gebeten, mir beizustehen und habe mich dann dem Unausweichlichen vertrauensvoll hingegeben."

1. Kind: Junge (23 Jahre), Frühgeburt in der Klinik, Kaiserschnitt
2. Kind: Mädchen (16 Jahre), Hausgeburt
3. Kind: Junge (vor 6 Jahren), stille Alleingeburt in der 27. SSW

Wenn ich das Wort „Alleingeburt" höre, kommen mir spontan folgende Gedanken in den Sinn: Gutes Wissen über den Ablauf einer natürlichen Geburt, Vertrauen in das eigene körperliche und seelische Empfinden, Geborgenheit in sich selbst und Freude auf das bevorstehende Wunder ...

Wann hattest du das erste Mal die Idee, ohne Hebamme zu gebären? Schon als junges Mädchen empfand ich ein tiefes „Wissen und Vertrauen" in meine Gebärfähigkeit als Frau – leider kam es beim ersten Kind dann anders, so dass ich (nach dem Kaiserschnitt in der 29. SSW wg. unklarer Blutungen) bei den nachfolgenden Geburten Hebammenhilfe in Anspruch genommen habe.

Wen hast du in dein Vorhaben eingeweiht? Den Vater des Kindes und meine Tochter (damals 10 Jahre).

Wie verlief die Schwangerschaft und von wem hast du dich begleiten lassen? Die ersten drei Termine war ich bei einem Gynäkologen, die nachfolgende Begleitung in der restlichen Zeit der Schwangerschaft hat dann eine Hebamme übernommen.

Körperlich gab es bis zur 22. Woche keinerlei Auffälligkeiten, allerdings war ich seelisch (beruflich und privat) mehr als angespannt, was sich dann ab der 23. Woche in – teilweise heftigen – vorzeitigen Wehen bemerkbar machte. Anfang der 27. Woche konnte die Hebamme dann eines Abends keine Herztöne mehr hören. Sie verließ daraufhin fluchtartig mein Zuhause. Sie war wohl komplett überfordert, und ließ mich in meinem Schockzustand alleine.

Am nächsten Tag brachte sie mich zu einem ihr bekannten Frauenarzt, der den Befund bestätigte. Ich wollte nicht im Krankenhaus gebären und die Hebamme meinte, sie traue sich die Geburt auch zu Hause zu. Das war für den Arzt in Ordnung. Ich glaube, wenn meine Freundin, die Ärztin ist, nicht aus Spanien angereist wäre, hätte ich freiwillig mit der Hebamme nichts mehr zu tun haben gewollt, hätte alles laufen lassen. Ich stand in dieser Zeit völlig neben mir. Der Schmerz war unendlich groß und ein Teil von mir ist mitgestorben. „Mich" gab es zu diesem Zeitpunkt nicht mehr.

Warum hast du die Geburt in Eigenregie für dich gewählt? Ich wollte die Geborgenheit in meinem eigenen Zuhause; die wenigen mir gegebenen Momente mit meinem schon in meinem Bauch verstorbenen Kind in Ruhe und ohne jegliche medizinische Interventionen oder fremde Einflussnahme in vollem Bewusstsein erleben.

Wie hast du dich auf die Geburt vorbereitet? Ich habe eine Freundin, selbst Ärztin, gebeten, mir beizustehen und habe mich dann dem Unausweichlichen vertrauensvoll hingegeben.

Wie verlief die Geburt? Gab es Komplikationen? Meine Freundin brachte Einleitungstabletten mit, die ich nahm, als nach drei Tagen noch keine Wehen eingesetzt hatten. Drei Stunden nach Beginn der Wehen, nach 2–3 Presswehen, habe ich meinen kleinen Engel in meine Hände geboren. Aber erst, nachdem wir die Hebamme und den Kindsvater nach Hause geschickt hatten und meine Tochter und meine Freundin sich hingelegt hatten. Meine Freundin schlief im Nebenzimmer und hörte mich rufen. Sie kam direkt nach seiner Geburt mit meiner 10-jährigen Tochter dazu. Die Hebamme riefen wir per Telefon zur Nachgeburt. Keine Komplikationen.

Wie hast du dein Wochenbett erlebt? In tiefer Trauer.

Den Milchfluss habe ich mit Brustwickeln und homöopathischen Mitteln versiegen lassen. Ich habe meinen Sohn bis zu seiner Beerdigung – drei Tage später, an einem Rosenmontag – nicht aus meinen Armen gegeben, somit auch nicht obduzieren lassen. Ich habe ihn auch mit eigenen Händen, in einem selbstgestalteten Sarg, zu meiner Mutter ins Grab gelegt. Am Kind war alles Äußerliche gesund, bis auf dass er sehr klein war. Allerdings waren meine beiden vorherigen Kinder auch sehr klein.

Die Plazenta war zur Hälfte thrombosiert und teilweise nekrotisiert. Später wurde bei mir Faktor V Leiden (eine angeborene Genveränderung, die Thrombosen begünstigt, Anm.) diagnostiziert. Daher wohl die Plazentathrombosen.

Nach der Geburt/Beerdigung wollte ich sterben, der Schmerz war einfach zu groß, um ihn aushalten zu können. Ich nahm über Wochen NICHTS außer einem halben Glas Orangensaft täglich zu mir, schlief wochenlang überhaupt nicht (!), lag nur weinend auf dem Sofa rum, 24 Stunden vor dem rieselnden Fernseher. Das Ergebnis: vier Wochen später Lungenembolie, Tiefe Venenthrombose im Bein über 3 Etagen, Intensivstation (dort wurde das Faktor V Leiden diagnostiziert). Zwei Kinder alleine zu Hause, niemand der sich kümmerte. Zu allem Überfluss: Norovirusausbruch auf der Station, Besuchsverbot über mehrere Tage – angeblich keine Betreuung meiner Kinder von außen möglich, es seien „keine Kapazitäten frei". Ich wollte HEIM zu meinen lebenden Kindern, sie brauchten mich!

Nach zehn Tagen wurde ich auf eigene Verantwortung liegend nach Hause entlassen.

Meine kleine, große, wundervolle Tochter schmiss den Haushalt über die nächsten Wochen, bis ich wieder laufen konnte.

Was würdest du werdenden Müttern mit auf den Weg geben? Eine Schwangerschaft und Geburt ist das wundervollste Erlebnis, das eine Frau erfahren darf – unser gesunder Körper ist zum natürlichen Gebären geschaffen, auch bei einer stillen Geburt weiß er, was zu tun ist. Habt Vertrauen! Mein Schlusssatz als Fazit zu dem ganzen Erlebten: Ich bin durch die Hölle gegangen und habe gelernt, den Himmel zu sehen. Nur die Liebe bleibt. Immerdar. Love IS. :-)

Was würdest du bei einer folgenden Schwangerschaft und Geburt anders machen? Ich würde noch viel mehr auf mein eigenes seelisches Gleichgewicht achten. Besuche beim Frauenarzt würde ich auf das absolute Minimum beschränken.

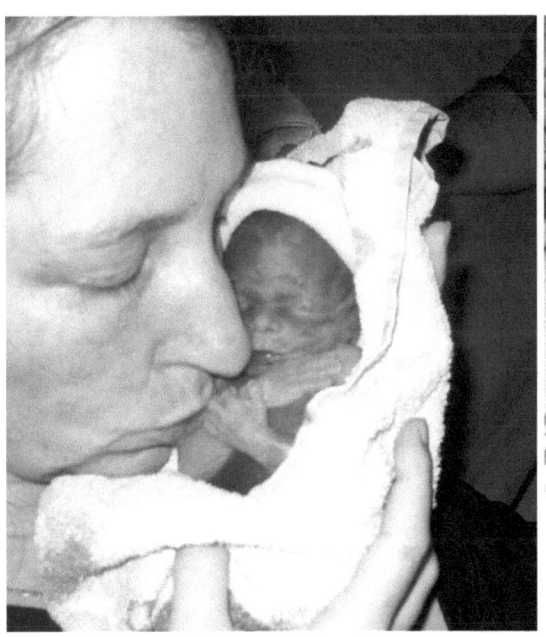
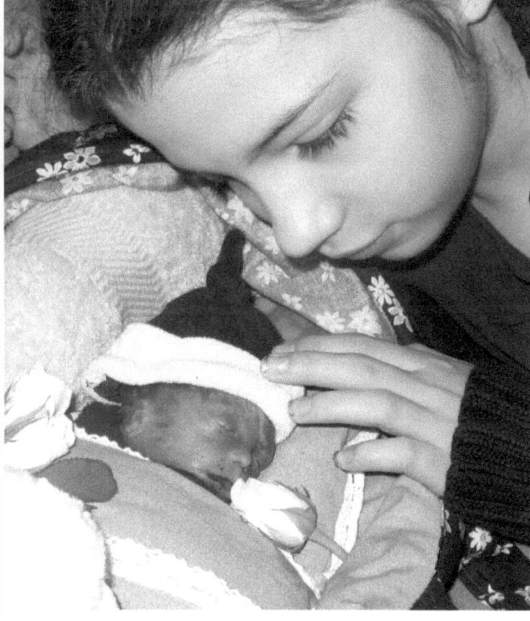

Anhang

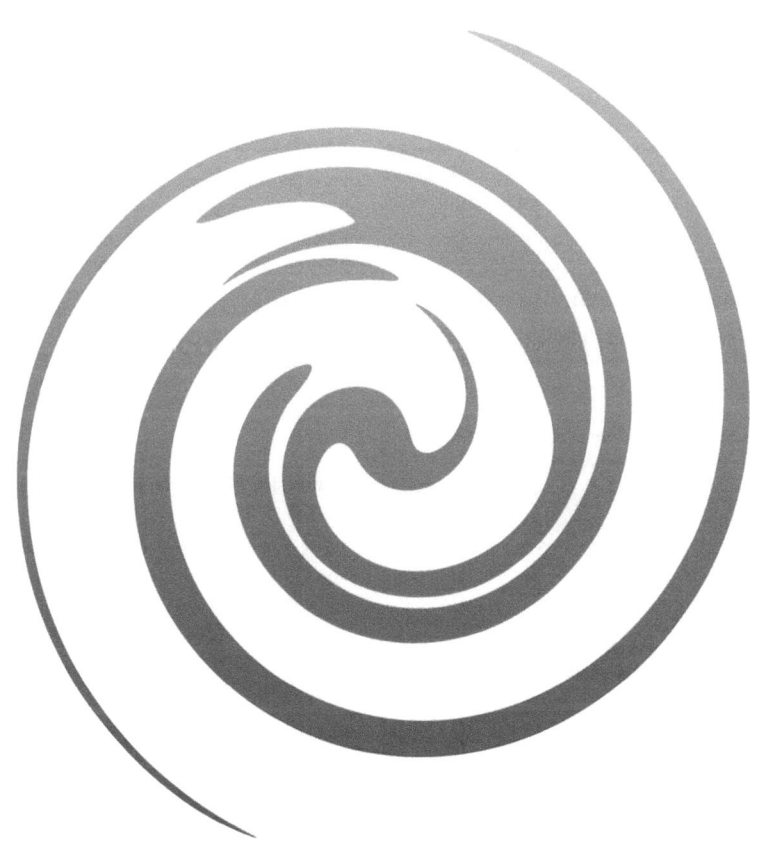

Empfohlene Literatur

Die Optimierung der Kindslage – Jean Sutton (2010)

Das Kind vor der Geburt in eine günstige Lage bringen: Dieses Buch liefert wertvolle Tipps und Hintergrundwissen.

Die selbstbestimmte Geburt – Ina May Gaskin (2004)

Ein weiterer Klassiker, der die üblichen Krankenhausroutinen bei der Geburt kritisch unter die Lupe nimmt und mit schönen Hausgeburtsberichten Mut zur selbstbestimmten Geburt macht.

Emergency Childbirth – Gregory J. White (1998) – englisch

Ein Handbuch zur außerklinischen Geburt, die ohne ausgebildete Geburtshelfer stattfindet. Erstmalig 1958 herausgegeben, richtete es sich ursprünglich an Notfall-Ersthelfer, wird im englischsprachigen Raum aber schon länger auch für die Vorbereitung von geplanten Alleingeburten verwendet. Es fasst das Wichtigste rund um die normale Geburt und den Umgang mit Normabweichungen übersichtlich zusammen. Falls der werdende Papa englisch kann, ist dies auch eine gute Lektüre für ihn, wenn er sich ein Bild davon machen will, was in dieser und jener Situation zu tun oder nicht zu tun ist.

Es ist nicht egal, wie wir geboren werden. Risiko Kaiserschnitt – Michel Odent (2005)

Ein weiteres gutes Buch von Odent, aus dem man sich auch in Vorbereitung auf die Alleingeburt gutes Wissen ziehen kann.

Gebären ohne Aberglauben – Fibel und Plädoyer für die Hebammenkunst – Alfred Rockenschaub (2005)

Ein eher wissenschaftlich geschriebenes Buch, das mit Fakten und Hintergründen die biologischen Abläufe bei einer Geburt darlegt und dabei viele moderne Standards der Geburtsmedizin in Frage stellt, beziehungsweise als unwissenschaftlich entlarvt.

Geburtshilfliche Notfälle: vermeiden – erkennen – behandeln – Sven Hildebrandt und Esther Göbel (2007)

Der Autor ist ärztlicher Geburtshelfer und propagiert einen zurückhaltenden Ansatz bei der Geburtsbegleitung. Das Buch richtet sich primär an Geburtshelfer, wird aber von vielen Frauen gewinnbringend als Vorbereitung auf die Alleingeburt gelesen.

Geburt und Stillen: Über die Natur elementarer Erfahrungen – Michel Odent (2010)

Ein Buch über unsere Säugetier-Natur, das Bedürfnis, bei einer Geburt unbeobachtet zu sein, über die die Geburt steuernden Hormone und den ungünstigen Einfluss einer auf Kontrollen und Beobachtungen gestützten Geburtsmedizin.

Heilmittel aus Plazenta – Cornelia Enning (2003)

Noch unschlüssig, was aus der Nachgeburt werden soll? Dieses Buch liefert Anregungen für die nachgeburtliche Verwendung der Plazenta.

Hypnobirthing. Der natürliche Weg zu einer sicheren, sanften und leichten Geburt – Marie F. Mongan (2013)

Entspannungs- und Visualisierungstechniken, die helfen, die Urgewalt der Geburt ruhig und so schmerzfrei wie möglich zu meistern. Auch für denjenigen, der nicht das ganze, umfangreiche Programm übernehmen will, enthält das Buch wertvolle Tipps. Da es aus dem Amerikanischen übersetzt ist, darf man sich über häufige Wiederholungen nicht wundern.

Luxus Privatgeburt – Martina Eirich (2012)

158 Mütter berichten über ihre Hausgeburten. Mit vielen privaten Fotos und Einblicken.

Meine Wunschgeburt – Selbstbestimmt gebären nach Kaiserschnitt – Ute Taschner (2012)

Im edition riedenburg-Stil geteilt in Sachteil und einen Teil mit Erfahrungsberichten darüber, wie Frauen nach einem Kaiserschnitt doch noch ihre Wunschgeburt bekommen können und bekommen haben.

Mutterwerden ohne Schmerz – Grantly Dick-Read (1957)

Ein alter Klassiker zum Thema Geburt und Schmerz. Der Autor beschreibt, wie Schmerz bei einer Geburt entsteht, warum er nicht entstehen muss und wie man ihn vermeiden kann.

Natürliche Wege zum Babyglück – Nadine Wenger (2013)

Das praxisnahe Buch einer mehrfach alleingeburtserfahrenen Mutter zu Themen wie Alleingeburt, Lotusgeburt, Langzeitstillen, windelfrei, Attachment Parenting uvm. Wem Heilsteine, Engelessenzen, Bachblüten und Themen ähnlichen Schlags suspekt sind, der muss beim Lesen allerdings ein paar Abschnitte überspringen.

Natürlich und Sicher: Das Praxisbuch – Arbeitsgruppe NFP (2011)

Verständlich dargestelltes Grundwissen zum Erlernen der symptothermalen Methode für die Empfängnisregelung und Familienplanung.

Unassisted Childbirth – Laura Shanley (2012) – englisch

Das Buch der amerikanischen Vorreiterin in Sachen Alleingeburt. Ich hatte mir mehr praktische Tipps erwartet, als es letztendlich enthält.

Weiterführende Webseiten und Blogs

http://meineGeburt.blog.de/ – Mein Blog zum Thema Alleingeburt mit einer großen Sammlung von Alleingeburtsberichten.

www.hausgeburtsforum.de – Austauschplattform für außerklinische Geburten mit Unterforum zum Thema Alleingeburt.

www.babyglueck.ch – Webseite der Autorin von „Natürliche Wege zum Babyglück".

www.unhinderedliving.com (engl.) – Enthält Tipps zum selbstbestimmten Leben mit ausführlichen Informationen rund um die selbstverantwortete Schwangerschaft und Geburt.

http://www.mothering.com/community/t/891659/uc-roll-call-and-birth-stories – Der Link führt zu einer umfangreichen Sammlung von Alleingeburtsberichten in englischer Sprache.

Quellenverzeichnis

Aflaifel N: Active management of the third stage of labour. British Medical Journal, 2012 Jul, 345, p. e4546.

Aigelsreiter H: Die 7 Aigelsreiter. Dr. Helmut Aigelsreiter, Graz, 2012.

Alarab M: Singleton vaginal breech delivery at term: still a safe option. Obstetrics and Gynecology, 2004 Mar, 103(3), p. 407–12.

Ang E, Rakic P et al: Prenatal exposure to ultrasound waves impacts neuronal migration in mice. Proceedings of the National Academy of Sciences of the USA, 2006 Aug, 103(34), p. 12903–10.

Arbeitsgruppe NFP, Sottong U: Natürlich & sicher. Das Praxisbuch. Trias-Verlag, Stuttgart, 2011.

Azria E: Le sulfate de magnésium en obstétrique : données actuelles. Journal de gynécologie, obstétrique et biologie de la reproduction, Paris, 2004 Oct, 33(6 Pt 1), p. 510–7.

Balki M: Labor-augmenting drug may contribute to reduced effect in controlling postpartum bleeding. American Society of Anesthesiologists, 2013 Aug, 119(3), p. 552.

Barrett L: Birth Video Of A Breech Baby. http://www.homebirth.net.au/2008/04/breech-birth.html, 2008 Apr 16. (abgerufen am 14.5.2014)

Bauer I: Es geht auch ohne Windeln! Der sanfte Weg zur natürlichen Säuglingspflege. Kösel, München, 2004.

Bauer N: Das Versorgungskonzept Hebammenkreißsaal und die möglichen Auswirkungen auf Gesundheit und Wohlbefinden von Mutter und Kind. Dissertation an der Hochschule für Gesundheit, Bochum, 2011.

Beech B & Robinson J: Ultrasound? Unsound. Association for Improvements in the Maternity Services (AIMS), London, 1996.

Bercik P: The Intestinal Microbiota Affect Central Levels of Brain-Derived Neurotropic Factor and Behavior in Mice. Gatroenterology, 2011 Aug, 141(2), p. 599–609.e1–3.

Berglas A: Cancer: Nature, Cause and Cure. Paris, 1957.

Bergsjö P et al: Duration of human singleton pregnancy. A population-based study. Acta obstetricia et gynecologica Scandinavia, 1990 Jan, 69(3), p. 197–207.

Beuker JM: Is endomyometrial injury during termination of pregnancy or curettage following miscarriage the precursor to placenta accreta? Journal of Clinical Pathology, 2005 Mar, 58(3), p.273–5.

Boucke L: TopfFit! Der natürliche Weg mit oder ohne Windeln. Tologo-Verlag, Leipzig, 2013.

Bowman K: Alignment Matters: The First Five Years of Katy Says. Propriometrics Press, Carlsborg, Washington (USA), 2013.

Boyle JJ, Katz VL: Umbilical cord prolapse in current obstetric practice. Journal of Reproductive Medicine 2005, 50, p. 303–6.

Brocklehurst P: Perinatal and maternal outcomes by planned place of birth for healthy women with low risk pregnancies: the Birthplace in England national prospective cohort study. British Medical Journal, 2011 Nov 25, 343, p. d7400.

Brown K: Diet-Induced Dysbiosis of the Intestinal Microbiota and the Effects on Immunity and Disease. Nutritients, 2012 Oct 26, 4(11), p. 1552.

Campbell JD et al: Case-control study of prenatal ultrasonography exposure in children with delayed speech. Canadian Medical Association Journal, 1993 Nov, 149(10), p. 1435–40.

Caviness VS, Grant PE: Our unborn children at risk? Proceedings of the National Academy of Sciences of the USA, 2006 Aug, 103(34), p. 12661–2.

Chan FY: Limitations of Ultrasound. Paper presented at Perinatal Society of Australia and New Zealand 1st Annual Congress, Freemantle, 1997.

Chauhan SP: Maternal and perinatal complications with uterine rupture in 142,075 patients who attempted vaginal birth after cesarean delivery: A review of the literature. American Journal of Obstetrics and Gynecology, 2003 Aug, 189(2), p. 408–17.

Chervenak FA, McCullough LB: Research on the fetus using Doppler ultrasound in the first trimester: guiding ethical considerations. Ultrasound in Obstetrics and Gynecology, 1999 Sep, 14(3), p. 161.

Clark D: Herbs for Mother's Care Postpartum. Birth Kit, 2004 Winter, p. 44.

Conde-Aqudelo A: Birth Spacing and Risk of Adverse Perinatal Outcomes: a meta-analysis. Journal of the American Medical Association, 2006 Apr 19, 295(15), p. 1809–23.

Corteville JE: Fetal Pyelectasis and Down Syndrome: Is Genetic Amniocentesis Warranted? Obstetrics & Gynecology, 1992 May, 79(5 (Pt 1)), p. 770–2.

Cunningham F, Williams J: Williams Obstetrics, 20th Edition. Appelton & Lange, Stamfort CT USA, 1997, p. 982–7.

Czeizel AE: Folate Deficiency and Folic Acid Supplementation: The Prevention of Neural-Tube Defects and Congenital Heart Defects. Nutrients, 2013 Nov, 5(11), p. 4760–75.

Dahle LO: The effect of oral magnesium substitution on pregnancy-induced leg cramps. American Journal of Obstetric & Gynecology, 1995 Jul, 173(1), p. 175–80.

Davies JA et al: Randomised controlled trial of doppler ultrasound screening of placental perfusion during pregnancy. The Lancet, 1992 Nov, 340(8831), p. 1299–303.

Davis A: Let's have healthy children. New American Library, New York City, 1972.

Debby A: Clinical significance of the floating fetal head in nulliparous women in labor. Journal of Reproductive Medicine, 2003 Jan, 48(1), p. 37–40.

De Tayrac R: Épisiotomie et prévention des lésions pelvi-périnéales. Journal de gynécologie, obstétrique et biologie de la reproduction, Paris, 2006 Feb, 35(1 Suppl), p. 1S24–31.

Dror DK: Effect of vitamin B12 deficiency on neurodevelopment in infants: current knowledge and possible mechanisms. Nutrition reviews, 2008 May, 66(5), p. 250–5.

El Harta V: Posterior Labor: a pain in the back. Midwifery Today, Winter 1995, 36, p. 19–21.

Eirich M, Oblasser C: Luxus Privatgeburt. edition riedenburg, Salzburg 2012.

Enning C: Heilmittel aus Plazenta. Medizinisches und Ethnomedizinisches. Books on Demand, Norderstedt, 2003.

Erikson S: Vortrag „Ultraschall und Kulturen des Risikos". Tagung „Da stimmt doch was nicht – Logik, Praxis und Folgen vorgeburtlicher Diagnostik", 1. März 2008, Dresden.

Ewigman BG, Crane JP, Frigoletto FD et al: Effect of Prenatal Ultrasound Screeening on Perinatal Outcome, RADIUS Study Group. New England Journal of Medicine, 1993 Sep, 329, p. 821–827

Ezra Y: Randomized Control Trial for the Comparison of Biologic Glue Versus Suturing for First Degree Perineal Tears. ClinicalTrials.gov NCT00746707, 2014 Mar.

Fischer R: Breech Presentation. www.medscape.org, 2012 Jul 9. (abgerufen am 27.3.2014)

Frimmel TAE: Verbessert sich die Gewichtsschätzung mit Ultraschall durch Einbeziehung der mütterlichen Größe? Dissertation, Technische Universität München Okt 2004.

Gaskin IM, Brunner JP: All-Fours Maneuver for Reducing Shoulder Dystocia During Labor. Journal if Reproductive Medicine, 1998 May, 43, p. 439–43.

Gielchinsky Y: Placenta Accreta – Summary of 10 Years: A Survey of 310 Cases. Placenta, 23(2–3), 2002 Feb, p. 210–4.

Glezerman M: Five years to the term breech trial: the rise and fall of a randomized controlled trial. American Journal of Obstetrics and Gynecology, 2006 Jan, 194(1), p. 20–5.

Goffinet F: Is planned vaginal delivery for breech presentation at term still an option? Results of an observational prospective survey in France and Belgium. American Journal of Obstetrics and Gynecology, 2006 Apr, 194(4), p. 1002–11.

Graf F: Kritik der Arzneiroutine bei Schwangeren und Kleinkindern. Spangsrade Verlag, Ascheberg, 2010.

Greene D: Efficacy of Octyl-2-Cyanoacrylate Tissue Glue in Blepharoplasty: A Prospective Controlled Study of Wound-Healing Characteristics. Archives of Facial Plastic Surgery, 1999 Oct, 1(4), p. 292–6.

Gurven M, Kaplan H: Longevity Among Hunter-Gatherers: A Cross-Cultural Examination. Population and Development Review, 2007 Jun, 33(2), p. 321–65.

Hannah ME: Planned caesarean section versus planned vaginal birth for breech presentation at term: a randomised multicentre trial. Term Breech Trial Collaborative Group. Lancet, 2000 Oct 21, 356(9239), p. 1375–83.

Hartmann K, Viswanathan M: Outcomes of routine episiotomy: a systematic review. Journal of the American Medical Association, 2005 May 4, 293(17), p. 2141–8.

Herrmann W, Obeid R: Ursachen und frühzeitige Diagnostik von Vitamin-B12-Mangel. Deutsches Ärzteblatt, Okt 2008, 105(40), S. 680-5. (Online verfügbar unter: http://www.aerzteblatt.de/pdf.asp?id=61696. Zuletzt geprüft am: 04.04.2014.)

Hessel L: Mothering's UC Roll Call. In: Freeze R: Born free. Unassisted childbirth in North America. Dissertation, University of Iowa (USA) 2008, p. 219.

Hickok DE: The frequency of breech presentation by gestational age at birth: A large population-based study. American Journal of Obstetrics and Gynecology, 1992 Mar, 166(3), p. 851–2.

Hildebrandt S: Nachgeburtsperiode: Zurückhaltung. Deutsche Hebammenzeitschrift, Dez 2008, S. 22–5.

Hogan MC: Maternal mortality for 181 countries, 1980–2008: a systematic analysis of progress towards Millennium Development Goal 5. Lancet, 2010 May, 375(9726), p. 1609–23.

Huber AM, Gershoff SN: Effects of Dietary Zinc and Calcium on the Retention and Distribution of Zinc in Rats Fed Semipurified Diets. Journal of Nutrition, 1970 Aug, 100(8), p. 949–54.

Ijaz N: Unpasteurized milk: myth and evidence. Grand Rounds Presentation BC Centre for Disease Control, 2013 May 13.

Jacques SM : Placenta accreta: mild cases diagnosed by placental examination. International Journal of Gynecological Pathology 1996 Jan, 15, p. 28–33

J-Orh R: Prevalence and associate factors for striae gravidarum. Journal of the Medical Association of Thailand, 2008 Apr, 91(4), p. 445–51.

Jouppila P: Postpartum Haemorrhage. Current Opinion in Obstetric & Gynecology, 1995 Dec, 7(6), p. 446–50.

Jukic AM: Length of human pregnancy and contributors to its natural variation. Journal of Human Reproduction, 2013 Oct, 28(10), p. 2848–55.

Kahana B: Umbilical cord prolapse and perinatal outcomes. International Journal of Gynecology and Obstetrics 2004, 84, p. 127–32.

Karbowska J: Trans-fatty acids-effects on coronary heart disease. (Article in Polish) Polski Merkuriusz lekarski, 2011 Jul, 31(181), p. 56–9.

Katz VL, Moos MK, Cefalo RC, Thorp JM Jr, Bowes WA Jr, Wells SD: Group B streptococci. Results of a protocol of antepartum screening and intrapartum treatment. American Journal of Obstetrics and Gynecology, 1994 Feb, 170(2), p. 521–6.

Kayani SI: Uterine rupture after induction of labour in women with previous caesarean section. International Journal of Obstetrics and Gynecology, 2005 Apr, 112, p. 451–5.

Kitzinger S: Birth your Way. DK ADULT, 2002 Jan, p. 238.

Klein MC, Gauthier RJ: Relationship of episiotomy to perineal trauma and morbidity, sexual dysfunction, and pelvic floor relaxation. American Journal of Obstetric and Gynecology, 1994 Sep, 171(3), p. 591–8.

Koebnick C: Long-term ovo-lacto vegetarian diet impairs vitamin B-12 status in pregnant women. Journal of Nutrition, 2004 Dec, 134(12), p. 3319–26.

Koonings PP: Umbilical cord prolapse. A contemporary look. Journal of Reproductive Medicine, 1990, 35, p. 690.

Kühne T: Maternal vegan diet causing a serious infantile neurological disorder due to vitamin B12 deficiency. European Journal of pediatrics, 1991 Jan, 150(3), p. 205–8.

Latva-Pukkila U: Dietary and clinical impacts of nausea and vomiting during pregnancy. Journal of human nutrition and dietetics, 2010 Feb, 23(1), p. 69–77.

Lauener RP et al: Expression of CD14 and Toll-like receptor 2 in farmers' and non-farmers' children. ALEX-Study Group, Lancet, 2002 Aug 10, 360(9331), p. 465–6.

Lin JH: Multi-center study of motherwort injection to prevent postpartum hemorrhage after caesarian section (Article in Chinese). Zhonghua Fu Chan Ke Za Zhi, 2009 Mar, 44(3), p. 175–8.

Lorenz RP et al: Randomised prospective trial comparing ultrasonography and pelvic examination for preterm labor surveillance. American Journal of Obstetrics and Gynecology, 1990 Jun, p. 1603–10.

Louwen F: Vortrag zum Thema Schwangerschaftsdiabetes. Fachtagung „Ernährungsfragen im Säuglingsalter, Darmstadt, 31.10.2012.

Lohmann-Bigelow J: Does Dilation and Curettage Affect Future Pregnancy Outcomes? Ochser Journal, 2007 Winter, 7(4), p. 173–6.

Makrides M: Magnesium supplementation in pregnancy (Review). The Cochrane Collaboration, Wiley, 2012.

Matthews A, Dowswell T, Haas DM et al: Interventions for nausea and vomiting in early pregnancy. Cochrane Database of Systematic Reviews. 2010 Sep, 9, CD007575.

McDonald SJ: Effect of timing of umbilical cord clamping of term infants on maternal and neonatal outcomes. Cochrane Database of Systemic Reviews, 2013 Jul 11, 7:CD004074.

McKenna JJ: Sleeping with Your Baby. A Parent's Guide to Cosleeping. Playtypus Media, LLC, Washington, 2007.

McKenna JJ: Why babies should never sleep alone: A review of the co-sleeping controversy in relation to SIDS, bedsharing and breast feeding. Paediatric Respiratory Reviews, 2005 Jun, 6(2), p. 134–52.

McLean MT: Hemorrhage during pregnancy and childbirth. Midwifery Today, 1998 Dec 1, p. 25–26.

McMath J: Unhindered Living. In: Freeze R: Born free. Unassisted childbirth in North America. Dissertation, University of Iowa, 2008, p. 219, and on McMath's website www.unhinderedliving.com, 2008.

Mellanby E: The Rickets-producing and anti-calcifying action of phytate. Journal of Physiology, 1949 Sep 15, 109(3-4), p. 488–533.

Mercer et al: Labor Outcomes With Increasing Number of Prior Vaginal Births After Cesarean Delivery. Obstetrics and Gynecology, 2008 Feb, 111(2 Pt 1), p. 285–91.

Molloy AM: Maternal vitamin B12 status and risk of neural tube defects in a population with high neural tube defect prevalence and no folic Acid fortification. Pediatrics, 2009 Mar, 123(3), p. 917–23.

Morell SF: The Nourishing Traditions Book of Baby and Childcare. New Trends Publishing Inc, Warsaw, Indiana (USA) 2013.

Mozaffaraian D: Dietary intake of trans fatty acids and systemic inflammation in women. American Journal of Clinical Nutrition, 2004 Apr, 79(4), p. 606–12.

Mozaffaraian D: Trans Fatty Acids and Cardiovascular Disease. New England Journal of Medicine. 2006 Apr, 354, p. 1601–13

Murphy K: Labor and delivery in nulliparous women who present with an unengaged fetal head. Journal of Perinatology, 1998 Mar–Apr, 18(2), p. 122–5.

Nagel R: Karies heilen. Golden Child Publishing, Ashland, 2012.

Newnham JP et al: Effects of frequent ultrasound during pregnancy: a randomised controlled trial. The Lancet, 1993 Oct, 342(8876), p. 887–91.

Nriagu J: Zinc Deficiency in Human Health. Elsevier, Amsterdam, 2007.

Osman H: Risk factors for the development of striae gravidarum. American Journal of Obstetrics & Gynecology, 2007 Jan, 196(1), 62. p. e1-5.

Ozkan S: Replete vitamin D stores predict reproductive success following in vitro fertilization. Fertility and Sterility, 2010 Sep, 94(4), p. 1314-9.

Phaneuf S et al: Loss of myometrial oxytocin receptors during oxytocin-induced and oxytocin-augmented labour. Journal of Reproduction and Fertility, 2000 Sep, 120(1), p. 91-7.

Phaneuf S. et al: The desensitization of oxytocin receptors in human myometrial cells is accompanied by down-regulation of oxytocin receptor messenger RNA. Journal of Endocrinology, 1997 Jul, 154(1), p. 7-18.

Pötzsch B, Madlener K, Unkrig C, Müller-Berghaus G: Therapie mit Blutkomponenten und Plasmaderivaten in der Geburtshilfe. Gynäkologe 1997, 30(10), S. 782-789.

Price WA: Nutrition and Physical Degeneration. Benediction Classics, Oxford, 2010.

Pschyrembel W: Praktische Geburtshilfe. De Gruyter, Berlin, 1947, S. 46.

Quillin P: Beating Cancer With Nutrition. Nutrition Times Press, Incorporated, Carlsbad, California (USA), 2005.

Ramos JG: Reported calcium intake is reduced in women with preeclampsia. Pregnancy Hypertension, 2006 Oct, 25(3), p. 229-39.

Rath WH: Fruchtwasserembolie - eine interdisziplinäre Herausforderung: Epidemiologie, Diagnostik und Therapie. Deutsches Ärzteblatt, 2014, 111(8), S. 126-32.

Rath WH: Oxytocin und Methylergometrin nach der Geburt - Vorsicht bei der Anwendung!, Frauenarzt, 2008, 49(6), S. 498-503.

Ravnskov U: Is satured fat bad? As published in: De Meester F: Modern Dietary Fat Intakes in Disease Promotion, Nutrition and Health, 2010, Pt 2, p. 109-19.

Reif H, Pomp R: Milchproduktion und Milchvermarktung im Ruhrgebiet 1870-1930. Veröffentlicht im Jahrbuch für Wirtschaftsgeschichte, Berlin, 1996, S. 77-108.

Rockel-Loenhoff A: Rationales Vorgehen bei erschwerter Schulterentwicklung, Österreichische Hebammenzeitung, Apr 2010, S. 12-15.

Rockel-Loenhoff A: Die „Fünf-Minuten-Nahttechnik" eines Dammrisses Grad II. Die Hebamme, März 2012, 25(3), S. 187-190.

Rockenschaub A: Gebären ohne Aberglaube. Facultas, Wien, 2005.

Ronnenberg A: Preconception B-vitamin and homocysteine status, conception, and early pregnancy loss. American Journal of Epidemiology, 2007 Aug, 166(3), p. 304-12.

Ronnenberg A: Preconception Folate and Vitamin B6 Status and Clinical Spontaneous Abortion in Chinese Women. Obstetrics & Gynecology, 2002 Jul, 100(1), p. 107-13.

Saari-Kemppainen A, Karjalainen O, Ylostalo P et al: Ultrasound Screening and perinatal mortality: Controlled trial of systematic one-stage screening in pregnancy. The Helsinki ultrasound trial. Lancet, 1990 Aug, 336(8712), p. 387-91.

Salvesen KÅ: Ultrasound during pregnancy and birthweight, childhood malignancies and neurological development. Ultrasound in Medicine & Biology, 25(7), 1999 Sep, p. 1025-31.

Scheibner V: Evidence of the association between non-specific stress syndrome, DPT injections, and cot death. Immunisation: The Old and the New. Proceedings of the Second National Immunisation Conference, Canbera, Public Health Association of Australia, 1991 May 27-29, p. 90-1.

Schorn MN: Measurement of Blood Loss: Review of the Literature. Journal of midwifery & women's health, 2010 Jan-Feb, 55(1), p. 20-7.

Schrag SJ, Zywicki S: Group B streptococcal disease in the era of intrapartum antibiotic prophylaxis. New England Journal of Medicine, 2000 Jan, 342, p. 15-20.

Schulz-Lobmeyr I et al: Die Kristeller-Technik: Eine prospektive Untersuchung. Geburtshilfe und Frauenheilkunde, 1995, 59, S. 558-61.

Seelig MS: Magnesium deficiency in the pathogenesis of disease. Early Roots of Cardiovascular, Skeletal, and Renal Abnormalities. Plenum Medical Book Company, New York, 1980, Part 2, Chapter 1.

Sherrard EC, Blanco GW: The preparation and analysis of a cattle food consisting of hydrolyzed sawdust. U.S. Department of Agriculture, Forest Service, Forest Products Laboratory, 1920.

Shen J: Association of vitamin B-6 status with inflammation, oxidative stress, and chronic inflammatory conditions: the Boston Puerto Rican Health Study. The American Journal of clinical nutrition, 2010 Feb, 91(2), p. 337–41.

Silver RM: Maternal morbidity associated with multiple repeat cesarean deliveries. Obstetrics and Gynecology, 2006 Jun, 107(6), p. 1226–32.

Smith GC: Use of time to event analysis to estimate the normal duration of human pregnancy. Human Reproduction, Oxford, England, 2001 Jul, 16(7), p. 1497–500.

Spong CY: Risk of uterine rupture and adverse perinatal outcome at term after cesarean delivery. Obstetrics and Gynecology, 2007 Oct, 110(4), p. 801–7.

Stamm J: Winning the Epic Battle Against Stretch Marks. www.stammnutrition.com, 2009 Sep 23. (aufgerufen am 14.5.2014)

Standley CA: Serum Ionized Magnesium Levels in Normal and Preeclamptic Gestation. Obstetrics & Gynecology, 1997 Jan, 89(1), p. 24–7.

Stefansson V: The Fat of the Land. The Macmillian Company, New York, 1960.

Stiftung Weltbevölkerung: Familienplanung rettet Leben. Hannover, 16. Mai 2012.

Supakatisant C: Oral magnesium for relief in pregnancy-induced leg cramps: a randomised controlled trial. Maternal & Child Nutrition, 2012 Aug 22, DOI: 10.1111/j.1740-8709.2012.00440.x.

Sutton J: Die Optimierung der Kindslage. Hippokrates-Verlag, Stuttgart, 2010.

Tarantal A.F. et al.: Evaluation of the bioeffects of prenatal ultrasound exposure in the Cynomolgus Macaque (Macaca fascicularis). Chapter III in Developmental and Mematologic Studies, Teratology, 1993 Feb, 47(2), p. 159–70.

Tew M: Do obstetric intranatal interventions make birth safer? British Journal of Obstetrics and Gynecology, 1986 Jul, 93(7), p. 659–74.

Torloni MR: Safety of ultrasonography in pregnancy: WHO systematic review of the literature and meta-analysis. Ultrasound in Obstetrics & Gynecology, 2009 May, 33(5), p. 599–608.

Tousoulis D: Endothelial function and inflammation in coronary artery disease. Heart, 2006 Apr, 92(4), p. 441–4.

Troendle J, Zumbrunn M: Knoblauchtherapie bei schwangeren Frauen mit einer vaginalen Streptokokken B Kolonisation – Eine Alternative zur intrapartalen Antibiotikaprophylaxe? Bachelor of Science Hebamme, Berner Fachhochschule Fachbereich Gesundheit, Basel, 6. Aug 2012.

Tully G: www.spinningbabies.com. Maternity House Publishing, Minneapolis, Minnesota (USA), 2012. (abgerufen am 27.3.2014)

Unsworth J, Vause S: Meconium in labour. Obstetrics, Gynecology and Reproductive Medicine, 2010 Oct, 20(10), p. 289–94.

Urbano G: The role of phytic acid in legumes: aninutritient or benefical function? Journal of Physiology and Biochemistry, 2000 Sep, 56(3), p. 283–294.

Watts DL: The Nutritional Relationships of Zinc. Journal of Orthomolecular Medicine, 1988, 3(2), p. 64.

Weiss G et al: Absence of functional Hfe protects mice from invasive Salmonella entericaSerovar Typhimurium infection via induction of lipocalin-2. Vortrag auf der 46th Interscience Conference for Antimicrobial Agents and Chemotherapy (ICAAC), Washington, DC, 2008 Oc 24–27, und dem European Congress for Clinical Microbiology and Infectious Diseases (ECCMID), Helsinki, Finland, 2009 May 16–19.

Weiss PAM: Geburtsrisiko Beckenendlage. In: Feige A, Krause M: Beckenendlage. Urban & Schwarzenberg, München 1998, S. 75–106

Welsch H: Müttersterblichkeit. In: Schneider H, Husslein P, Schneider KM: Die Geburtshilfe. Springer-Verlag, Heidelberg 2011, S. 1207–24.

Whiting JWM: Environmental constraints on infant care practices. Handbook of Cross-Cultural Human Development. R. H. Munroe, R. L. Munroe, and B. B. Whiting (eds). Garland STPM Press, New York, 1981, p. 155–79.

White G: Emergency Childbirth. A NAPSAC Publication, Marble Hill, Missouri (USA), 1998, p. 32.

Witlin AG: Magnesium Sulfate Therapy in Preeclampsia and Eclampsia. Obstetrics & Gynecology. 1998 Nov, 92(5), p. 883–9.

Young G: Topical preparations for preventing stretch marks in pregnancy. Cochrane Database of Systematic Review, 2012 Nov 14, 11, CD000066.

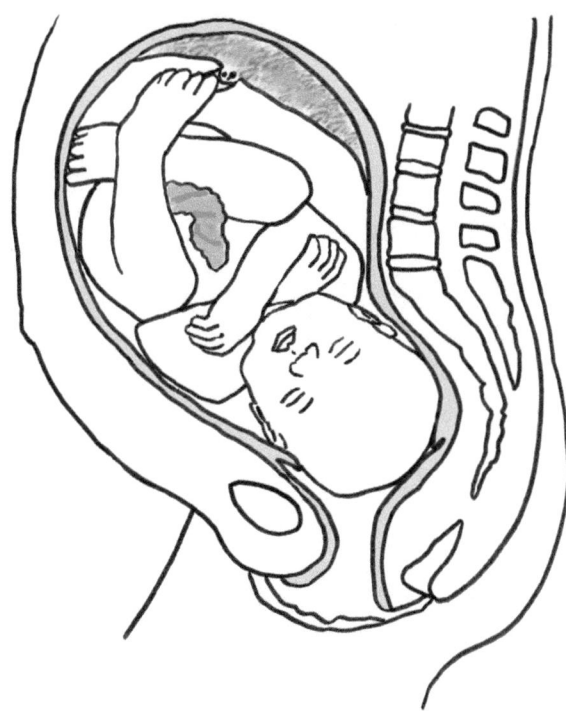

Dank

Dieses Buch gäbe es nicht ohne Caroline Oblasser, meine Verlegerin. Wir sind uns im echten Leben zwar noch nie begegnet, kennen uns virtuell aber schon seit Jahren, genauer seit dem Buchprojekt „Luxus Privatgeburt". Hätte sie nicht den Anstoß gegeben, ich hätte es lieber gesehen, jemand anderes schreibt dieses Buch. Denn mit vier kleinen Kindern stand wahrlich schon genug auf meinem täglichen Programm und eigentlich will ich ja seit über zehn Jahren meinen Fantasy-Roman fertig bekommen. Aber dann siegte die Schreiblust. Ich schreibe eben doch für mein Leben gern, erst recht über ein Lieblingsthema.

Dieses Buch wäre aber kaum möglich gewesen ohne meinen Mittagsschlaf, den mir meine lieben Kinder fast immer erlauben, und meinen Mann, der es erträgt, dass ich abends lange vor dem Computer sitze bzw. an meinem rückenschonenden Stehpult arbeite. So genieße ich ein paar Stunden konzentrierten, kindergeschreifreien Arbeitens.

Ohne die Geburten meiner Kinder aber gäbe es dieses Buch definitiv nicht. Durch jede einzelne Geburt und jeden Moment seitdem habe ich mehr über das Leben gelernt, als in zwölf Jahren Schulzeit und sechs Jahren Studium zusammengenommen.

Mein Dank gilt Ute Taschner und Anna Rockel-Loenhoff, die dieses Buch mit ihrer fachlichen Kritik abgerundet haben, sowie Heike Wolter, der Lektorin, und allen fleißigen Probelesern. Eure Ergänzungen, Kommentare und Korrekturen haben geholfen, dieses Buch zu dem zu machen, was es ist.

Ganz herzlich will ich mich an dieser Stelle auch bei allen Familien bedanken, die Zeit und Mühe aufgewendet und zum Teil sehr Persönliches preisgegeben haben, um Teil dieses Projekts zu werden. Jede einzelne eurer Geschichten hat mich bewegt und dazulernen lassen.

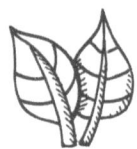

Entspannt schwanger mit Sarah Schmid

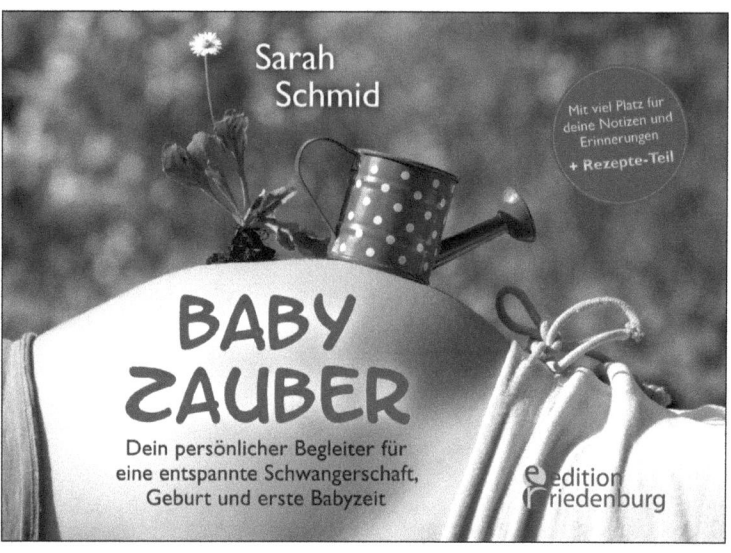

Babyzauber ist dein persönlicher Begleiter für eine entspannte und selbstbewusste Schwangerschaft, Geburt und erste Babyzeit. Sarahs wertvolle Tipps helfen dir dabei, deine Intuition zu schärfen und gängige Gewohnheiten zu hinterfragen.

Lerne, die Signale deines Körpers im Rahmen deiner Selbstvorsorge zu interpretieren. So bist du stets gut informiert und kannst die magischen 9 Monate mit deinem kleinen Bauchbewohner gesund genießen.

Damit die Geburt zu einem sicheren Höhepunkt wird, planst du sie mithilfe dieses Buches bis ins kleinste Detail. Du überlässt nichts dem Zufall und prüfst deine Geburtshelfer bereits im Vorfeld auf Herz und Nieren.

Das Baby ist da und mit ihm Emotionen, die du so nicht kanntest. Tauche ein in eine erfüllende Stillzeit und sei stolz auf deine einzigartigen Mama-Fähigkeiten. So wirst du auch Babys ersten Schnupfen besiegen und weißt, wie du turbulente Nächte und manch andere Herausforderungen mamaschonend meisterst.

Mit im Buch: Viel Platz für deine Notizen und Erinnerungen • Tipps zum Alltags-Management mit Baby • Ernährungstipps & Rezepte für leckere Gerichte in Schwangerschaft und Stillzeit

116 Seiten • Paperback • ISBN 978-3-902943-48-4
Verlag edition riedenburg • editionriedenburg.at
Im deutschsprachigen (Internet-)Buchhandel erhältlich.

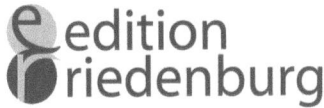

Die Menstruation als Ursprung der Weiblichkeit

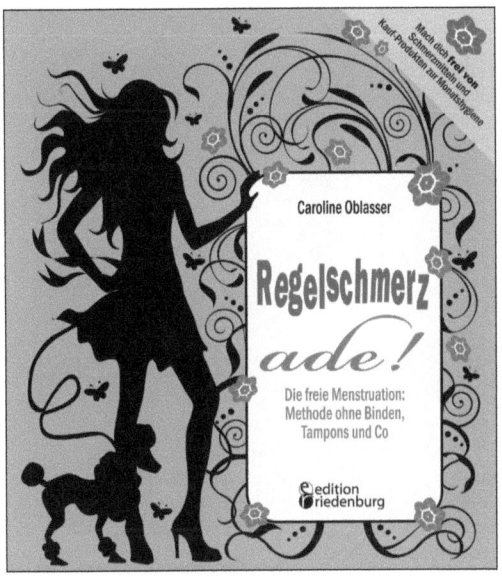

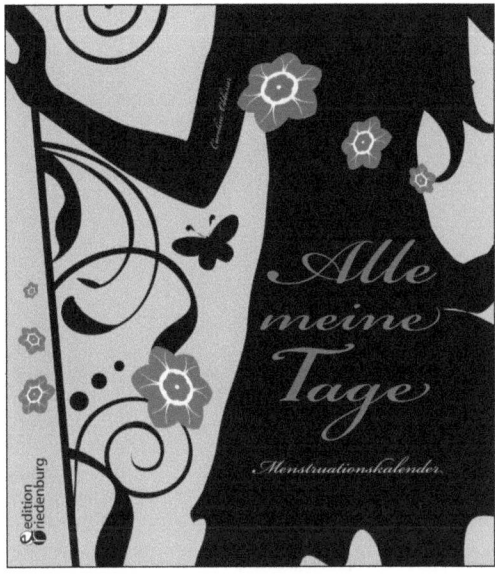

Regelschmerz ade!
Die freie Menstruation: Methode ohne Binden, Tampons und Co

Ein Buch für alle Mädchen und Frauen, die auf regelmäßige Regelschmerzen und traditionelle Produkte zur Menstruationshygiene ganz einfach verzichten wollen.

Egal, ob du bislang Tampons, Binden oder Menstruationsbecher verwendet hast: In „Regelschmerz ade! Die freie Menstruation" wird genau erklärt, wie die Menstruationsflüssigkeit auf andere Weise wunschgemäß abfließen kann, ohne Kleidung zu verunreinigen.

Durch regelmäßiges Training von Muttermund und Gebärmutter kann das ideale Maß an Spannung und Entspannung erreicht werden, um die „freie Mens" zu praktizieren – während der Regel und in Zeiten der Lust.

Aus dem Inhalt: Willkommen in deinem Körper! • Noch immer Schmerzen – was tun? • Annas Regelkrampf und ihre schmerzfreie Entdeckung • Die freie Menstruation: In der Regel ohne Schmerz • Langsam dehnen mit Gefühl • Warum Tampons oder Menstruationstassen irritieren • Stärke deine Lust und mach dich selber „dicht" • Muttermund, öffne dich! • Praxis-Gedanken für den Alltag von Abfluss bis Zyklus

Alle meine Tage
Menstruationskalender mit 50 freien Zyklusblättern für die Selbstbeobachtung • mit Muster-Zyklus und Kurz-Erklärung zur Natürlichen Verhütung bzw. Familienplanung (NFP, NER).

Zum Erfassen folgender Daten bzw. Ereignisse:

- morgendliche Aufwachtemperatur, Ort und Zeitpunkt der Temperaturmessung sowie Art des Thermometers
- Zyklusbeginn = 1. Tag der Regel (erkennbar an der morgendlichen Aufwachtemperatur)
- Dauer und Intensität der Regelblutung
- Vorhandensein und Qualität des Scheidenschleims
- Zeitraum des vermuteten Eisprungs
- Sex; besondere Ereignisse (Alkoholkonsum, spätes Schlafengehen, Krankheit/Fieber, volles/teilweises Stillen, Sonstiges)
- eigene Statistik zum kürzesten / längsten Zyklus bislang sowie zu den als fruchtbar angenommenen Tagen
- allgemeine Beobachtungen zur Menstruation (verwendete Monatshygiene-Produkte, Regelschmerzen bzw. möglicherweise eingenommene Schmerzmittel, Erfahrungen mit der freien Mens)

www.editionriedenburg.at

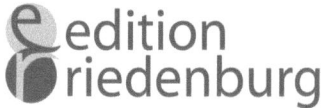

Beliebte Bücher zu Schwangerschaft, Geburt und Stillen

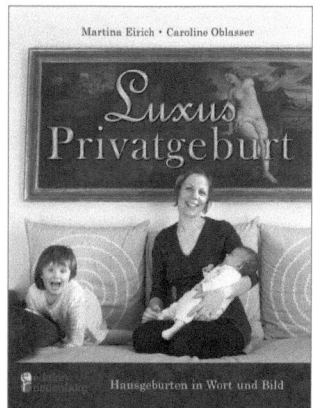
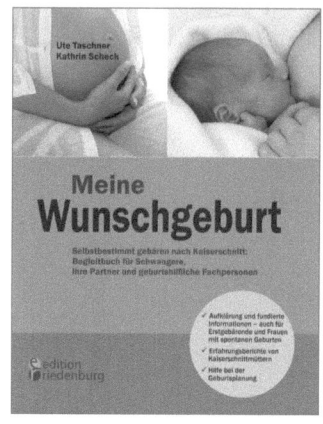
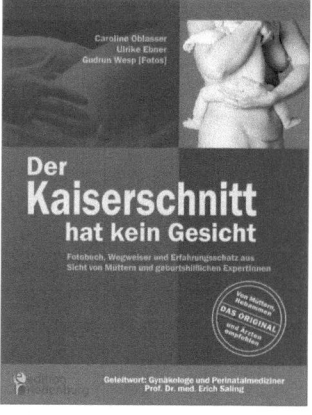

Luxus Privatgeburt
Hausgeburten in Wort und Bild

Über 100 Hausgeburtsmütter berichten von ihren Erfahrungen mit der Geburt in den eigenen vier Wänden. Berührende s/w-Fotoaufnahmen, die vor, während und nach den Geburten gemacht wurden, gewähren hautnahe Einblicke und machen Lust auf interventionsfreie Geburtshilfe.

Meine Wunschgeburt
Selbstbestimmt gebären nach Kaiserschnitt: Begleitbuch für Schwangere, ihre Partner und geburtshilfliche Fachpersonen

Der umfassende, wissenschaftlich untermauerte Geburts-Ratgeber – nicht nur für all jene Schwangeren, die bereits einen oder mehrere Kaiserschnitte hatten und nun nach Alternativen zur operativen Entbindung suchen.

Der Kaiserschnitt hat kein Gesicht
Fotobuch, Wegweiser und Erfahrungsschatz

Über 150 Kaiserschnitt-Mütter und geburtshilfliche ExpertInnen klären auf zum Thema Kaiserschnitt und die Folgen. Zahlreiche s/w-Fotos von Kaiserschnittnarben veranschaulichen den sichtbaren Teil der Operation. Als realistische Vorbereitung auf einen geplanten Eingriff oder zur Trauma-Bewältigung.

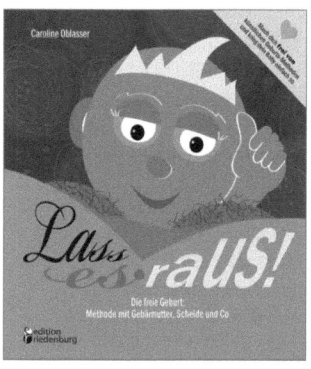

Lass es raus!
Die freie Geburt: Methode mit Gebärmutter, Scheide und Co

Zur wirkungsvollen Einstimmung auf das selbstbestimmte Gebären aus eigener Kraft.

Still die Badewanne voll!
Das freie Säugen: Methode mit Brüsten, Nippeln und Co

Das humorvolle Stillbuch. Mit speziellen Tipps bei schmerzhaftem Anfangsstillen.

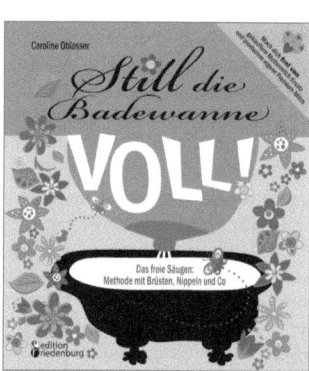

www.editionriedenburg.at

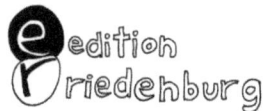

Die Reihe für alle Kinder, die einfach noch mehr wissen wollen.

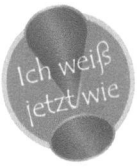

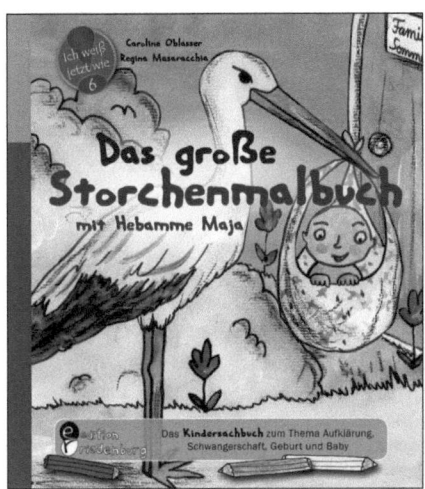

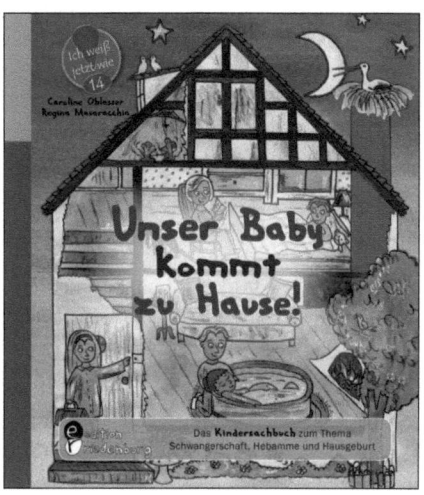

Das große Storchenmalbuch mit Hebamme Maja
Das Kindersachbuch zum Thema Aufklärung, Schwangerschaft, Geburt und Baby
[Band 6 der Reihe „Ich weiß jetzt wie!"]

Möchtest du wissen, wie das Babymachen wirklich geht? Dann lass dir von Hebamme Maja erklären, was beim Sex geschieht und wann eine Frau schwanger werden kann. Was genau in der Schwangerschaft passiert, erzählt dir Hebamme Andrea. Majas Kollegin kümmert sich um Ellen, die ihr drittes Kind erwartet. Kurz nach der Geburt möchte Baby Nina schon etwas essen. Deshalb wird sie von Mama Ellen gestillt. Und weil Babys ganz viel Kuschelzeit haben möchten, tragen Mama und Papa ihre Nina häufig im Tragetuch. Trageberaterin Petra kennt viele Geschichten zum Babytragen. Rasch geht das erste Jahr mit Baby Nina vorbei, und das ist nicht nur für die Geschwister Paul und Sophie sehr aufregend.

Zusätzlich: „Ich weiß jetzt wie!"-Teil für Kinder mit Anleitung zum Stofftier- und Puppentragen • zahlreiche Suchbilder, Rätsel und Malseiten für eigene Ideen • Familie Sommerfeld zum Ausschneiden und Basteln

Unser Baby kommt zu Hause!
Das Kindersachbuch zum Thema Schwangerschaft, Hebamme und Hausgeburt
[Band 14 der Reihe „Ich weiß jetzt wie!"]

Melanie, die Mama des 7-jährigen Lukas, ist schwanger. Zum Glück lernt sie durch einen Zufall Hebamme Maja kennen, und schon bald steht für Melanie fest: Unser Baby wird zu Hause auf die Welt kommen! Mamas Hebamme besucht die Familie regelmäßig daheim, und Mama fühlt sich pudelwohl. Auch Papas Nervosität ist bald verflogen. Gemeinsam warten alle geduldig auf die Ankunft des neuen Geschwisterchens. Ob es im Wasser zur Welt kommen wird? Immerhin hat Mama ein großes Gebärbecken im Wohnzimmer aufgeblasen. Dann ist es endlich so weit: Mama bekommt Wehen, und die Geburt kann beginnen...

Zusätzlich: „Ich weiß jetzt wie!"-Seiten für Kinder mit Bastelspaß, Anregungen und kniffligen Fragen • Erwachsenen-Seiten mit weiterführenden Erklärungen zum Thema Schwangerschaft, Hebammenbetreuung und Geburtsvorbereitung

www.editionriedenburg.at

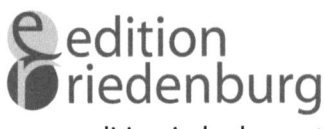
www.editionriedenburg.at

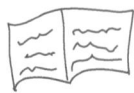

Ausgewählte Titel der edition riedenburg

Buchreihen

Ich weiß jetzt wie! Reihe für Kinder bis ins Schulalter
SOWAS! – Kinder- und Jugend-Spezialsachbuchreihe
Verschiedene Alben für verwaiste Eltern und Geschwister

Einzeltitel

Alleingeburt – Schwangerschaft und Geburt in Eigenregie
Alle meine Tage – Menstruationskalender
Alle meine Zähne – Zahnkalender für Kinder
Am Ende aller guten Hoffnung – Schwangerschaftsabbruch
Annikas andere Welt – Psychisch kranke Eltern
Ausgewickelt! So gelingt der Abschied von der Windel
Baby Lulu kann es schon! – Windelfreies Baby
Babymützen selbstgemacht! Ganz einfach ohne Nähen
Babyzauber – Schwangerschafts-Tagebuch
Besonders wenn sie lacht – Lippen-Kiefer-Gaumenspalte
Bitterzucker – Nierentransplantation
Brüt es aus! Die freie Schwangerschaft
Das doppelte Mäxchen – Zwillinge
Das große Storchenmalbuch mit Hebamme Maja
Der Kaiserschnitt hat kein Gesicht – Fotobuch
Der Wuschelfloh, der fliegt aufs Klo! – Spatz ohne Windel
Die Hebammenschülerin – Ausbildungsjahre im Kreißsaal
Die Sonne sucht dich – Foto-Meditation Schwangerschaft
Drei Nummern zu groß – Kleinwuchs
Egal wie klein und zerbrechlich – Erinnerungsalbum
Eileiterschwanger – Erfahrungen einer Hebamme
Ein Baby in unserer Mitte – Hausgeburt und Stillen
Finja kriegt das Fläschchen – Für Mamas, die nicht stillen
Frauenkastration – Fachwissen und Frauen-Erfahrungen
Herr Kacks und das Pi – Kleines und großes Geschäft
Jutta juckt's nicht mehr – Hilfe bei Neurodermitis
Konrad, der Konfliktlöser – Konfliktfreies Streiten

Lass es raus! Die freie Geburt
Leg dich nieder! Das freie Wochenbett
Lilly ist ein Sternenkind – Verwaiste Geschwister
Lorenz wehrt sich – Sexueller Missbrauch
Luxus Privatgeburt – Hausgeburten in Wort und Bild
Machen wie die Großen – Rund ums Klogehen
Mama und der Kaiserschnitt – Kaiserschnitt
Mamas Bauch wird kugelrund – Aufklärung für Kinder
Manchmal verlässt uns ein Kind – Erinnerungsalbum
Mein Sternenkind – Verwaiste Eltern
Meine Folgeschwangerschaft – Schwanger nach Verlust
Meine Wunschgeburt – Gebären nach Kaiserschnitt
Mein Reiter-Tagebuch – Für alles aus dem Reitstall
Mit Liebe berühren – Erinnerungsalbum
Nasses Bett? – Nächtliches Einnässen
Nino und die Blumenwiese – Nächtliches Einnässen, Bilderbuch
Oma braucht uns – Pflegebedürftige Angehörige
Oma war die Beste! – Trauerfall in der Familie
Papa in den Wolken-Bergen – Verlust eines nahen Angehörigen
Pauline purzelt wieder – Übergewichtige Kinder
Regelschmerz ade! Die freie Menstruation
So klein, und doch so stark! – Extreme Frühgeburt
So leben wir mit Endometriose – Hilfe für betroffene Frauen
Soloschläfer – Erholsamer Mutter-Kind-Schlaf ohne Mann
Still die Badewanne voll! Das freie Säugen
Stille Brüste – Das Fotobuch für die Stillzeit und danach
Tragekinder – Das Kindertragen Kindern erklärt
Und der Klapperstorch kommt doch! – Kinderwunsch
Und wenn du dich getröstet hast – Erinnerungsalbum
Unser Baby kommt zu Hause! – Hausgeburt
Unser Klapperstorch kugelt rum! – Schwangerschaft
Unsere kleine Schwester Nina – Babys erstes Jahr
Volle Hose – Einkoten bei Kindern

Bezug über den (Internet-)Buchhandel in Deutschland, Österreich und der Schweiz.